# Diagnostic and Interventional Radiology in Liver Transplantation

# 肝脏移植的影像诊断与介入治疗

〔德〕 E. Bücheler, V. Nicolas, C. E. Broelsch
X. Rogiers, G. Krupski 主 编

沈中阳 祁 吉 主 译

王自法 沈 文 副主译

天津科技翻译出版公司

著作权合同登记号:图字:02-2007-57

**图书在版编目(CIP)数据**

肝脏移植的影像诊断与介入治疗/(德)布彻勒等编著;沈中阳等译. —天津科技翻译出版公司,2010. 1

书名原文:Diagnostic and Interventional Radiology in Liver Transplantation

ISBN 978-7-5433-2310-0

Ⅰ. 血… Ⅱ. ①布… ②沈… Ⅲ. ①肝-移植术(医学)-影像诊断 ②肝-移植术(医学)-介入疗法 Ⅳ. R657.3

中国版本图书馆 CIP 数据核字(2009)第 037068 号



**授权单位**:Springer-Verlag

**出　　版**:天津科技翻译出版公司

**出 版 人**:蔡 颢

**地　　址**:天津市南开区白堤路 244 号

**邮政编码**:300192

**电　　话**:(022)87894896

**传　　真**:(022)87895650

**网　　址**:www. tsttpc. com

**印　　刷**:北京画中画印刷有限公司

**发　　行**:全国新华书店

**版本记录**:889×1194　16 开本　17.25 印张　280 千字　配图 467 幅

2010 年 1 月第 1 版　2010 年 1 月第 1 次印刷

定价:120.00 元

(如发现印装问题,可与出版社调换)

# 译 者 名 单

(按姓氏笔画为序)


王　毅　　武警总医院器官移植研究所

王乐天　　武警总医院器官移植研究所

王自法　　武警总医院器官移植研究所

叶道彬　　武警总医院CT室

尹利华　　武警总医院器官移植研究所

江　华　　武警总医院器官移植研究所

刘　煜　　武警总医院器官移植研究所

李　威　　武警总医院器官移植研究所

关兆杰　　武警总医院器官移植研究所

张　庆　　武警总医院器官移植研究所

祁　吉　　天津第一中心医院放射科

朱晓丹　　武警总医院器官移植研究所

任秀昀　　武警总医院器官移植研究所

沈　文　　天津第一中心医院放射科

沈中阳　　武警总医院器官移植研究所<br>天津第一中心医院东方器官移植中心

陈　光　　天津第一中心医院放射科

陈　虹　　武警总医院器官移植研究所

岳　扬　　武警总医院器官移植研究所

吴凤东　　武警总医院器官移植研究所

范　宁　　武警总医院器官移植研究所

徐光勋　　武警总医院器官移植研究所

姜　滨　　天津第一中心医院放射科

邹卫龙　　武警总医院器官移植研究所

唐　缨　　天津第一中心医院东方器官移植中心

蒋文涛　　天津第一中心医院东方器官移植中心

臧运金　　武警总医院器官移植研究所

主译助理:张庆(兼)

# 编者名单

主编：E. Bücheler · V. Nicolas · C. E. Broelsch · X. Rogiers · G. Krupski

编者：C. E. Broelsch · M. Burdelski · A. Cavallari · U. A. Clauer · M. Dömland · B. Frericks
A. Frilling · N. R. Frühauf · M. Galanski · B. Hamm · K. Helmke · R. E. Hintze · N. Hosten
K. Itoh · G. M. Kaiser · G. Kazemier · T. Kirchhoff · M. Kirsch · G. Krupski · H. Lang
J. F. Lange · E. Lopez Hänninen · A. E. Mahfouz · M. Malagó · A. Mazziotti · V. Nicolas
K. J. Oldhafer · A. Paul · J. P. Pelage · O. Rieker · S. Seewald · U. Seitz · U. Settmacher
M. J. H. Slooff · N. Soehendra · P. Soyer · P. V. J. Sriram · M. Sterneck · K. Tanaka
F. Thonke · S. Uemoto · U. Vester · M. Vivarelli · T. J. Vogl · M. Wallot · C. Weigel
R. F. Wolf

# 中文版前言

近年来肝移植在我国迅速发展，每年已达2 000多例，居世界第二位，仅次于美国。随着肝移植的开展，人们迫切需要更新有关方面的知识，以提高认识和诊治水平，提高患者的治疗效果。*Diagnostic and Interventional Radiology in Liver Transplantation*一书由国际著名的影像学家和外科医生联合编写。其内容涵盖了肝移植的主要技术，从成人肝移植到小儿肝移植、活体肝移植和尸体肝移植，以及劈离式肝移植技术；从肝移植术前评估、治疗到术后并发症的外科和介入治疗等。该书不但有肝移植的基础理论，更侧重肝移植外科和影像学的技术（包括超声、CT、MRI和介入技术），具有较高的实用性。因此我们组织天津第一中心医院和武警总医院有关人员将该书翻译成中文，供国内同道借鉴。鉴于译者水平所限，书中不当之处，请指正。

2009年1月

# 序 言

40年前，器官移植第一次应用于临床医学，至今已有巨大的进展。由于免疫抑制和外科技术的改进，现在成人和小儿肝移植在全球专科医院已是一种挽救生命的常规手术。

影像学不仅在供体选择，而且更加重要的是，在术后及患者的长期治疗中扮演着重要角色。因此，有必要使参与处理的影像学家们全面了解现代影像学处理这些问题的可能性和有限性。

E. Bücheler教授及其在德国汉堡Eppendorf大学医院的团队对肝移植有关的影像问题具有持久的兴趣，并因其大量的研究和丰富的临床经验而具有杰出的技能。他们有幸有机会与在欧洲和世界闻名的顶级肝移植外科团队一起工作多年。该外科团队以前由Broelsch教授，现由Rogiers教授领导。

Bücheler教授在该领域是一位非常杰出的专家，参与多个章节的编写，其卓越的工作将全面提高我们对肝移植的认识。我坚信影像学家和其他参与肝移植患者处理的临床学家将会对本书深感兴趣，相信本书也会与以前该套丛书的其他卷一样成功。

Albert L. Baert

# 前　言

原位肝脏移植是各种急慢性不可逆肝病的主要治疗措施。外科技术和免疫抑制治疗的进步显著提高了肝脏移植的成功率。然而由于等待移植的患者的数目远远多于尸体供体的数目,因此新的技术,如劈离式肝脏移植和亲属活体器官移植已经逐渐发展起来。移植的成功需要对移植受体,及亲属活体移植中供体的情况进行非常详细的评估。

影像学方法可用于移植受体的术前评估、检查及早期和后期并发症的治疗。这些影像学方法包括超声、CT、MRI和介入技术。新的超声、CT、MRI技术,特别是MRI,已经改变了肝脏的诊断方法,并有助于替代有创的诊断方法,如血管造影。然而必须强调,围移植术期的影像诊断和介入治疗,以及患者的痊愈均依赖于不同医学专业之间的密切协作。

我们希望这本由世界各地影像学家和外科医生联合编写的专著在更新肝脏移植外科、诊断和介入技术知识方面的作用是无价的。本书也有助于针对具体患者选择最佳方案,使移植更加成功。

汉堡　E.Bücheler
波鸿　V.Nicolas
埃森　C.E.Broelsch
汉堡　X.Rogiers
汉堡　G.Krupski

# 目 录

# 第 1 部分

# 肝脏的外科解剖

# 第 1 章　肝脏的解剖

本章大纲



## 1.1 引言

深入了解肝脏正常和变异的解剖知识是熟练进行肝脏移植手术的先决条件。在全肝移植中，必须了解肝门结构和肝静脉的解剖学知识，但在劈离式肝脏移植中，进一步深入了解肝内解剖对于确保获得两个足够大小，并带有可用血管和胆管分支的供体至关重要。对于肝脏功能解剖的概念和肝脏分叶知识的了解，是进行劈离式肝脏手术及亲体肝脏移植中切取供肝的重要基础。本章既叙述了功能解剖概念，又对肝十二指肠韧带解剖、肝实质内门脉三联体和肝静脉分支解剖进行了详细的描述。这两方面都以劈离式肝脏移植为目的进行阐述。

## 1.2 形态解剖

肝脏被镰状韧带和背侧的脐裂分成左、右两叶。肝脏背侧的腹膜内表面呈倾斜的平面，与正前面成45°角。在肝脏右叶的脏面，胆囊窝、横裂和脐裂分别形成了方叶的外侧、后方和内侧边界。

肝脏被以下构成悬吊于上腹腔：①下腔静脉，②小网膜，③肝十二指肠韧带，④镰状韧带和圆韧带，⑤左、右冠状韧带以及横向延伸形成的左、右三角韧带。肝脏包绕着下腔静脉，中间的尾状叶和侧方的肝右后叶与下腔静脉也都有紧密的关系。下腔静脉韧带，向后方走行到达下腔静脉后壁。下腔静脉在其肝上部分的前面接收三支粗大的肝静脉。尾状叶连同右后叶的少部分通过肝短静脉直接回流到下腔静脉。小网膜将胃连接于左叶和尾状叶之间，并从前面覆盖着尾状叶，欲暴露肝总动脉必须锐性分离小网膜。在小网膜的右侧面会遇到肝十二指肠韧带，其内通常包含肝固有动脉、胆总管和门静脉。肝镰状韧带和肝圆韧带的两层腹膜层界定了肝左叶的内、外侧界。肝圆韧带内包有已基本退化的脐静脉，从脐走行至肝左叶的门静脉窦。在胚胎阶段，这个门静脉窦或称 Rex 窦通过 Arantius 静脉导管连接到肝左静脉和下腔静脉，后者闭塞后形成静脉韧带，并延续为一条纤维束带走行至尾状叶前方，形成了左叶的后边界。头侧方向上的两个冠状韧带将肝脏联结于膈。它们与 Glisson 纤维鞘相连，并包裹除了左右冠状韧带之间“裸区”以外的整个肝脏。Glisson 系统的包膜在肝门部与包绕在胆管和血管结构周围的结缔组织鞘融合，形成肝门板。这些结缔组织鞘在肝实质内包绕着门静脉三联体。

## 1.3 肝脏的功能解剖和分叶

除了解肝脏形态解剖学意义上的四叶——小的左叶、由镰状韧带和脐裂分开的较大的右叶，以及方叶和尾状叶，我们还需要认识其功能解剖学。肝脏功能解剖学的历史，1997 年 Strasberg 曾清楚地描述过，它始于 1897 年 James Cantlie 第一次向门静脉注射墨水以研究肝脏解剖。他发现从胆囊底到下腔静脉的连线，把肝分成了左半和右半，或者如其称之为

"真正的叶"。1927 年 Mcindoe 和 Counseler 用肝门静脉、肝动脉和胆管的说法将这一概念进一步发展。后来,Hjortsjö1951 年发表了一篇论文,描述了用蚀刻铸型与铅强化的铸型材料摄影相结合,分析肝脏胆道的二级分支,特别是右侧的导管系统的测试。1953 年,Healey 和 Schroy 用同样的方法证明了管道系统的第二级和第三级分支。他们发现肝段引流至第二级胆管分支,并利用胆道系统作为描述肝脏分段的主要依据。

1957 年,Couinaud 发表了至今仍为经典的肝脏解剖研究结果。他对肝脏的分段基于肝脏实质内门静脉的分布和肝静脉的位置。他的解释是:三支肝静脉和四支门静脉的分支像互相交错的手指那样把肝脏分成四部分,每部分接受一支门静脉蒂。由三支肝静脉分开的四个区称做门静脉分区,包含肝静脉的分裂被称为门静脉裂或门静脉沟。包含门静脉蒂的分裂被称为肝裂。Couinaud 将肝脏的三级分区定义为段。他将肝脏分为八段,以Ⅰ~Ⅷ命名,从尾状叶开始作为Ⅰ段(图1.1)。这一解剖学原理,贯穿于本章及整本书中。由 Couinaud 倡导的肝脏功能解剖分区被用来描述肝脏的不同切面,因为这种以门静脉为基础的分段方法与解剖变异偏差最小。

根据功能解剖,肝脏被门静脉主裂分为左、右两个半肝。右半肝被右侧门静脉裂或者肝右静脉分为一个前叶(第Ⅴ、Ⅷ段)和一个后叶(第Ⅵ、Ⅶ段)。涉及第Ⅵ、Ⅶ段时,应注意它们是位于后方而不是常被说成的外侧。这个错误很容易理解,因为传统上,许多解剖学家研究的是展开平铺在桌子上的尸体肝脏,于是后段转到了外侧。左半肝被左侧门静脉裂或肝左静脉分为一个前叶(第Ⅳ、Ⅲ段)和一个后叶(第Ⅱ段)。脐裂内的门静脉 Rex 窦,将前叶分为第Ⅳ段和第Ⅲ段。第Ⅰ段也就是尾状叶,可以从左右双侧门静脉和肝动脉接受血流,它直接回流进入下腔静脉,与其他段相比具有某种程度的自主性。

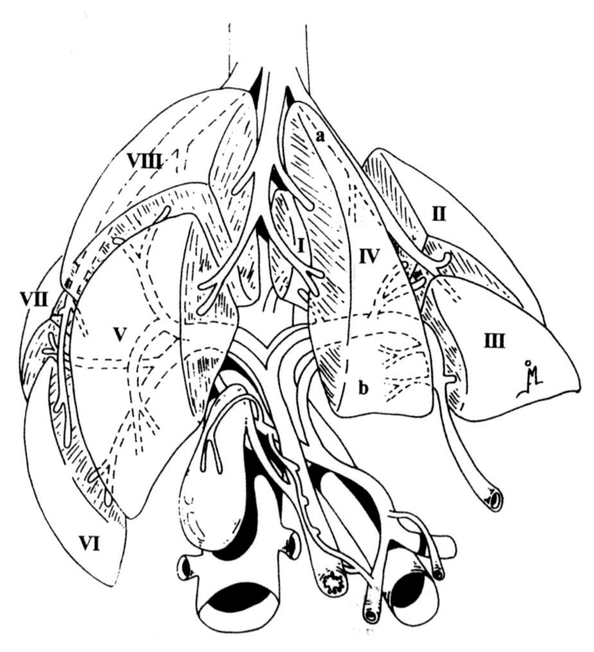

**图1.1** Couinaud 的肝脏分段解剖。

全肝体积与体重和体表面积有关(占体重的 2% ~2.7%)。一般来讲,成人左半肝的体积占全肝的 1/3。然而,不同个体之间左右半肝体积之比差异很大。所以,在术前很难预料劈离肝脏能否会为两个受者都提供足够多的移植物。术中和术前的影像学检查是供体处理的重要组成部分,尤其在劈离一个尸体肝脏给两个成年受者或者进行活体肝移植时更为重要。

## 1.4 肝十二指肠韧带和肝门解剖

小网膜也就是肝胃韧带的右侧边包含腹内侧的肝固有动脉、背面的门静脉和外侧中部的胆总管(图1.1)。

### 1.4.1 动脉解剖

肝脏接收两个来源的血液:肝动脉和门静脉。肝动脉和门静脉分别提供大约 25% 和 75% 的血流,二者分别提供 50% 的氧。在正常情况下(75% 的病例),肝总动脉起自腹腔干并分为胃十二指肠动脉和肝固有动脉,继而又分为左右肝动脉。异常的肝动脉以正常动脉供应血流形式出现时,被称为"副"肝动脉,而作为主要(半)肝供应动脉形式出现时,则被称为"替代"肝动脉。有几位作者描述了异常动脉解剖,这些变异基本上可以总结如下:①一支异常的肝总动脉起自肠系膜上动脉;②一支异常的肝左动脉起自胃左动脉;③一支异常的肝右动脉起自肠系膜上动脉。这些异常动脉既可以是替代肝动脉也可以是副肝动脉。

肝动脉分叉为肝动脉左右支,这个分叉常常距离胃十二指肠动脉和肝总动脉的分叉很近,所以肝外段的肝左右动脉行程较长。在大多数情况下,肝右动脉从胆总管后方穿过,到达外侧的右半肝。然而，它有时也从胆总管前方越过。肝左动脉和有些情况下的肝中动脉（供应第Ⅳ段）走行在胆道左侧、门静脉的前方。在绝大多数情况下，肝中动脉起源于肝左动脉，但是它也可以起源于肝右动脉（特别是存在胃左动脉发出的替代肝左动脉时）、左右肝动脉，或者直接起自肝固有动脉。如果它在肝外段走行，通常是从前方越过左侧肝管和门静脉左支，供应第Ⅳ段。肝左动脉通常与左肝管伴行，供应第Ⅱ、Ⅲ段。

胆囊动脉的走行有许多变异。典型的行程为一个单支胆囊动脉起自肝右动脉。少见的情况是，胆囊动脉起自肝左动脉或者肝固有动脉并走行在胆道前方，可能为辨别带来困难。然而，即使有此类变异，也不会影响劈离式肝脏移植的正常进行。

### 1.4.2 门静脉解剖

肝门静脉主要接收来自肠系膜上静脉和脾静脉的血液。它在肝十二指肠韧带内的行程在绝大多数情况下没有变异。在肝门部，85% 的情况下门静脉分为两支，而在 15% 的情况下会存在三支分叉。当出现了三支分叉而没有门静脉右支的时候，右半肝的分支总是由右后叶分支供应第Ⅵ段和第Ⅶ段，而右前叶的分支供应第Ⅴ段和第Ⅷ段。门静脉左支走行相对较长，因其仅被腹膜或一小段肝实质桥覆盖而在外科手术中易于触及。在肝门部，供应第Ⅰ段的门静脉分支可能在肝外起自门静脉左支或者右支，或二者都有。

### 1.4.3 胆道解剖

从左右肝管汇合部起，胆管在肝十二指肠韧带内及肝门部的走行通常与其伴行的门静脉十分相近。胆管的汇合部比门静脉和肝动脉的分叉部更靠近头侧。胆囊管可以在各种不同的水平汇入肝总管。有报道，少数变异的异常汇合方式是由肝内管道汇入胆囊和胆囊管，这些变异在劈离式肝脏移植手术中，很少有临床意义。位于肝门部的变异胆道汇合方式与手术关系更为密切（图 1.2A）。尤其像右半肝的分支汇入左肝管这种特殊变异应在胆管造影中特别注意，因为这些变异很容易在劈离肝脏时引起该支左肝管的损伤。在劈离过程中，术中胆道造影对处理这些胆道变异十分重要。

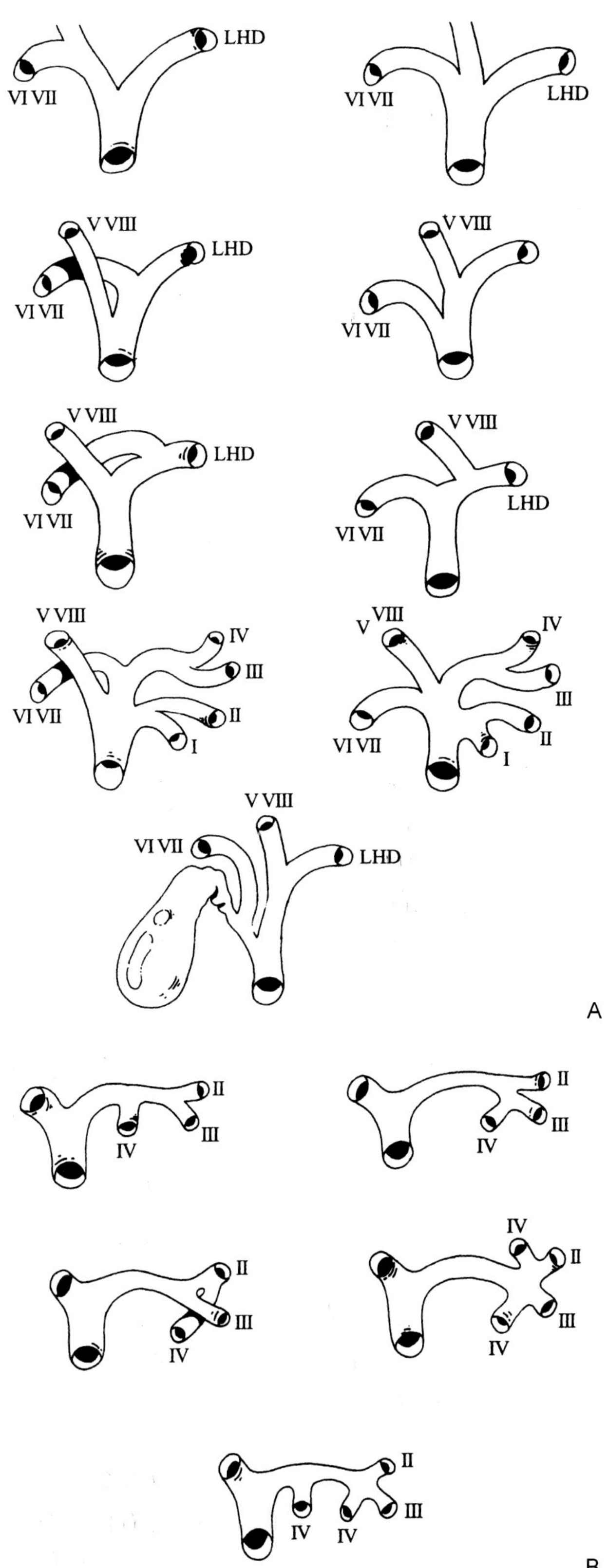


图 1.2 （A）Blumgart 的胆管汇合方式解剖变异。（B）Blumgart 的第Ⅳ段胆管引流方式变异。LHD：肝左管。

胆道的动脉血供对于劈离式肝脏移植是至关重要的。1979 年，Northover 和 Terblanche 对肝外胆道的动脉血供进行了详细的描述。他们认为十二指肠以上胆管的动脉血供来源于十二指肠后动脉、胃十二指肠动脉、胆囊动脉及肝右动脉，并且这些血供主要是轴向的。最重要的血管走行于肝胆管的侧方（图1.1）。肝内胆管和左右肝管被来源于左右肝动脉分支及肝段内分支的血管丛所包绕。目前认为，这种肝内胆管周围的血管丛是肝动脉与胃十二指肠动脉之间通过胆总管侧方及中部的胆总管动脉进行交通的重要方式。作者认为尾状叶在大多数情况下具有双侧门静脉和动脉血供的优点，成为左右半肝之间形成侧支血流的重要桥梁。应该认识到，沿门静脉主裂行肝脏劈离后，这些可能的侧支将会失效。这提示，在进行肝脏劈离时胆管必须尽量接近肝断面离断，以保证残端及未来的吻合口有良好的动脉血供。

## 1.5 肝内解剖

上述的很多胆总管汇合部的变异位于肝门部，甚至在肝实质内。其他肝段分支的变异，尤其是第Ⅳ段胆管的变异可见图1.2B。需要注意这些变异，因为其在劈离肝脏时具有临床意义。在劈离肝脏时，主要使用两个平面：一个是通过门静脉主裂，另一个则是沿第Ⅳ段的边界Rex窦右侧。使用第一种平面，主要是肝门部的胆管汇合变异有临床意义。使用第二种平面时，第Ⅳ段胆管汇合于第Ⅱ段和（或）第Ⅲ段胆管分支处。这种来源于第Ⅳ段的穿支，存在于30%的病例中，可能会增加肝断面胆漏的机会，或在第Ⅳ段门静脉血供（部分）保存并且其胆管分支阻断的情况下，使第Ⅳ段出现继发性胆汁性肝硬化。

门静脉左支的变异罕见，其走行包括两个部分：前面叙述过的横部及转向前方终止于肝圆韧带的Rex窦。第Ⅱ、Ⅲ、Ⅳ段的门静脉分支起源于Rex窦。第Ⅱ段的门静脉几乎总是单独的一支。第Ⅲ段的门静脉血流可能来自1支（30%）、2支（38%）或3支静脉（22%）。从Rex窦右侧部分发出6~9支门静脉分支供应第Ⅳ段。然而，可能会有2~3支起源于门静脉左支横部的静脉支同样供应第Ⅳ段的肝脏。

右侧门静脉比左侧更易出现变异。在15%~20%的病例中不存在门静脉右支，可能是因为：①如前所述存在三支分叉；②后叶分支直接起源于门静脉主干而前叶分支起自门静脉左支；③后叶分支提前从门静脉干发出。因为在行肝脏劈离时不常用到较门静脉主裂更靠右侧的平面，所以对于劈肝医生而言，右半肝大多数肝段分支的变异并无临床意义。

肝动脉分叉常常位于肝外，所以绝大多数的异常在肝十二指肠韧带或肝门解剖时容易显示。大多数肝动脉变异涉及第Ⅳ段的肝动脉或肝中动脉。这些变异已经在前面描述过了。应该知道，大多数动脉的变异是副肝动脉而非替代肝动脉，这意味着另有其他动脉分支同时也供应这一特定肝段或叶，或者说存在着这些动脉分支的侧支循环。

## 1.6 肝静脉解剖

肝脏至下腔静脉的静脉引流通常由两支主要的静脉组成：主要引流右半肝的肝右静脉和主要引流左半肝的共干（图1.3）。该共干由肝中静脉及肝左静脉汇合而成。左右的膈下静脉一般情况下分别从左右侧汇入肝右静脉和共干。这些汇合口非常靠近头侧，有时甚至直接汇入肝上下腔静脉。

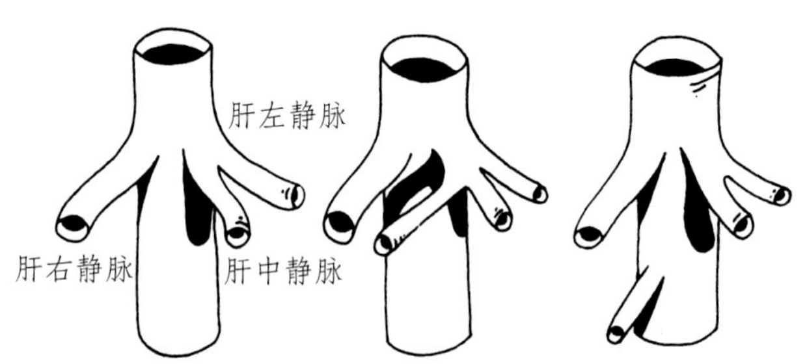


**图1.3** 肝静脉的主要解剖变异。

根据其定义，肝左、中、右静脉走行在右侧门静脉裂、主裂及左侧门静脉裂中。肝右静脉可以比较容易地从肝外控制，它通常在汇入下腔静脉前形成一个没有分支的主干。在大多数情况下，从肝外分别控制肝左静脉和肝中静脉不那么容易，因为肝中静脉和肝左静脉汇合成为共干的位置在肝内。

肝脏不同区域静脉回流的方式变异较多。另外应该知道，当肝静脉血流阻塞时，门静脉往往会替代起到静脉回流的作用。如果出现这种现象，不会表现为淤血，但流向肝脏该区域的门脉血流可能显著减少。

肝右静脉引流右后叶第Ⅵ、Ⅶ段，部分第Ⅷ段和部分第Ⅴ段的血液。肝中静脉引流第Ⅴ段和第Ⅷ段的大部分血液，并是第Ⅳ段血液的主要引流。肝左静脉引流第Ⅱ、Ⅲ段和一小部分第Ⅳ段的血液。

除了这三支主要的静脉,许多来自第Ⅰ、Ⅵ段和少量第Ⅶ段的静脉直接汇入下腔静脉。第Ⅰ段的引流主要由一或两支静脉及若干支小静脉组成。除了从右后叶直接汇入下腔静脉的几支小静脉以外,在20%~25%的病例中还存在一支或数支肝短静脉,称为肝下静脉或 Makuuchi 静脉,引流大部分第Ⅵ段和(或)第Ⅶ段的血液。需要注意的是,引流肝左外叶的前部和部分第Ⅷ段的两支静脉,其汇入点可能分别十分靠近左右肝静脉开口处,甚至直接汇入下腔静脉。

## 1.7 结论

劈离式肝脏移植或活体供体肝脏移植,是对肝脏外科医生技巧和解剖知识掌握情况的挑战。深入理解肝脏的解剖可以使外科医生很好地应对几乎所有的变异。术前 CT、MRI 或术中胆道造影及超声检查在大多数情况下可以揭示肝实质内的全部解剖之谜。

G. Kazemier, J. F. Lange 著

徐光勋 叶道彬 译 王自法 校

## 参考文献


Broelsch CE, Kremer K, von Lüdinghausen M (1993) Leber. In: Chirurgische Operationslehre, vol 5. Thieme, Stuttgart

Cantlie J (1897) On a new arrangement of the right and left lobes of the liver. Proc Anat Soc Great Britain Ireland 32:4–9

Couinaud C (1957) Le foie. In: Etudes anatomique et chirurgicales. Masson, Paris

Couinaud C (1999) Liver anatomy: portal (and suprahepatic) or biliary segmentation. Dig Surg 16:459–467

Couinaud C, Houssin D (1991) Controlled partition of the liver for transplantation. Anatomical Limitations, Paris

Delattre J-F, Avisse C, Flament J-B (2000) Anatomic basis of hepatic surgery. Surg Clin North Am 80:345–362

Healey JE, Schroy PC (1953) Anatomy of the biliary ducts within the human liver; analysis of the prevailing pattern of branchings and the major variations of the biliary ducts. Arch Surg 66:599–616

Henderson JM, Heymsfield SB, Horowitz J, Kutner MH (1981) Measurement of liver and spleen volume by computed tomography. Radiology 141:525–527

Hiatt JR, Gabbay J, Busuttil RW (1994) Surgical anatomy of the hepatic arteries in 1000 cases. Ann Surg 220:50–52

Hjortsjö CH (1951) The topography of the intrahepatic duct systems. Acta Anat 11:599–615

Imamura H, Makuuchi M, Sakamoto Y et al (2000) Anatomical pitfalls in living donor liver transplantation. J Hepatobiliary Pancreat Surg 7:380–394

Kawasaki S, Makuuchi M, Matsunami H et al (1993) Preoperative measurement of segmental liver volume of donors for living-related liver transplantation. Hepatology 18:1115–1120

McIndoe AH, Counseler VS (1927) A report on the bilaterality of the liver. Arch Surg 15:589–612

Murata S, Itai Y, Asato M et al (1995) Effects of temporary occlusion of the hepatic vein on dual blood supply in the liver: evaluation with spiral CT. Radiology 197:351–356

Nakamura S, Tsuzuki T (1981) Surgical anatomy of the hepatic veins and the inferior vena cava. Surg Gynecol Obstet 152:43–50

Northover JMA, Terblanche J (1979) A new look at the arterial blood supply of the bile duct in man and its surgical implications. Br J Surg 66:379–384

Scheuerlein H, Köckerling F (1999) Anatomie der Leber. In: Köckerling F, Waclawiczek HW (eds) Leberchirurgie. Barth, Leipzig

Smadja C, Blumgart LH (1994) The biliary tract and the anatomy of biliary exposure. In: Blumgart LH (ed) Surgery of the liver and biliary tract, vol I. Churchill Livingstone, Edinburgh

Stapleton GN, Hickman R, Terblanche J (1998) Blood supply of the right and left hepatic ducts. Br J Surg 85:202–207

Strasberg SM (1997) Terminology of liver anatomy and liver resections: coming to grips with hepatic Babel. J Am Coll Surg 184:413–433

# 第 2 部分

# 肝脏的影像解剖

# 第 2 章 正常影像解剖与变异

本章大纲



## 2.1 引言

本章的目的是描述正常肝脏及胆道解剖在不同影像检查手段中的表现及主要变异,并讨论与临床及手术相关的解剖表现。目前,在肝脏肿瘤评价中,影像学的一个主要任务就是协助外科医生在术前确定肝切除的可行性。肿瘤的肝段定位对术前制定切除类型是很有帮助的。重要血管标志的确定经常可以帮助确定实际的肝段部位及局灶病变的范围。在手术或经皮介入操作前了解解剖变异可避免创伤性损伤。外科手术前的影像学检查也可确定术前肝的体积并估计切除术后肝的体积,从而影响手术决策。

## 2.2 影像检查

目前,CT 和超声是确定肝段及血管解剖主要的无创性影像检查手段。随着螺旋 CT 成像的出现,可以一次屏气过程中连续采集多幅图像,减少了相邻层面间的呼吸运动伪影,从而可以真正连续地观察解剖结构。螺旋技术具有强大的数据后处理功能。高质量的多平面重组可以获得斜位、冠状位和矢状位图像。三维重组可将数据重组成逼真的三维图像,并已成功应用于对肝脏的研究。使用表面遮蔽技术或最大密度投影技术可以获取肝脏血管的三维图像。横断面 CT 图像以及静脉注射碘对比剂的增强图像通常不足以确定肝段解剖及横、纵沟。动脉门静脉造影 CT 可以使肝静脉及门静脉分支明显强化,从而可确定血管标志及准确的肝段解剖。MR 成像不需静脉注射对比剂也可提供关于正常解剖及血管结构的准确特征。与 CT 检查不同,MRI 可直接获得冠状面和矢状面(以及横断面)图像(图 2.1)。MR 胰胆管成像是一项新兴的技术,可无创性地显示胆管树的正常解剖及变异。根据研究人群以及使用影像手段的不同,肝静脉及门静脉分支的显示率也不同。目前,血管造影在评价术前解剖中的主要地位受到无创性影像手段,特别是螺旋 CT 的挑战,这是由于螺旋 CT 可提供最优的血管强化及三维成像功能,也可提供关于血管结构与周围肝实质之间关系的信息。

## 2.3 肝脏的经典形态解剖

肝脏的经典解剖(见第 1 章),是建立在剖腹术或尸肝解剖中可见到的肝表面外部标志的基础上的。肝的上表面(膈面)是穹隆状的,与膈肌的轮廓一致(图 2.2)。主要的外部标志是矢状裂(也称作脐裂),对应于圆韧带(胚胎期的脐静脉),圆韧带是镰状韧带的远端部分。肝的下表面(脏面)结构较复杂(图 2.3)。主要的外部标志是肝门(也称作横沟,包括门静脉、肝总动脉及胆总管)、胆囊窝以及与下腔静脉、右肾、十二指肠、结肠相对应的浅凹窝。根

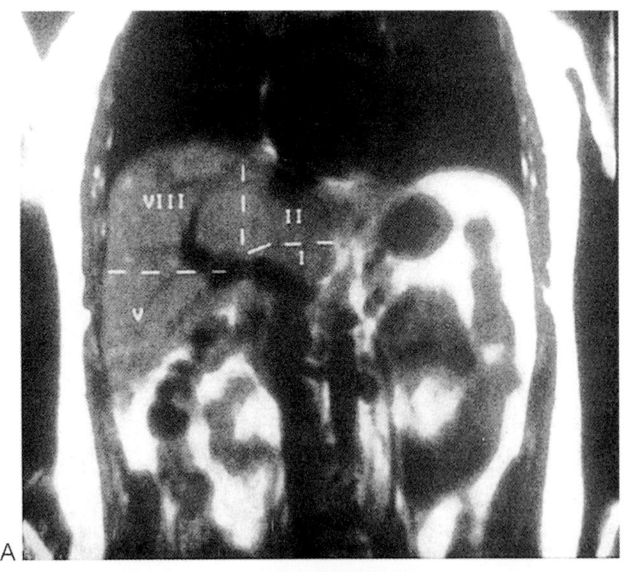


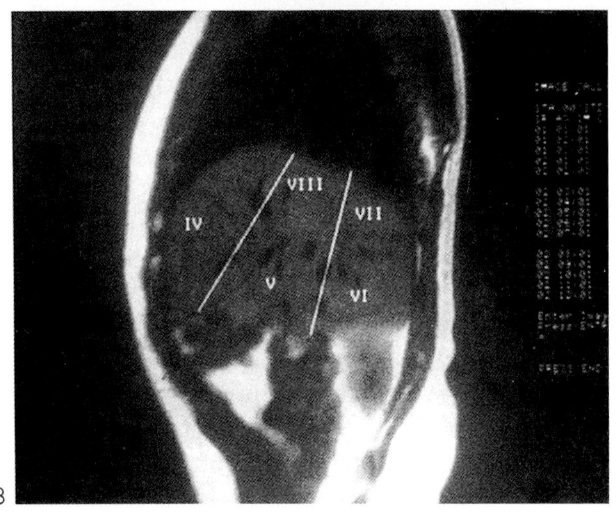


图 2.1 通过肝脏冠状面(A)和矢状面(B)T1加权自旋回波MR成像易于识别肝段。肝周脂肪相对肝实质呈现高信号。

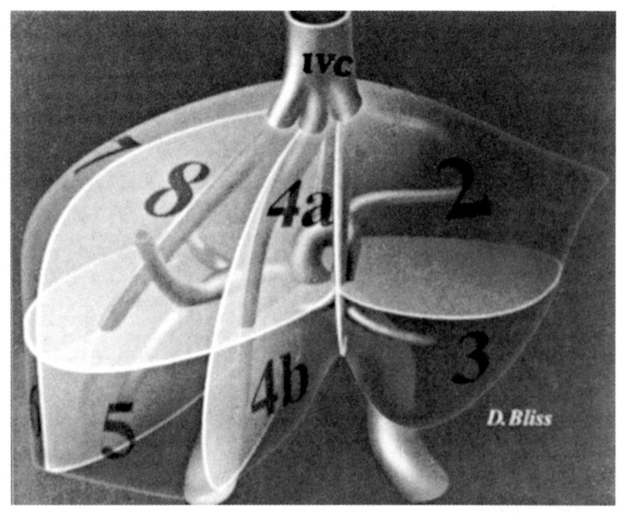


图 2.2 根据 Couinaud 的编号系统从前向后观察肝脏亚段解剖,胆囊位于肝脏下部。(见彩图)

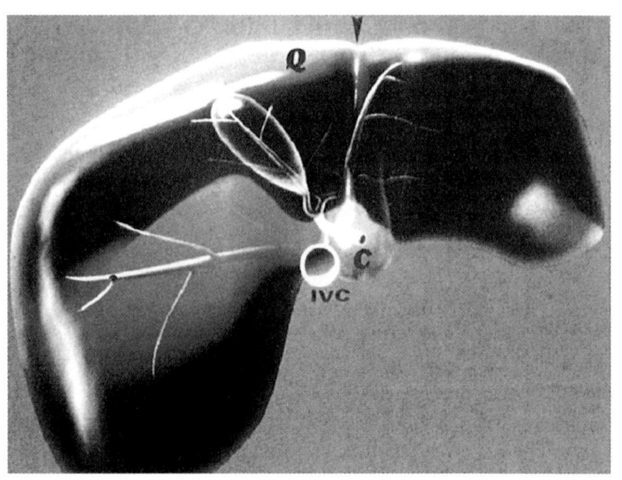


图 2.3 肝脏脏面观,可见尾叶(C)、方叶(Q),以及下腔静脉(ivc)和胆囊,脐静脉裂(箭头所示)也可见。(见彩图)

据这种经典的解剖描述,肝脏分为四叶。两个主要的叶即左叶和右叶,被脐裂和镰状韧带分开,两个副叶在右叶下部被横沟分开,横沟构成方叶的后界(方叶的左界为脐裂,右界为胆囊床)和尾叶的前界(也叫做斯皮格尔叶和 I 段)。

## 2.4 肝段的解剖

### 2.4.1 功能解剖及不同的命名法

肝脏功能解剖是依据肝内门静脉及肝动脉的分布、胆管以及肝静脉的位置来划分的。这种肝段解剖分别由 Mcindoe 和 Counseller 于 1927 年,Healey 和 Sohroy于1953年,Couinaud于1957年,Goldsmith和Woodburne 于 1957 年提出(表 2.1)。Couinaud 的肝段划分是欧洲(特别是法国)和日本常用的划分方法。Couinaud 提出的与手术相关的肝段解剖是建立在门静脉分支及三支肝静脉分布的基础上的三维概念。肝中静脉将肝分为左、右半肝。左、右半肝又分别被肝左静脉及肝右静脉进一步分为内侧部及外侧部(图 2.4),共有四部分(右外侧、右内侧、左外侧和左内侧)。所有这些部分又被人为画出的通过门静脉左右支的横线分为前段及后段,共分为 8 段,正面观按顺时针方向排列,下面观自下腔静脉起按逆时针方向排列(图 2.2,图 2.5 ~ 图 2.7)。1957 年 Goldsmith 和 Woodburne 提出的命名法在美国及英国的出版物中广泛使用。这种肝段解剖划分是依据肝静脉的分布进行的。肝中静脉划分左、右叶,右叶被肝右静脉分为前后段,左叶被肝左静脉分为内外段,

表 2.1　肝脏解剖分段和相应命名法

| 经典解剖 | 解剖分段 | Couinaud 命名法 | Bismuth 命名法 | Goldsmith 和 Woodburne 命名法 |
|---|---|---|---|---|
| 尾叶 | 尾叶 | Ⅰ | Ⅰ | 尾叶 |
| 左叶 | 左外侧上段 | Ⅱ | Ⅱ | 左外侧段 |
| | 左外侧下段 | Ⅲ | Ⅲ | 左外侧段 |
| 方叶 | 左内侧段 | Ⅳ | Ⅳa，Ⅳb | 左内侧段 |
| 右叶 | 右前上段 | Ⅴ | Ⅴ外侧部 | 右前段 |
| | 右前下段 | Ⅵ | Ⅵ外侧部 | |
| | 右后上段 | Ⅶ | Ⅶ内侧部 | 右后段 |
| | 右后下段 | Ⅷ | Ⅷ内侧部 | |

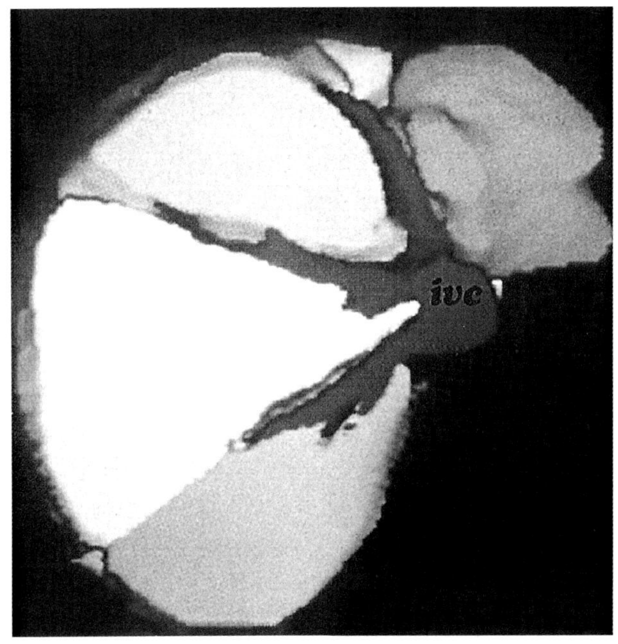


图 2.4　肝脏螺旋 CT 三维重组图像。三支肝静脉(深蓝)将其分为左外侧(粉)、左内侧(蓝)、右内侧(白)和右外侧(蓝)四部分。ivc：下腔静脉。(见彩图)

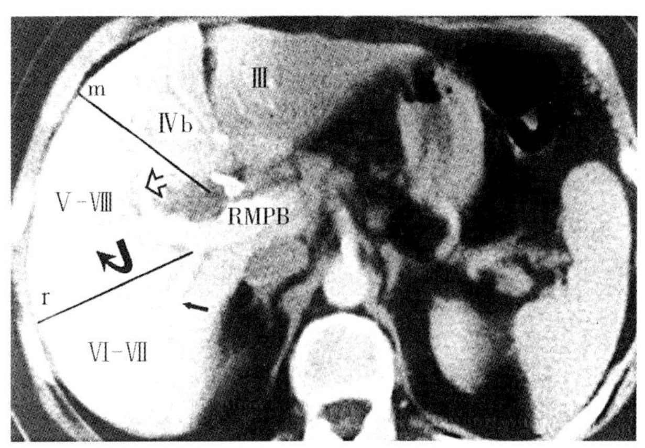


图 2.5　动脉门静脉造影获取的经横裂平面的横断面螺旋 CT 图像，该平面可依门静脉右支(RMPB)来确定，且可显示其全程。内侧垂直裂(m)，依包含肝中静脉的垂直平面而确定，将第Ⅳa 段、第Ⅳb 段(左内侧段)与第Ⅴ段、第Ⅷ亚段(右半肝前段)分隔。门静脉右前支发出前下支至第Ⅴ段(开放箭头所示)、前上支至第Ⅷ段(曲箭头所示)，门静脉右支发出下段支至第Ⅵ段、上段支至第Ⅶ段(直实箭头所示)。

共有四段(右前、右后、左内、左外)。在这种划分方法中，尾叶是个独立的肝段(图 2.8)。

### 2.4.2　通用的肝段解剖

将 Goldsmith 和 Woodburne 分型与 Couinaud 分型相比较，可以看出美国与法国的肝段划分是一致的。Couinaud 分段是从体外标本上获得的。因此右后段变成外侧部，右前段变成内侧部。美国肝段划分与活体状态一致，而法国肝段划分与尸体肝的状态一致。为了克服这种限制，1982 年 Bismuth 提出采用适用于手术的肝段划分法，即将美国肝段划分法和法国肝段划分法与 Couinaud 分型中使用的亚段的分法相结合。根据 Bismuth 分型，除尾叶外所有的肝段由三条垂直线及一条横线划分(图 2.7)。肝中静脉将肝分为左、右半肝，右半肝被肝右静脉分为前、后段，左半肝被肝左静脉分为内、外段，共分为四段(右前、右后、左内、左外)。每段又被通过门静脉左右支的横线，即所谓的横沟，分为上、下两段(图 2.6～图 2.8)。共有八段，正面观按顺时针排列。由于使用不同的命名法，肝切除手术的描述也有些混淆。法国所讲的半肝是美国所讲的一个叶，法国所讲的右半肝切除对应美国的右叶切除，而法国所讲的右叶切除对应美国的三段切除(或扩大的右叶切除)。近年来，肝脏肿瘤手术技术的进步使不典型或联合切除以及亚段切除成为可能。在同一个肝段内，可以切除一个亚段而将另一个亚段留在原处。当使用美国常用的肝段描述时，一个肝段的上、下亚段没有分界，此外，由于放射科医生能够将肿瘤定位于特定的亚段，因此也需要进行肝脏解

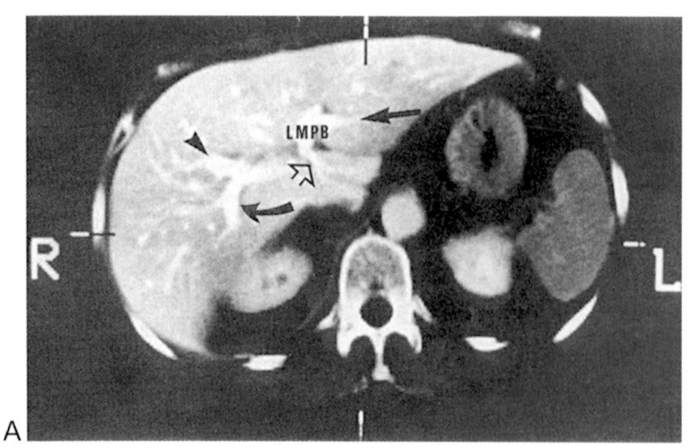


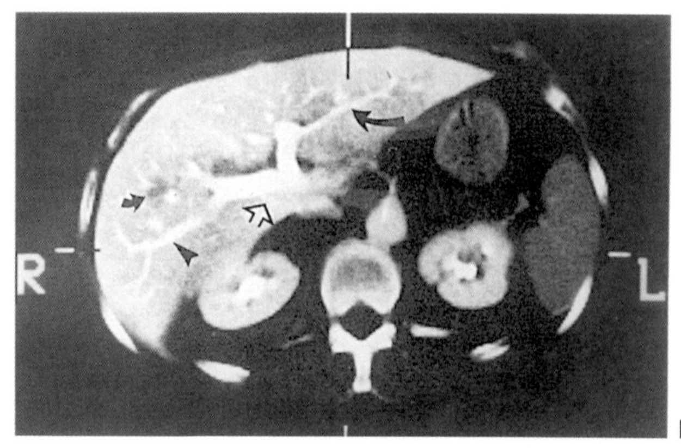


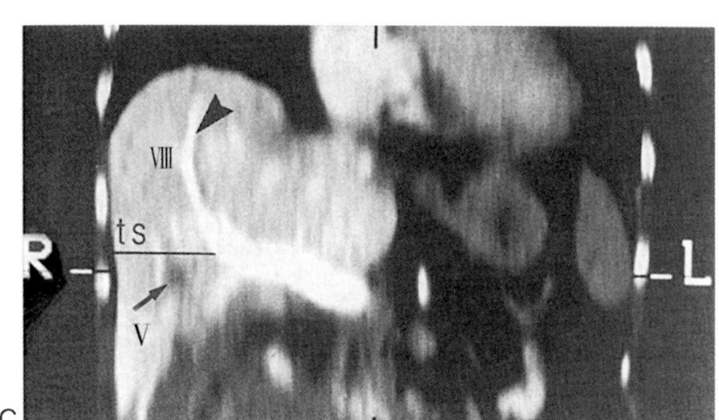


图2.6 (A)动脉门静脉造影获得的螺旋CT横断面图像，横裂上层面可以显示门静脉左支(LMPB)和第Ⅱ段支(直实箭头所示)。门静脉右前段支供应第Ⅷ段(三角箭头所示)和第Ⅴ段(此层面未显示)，后段支供应第Ⅶ段(曲箭头所示)和第Ⅵ段(未显示)。(B)横沟12 mm以下横断面图像，显示第Ⅲ段的分支(大曲箭头所示)源于门静脉左支。下段门静脉分支供应第Ⅰ段(开箭头所示)，门静脉右后段分支供应第Ⅵ段(三角箭头所示)。横沟水平可见结肠癌的肝转移灶(小曲箭头所示)。(C)门静脉右前段支平面斜状重组图像，可见转移灶(箭头所示)位于横沟下方，位于第Ⅴ段。横沟将右前段分为下段第Ⅴ段和上段第Ⅷ段。门静脉第Ⅷ段分支位于最上方(三角箭头所示)。

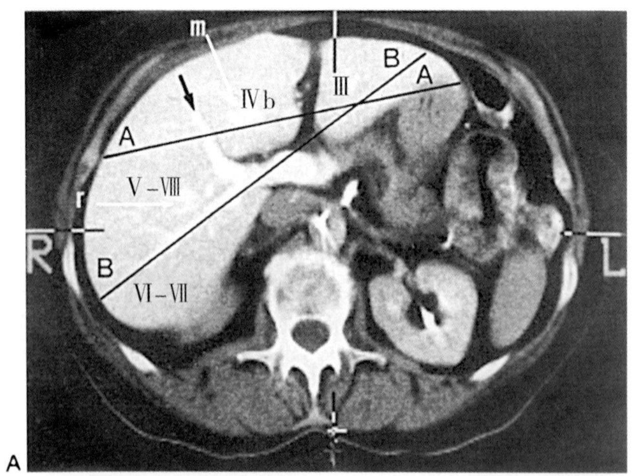


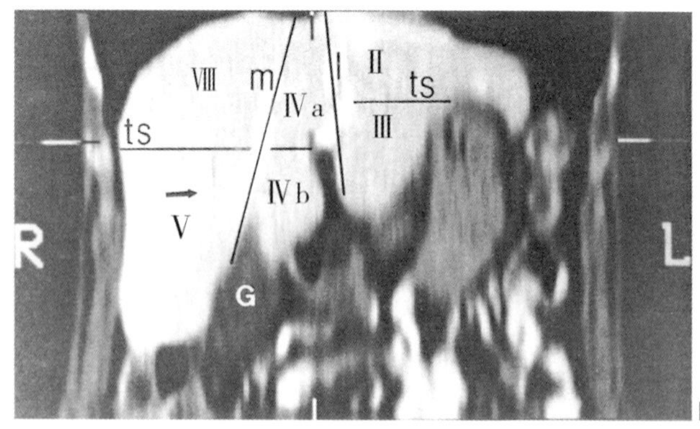


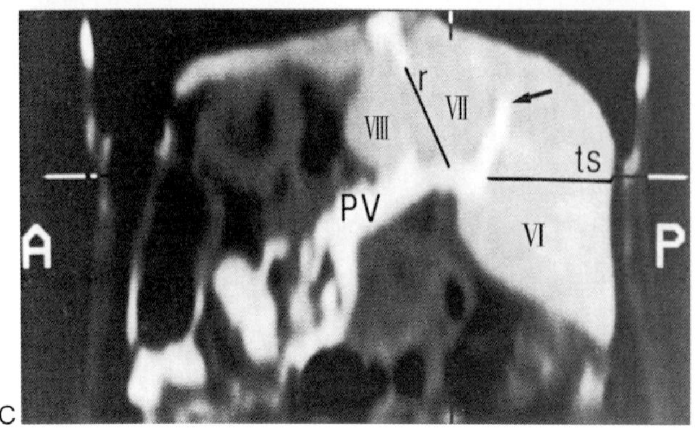


图2.7 (A)动脉门静脉造影横沟横断面螺旋CT图像，显示中间沟(m)和右侧沟(r)。仅在横断面图像上划分上段和下段是困难的。可见门静脉第Ⅴ段分支(黑直箭头所示)。AA线和BB线分别为B、C图的重组平面。(B)沿AA线平面的斜冠状重组图像，横沟(ts)分隔上、下亚段。左侧(L)垂直沟包含肝左静脉，分隔第Ⅱ、Ⅲ段与Ⅳa、Ⅳb段，中间垂直裂(m)包含肝中静脉和胆囊床(G)，分隔Ⅳa、Ⅳb与第Ⅴ、Ⅷ段。可见门静脉第Ⅴ段支(箭头所示)。(C)沿BB线平面的斜冠状重组图像，横沟(ts)分隔第Ⅶ段和第Ⅵ段。右侧垂直裂(r)包含肝右静脉，分隔第Ⅶ段和第Ⅷ段。可见门静脉第Ⅶ段支(箭头所示)。

剖的亚段描述(图 2.9)。第四段分为Ⅳa 段(头侧部)及Ⅳb 段(尾侧部)。

以前曾有过几次报道称由于缺乏统一的命名法而导致美国和欧洲国家的研究者之间造成误解。最近,Fasel 等提出一种简化的命名法来解决这些差异。他们建议右半肝根据门静脉右支划分,右后段和右前段分别统一为 6、7 亚段及 5、8 亚段,左半肝的左内段及左外段分别统一为 4 亚段及 2、3 亚段。他们还建议亚段的区分用阿拉伯数字而不是用罗马数字。

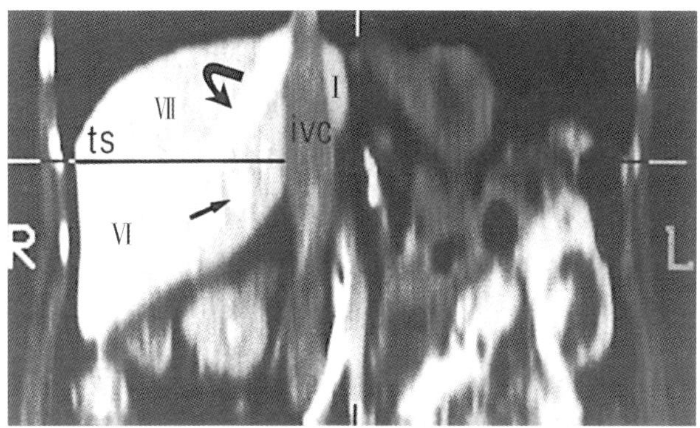


图 2.8 动脉门静脉造影肝右静脉(曲箭头所示)平面螺旋 CT 冠状重组图像,显示横沟(ts)分隔第Ⅵ段和第Ⅶ段,第Ⅰ段位于下腔静脉(ivc)外侧方。可见门静脉第Ⅵ段支(直箭头所示)。

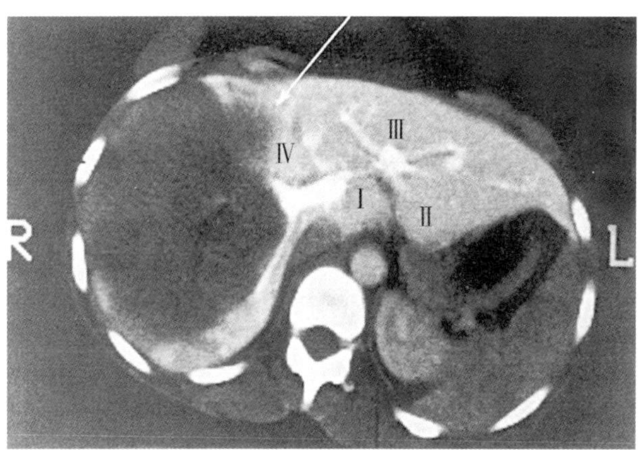


图 2.9 肝脏恶性肿瘤术前检查。动脉门静脉造影横断面螺旋 CT 扫描显示右半肝第Ⅷ段大的肿瘤(白箭头所示)。可见第Ⅱ、Ⅲ段和第Ⅳa 段的门静脉支,以及第Ⅰ段。

## 2.5 尾叶(Ⅰ段)

经典解剖报道中,尾叶是一个垂直方向的肝叶,位于肝的后面,是左叶和右叶外的一个独立部分,呈 H 形。横沟(静脉韧带)构成尾叶的前界而下腔静脉构成其后界(图 2.3,图 2.8 ~ 图 2.10)。Ⅰ段必须从功能的角度考虑,作为一个独立的肝段,它的血供是独立的,起自门静脉左、右支和肝动脉,静脉直接引流入下腔静脉(图 2.11)。

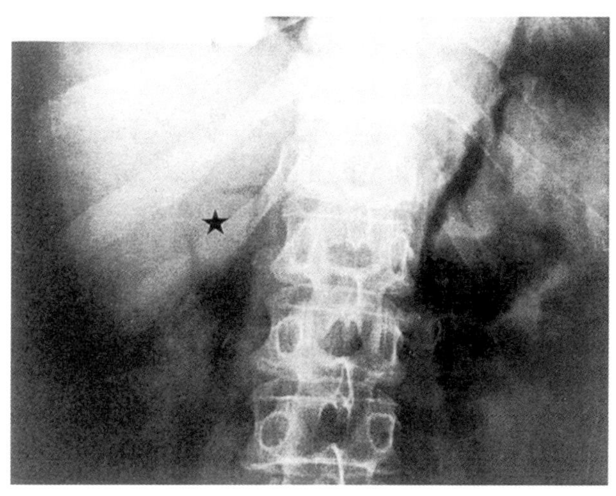

图 2.10 腹平片气腹可以显示Ⅰ段边界(星号所示)。

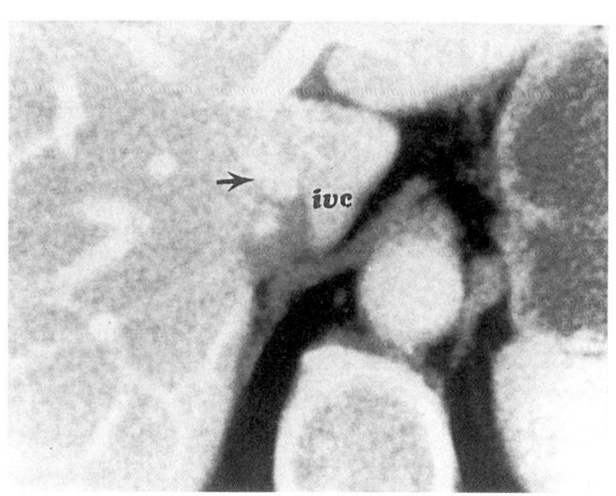


图 2.11 Ⅰ段水平横断面 CT 图像,显示Ⅰ段小的引流静脉(箭头所示)于下腔静脉(ivc)前壁汇入。

## 2.6 肝脏形态变异

肝叶发育不全是罕见的异常。肝右叶发育不全是最常见的类型,并通常伴有胃的异常、间位结肠(Chilaiditi 综合征)或肾高位(图 2.12)。这些先天异常通常是被偶然发现的,需要与大多数病例中门静脉高压和肝硬化造成的形态学改变相鉴别。肝亚段体积的变异更常见。Ⅰ段假肿瘤征是一种常见变异,与增大的乳头状突起有关,不要误认为是肿瘤(图2.13)。在 CT 扫描图像中常可见到与脂肪浸润相关的镰状韧带增大(图 2.14)。

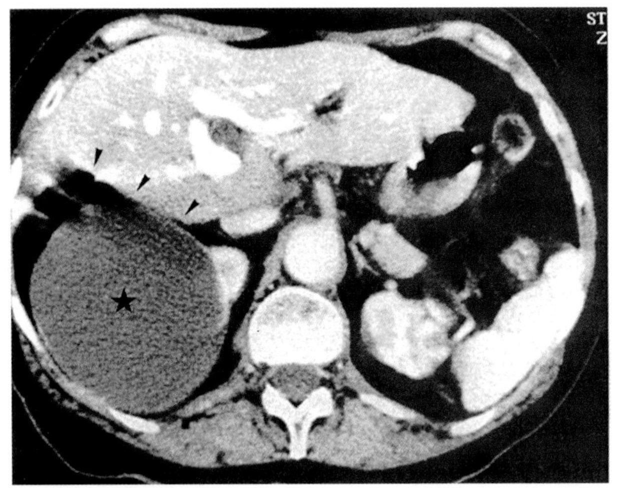


图2.12 横断面CT图像显示肝右叶发育不良(三角箭头所示),在该平面可见大的肾囊肿(星号所示)。

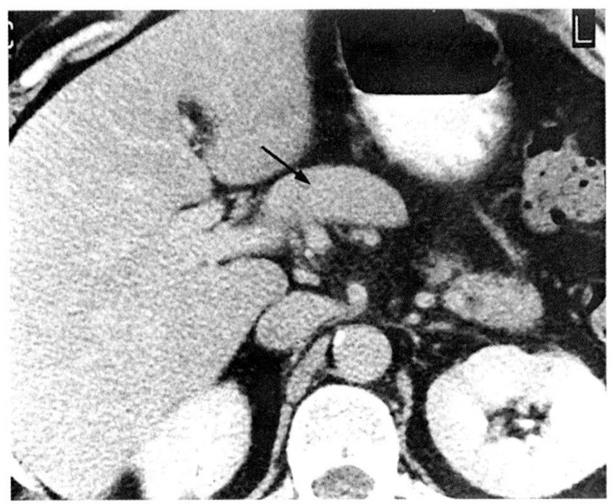


图2.13 Ⅰ段乳状突明显增大,在横断面CT图像上类似肿瘤(箭头所示)。

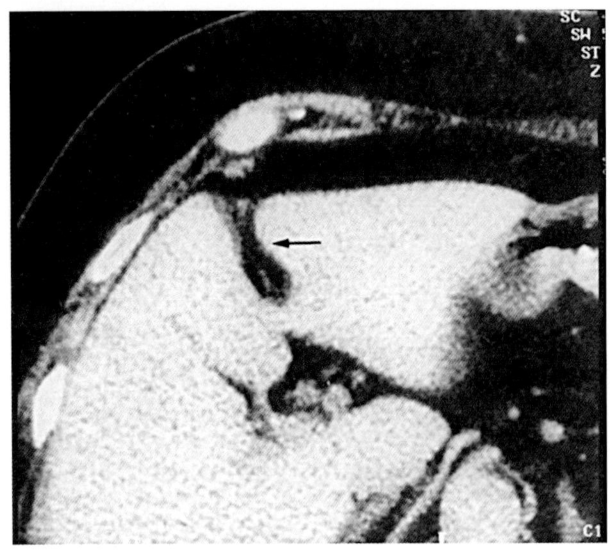


图2.14 增宽的镰状韧带CT值为负值,显示为脂肪浸润(箭头所示)。

## 2.7 门静脉系统和主要变异

超声、CT、动脉门静脉造影CT以及MR成像可以很好地显示肝内门静脉解剖。几乎所有超声及CT检查均可显示门静脉左、右支,其为确定横裂的标志。在70%~94%的患者中,门静脉分为左、右门静脉主干,一支供应右半肝,一支供应左半肝(图2.15)。肝内门静脉分支最常见的变异是门静脉主干分为三支,门静脉左主干、门静脉右前支及右后支,这种变异见于4%~19%的患者(图2.16)。其他变异包括门静脉右后支起自于门脉主干,4%的病例右前支起自于左主干(图2.17),2%的病例左主干起自右前支(图2.16A)。一支门静脉缺失的情况不常见。在超声甚至横断面CT图像上,尤其是在动脉门静脉造影CT图像上,很容易见到门静脉的肝亚段分支。螺旋CT可实现整肝连续容积数据的采集,因此可以用三维重组的方式显示肝内门静脉分支(图2.18)。通过从不同角度观察门静脉分支,使得在活体肝脏上确定各个肝段以及评价解剖变异成为可能。

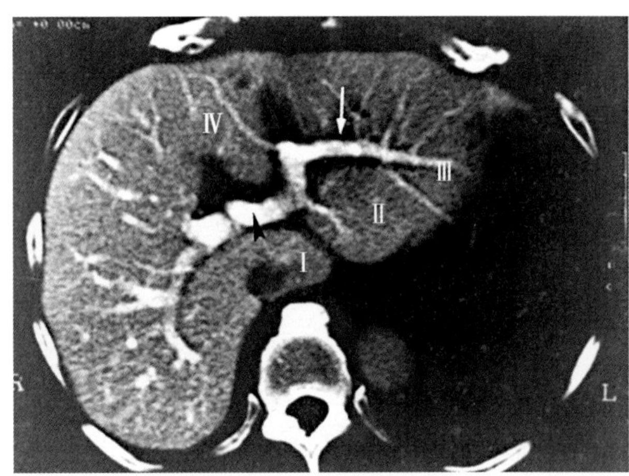


图2.15 门静脉分叉平面横断面CT图像,可见门静脉左支(白箭头所示)和右支(三角箭头所示),以及第Ⅱ、Ⅲ和Ⅳb段门静脉支。

## 2.8 肝静脉及主要变异

通过超声检查对肝静脉解剖和变异已经进行了广泛研究(图2.19)。螺旋CT三维重组也可提供有用的信息。肝静脉的正常解剖为三支肝静脉基底位于下腔静脉,形成"W"形,见于70%的受检者(图2.4,图2.16B)。在这种类型中,肝左静脉将Ⅱ、

Ⅲ段与Ⅳ段分开，肝中静脉将Ⅳ段与Ⅴ、Ⅷ段分开，肝右静脉将Ⅴ、Ⅷ段与Ⅵ、Ⅶ段分开（图 2.7B）。超声和 CT 检查中 30% 的受检者可以看到额外的肝静脉与标准肝静脉在同一水平进入下腔静脉。两支肝左静脉是最常见的变异。副肝右静脉在三支肝静脉尾侧水平进入下腔静脉，引流右半肝靠下的亚段（如Ⅴ、Ⅵ段），出现率为 6% ～10%（图 2.19 ～2.21）。两支肝右下静脉也曾有报道。肝静脉解剖的其他变异包括肝静脉间各种类型的汇合：90% ～95% 的病例中可见肝左静脉及肝中静脉在下腔静脉汇合处共干，而 5% 的病例中可见三支肝静脉分别进入下腔静脉（图 2.16B）。

肝左静脉和肝中静脉汇合变异（60 例患者）

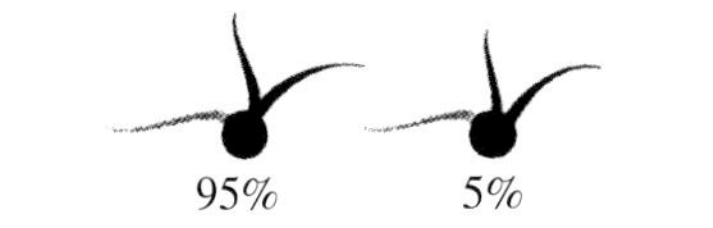


肝右静脉解剖变异（69 例患者）

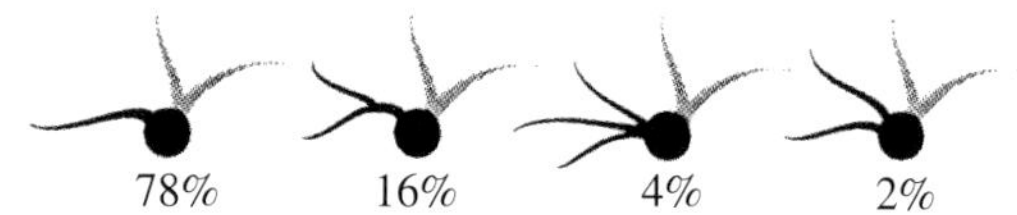


肝中静脉解剖变异（63 例患者）

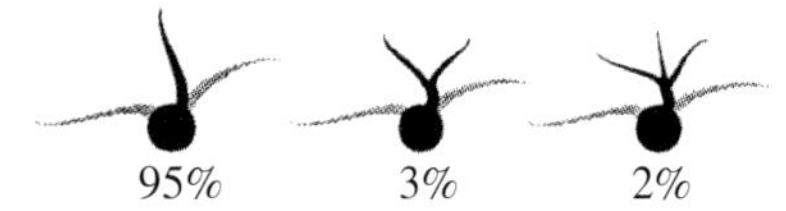


肝左静脉解剖变异（60 例患者）

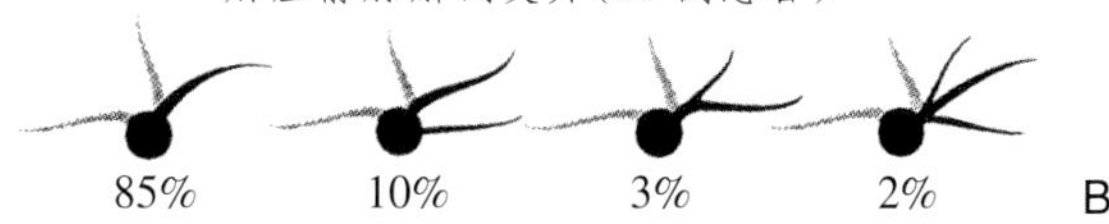


**图 2.16**　线图描述了动脉门静脉造影螺旋 CT 扫描获取的门静脉和肝静脉解剖变异。（A）门静脉变异。（B）肝静脉变异。

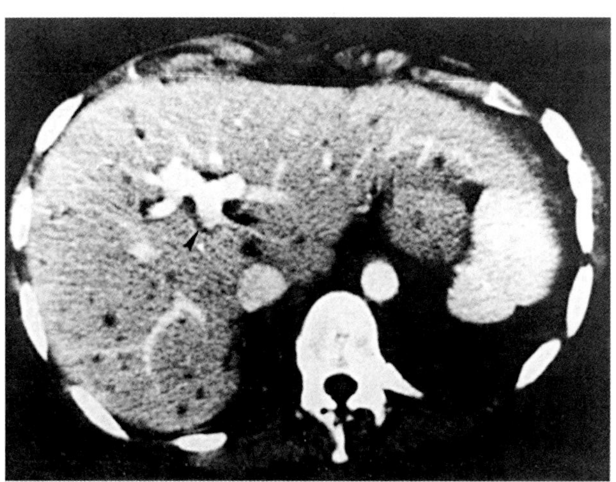

**图 2.17**　动脉门静脉造影横断面螺旋 CT 图像，结肠癌多发肝转移，门静脉右前支源于门静脉左支（三角箭头所示）。

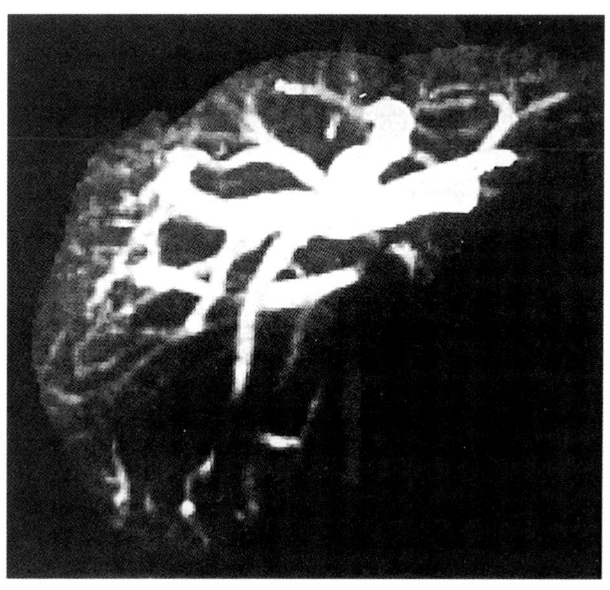

**图 2.18**　结肠癌肝转移瘤，动脉门静脉造影螺旋 CT 三维图像，三维遮蔽显示技术可提供关于病灶和周围肝实质关系的有用信息。

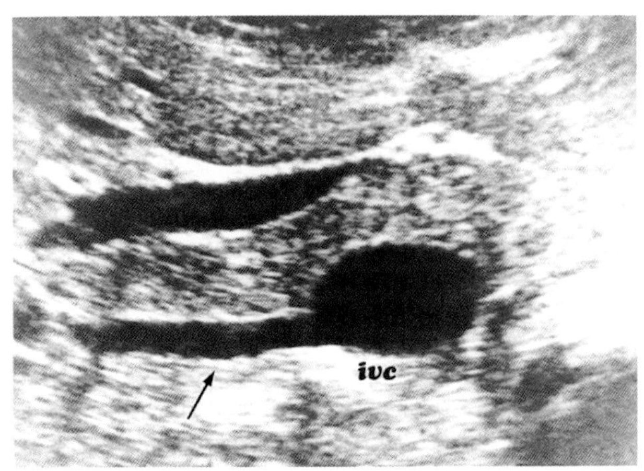


图2.19 肝脏超声检查显示右肝下副静脉(箭头所示)。ivc:下腔静脉。

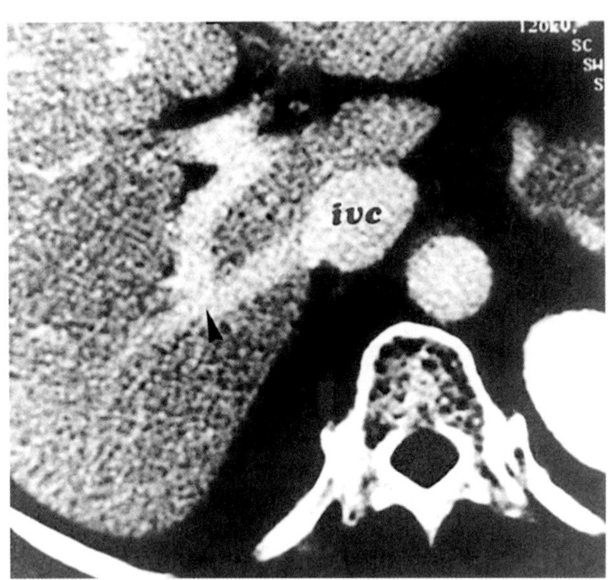


图2.20 下腔静脉(ivc)平面横断面CT图像显示右肝下副静脉(三角箭头所示)。

## 2.9 肝动脉及主要变异

肝脏血供的20% ~25%来源于肝动脉,而肝脏主要血供来源于门静脉。肝动脉、门静脉以及胆总管在肝门处入肝。最常见的情况是肝动脉是腹腔干的主要分支,腹腔干于11－12胸椎水平起自主动脉前缘(图2.22)。75% ~80%的病例腹腔干分为脾动脉、胃左动脉和肝总动脉,在大多数超声及横断面CT图像上可显示。腹腔干和肝动脉的解剖变异很大,若术前未能发现变异情况,就会增加肝移植手术的难度。腹腔干缺失,各分支单独起自于腹主动脉的情况不常见(图2.23),而腹腔干不完整

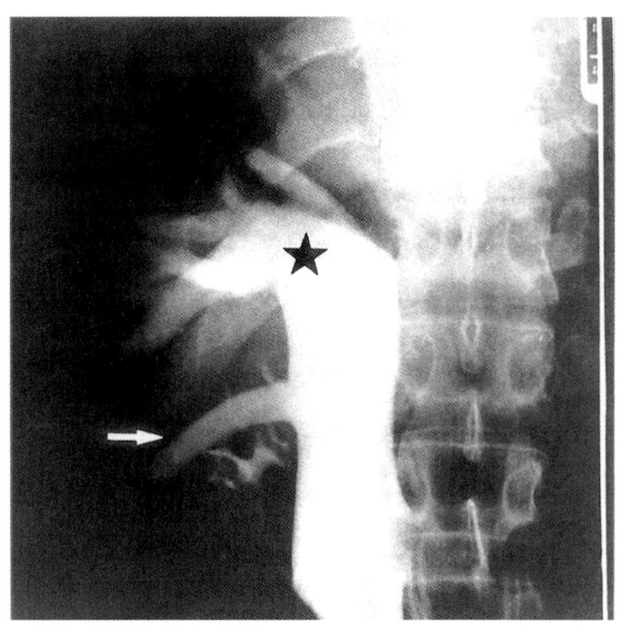

图2.21 下腔静脉造影清晰显示右肝副静脉(白箭头所示)于三支肝静脉尾侧(星号所示)汇入下腔静脉且引流右半肝下段。

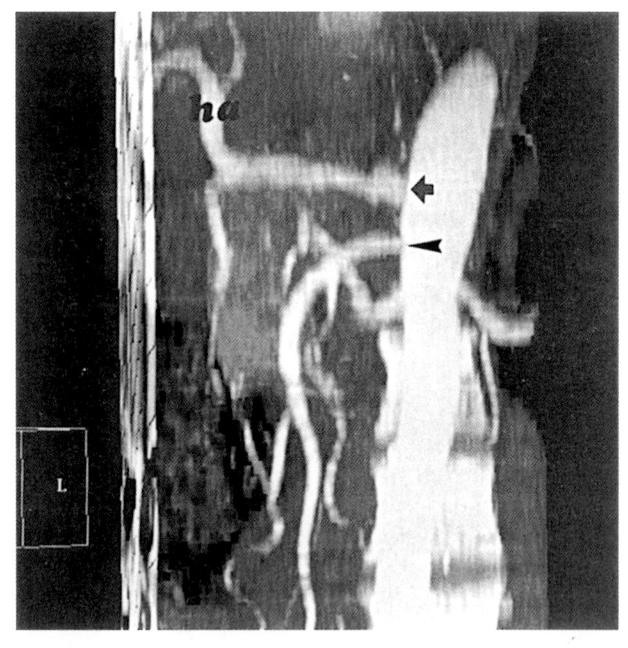


图2.22 矢状最大密度投影螺旋CT重组图像,静脉注射对比剂腹主动脉平面显示腹腔干(箭头所示)和肠系膜上动脉(三角箭头所示)的起源,并可见肝动脉(HA)。

(7% ~10%)或胃、肝、脾、肠系膜动脉共干(2% ~4%)更常遇到。术前应用超声、CT及血管造影确认这些变异有实用价值。最常见的变异为起自于胃左动脉的副肝左动脉(图2.24),以及肝右动脉起自肠系膜上动脉(图2.25),出现率均为10%。

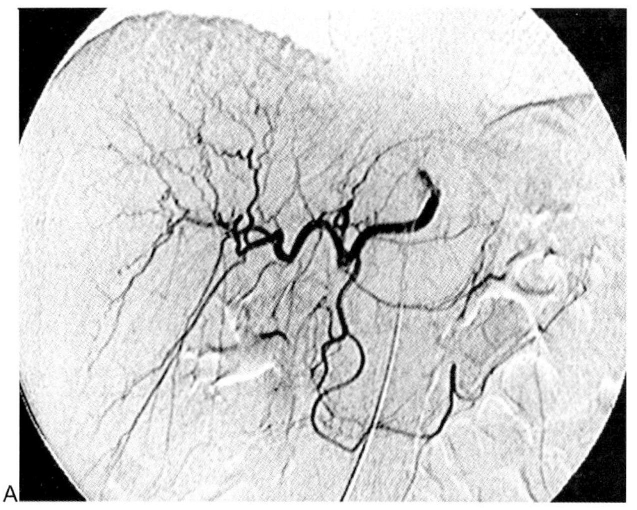

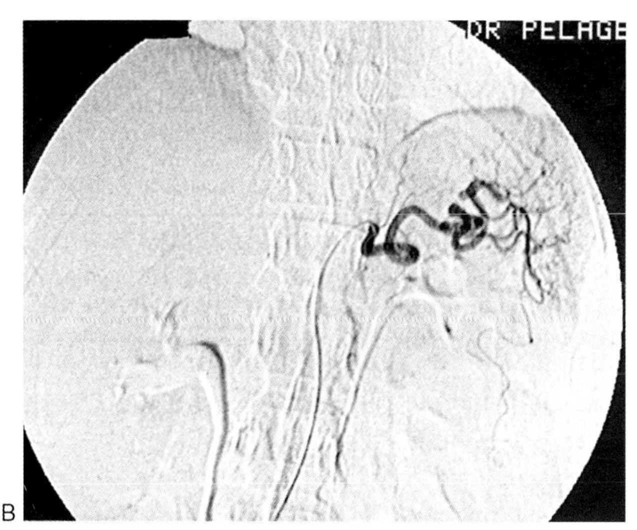


图 2.23　肝总动脉(A)和脾动脉(B)超声动脉造影,无腹腔干且肝动脉、脾动脉和胃左动脉(未显示)分别起源。

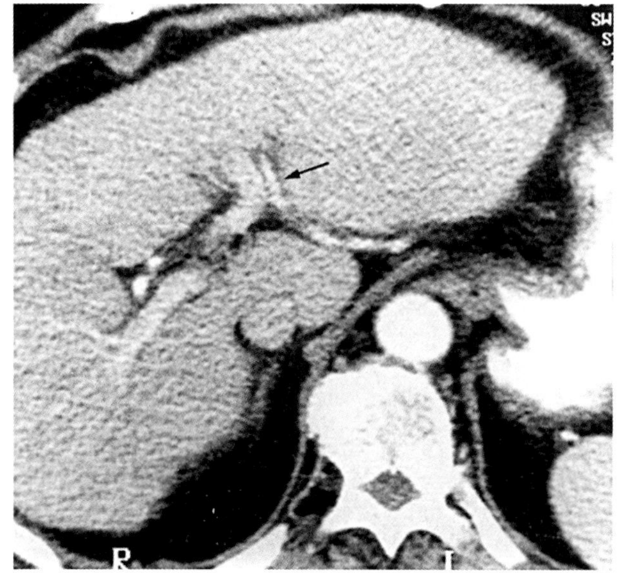

图 2.24　横断面CT图像可见在较低层面肝左动脉(箭头所示)源于胃左动脉。

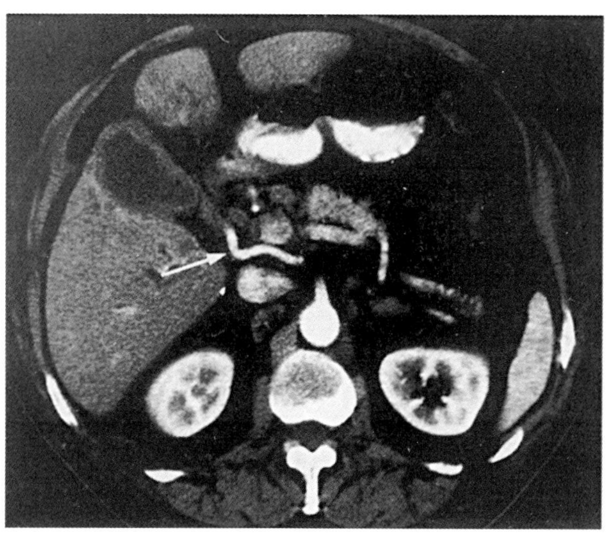

图 2.25　横断面CT图像显示肝动脉后方(门静脉)替代肝右动脉(白箭头所示)源于肠系膜上动脉,位于肝门后方是肝右动脉的特征,而肝中动脉走行于门静脉主干前方。

## 2.10　胆道及主要变异

随着腹腔镜胆囊切除术的广泛使用,胆道损伤率增加主要与解剖变异有关。在能够显示胆管正常解剖的技术中,除非出现胆管树扩张,超声或CT检查的作用有限。胆管引流操作中经皮胆道造影可提供关于正常解剖以及常见解剖变异的信息。尽管术中胆道造影是一项有创性技术,但仍常被用于显示胆管树的解剖以及诊断胆道结石。近年来MR成像序列的进步可对胆管及胰管的形态学进行分析,可无创性显示正常解剖、解剖变异及病理改变,与胆管造影结果一致。使用不同的序列,包括HASTE序列,有或无静脉注入钆螯合剂都有报道。引流左半肝的左肝管由引流Ⅱ、Ⅲ、Ⅳ段肝段分支组成,引流Ⅴ、Ⅵ、Ⅶ、Ⅷ段的右肝管主要由两个分支组成:右后部胆管(Ⅵ、Ⅶ段)和右前部胆管(Ⅴ、Ⅷ段)(图2.26)。左右肝管组成肝总管。不同的变异包括主要肝胆管分支汇合的类型。经常可以见到右前、右后及左肝管三支汇合。右后及右前支肝管直接汇入左肝管的发生率分别为15%~20%和5%~7%。

## 2.11　肝脏体积的确定

应用超声、常规CT及螺旋CT可进行高精度的肝体积研究。在肝病患者术前评价中,螺旋CT的一

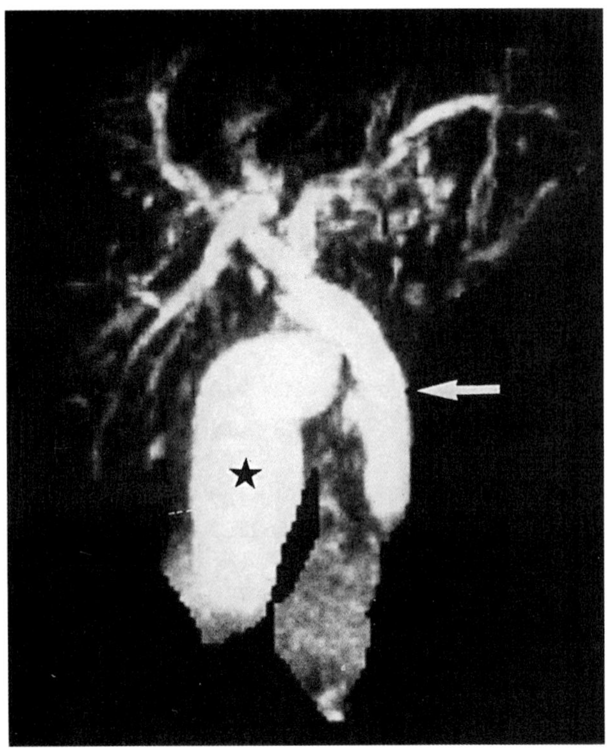

图 2.26 快速自旋回波序列二维 MR 胆道成像显示，胆树扩张未见结石，左右肝管构成肝总管（白箭头所示）。可见胆囊扩张（星号所示）。

个作用就是测量肝部分切除术后留在原位的肝体积（图2.27）。目前，35%是一个进行肝切除术后可以接受的安全肝体积值，可避免术后发生肝功能衰竭的危险。螺旋CT还可评价肝细胞肝癌患者术前门静脉栓子形成后的半肝肥大。

## 2.12 肝脏影像表现与术中解剖的相关性

在近期的研究中，Fasel 等注意到了当前采用间接标志确定门静脉界线的方法，会造成影像学与解剖学中肝段和亚段之间的界线不匹配。与影像学肝段间规整界限不同的是，在解剖学上邻近肝段之间的边界是不规则的。因此，在门静脉分叉水平的横断面CT上划分肝段，其中在肝表面上有50%是不正确的。这样，CT表现可能与手术切除不一致。尽管肝脏结构的三维关系十分复杂，然而在日常工作中，仍可用超声及CT确定肝血管及肝段解剖。

J. P. Pelage，P. Soyer 著

沈文 译 祁吉 校

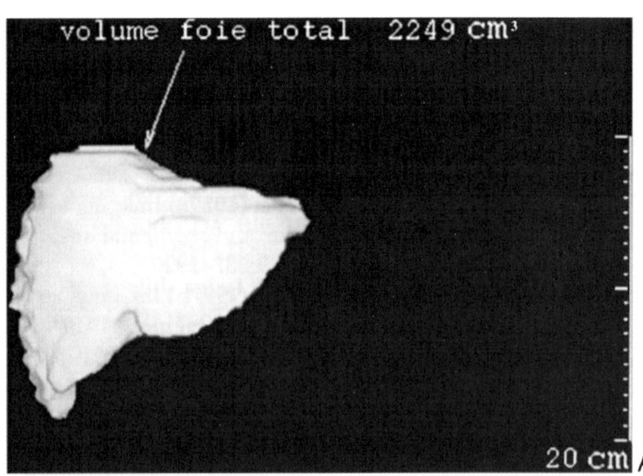


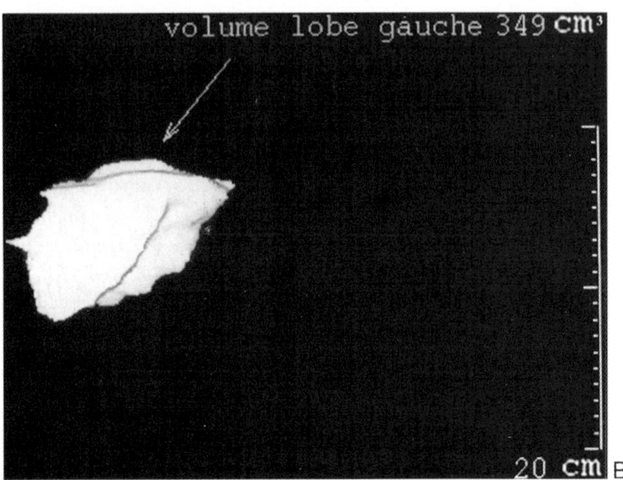


图 2.27 门静脉栓塞，肝切除术前，对肝脏体积进行测量。（A）全肝体积（2249cm$^3$），（B）肝左叶（Ⅱ、Ⅲ段）体积 349cm$^3$。

## 参考文献

Atri M, Bret PM, Fraser-Hill MA (1992) Intrahepatic portal venous variations: prevalence with US. Radiology 184:157–158

Bismuth H (1982) Surgical anatomy and anatomical surgery of the liver. World J Surg 6:3–9

Bismuth H, Houssin D, Castaing D (1982) Major and minor segmentectomies “réglées” in liver surgery. World J Surg 6:10–24

Bluemke DA, Soyer P, Fishman EK (1995) Helical (spiral) CT of the liver. Radiol Clin North Am 33:863–886

Brown BM, Filly RA, Callen PW (1982) Ultrasonographic anatomy of the caudate lobe. J Ultrasound Med 1:189–192

Chambers TP, Fishman EK, Bluemke DA, Urban B, Venbrux AC (1995) Identification of the aberrant hepatic artery with axial spiral CT. J Vasc Intervent Radiol 6:959–964

Combe J, Gallinet D, Weill F, Milleret P (1976) A study of thirty right hepatic arteries. Int Surg 61:112–116

Couinaud C (1957) Le foie: études anatomiques et chirurgicales. Masson, Paris

Couinaud C (1998) Secteur dorsal du foie. Chirurgie 123:8–15

De Baere T, Roche A, Elias D, Lasser P, Lagrange C, Bousson V (1996) Preoperative portal vein embolization for extension

of hepatectomy indications. Hepatology 24:1386-1391
Delattre JF, Plainfossé MC, Alexandre JH et al (1984) Anatomical bases of echography of the liver. Anat Clin 6:229-233
Deziel DJ, Millikan KW, Economou SG, Doolas A, Ko ST, Airan MC (1993) Complications of laparoscopic cholecystec tomy: a national survey of 4,292 hospitals and analysis of 77,604 cases. Am J Surg 165:9-14
Dodd GD III (1993) An American's guide to Couinaud's numbering system. AJR 161:574-575
Dodds WJ, Erickson SJ, Taylor AJ, Lawson TL, Stewart ET (1990) Caudate lobe of the liver: anatomy, embryology and pathology. AJR 154:87-93
Fasel JHD, Gailloud P, Terrier F, Mentha G, Sprumont P (1996) Segmental anatomy of the liver: a review and a proposal for an international working nomenclature. Eur Radiol 6:834-837
Fasel JHD, Selle D, Evertsz CJG, Terrier F, Peitgen HO, Gailloud P (1998) Segmental anatomy of the liver: poor correlation with CT. Radiology 206:151-156
Fisher MR, Wall SD, Hricak H, Mc Carthy S, Kerlan RK (1985) Hepatic vasculature anatomy on magnetic resonance imaging. AJR 144:739-746
Fraser-Hill MA, Atri M, Bret PM (1990) Intrahepatic portal venous system: variations demonstrated with duplex and color Doppler. Radiology 177:523-526
Fritschy P, Robotti G, Schneekloth G, Vock P (1983) Measurement of liver volume by ultrasound and computed tomography. J Clin Ultrasound 11:299-303
Gazelle GS, Haaga JR (1992) Hepatic neoplasms: surgically relevant segmental anatomy and imaging techniques. AJR 158:1015-1018
Gazelle GS, Lee MJ, Mueller PR (1994) Cholangiographic segmental anatomy of the liver. RadioGraphics 14:1005-1013
Goldsmith MA, Woodburne RT (1957) Surgical anatomy pertaining to liver resection. Surg Gynecol Obstet 141:429-437
Hardy KJ, Jones RM (1994) Hepatic artery anatomy in relation to reconstruction in liver transplantation: some unusual variations. Aust N Z J Surg 64:437-440
Hashimoto M, Sato K, Endo K (1997) Right hepatic agenesis associated with unusual anatomic findings on hepatic venography. Radiat Med 15:223-225
Healey JE, Schroy PC (1953) Anatomy of the biliary ducts within the human liver: analysis of the prevailing pattern of branchings and the major variations of the biliary ducts. Arch Surg 66:599-616
Healey JE, Schroy PC, Sorensen RJ (1953) The intrahepatic distribution of the hepatic artery in man. J Int Coll Surg 20:133-148
Heath DG, Soyer P, Kuszyk BS et al (1995) Three-dimensional spiral CT during arterial portography: comparison of three rendering techniques. RadioGraphics 15:1001-1011
Hollinshead WH (1955) Some variations and anomalies of the vascular system in the abdomen. Surg Clin North Am 35:1123
Kalender W, Seissler W, Klotz E, Vock P (1990) Spiral volumetric CT with single breath-hold technique, continuous transport and continuous scanner rotation. Radiology 176:181-183
Lafortune M, Madore F, Patriquin H, Breton G (1991) Segmental anatomy of the liver: a sonographic approach to the Couinaud nomenclature. Radiology 181:443-448
Lamarque JL, Senac JP, Bruel JM, Gau A, Toulza A (1976) Anatomie radiologique de l'artère hépatique. Ann Radiol 19:316-318
Lefevre F, Crouzet P, Gaucher H (1998) Cholangio-pancréatographie IRM en séquence single-shot fast spin echo. J Radiol 79:415-425
Lunderquist A (1967) Arterial segmental supply of the liver: an angiographic study. Acta Radiol 272S:1-135
Makanjuola D, al-Smayer S, al-Orainy I, al-Saleh M (1996) Radiographic features of lobar agenesis of the liver. Acta Radiol 37:255-258
Makuuchi M, Hasegawa H, Yamazaki S, Bandai Y, Watanabe G, Ito T (1983) The inferior right hepatic vein: ultrasonic demonstration. Radiology 148:213-217
Makuuchi M, Hasegawa H, Yamazaki S (1987) Four new hepatectomy procedures for resection of the right hepatic vein and preservation of the inferior right hepatic vein. Surg Gynecol Obstet 164:68-72
Marchal G, Kint E, Nijssens M, Baert AL (1981) Variability of the hepatic arterial anatomy: a sonographic demonstration. J Clin Ultrasound 9:377-381
Martin R, Couppie G (1960) Etude des variations du tronc coeliaque (d'après 229 pièces anatomiques). Arch Anat 8:27-30
Martin RF, Rossi RL (1994) Bile duct injuries: spectrum, mechanisms of injury and their prevention. Surg Clin North Am 74:781-803
McIndoe AH, Counseller VX (1927) A report on the bilaterality of the liver. Arch Surg 15:589-593
Michels NA (1966) Newer anatomy of the liver and its variant blood supply and collateral circulation. Am J Surg 112:337-347
Miyazaki T, Yamashita Y, Tsuchigame T, Yamamoto H, Urata J, Takahashi M (1996) MR cholangiopancreatography using HASTE (half-Fourier acquisition single-shot turbo spin echo) sequences. AJR 166:1297-1303
Moossa AR, Easter DW, von Sonnenberg E, Casola G, D'Agostino HB (1992) Laparoscopic injuries to the bile duct: a cause of concern. Ann Surg 215:203-208
Mukai JK, Stack CM, Turner DA et al (1987a) Imaging of surgically relevant hepatic vascular and segmental anatomy, part 1: normal anatomy. AJR 149:287-292
Mukai JK, Stack CM, Turner DA et al (1987b) Imaging of surgically relevant hepatic vascular and segmental anatomy, part 2: extent and resectability of hepatic neoplasm. AJR 149:293-297
Nakamura S, Tsuzuki T (1981) Surgical anatomy of the hepatic veins and inferior vena cava. Surg Gynecol Obstet 152:43-50
Nelson RC, Chezmar JL, Sugarbaker PH, Murray DR, Bernardino ME (1990) Preoperative segmental localization of focal liver lesions to specific liver segments: utility of CT during arterial portography. Radiology 176:89-94
Netter FH (1979) Normal anatomy of the liver, biliary tract and pancreas. In: Ciba collection of medical illustrations, vol 3: digestive system: liver, biliary tract and pancreas. Ciba, Summit, pp 2-31
Ney DR, Fishman EK, Niederhuber JE (1992) Three-dimensional display of hepatic venous anatomy generated from spiral computed tomography data: preliminary results. J Digit Imaging 5:242-245
Ohashi I, Ina H, Okada Y (1996) Segmental anatomy of the

liver under the right diaphragmatic dome: evaluation with axial CT. Radiology 200:779–783
Okada S, Ohta Y, Shimizu T, Nakamura M, Yaso K (1983) A rare anomalous case of absence of the celiac trunk: the left gastric, the splenic and the common hepatic artery arose from the abdominal aorta independently. Okajimas Folia Anat Jpn 60:65–72
Pagani JJ (1983) Intrahepatic vascular territories shown by computed tomography (CT). Radiology 147:173–178
Ralls PW, Quinn MF, Rogers W, Halls J (1981) Sonographic anatomy of the hepatic artery. AJR 136:1059–1063
Reuther G, Kiefer B, Tuchman A (1996) Cholangiography before biliary surgery: single shot MR cholangiography versus intravenous cholangiography. Radiology 198:561–566
Rubin GD, Dake MD, Napel SA, Mc Donnel CH, Jeffery RB Jr (1993) Three-dimensional spiral CT angiography of the abdomen: initial experience. Radiology 186:147–152
Russell E, Yrizzary JM, Montalvo BM, Guerra JJ, Al-Refai F (1990) Left hepatic duct anatomy: implications. Radiology 174:353–356
Ruzicka FF, Rossi P (1970) Normal vascular anatomy of the abdominal viscera. Radiol Clin North Am 8:3–29
Sexton CC, Zeman RK (1983) Correlation of computed tomography, sonography and gross anatomy of the liver. AJR 141:711–718
Smadja C, Blumgart LH (1988) The biliary tract and the anatomy of biliary exposure. In: Blumgart LH (ed) Surgery of the liver and biliary tract. Churchill-Livingstone, Edinburgh, pp 145–162
Soyer P (1993) Segmental anatomy of the liver: utility of a nomenclature accepted worldwide. AJR 161:572–573
Soyer P, Roche A (1991) Three-dimensional imaging of the liver. Acta Radiol 32:432–435
Soyer P, Roche A, Gad M et al (1991) Preoperative segmental localization of hepatic metastases: utility of three-dimensional CT during arterial portography. Radiology 180:653–658
Soyer P, Roche A, Elias D, Levesque M (1992) Hepatic metastases from colorectal cancer: influence of hepatic volumetric analysis on surgical decision making. Radiology 184:695–697
Soyer P, Bluemke DA, Bliss DF, Woodhouse CE, Fishman EK (1994a) Surgical segmental anatomy of the liver: demonstration with spiral CT during arterial portography and multiplanar reconstruction. AJR 163:99–103
Soyer P, Bluemke DA, Choti MA, Fishman EK (1994b) Variations in the intrahepatic and portal veins: findings on helical CT scans during arterial portography. AJR 164:103–108
Soyer P, Heath D, Bluemke DA et al (1996) Three-dimensional helical CT of intrahepatic venous structure: comparison of three rendering techniques. J Comput Assist Tomogr 20:122–127
Soyer P, Mosnier H, Choti MA, Rymer R (1997) Intraoperative and laparoscopic sonography of the liver. Eur Radiol 7:1296–1302
Stapakis J, Stamm E, Townsend R, Thickman D (1995) Liver volume assessment by conventional vs helical CT. Abdom Imaging 20:209–210
Sugarbaker PH (1990) En bloc resection of hepatic segments 4b, 5 and 6 by transverse hepatectomy. Surg Gynecol Obstet 170:250–252
Sugarbaker PH, Nelson RC, Muray DR, Chezmar JL, Bernardino ME (1990) A segmental approach to computerized tomographic portography for hepatic resection. Surg Gynecol Obstet 171:189–195
Suzuki T, Nakayasu A, Kawabe K, Takeda H, Honjo I (1971) Surgical significance of anatomic variations of the hepatic artery. Am J Surg 122:505–512
Tang Y, Yamashita Y, Namimoto T, Abe Y, Takahashi M (1997) Liver T2-weighted MR imaging: comparison of fast and conventional half-Fourier single shot turbo spin echo, breath-hold turbo spin echo and respiratory-triggered turbo spin echo sequences. Radiology 203:766–772
Taourel P, Bret PM, Reinhold C, Barkun AN, Atri M (1996) Anatomic variants of the biliary tree: diagnosis with MR cholangiopancreatography. Radiology 199:521–527
Turner DA, Doolas A, Silver B, Matalon TAS (1990) Role of cross sectional imaging in hepatic resections. In: Ferrucci JJ, Mathieu DG (eds) Advances in hepatobiliary radiology. Mosby, St Louis
van Beers BE, Lacrosse M, Trigaux JP et al (1994) Non invasive imaging of the biliary tree before and after laparoscopic cholecystectomy: use of three-dimensional spiral CT cholangiography. AJR 162:1331–1335
van Leeuwen MS, Fernandez MA, Van Ens HW, Stokking R, Dillon EH, Feldberg MAM (1994a) Variations in venous and segmental anatomy of the liver: two- and three-dimensional MR imaging in healthy volunteers. AJR 162:1337–1345
van Leeuwen MS, Noordzij J, Fernandez MA, Hennipman A, Feldberg MAM, Dillon EH (1994b) Portal venous and segmental anatomy of the right hemiliver: observations based on three-dimensional spiral CT renderings. AJR 163:1395–1404
Winter TC III, Freeny PC, Nghiem HV et al (1995a) Hepatic arterial anatomy in transplantation candidates: evaluation with three dimensional CT arteriography. Radiology 195:363–370
Winter TC III, Nghiem HV, Freeny PC, Hommeyer SC, Mack LA (1995b) Hepatic arterial anatomy: demonstration of normal supply and vascular variants with three-dimensional CT angiography. RadioGraphics 15:771–780
Yamaki K, Tanaka N, Matsushima T, Miyazaki K, Yoshizuka M (1995) A rare case of absence of the celiac trunk: the left gastric, the splenic, the common hepatic and the superior mesenteric arteries arising independently from the abdominal aorta. Anat Anz 177:97–100
Yoshida J, Chijiiwa K, Yamaguchi K, Yokohata K, Tanaka M (1996) Practical classification of the branching types of the biliary tree: an analysis of 1,094 consecutive direct cholangiograms. J Am Coll Surg 182:37–40
Zeman RK, Silverman PM, Vieco PT, Costello P (1995) CT angiography. AJR 165:1079–1088

# 第3部分

# 尸体器官供体

# 第3章 影像学在尸体肝移植中的价值

本章大纲



## 3.1 引言

在尸体肝移植中,影像诊断学对于帮助确定是否可以进行某器官移植具有特殊的价值。根据移植手术类型的不同,采用不同的影像学检查方法。由于肝移植常常作为多器官移植的一个组成部分,本章首先简要阐述移植前的常规影像检查方法,然后着眼于肝移植的相关检查。尸体供体的影像学检查必须参照其他的纳入标准。因此孤立的供体影像学发现的临床意义有限,但是通过结合临床全面的诊断影像检查可以为术者提供有用的,有时甚至是必要的信息。

## 3.2 常规影像学检查

### 3.2.1 术前胸部X线摄影检查

器官移植术前常规需行胸部X线摄影检查。其主要目的是除外感染性病变,因为术后患者需使用免疫抑制剂。移植被血源性感染的器官会使处于免疫抑制状态的受体发生严重的术后感染,因此必须避免。因为任何完全或部分借助辅助呼吸的患者在重症监护病房超过5天,都可能由于病变肺组织的低通气而发生通气肺组织功能丧失,单纯的肺不张临床意义不大。发现逐步进展的局灶性浸润性病变尤为重要,因此观察连续胸片的改变是很重要的,这在重症监护病房是没有问题的,因为患者每天都会进行常规胸部X线摄影检查。对临床可疑肺感染的患者,胸片可帮助确定支气管镜检查的范围。支气管肺泡灌洗用于确定病原菌,随后可进行有针对性的抗生素治疗。

### 3.2.2 原位肝脏的影像学检查

决定肝移植时,对尸肝供者需了解的主要内容包括:①肝实质:除肝囊肿外是否还有其他的局灶性病变?如果有,应进行穿刺活检。②肝实质密度是否正常,是否有局部脂肪浸润?肝脂肪浸润易致受体发生原发性移植肝无功能,因此十分重要。③供肝大小与受体是否匹配?肝左右叶比例是否正常?后者的重要性在于,不论是背驮式或原位肝移植,还是减体移植或劈离式肝移植,肝左叶比例失调都会给手术带来问题。此外,供受体肝体积不匹配会引起术后并发症。例如,当肝相对于受体过大时,手术关闭腹部切口以后,移植肝会压迫周围结构,造成循环障碍,以至发生肝包膜下坏死。

一般情况下,尸肝供者分为两种情况:外伤性或非外伤性,两者的术前检查方法不同。

死于外伤的供体常按外伤的原则进行有关的各项检测。腹部超声用于排除外伤所致的腹部器官损伤。检查几乎都是急症进行的,超声主要用于排除致命的实质破裂和血肿。在急症室紧张的环境中,大部分的注意力都集中于挽救患者的生命。对用于移植的肝实质和血管的评价通常没有进行。当诊断为不可逆性的脑损伤并且宣布患者脑死亡时,器官移植问题便提出来并将患者转到重症监护病房。如果生化检查未提示有明显的肝损伤存在,为移植而进行的超声检查就不再重复了。因此关于肝实质的完整性没有详细的信息。这是显而易见的,因为众所周知,腹部钝伤后,肝血肿在临床和影像表现上都会延迟一定的时间才会出现。

非外伤性的供体大多死于不可逆性的颅脑病变，或者是血管性或占位性病变。对于这类供体，移植前一般不进行常规的肝脏影像检查，除非生化检查异常提示存在潜在的肝脏病变。此时可选择的检查方法是超声，因为它可在床旁进行，这是很重要的，因为如果将一个血流动力学不稳定的患者推出监护室进行影像学检查不符合医疗常规。而且对一个法律上已经界定为死亡的患者做很详细的检查也是不合适的。

总之，最好能够对供肝进行影像学检查，以防手术中出现难以预料的情况，从而影响患者的预后。普通经腹灰阶超声检查就可满足需要。

## 3.3 非常规影像学检查

### 3.3.1 术中超声

在肝移植术中，将超声探头直接置于肝表面进行检查可以发现实质病变，而且它可以从肝的前后两面来直接探测肝实质和血管。正如肝肿瘤手术一样，术中超声比经腹超声、CT或MRI在发现局灶性病变方面精确度更高。当发现囊肿以外的其他病灶时，可行超声引导下穿刺活检。通过定位肝左静脉和肝中静脉，术中超声可以为原位肝移植和劈离式肝移植提供重要信息。

### 3.3.2 离体肝脏的影像学检查

#### 3.3.2.1 动脉造影、门静脉造影和胆管造影

劈离式和减体式肝移植主要适用于儿童，所需肝脏大小与其体重成比例。最早报道采用上述方式的一组肝移植患者，术后存活率非常低。特别是右半肝移植患者，一些术后并发症与未发现的供肝血管和胆道的解剖变异有关。详细的(尸体)解剖学研究的确显示，肝的形状和大小及其血管和胆管存在很多变异。因此，离体劈肝之前的解剖学评价很重要，它决定劈肝是否可行及如何操作。现在，利用胆道造影和血管造影可以获得所需的肝动脉、门静脉和胆管系统的解剖信息，不用进一步分离肝门结构而损伤胆管分支。该技术的临床意义在于显示动脉变异，为劈肝提供帮助。

血管造影和胆管造影技术比较简单。直接透视下，通过肝动脉、门静脉和胆管内插管将非离子型对比剂缓慢注射到上述管道内(图3.1)。因为外科关心的是肝门区结构的分支情况，不需显示周围分支，因此不必使用大量的对比剂。然后，通过灌注液体清除血管和胆管内的对比剂，以防肝窦和内皮细胞损伤。

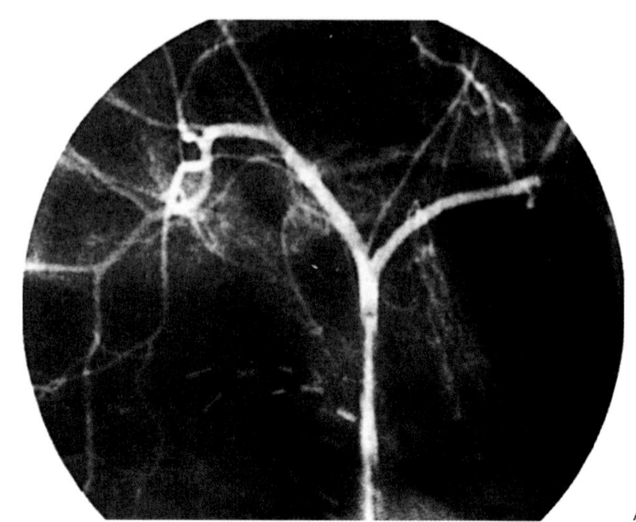


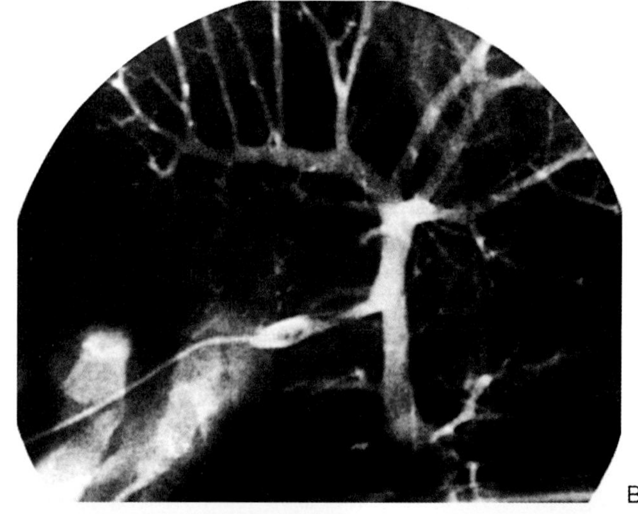


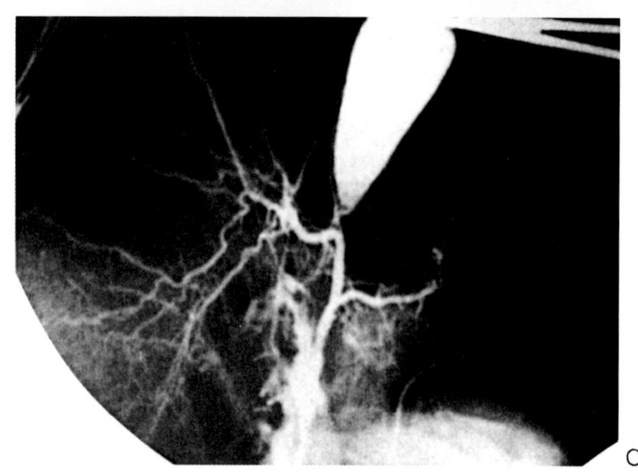


图3.1 (A)动脉造影显示肝动脉的肝内分支。(B)门静脉造影显示门静脉的肝内分支。(C)胆道造影显示主胆管的肝内分支。

### 3.3.2.2 离体肝脏的磁共振检查

#### 3.3.2.2.1 磁共振成像(MRI)

切肝后,灌注液体,用塑料袋包装并贮存在冰水中,此时可以进行离体肝脏的 MRI 检查以发现可能影响手术的病变。在我们医院的一组 70 例肝移植患者中,发现的大部分肝实质病变不会对手术产生影响,但是术前的 MRI 检查可以防止未被发现的病灶被植入受体体内。在 MRI 引导下,易于进行病灶定位和穿刺或切除。MRI 已经不止一次地发现了超声和外科医生触诊均未发现的肝脏深部的病灶(图3.2)。手术夹的磁敏感伪影不会对诊断造成困难,但是进入强大的 MRI 磁场前,一般会用一个金属探测器探测是否有手术器械遗留在离体的供肝内,以防损坏设备。

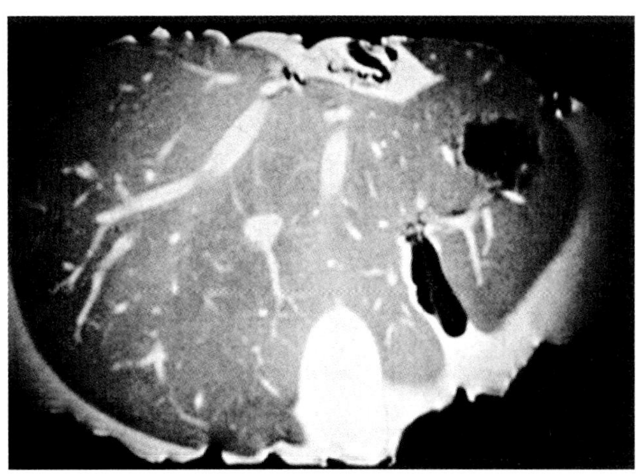

**图 3.2** 离体 MRI: 肝左叶血肿。病灶形态不规则且不能被保存液充填。冠状面成像参数为:TR/TE 为 1000/20ms,层厚 3 mm。

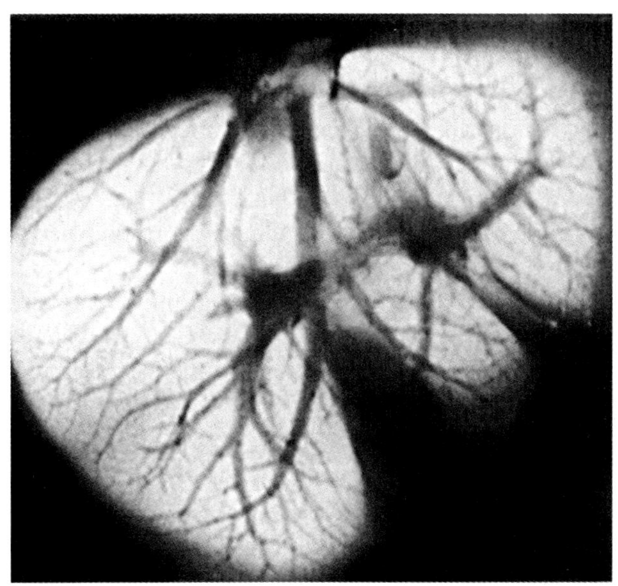

**图 3.3** 离体 MRI:厚层影像显示肝左、中、右静脉及其汇合部。可见门静脉的主要分支。冠状面成像参数为:TR/TE 为 1000/80ms,层厚 30 mm(灰阶反转)。

前面已经述及血管造影可以充分地显示肝的输入血管,但是输出血管即肝静脉的分支无法显示。利用 UW 保存液作为一种天然的 T2 对比剂,可以对肝静脉的分支和汇合部作清晰的成像。成像方法为厚层成像或连续薄层采集然后用最大密度投影(MIP)进行重组(图 3.3),后一种方法可以从不同角度观察肝静脉。肝中静脉的解剖及劈肝时切面的选择都可以显示,还可以发现无法预期的血管变异(图 3.4)。利用保存液作为对比剂既可用于劈离式肝移植,也可用于自体移植(图 3.5)。

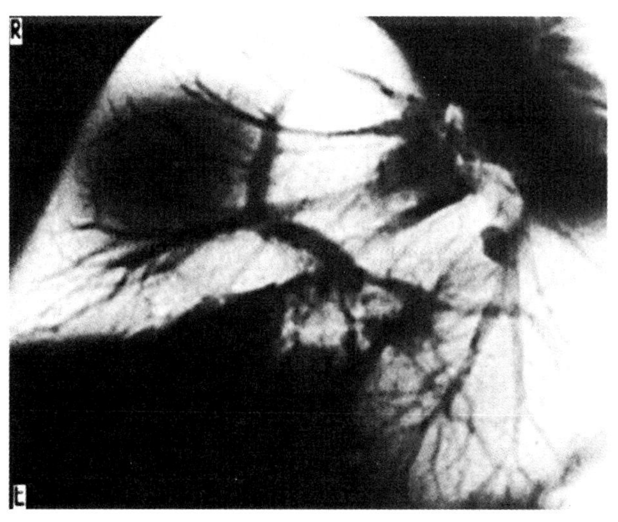

**图 3.4** 离体 MRI:厚层影像显示肝左静脉内侧的海绵状血管瘤。冠状面成像参数为:TR/TE 为 1000/80ms,层厚 30 mm(灰阶反转)。

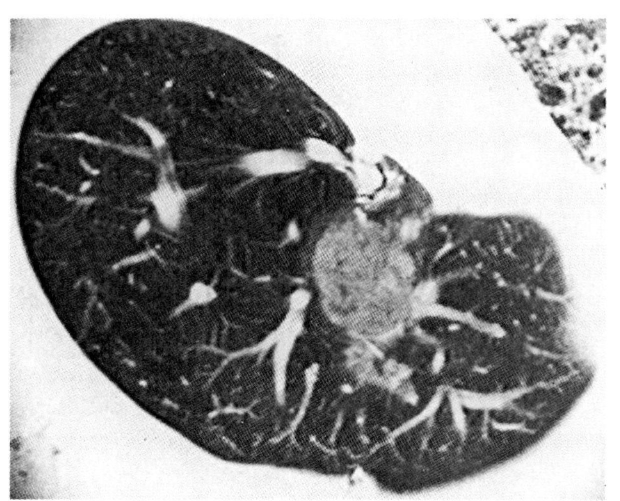

**图 3.5** 离体 MRI:孤立肝转移瘤并包绕门静脉左支及肝左、肝中静脉。TR/TE 为 1570/100ms,层厚 5 mm。

#### 3.3.2.2.2 磁共振波谱成像(MRS)

尽管在严格意义上离体MRS不被看做一种直接的成像方法,但是通过MRS可获得肝脏腺嘌呤核苷酸代谢和组织pH值的数据(图3.6)。在我们医院进行的一项40例供肝的离体MRS研究中发现,通过检测β-ATP,$^{31}$P-MRS能够预测移植术后,肝脏是否具有较好的代谢功能来清除胆红素、合成纤维蛋白原和ATⅢ并维持较好的凝血酶原时间。供肝的MRS检查对移植肝存活没有任何影响,而且pH值比以前文献报道的要低。另外还显示年龄越大的供体pH值越低,在医院停留的时间越长pH值越低。上述发现对临床的帮助有限,MRS尚未成为肝活性评定的最终的无创性检查方法。

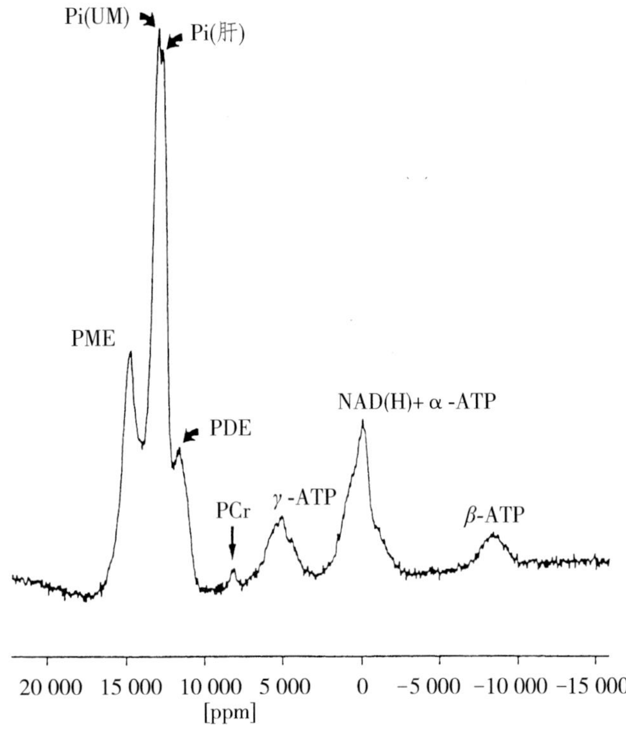


图3.6 离体MRS显示各代谢物的波峰。PME:磷酸单酯;Pi:磷;PDE:磷酸二酯;PCr:磷酸肌酸;γ-ATP;(加β-ADP);NAD(H)(加α-ATP及α-ADP);β-ATP。波峰在水平位置上代表NAD/ppm化学位移。

R. F. Wolf, M. J. H. Slooff 著
姜滨 译 祁吉 校

## 参考文献


Abecassis JP, Pariente D, Hazebroucq V, Houssin D, Chapuis Y, Bonnin A (1991) Subcapsular hepatic necrosis in liver transplantation: CT appearance. AJR Am J Roentgenol 156:981–983

Coinaud C, Houssin D (1991) Controlled partition of the liver for transplantation. Anatomical limitations. Coinaud and Houssin, Paris

Emond JC, Whitington PF, Thristlethwaithe JR, Cherqui D, Alonso EA, Woodle IS, Vogelbach P, Busse-Henry SM, Zucker AR, Broelsch CE (1990) Transplantation of two patients with one liver. Analysis of a preliminary experience with split-liver grafting. Ann Surg 212:14–22

Hedenstierna G (1990) Gas exchange during anaesthesia. Br J Anaesth 64:507–514

Houssin D, Coinaud C, Boillot O, Laurent J, Habib N, Matmars M, Vigouroux C, Devictor D, Chapuis Y (1991) Controlled hepatic bipartition for transplantation in children. Br J Surg 78:802–804

Houssin D, Boillot O, Soubrane O, Coinaud C, Pitre J, Ozier Y, Devictor D, Bernard O, Chapuis Y (1993) Controlled liver splitting for transplantation in two recipients: technique, results and perspectives. Br J Surg 80:75–80

Lloyd DM, Pieper F, Gundlach M, Knoefel WT, Burdelski M, Biermann CW, Emond JC, Heffron TG, Whitington PF, Broelsch CE (1992) Developments in segmental and living related liver transplantation. Transpl Proc 24:1287–1292

Marsman WA, Wiesner RH, Rodriguez L, Batts KP, Porayko MK, Hay JE, Gores GJ, Krom RA (1996) Use of fatty donor liver is associated with diminished early patient and graft survival. Transplantation 62:1246–1251

Masselot R, Leborgne J (1978). Anatomical study of the hepatic veins. Anat Clin 1:109–125

Meijer S, Paul MA, Cuesta MA, Blomjous J (1995) Intra-operative ultrasound in detection of liver metastases. Eur J Cancer 31A:1210–1211

Pruim J, Klompmaker IJ, Haagsma EB, Bijleveld CM, Slooff MJH (1993). Selection criteria for liver donation: a review. Transpl Int 6:226–235

Rat P, Paris P, Favre JP (1992) One liver for two: partition of the portal elements. World J Surg 16:1167–1171

Rogiers X, Malago M, Gawad K, Jauch KW, Olausson M, Knoefel WT, Gundlach M, Bassas A, Fischer L, Sterneck M, Burdelski M, Broelsch CE (1996) In situ splitting of cadaveric livers. The ultimate expansion of a limited donor pool. Ann Surg 224:331--339

Wolf RF, Mooyaart EL, Kamman RL, Deketh HP, Thijn CJP, Slooff MJH (1994) Ex vivo magnetic resonance imaging of pretransplant human donor liver. Clinical experience in 66 cases. Transpl Int 7:272–277

Wolf RF, de Jong KP, Slooff MJH (1995) Magnetic resonance venography in liver bipartition procedures using preservation solution as contrast agent. Magn Reson Imaging 13:227–231

Wolf RF, van der Hoeven JA, Kamman RL, Busza AL, Ploeg RJ, Sluiter WJ, Slooff MJH (1996) Tissue pH in cold-stored human donor livers preserved in University of Wisconsin solution. A non-invasive clinical study with $^{31}$P-magnetic resonance spectroscopy. Transplantation 61:66–70

Wolf RF, Haagsma EB, Kamman RL, Mooyaart EL, Sluiter WJ, Slooff MJH (1997) Non-invasive metabolic assessment of human donor livers: prognostic value of $^{31}$P-magnetic resonance spectroscopy for early graft function. Transplantation 64:147–153

# 第 4 部分

# 活体供体

# 第 4 章 活体供肝的原则与技术

本章大纲



## 4.1 活体肝移植的伦理

活体部分肝脏移植后受体的主要风险同尸体整肝移植相当。大样本的活体肝移植的经验提示，活体肝移植受者的生存率为 80% ~90%，其与整肝移植的生存率类似。活体肝移植能够充分缓解供体紧张的局面，从而大大降低了术前的死亡率，尤其是在尸体肝移植开展比较普遍的欧洲和美国。

对于供体来说，最大的风险就是部分肝脏切除。但是对 385 例实施肝脏切除术的患者来说，还没有手术死亡和严重的术后并发症。而且，肝切除术后肝脏是能再生的，因而不会影像肝脏的远期功能。对于供体的好处纯粹是心理上的。如果肝移植成功了，供体会因为救了受体的生命，而有相当的成就感。即使手术失败了，供体也会因为付出了最大的努力而感到安慰。

在最初阶段，活体肝移植手术应用于择期病例，但之后适应证已经扩展到急症患者，比如暴发性肝功能衰竭。然而，急症这种情况带来了许多伦理方面的问题。首先，应该让供体家属了解患者的病情，并且在相当短的时间内接受有肝移植需要这个事实。而且，供体家属往往是在一种极大的精神压力和非正常的情况下被要求做出捐赠肝的决定。进行肝捐赠的愿望必须由具备心理学方面知识的第三方来进行评估。在对患者的病情、手术的相关事宜以及供体手术风险进行了详细介绍之后，需要得到供体或其家属签字的知情同意书，同时尽快对供体进行充分的术前评估，以最大限度地降低供体和受体的手术风险。

## 4.2 供体的选择

对于儿童受者来说，供体通常局限于父母或是祖父母，但是对于成人的肝移植来说，供体一般是父母、同胞或是配偶。供体捐献器官的原始动机必须是自愿的。供体的选择要排除强迫因素或是别有用心的动机。

供体必须符合下述条件：人免疫缺陷病毒抗体阴性，ABO 血型一致或是相容，没有肝脏疾病，有足够大小的移植物，没有恶性疾病史，没有会影响移植手术的肝外疾病，包括贫血、高血压、糖尿病和哮喘。对于肝脏疾病，乙肝抗原阳性或丙肝抗体阳性均为禁忌证。如果供体 CT 扫描和超声都是正常的，那么由于脂肪肝所致的肝脏功能异常则不是绝对的禁忌证。幸运的是，大部分可选的病例，都有时间通过锻炼和移植术前的饮食控制来改善脂肪肝。由于 Gilbert 综合征导致的高胆红素血症，可以通过快速的实验来诊断，同样可以作为肝移植供体。就供体的年龄而言，50 岁以下的供体应作为首选，但如果没有其他合适的供体，也同样会考虑用年纪稍大的供体。

## 4.3 供体手术的类型及大小的匹配

在正常人群中,肝脏占全身体重的2% ~3%。因而应使移植肝的大小与受体的体重相匹配。

图4.1根据我们的经验按照移植肝脏重量与受体体重之比(GRWR)示出受体的术后结果。移植肝GRWR小于0.8%的受体常发生高胆红素血症,该组患者的生存率明显较差。因此,我们认为成功的活体肝移植最合适的GRWR是大于1.0%,最小应在0.8%。

图4.2显示供体体重与肝外段切除或左叶切除移植物重量之间的关系。即使在供体体重几乎相同的情况下,移植物的重量也存在着很大的差异,但是

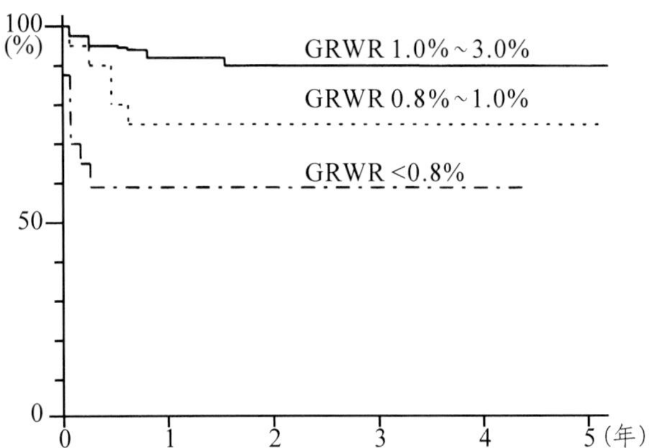


**图4.1** 不同移植物与受体体重之比(GRWR)的移植物累计生存率。GRWR小于0.8%,移植物的1年生存率为59.7%,GRWR在0.8% ~1.0%之间为75.5%,GRWR在1.0% ~3.0%之间为91.8%。

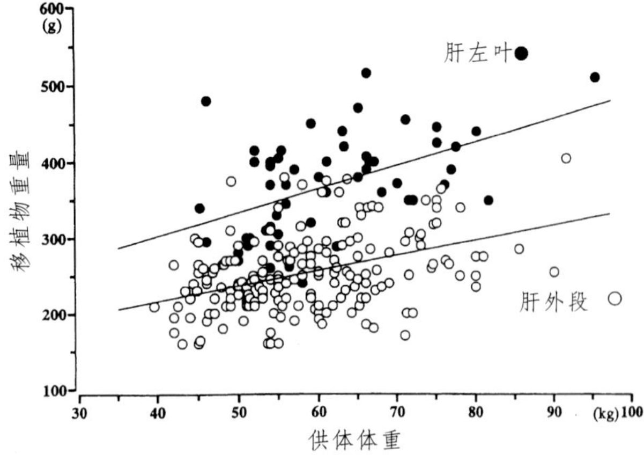


**图4.2** 肝外段切除或左叶切除中移植物重量与供体体重之间的关系。在这两种手术中供体的体重几乎相等,而其移植物的重量不同。

在供体体重和移植物重量之间存在明显的正相关趋势。因而,术前通过CT扫描对移植物的大小进行评估,选择合适的供体及手术方式十分重要。根据CT扫描计算,供体手术的类型选择必须保证移植物的重量大于受者体重的1.0%。通过我们对包括肝外段切除的250例供体手术的经验,最小的肝外段重量为150克,当受者的体重低于15kg时,就没有必要通过CT进行计算了。

如果估计包括肝中静脉的左半肝GRWR不足0.8%,则可以考虑受者的辅助部分原位肝脏移植(APOLT)。APOLT已经应用于暴发性肝衰竭,或非肝硬化的代谢性肝脏疾病。但是,关于APOLT应用于慢性终末期肝病的概念与其他肝移植的适应证不同。在APOLT中,如果应用小体积的移植物,则原来肝脏余下的部分,通常是右半肝仍然留在原来的位置,以期在移植物植入的同时或是手术后早期能支持肝脏功能。但是,APOLT不能应用于病毒感染导致的肝硬化和严重的肝衰竭。前者,移植物病毒的再次感染是很难避免的。后者,不能期望保留的肝脏对肝功能有支持作用。最近,我们开始为GRWR不足0.8%且不适合做APOLT的患者实施右半肝切除。右半肝切除不包括肝中静脉,而且为了供体的安全,供体的最大年龄不得超过50岁。

## 4.4 供体手术的操作

### 4.4.1 肝外段切除

剖腹手术取双侧肋缘下切口并沿正中线向上延伸。接下来分离肝镰状韧带,肝静脉的血流方向可以通过术中B超来检测。下一步,切断肝脏三角韧带和冠状韧带,这样可以充分暴露肝脏静脉导管。一旦静脉导管切断,肝左静脉和肝上下腔静脉就可以暴露出来(图4.3)。

然后转向肝十二指肠韧带,对肝左动脉的分支进行细心的分离,避免因动脉的损伤导致动脉的痉挛。当肝左动脉有两条分支独立地发自肝总动脉时,要将它们每一支都分离开。当副肝左动脉起源于胃左动脉时,在分支处或腹腔干胃左动脉的根部切断副肝左动脉。

肝左动脉完全分离出来后,接下来就是暴露左肝管,然后用两个金属夹分别固定在距离汇合部

1cm 远的胆道处，以便于术中进行胆道造影。术中胆道造影通过用 24G 的针头穿刺，用哈巴狗夹夹住胆囊管和胆总管的远端，至于在左肝管的何处进行切断将由胆道造影（图 4.4）来决定。

肝脏表面切线，应起于肝左静脉的右缘，经镰状韧带，跨过整个肝脏，最终止于镰状韧带右缘 1cm。然后决定在左肝管切开的位置（图 4.5）。用超声刀将肝实质切开。Glisson 囊中的纤维结缔组织都用双极电凝来烧灼。暴露清楚的血管可以用 5－0 或是 6－0的丝线来缝扎。因为电极头上的纤维组织的积聚可以大大降低双极电凝的作用，因而需要用持续的盐水溶液冲洗使其冷却。冷却处理能够明显缩短因更换和清洗电极头所需要的时间，最终使得手术时间大大缩短。

当切肝的深度到达肝左静脉时，肝管在事先由胆道造影所确定的切点用电刀切开。要确保胆道有充足的血供，此时，胆道不能由 Glisson 囊中分离出来。胆管的断端可以用 5－0 的聚（二）苯醚塑料缝线缝合，这样可以防止胆道管腔狭窄。接下来，分别结扎来自左肝管的 Glisson 囊的分支，防止术后出现胆漏。这种切胆管的方式为下一步分离门静脉左支创造了良好的手术视野（图4.6）。接下来，

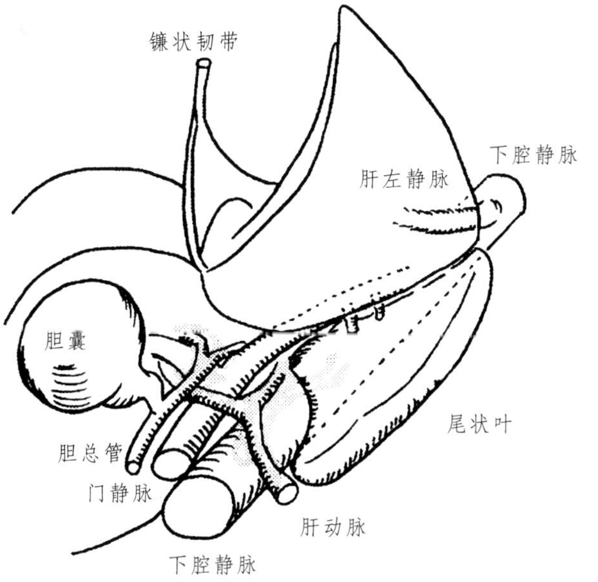

**图 4.3** 静脉韧带的切面。在该切面之后清晰可见肝左静脉注入下腔静脉。

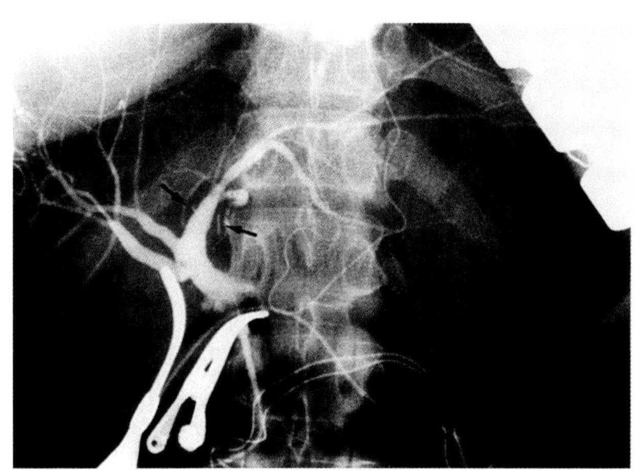

**图 4.4** 术中胆道造影。根据胆道的开口决定左肝管切开的部位。箭头所示为金属夹。

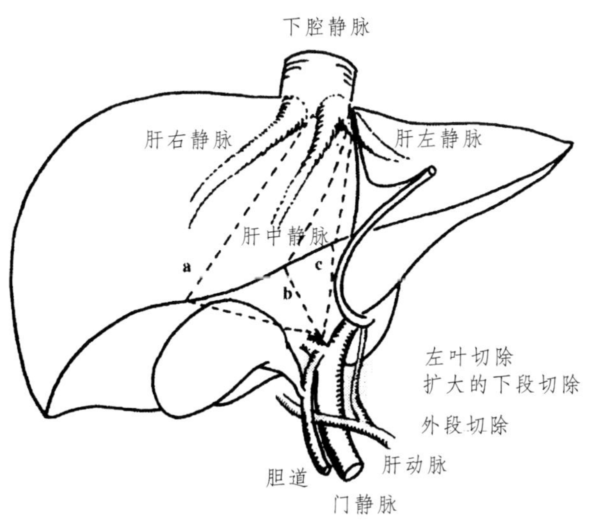


**图 4.5** 肝实质断面线。

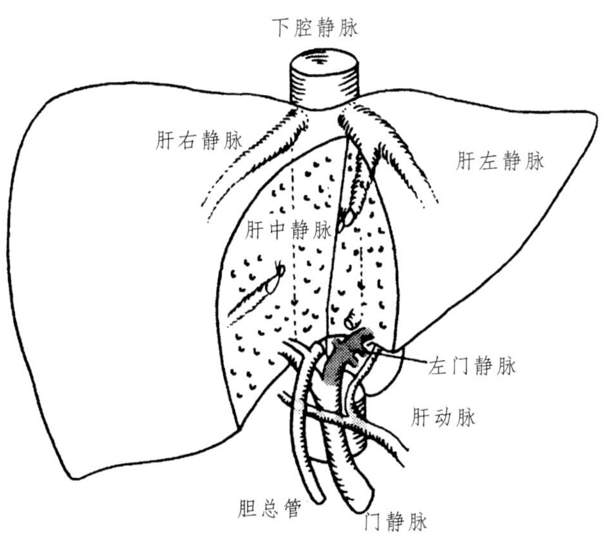


**图 4.6** 左肝管断面。切断肝管后，较容易处理左门静脉的水平部。

结扎由门静脉左支走向尾状叶的静脉分支，这样就可以完全游离门静脉左支水平部。

在左半肝和尾状叶之间放置一把镊子，肝实质的切开可以朝着镊子的方向进行(图4.7)，一直切到肝左静脉，因而最终左半肝只与肝左动脉、门脉左支和肝左静脉连接。

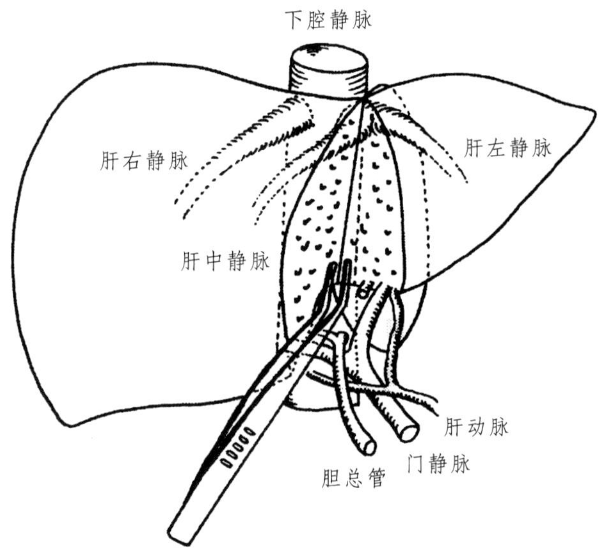


图4.7 肝外段和尾状叶之间的肝实质断面。沿静脉韧带放置的镊子是该断面的界标。

灌注前几分钟通过静脉输入1 000单位的肝素。将一塑料导管(外径4.5mm，内径2.5mm)插入门静脉左支，然后夹住根部。接下来，将肝左动脉在分支处结扎并切断。最后，肝左静脉也像前者一样结扎并切断。灌注液由冷的UW液或是冷的HTK液构成。灌注压力为60cm$H_2O$(5.88kPa)。给肝脏灌注600mL灌注液之后，将移植物取出，放入盛有1L灌注液的盆中。为防止对动脉造成损伤，没有进行肝左动脉的灌注。

## 4.4.2 肝外段切除中对于解剖变异的处理

### 4.4.2.1 肝静脉的解剖变异

肝静脉解剖变异所导致的血管吻合问题主要包括以下三种(图4.8)：①第Ⅱ段和第Ⅲ段的静脉在和肝中静脉汇合之前已提前汇合。②肝静脉沿着肝外段流出道汇入一个共同干。③第Ⅱ段和第Ⅲ段的静脉分别注入肝中静脉。

在前两种变异情况下，肝左静脉应该尽可能靠近肝中静脉切除，因为这样可以创造一个共同的肝静脉开口。当存在两支肝静脉或是两个开口之间有个隔膜时，可以通过静脉重建创造一个吻合口。相比之下，在第三种变异情况下，独立的第Ⅱ段和第Ⅲ段则不能创造一个共同的吻合口，因为两条静脉之间存在较远的距离。这种情况下，需要分别吻合两条静脉。

### 4.4.2.2 肝动脉的解剖变异

当存在以下解剖变异时，我们必须做出决定在何处切断肝动脉(图4.9)：①肝左动脉起源于肝总动脉，肝右动脉起源于肠系膜上动脉。这种情况下，肝左动脉在胃十二指肠动脉分支处的远端切断，如果为了便于吻合，当然也可以在肝总动脉水平切断，这样就牺牲了胃十二指肠动脉。②存在一条较大的副肝左动脉起自于胃左动脉。这样的肝左动脉应在分支处或是在腹腔干处切断。③两条

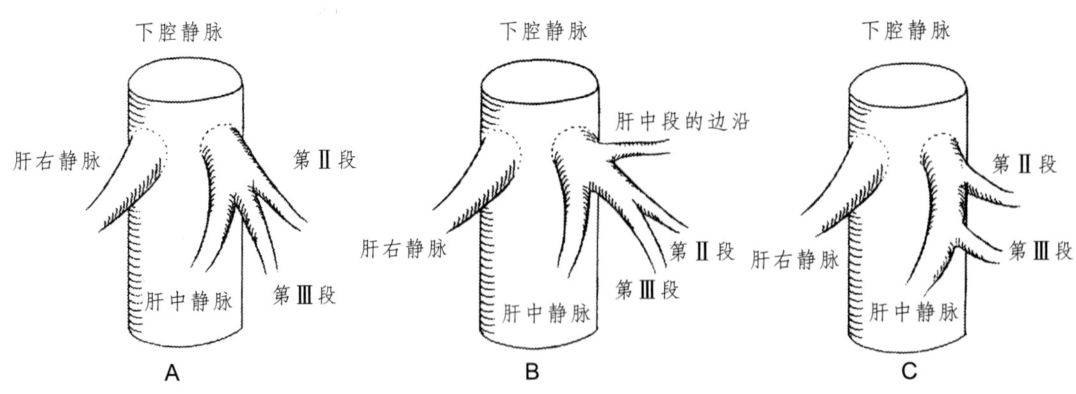


图4.8 A～C 在外段切除术时可能会出问题的肝左静脉解剖变异。(A)第Ⅱ段和第Ⅲ段肝静脉交汇之前与肝中静脉汇合。(B)肝静脉沿外段的边沿(m)走行汇入共同干。(C)第Ⅱ段和第Ⅲ段分别汇入肝中静脉。

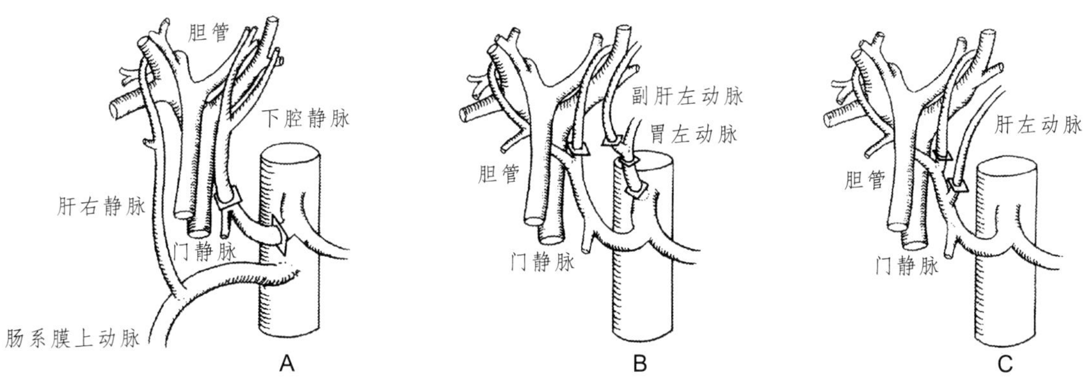


**图 4.9 A～C**　肝左动脉解剖变异。(A)肝右动脉起源于肠系膜上动脉。(B)一较大的副肝左动脉起源于胃左动脉。(C)两支肝左动脉分别起源于肝总动脉。

肝左动脉均发自肝总动脉。这种情况下,两支动脉都需要游离。

#### 4.4.2.3 门静脉的解剖变异

左位胆囊，也称作右位肝圆韧带,是唯一真正影响肝切除的解剖变异。这是一种很罕见的情况,一条很短的门静脉左支发自于门静脉主干,没有典型的脐带部分。相反,门静脉右支或是肝右前叶的门静脉出现朝向腹部的分支,这就形成了右脐静脉部分(图 4.10)。发向第Ⅳ段的门静脉分支起源于脐静脉,并向左侧走行。相反,第Ⅳ段的胆管系统引流入左肝管。

肝外段切除的关键点在于门脉左支的类型。供体手术中,半肝切除很有可能面对一条主要的门静脉,即使门静脉的左支很短(图 4.11)。但是,当第Ⅱ段和第Ⅲ段两条门静脉的分支同时发自于门静脉主干时,肝外段切除就变得不太可能(图4.12)。肝实质表面的切线定位于镰状韧带的左侧,并根据肝静脉解剖的术中超声来确定。

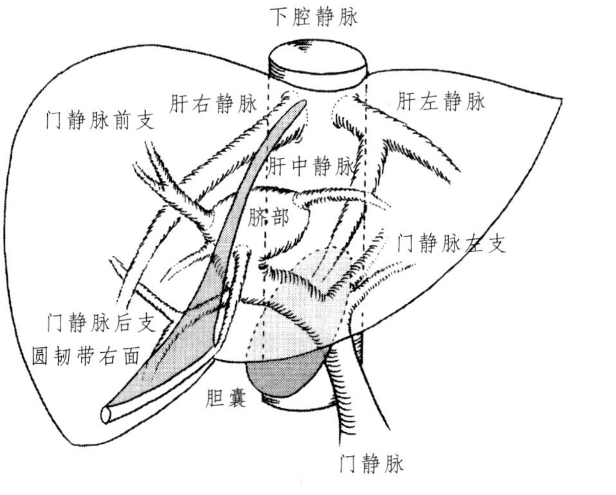

**图 4.10**　肝内门静脉分支,及其胆囊左面或圆韧带后面。

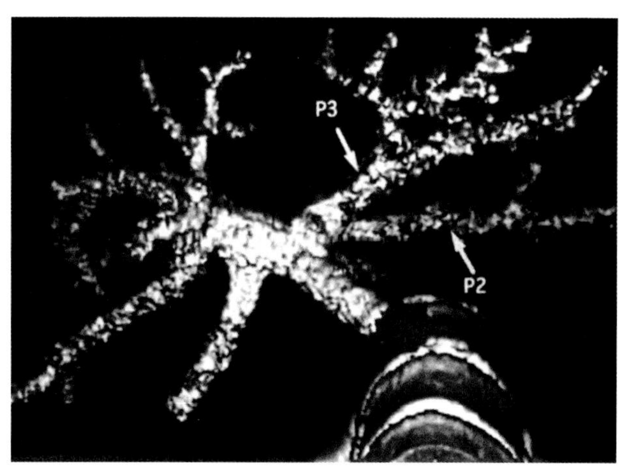


**图 4.11**　门静脉三维 CT 扫描。显示该例胆囊左面一门静脉左支,尽管其门静脉左主支很短。P2:第Ⅱ段门静脉;P3:第Ⅲ段门静脉。

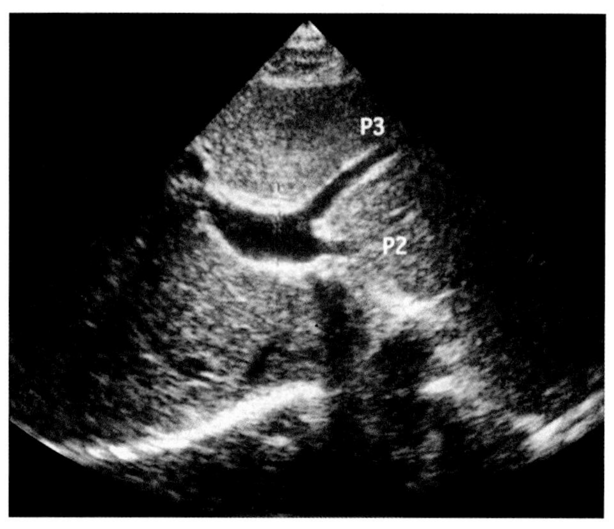


**图 4.12**　术中超声检查。来自第Ⅱ段和第Ⅲ段的门静脉分别注入门静脉主干。

#### 4.4.2.4 胆管的解剖变异

由于存在胆道的解剖变异,因而选择术中胆道造影。为了供体的安全,最重要的一点就是肝外段切除要完全保留右侧的胆道系统。当右前支或右后支汇入左侧肝管时,胆管的切线要定位在左侧胆道上(图4.13)。相反,如果第Ⅱ段和第Ⅲ段的肝管汇入靠近肝总管处,则切线应尽可能地靠近肝总管,这样可以形成一个吻合口。第Ⅳ段的胆道树状结构在半肝切除中可能被切断,为防止术后出现胆漏,残段应当充分结扎。

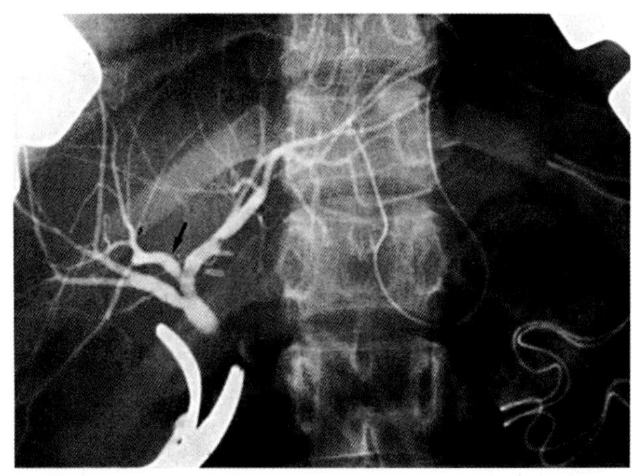

图4.13 术中胆道造影。右后支胆道(箭头所示)进入左肝管。

### 4.4.3 扩大的肝外段切除

从皮肤切口到术中胆道造影的程序与肝外段切除是一样的。当肝中动脉起源于肝右动脉时,应当保留下来并游离到分支处。

为定位肝切除的切线,从肝左静脉的右侧跨镰状韧常带画一条线,直到胆囊的左侧(图4.5)。之后,沿着胆囊的左侧再到左肝管,以术中胆道造影为基础决定切除的位置。为了创造一个胆管的开口,胆管的切线应当是最接近到第Ⅳ段的胆管分支处。

随后游离门静脉左支水平部,肝实质的离断线向左转向静脉导管。此时,在外段和尾叶之间置血管钳将有助于标示肝实质离断线。与外段切除术类似,继续离断肝实质至肝左静脉。

### 4.4.4 扩大的肝外段切除中对解剖变异的处理

#### 4.4.4.1 肝静脉的变异

在肝外段切除中提到的肝静脉变异在扩大的肝外段切除中同样可以影响静脉的吻合。另一个问题是,回流第Ⅳ段的变异静脉直接汇入肝中静脉。如果第Ⅳ段静脉相对较粗,并且回流第Ⅳ段大部分的静脉,则应保留下来并单独与肝左静脉进行吻合。

#### 4.4.4.2 肝动脉的变异

除了在肝外段切除中提到的动脉变异以外,尤其要注意肝中动脉起源于肝右动脉的情况。如果肝中动脉比肝左动脉细,则可以结扎掉。如果肝中动脉相对较粗,应当保留下来吻合。究竟用哪一支供体的动脉与受体动脉进行吻合,应在最后行受体显微外科动脉吻合时决定。

### 4.4.5 左肝叶切除

从皮肤切口到肝左动脉的游离跟扩大的肝外段切除是一样的。肝中静脉的走行可以通过术中超声来确定,并用电刀在肝脏表面做标记。将左右肝管的汇合部游离出来,并用金属夹夹在汇合部的稍左侧。胆囊切除之后,通过胆囊管进行术中胆道造影。

为确定肝脏表面切线,画一条线起于肝中静脉的右缘,并沿着肝中静脉的右缘1cm向下走行,之后切线向左侧翻转高于肝脏边缘大约5cm,到达胆囊床的左侧,随后沿着胆囊床的左侧游离到左肝管,就在这里将胆道切断(图4.5)。

肝实质的切开始于肝脏的边缘,到达肝中静脉的远端,缝扎肝中静脉。之后,切线转向肝中静脉的右缘。应当保留一些周围的实质组织,这样可以防止来自肝中静脉的小分支的出血。应当分别缝扎第Ⅴ段和第Ⅷ段回流至肝中静脉的分支。切断左侧肝管,并游离门静脉左支之后,紧接着向腔静脉进行切肝。与肝外段切除相似,在肝外段与尾状叶处直接放置一把镊子,这样可以明确肝脏切线是朝着肝左静脉和肝中静脉汇合部的(图4.14)。

### 4.4.6 左肝叶切除中对解剖变异的处理

#### 4.4.6.1 肝静脉的变异

左半肝切除中遇到的变异为肝左静脉和肝中静脉单独汇入下腔静脉。两条干静脉都应尽可能地靠近下腔静脉切断,通过静脉重建可形成一个静脉开口。

#### 4.4.6.2 门静脉的变异

左肝切除同样可以遇到右位肝圆韧带的情况。

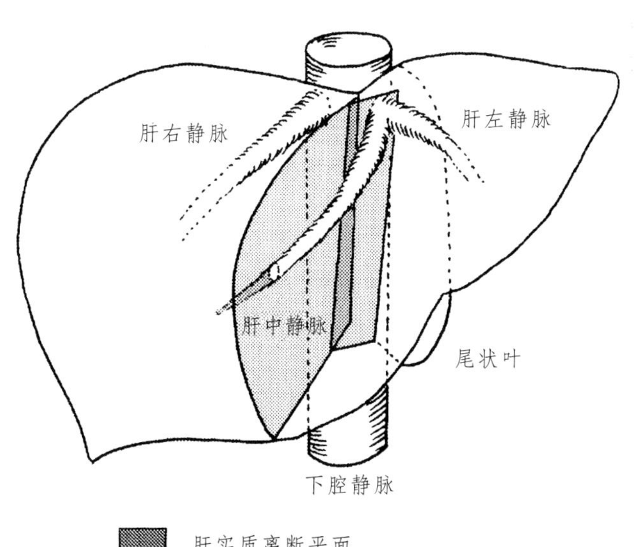


图4.14 在第Ⅳ段和尾叶之间离断肝实质。

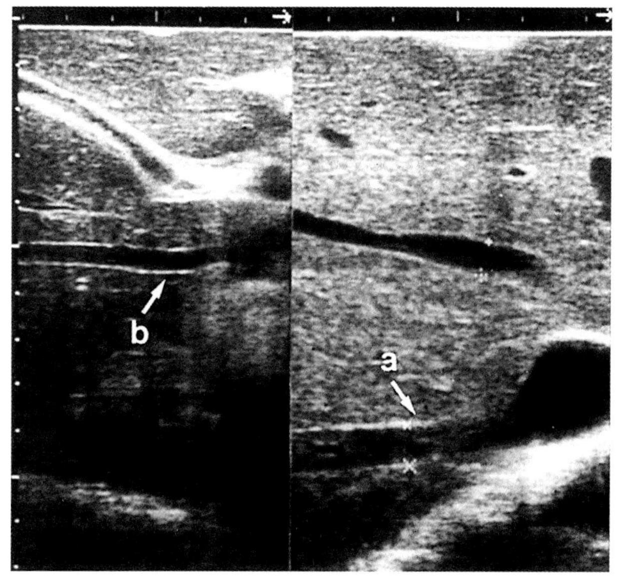


图4.15 术中超声检查。该例可见一较大的后下肝静脉，在肝右叶切除时应保留。a:肝右静脉;b:后下肝静脉。

肝实质切线定位于镰状韧带的左侧。切肝过程中，右侧的脐静脉部分可以暴露，回流第Ⅳ段的门静脉的分支进行结扎。理论上，供应第Ⅳ段的门静脉被切断了，但是代偿的肝动脉的血流可以保持肝脏第Ⅳ段组织的活力。

### 4.4.7 右肝叶切除

剖腹手术选择右侧肋弓下切口，从剑突到腋中线。将镰状韧带切开之后，应用术中超声来测定肝中静脉的血流方向以及肝右静脉和后下肝静脉的直径(图4.15)。之后，将冠状韧带与右侧膈顶部分离，使得肝脏右叶活动度增大。在这项操作中，可以很容易找到肝右静脉。分离冠状韧带越过尾状叶并向右侧肾上腺。对肝实质和右侧肾上腺的分离应尽可能仔细地处理，否则肾上腺的出血会给术中及术后工作带来麻烦。之后，分离韧带转向中间部分并到达下腔静脉。对肝短静脉的处理从尾状叶开始。用4-0或5-0的丝线缝合两端，或者当肝短静脉比较短时，在肝实质的表面用止血夹夹闭血管。相对较粗的肝短静脉要保留下来，并用血管带标记。最后，肝右静脉也用血管带环绕标记。

接下来，游离转向胃十二指肠韧带。逆行胆道造影之后，将肝动脉从肝总动脉的根部进行分离。如果肝右动脉位于肝总管之后，由于动脉和胆道粘连相当紧密，所以对动脉的游离要格外小心，以防止对动脉造成损伤，导致动脉痉挛。接下来，通过切断到尾状叶的几支分支，将门静脉的右支分离出来，并用血管带环绕以作标记。然后暴露出左右肝管的汇合部，在术中胆道造影之后，用金属夹夹在汇合部的稍右侧。

确定肝脏表面切线：起于肝右静脉的左缘，沿肝中静脉的左缘1cm向下走行，直到胆囊床。再从胆囊床的中点到右肝管，在这里切断肝管。由肝脏的边缘开始切肝，一直到达胆管。肝管切断之后，将尾状叶的实质切开，直到肝管切开处。然后朝肝右静脉继续分离肝脏实质，在下腔静脉与右肝后叶之间放置一把镊子，再继续分离肝实质，并且将肝短静脉逐一切断(图4.16)。在此项操作中，可能会遇到从

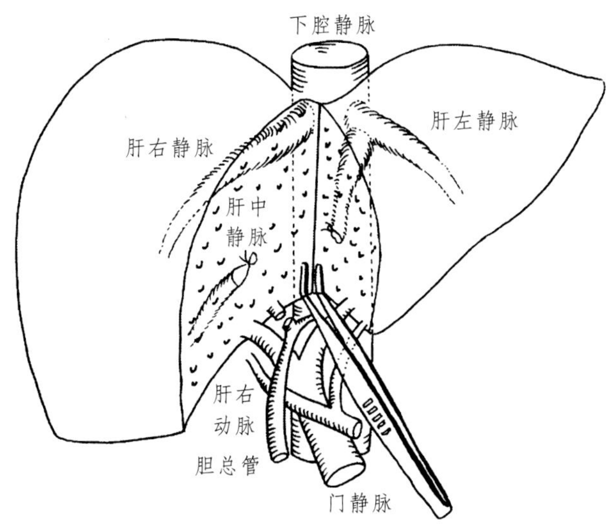


图4.16 肝右叶切除时的肝实质离断。置于下腔静脉上的血管钳是决定实质离断方向的标志。

第Ⅴ段和第Ⅷ段回流到肝中静脉的分支，对这些静脉均要缝扎。

最后，将右半肝游离出来，只剩下肝右静脉、后下肝静脉、肝右动脉和门静脉右支与左半肝相连。如果后下肝静脉比较细，可以缝扎。但是如果管径较粗，则需要保留下来，以便灌注液可以从肝右静脉和后下肝静脉同时流出。受体手术时，直接将保留的后下肝静脉与下腔静脉吻合。

### 4.4.8 右肝叶切除中对解剖变异的处理

#### 4.4.8.1 门静脉的解剖变异

左位胆囊的异常也会造成右肝切除的困难。右肝切除的可行性决定于门静脉右支分支的类型。如果供体肝脏存在一条门静脉分支单独发自门静脉主干，并向后走行，则供体右肝切除通常是不可能的。尽管当仅有一条门静脉右支时，供体肝切除也是可行的，但这种异常情况在术前就应该明确，而且肝切除的切线需沿着镰状韧带的左侧，以便于右肝切除。

#### 4.4.8.2 胆管的解剖变异

当胆管的右后支或右前支汇入左侧肝管时，在切肝的过程中就可以将其切断。但是借助术中胆道造影明确这种变异很重要，否则这些胆管的分支可能会被错过或结扎，最终导致右肝部分胆管的阻塞。

有时，有两到三支右胆管分支单独汇入肝总管（图4.17）。在这种情况下，不可避免地要进行胆道重建，并行胆肠吻合。

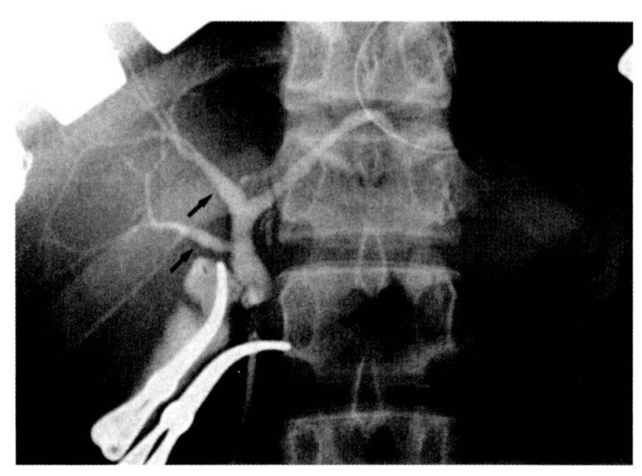

**图4.17** 术中胆道造影。两支右胆管分支（箭头所示）单独注入肝总管。

K. Tanaka, S. Uemoto 著
臧运金 译 沈中阳 校

## 参考文献


Aimi S, Yasoshima S, Sugai M, Sato B, Sakai T, Nakajima Y (1952) Studies on the weight and size of internal organs of normal Japanese. Acta Pathol Jpn 2:173-200

Boudjema K, Cherqui D, Jaeck D (1995) Auxiliary liver transplantation for fulminant and subfulminant hepatic failure. Transplantation 59:218

Higashiyama H, Yamaguchi T, Mori K, Nakano Y, Yokoyama T, Takeuchi T, Yamamoto Y, Yamaoka Y, Tanaka K, Kumada K, Ozawa K (1993) Graft size assessment by preoperative computed tomography in living related partial liver transplantation. Br J Surg 80:489-492

Kiuchi T, Kasahara M, Uryuhara K, Inomata Y, Uemoto S, Asonuma K, Egawa H, Fujita S, Hayashi M, Tanaka K (1999) Impact of graft size mismatching on graft prognosis in liver transplantation from living donors. Transplantation 67:321-327

Uemoto S, Yabe S, Inomata Y, Nishizawa H, Asonuma K, Egawa H, Kiuchi T, Okajima H, Yamaoka Y, Yamabe H, Inui A, Fujisawa T, Tanaka K (1997) Coexistence of a graft with the preserved native liver in auxiliary partial orthotopic liver transplantation from a living donor for ornithine transcarbamylase deficiency. Transplantation 63:1026

Uryuhara K, Egawa H, Uemoto S, Inomata Y, Asonuma K, Shapiro AMJ, Kiuchi T, Tanaka K (1998) Application of living related auxiliary partial liver in an adult recipient with biliary atresia. J Am Coll Surg 187:562-564

# 第 5 章 活体供肝的评估

本章大纲



## 5.1 引言

在儿童肝移植中活体器官的捐献已经获得了十分成熟的经验，迄今为止全世界已经完成超过 700 例手术。开展活体肝移植（LRLT）最初只是为了缓解小移植物的匮乏，发展至今，对于儿童患者已经成为一种十分有效的疗法。与尸肝移植相比，活体肝移植有许多优点，其中最重要的是，活体捐献缩短乃至消除了等待移植的时间，因此可以选择最佳移植时机，患儿得以在病情恶化前接受肝移植，降低了手术风险，同时，基本缓解了患儿和其家人的心理负担。其次，通常活体捐献的移植物质量优良。移植物是在可控、可选择的环境下，从经过详细医学检查的健康供者获取的，避免了长时间的冷缺血，减少了原发性无功能的发生概率。第三，尽管迄今为止尚无明确文献支持，但可以预期，从近血缘亲属获取捐献器官在免疫学方面也是有益的。

可是，因为活体肝移植会给健康供者带来风险，因此必须仔细权衡。尽管切取供者肝脏的左外叶、左半肝或右叶的风险较低，但是即使在专业的移植中心也不能完全避免风险。问题是供者可以耐受什么样的风险。活体肾脏移植目前已经被广泛接受，但在美国 1980～1991 年间实施的 19 368 例活体肾切除中，死亡 5 例，围术期供者死亡率约为 0.03%。除围术期的风险外，捐献肾脏后供者长期依赖单个肾脏生存，发生高血压和肾功能不全的概率增加。与捐献肾脏相比，捐献肝脏者围术期的发病率和病死率更高。迄今为止，在将近 600 例肝脏捐献者中已经报告 2 例死亡，1 例死于肺栓塞，另一例死因尚未正式宣布，可能死于过敏反应。围术期并发症见表 5.1，胆漏最为常见，几乎所有病例都经保守治疗治愈。术后发生消化性溃疡的概率相对较高，提示供者存在很大的心理压力，因此围术期应该考虑到预防应激性溃疡。同肾脏移植相比，活体肝移植切除的肝脏在短时间内能够再生，因此不发生远期并发症。

表 5.1 活体肝移植供者并发症（633 例）

| 并发症 | 人数（%） |
|---|---|
| 胆漏 | 18（3.4%） |
| 切口感染 | 12（2.3%） |
| 消化性溃疡 | 6（1.1%） |
| 切口疝 | 4（0.6%） |
| 粘连性肠梗阻 | 3（0.5%） |
| 肺栓塞 | 2（0.3%）* |
| 癫痫 | 1（0.15%） |

*1 例死亡。

为了最大限度地保障供者安全，供者评估应该遵循标准化的指导原则，对供者的选择应遵循严格的标准。供者评估有以下三个主要目标：

1. 供者医疗风险的评估；
2. 供肝相对于受者适合性的评估；
3. 供者自由的知情同意权的评估。

## 5.2 供者医疗风险的评估

供者年龄应在18～55岁之间，回顾病史和体检未发现任何急慢性疾病。随后对满足条件的供者进行全面的医学检查，以排除潜在的、本人尚不知晓的疾患。

活体肝移植供者最严重的并发症是围术期肺栓塞，迄今为止的近600例活体肝移植供者中，报告有2例发生肺栓塞，其中1例死亡。回顾这例供者（受者的母亲）的一般情况，可以发现存在三个危险因素：超重，一直服用避孕药，直到术前仍然吸烟。这个病例显示了术前仔细评估血栓栓塞发生风险的重要性。以下易感因素应加以考虑。

### 5.2.1 肥胖

几个大样本研究显示，超重是肺栓塞的重要危险因素。因此体重超过标准体重25%不能作为肝脏供者。

### 5.2.2 雌激素治疗

众所周知，应用雌激素避孕或更年期替代治疗可增加肺栓塞的风险，但尚不清楚术前多长时间停用雌激素能减少肺栓塞发生的风险。在作者的移植中心，一般在肝移植术前3个月停止雌激素治疗。

### 5.2.3 尼古丁

吸烟可以对血管内皮造成直接的毒害，损害机体对血栓初始形成时的内源性反应。关于尼古丁是否是静脉血栓形成的独立性危险因素尚有争议。一些研究认为，只有吸烟和服用雌激素同时存在时才增加血栓形成的概率，另一些研究认为，尼古丁和肺栓塞没有明显的相关性。在作者的移植中心，要求供者术前3个月戒烟。

### 5.2.4 遗传性C蛋白、S蛋白或抗凝血酶Ⅲ缺乏

C蛋白、S蛋白或抗凝血酶Ⅲ是重要的凝血抑制因子，任何一种因子的缺乏都会增加静脉血栓和肺栓塞的风险。大样本回顾性研究和小样本前瞻性研究均显示，与家族中没有上述因子缺乏的成员相比，如果家族中存在有症状的上述因子缺乏的患者，则其他无症状成员发生血栓的概率明显增加。可是目前尚无资料对没有静脉血栓阳性家族史、偶然发现存在C蛋白、S蛋白或抗凝血酶Ⅲ水平下降的无症状人群血栓形成风险进行评估。提示详细询问供者家族史十分重要。在作者的移植中心，常规检测C蛋白、S蛋白或抗凝血酶Ⅲ水平。C蛋白低于正常值55%，S蛋白低于正常值50%，或抗凝血酶Ⅲ低于正常水平50%，均视为潜在的危险因素。

### 5.2.5 遗传性抗活化C蛋白

对活化的蛋白C（APC）有抗性是遗传性血栓形成最常见的原因。其分子机制为因子Leiden V的一个位点发生突变。普通人群中约5%存在APC抵抗，一些研究显示APC抵抗是深静脉血栓形成的一个重要危险因素。

### 5.2.6 高血压

高血压在肺栓塞形成中的作用尚未阐明。但是高血压是术后几个其他心血管并发症的重要危险因素，因此有高血压者不应作为肝脏供者。

### 5.2.7 静脉曲张

尽管并不认为静脉曲张是血栓形成的独立性危险因素，但是供者存在静脉曲张时也应予以考虑。

### 5.2.8 年龄

术后血栓事件的发生与年龄有关。大于60岁的供者风险最高，实际上从40岁开始危险因素就升高了。因此大于40岁的供者要求没有其他危险因素并存，即使是最小的因素也不行。

尽管血栓事件的危险因素都很明确，但具体到个体，还是很难作出精确的风险预测。在作者的移植中心，将以下情况作为肝移植供者的绝对禁忌证：肥胖，持续应用雌激素，已经确诊的遗传性C蛋白、S蛋白或抗凝血酶Ⅲ缺乏，APC抵抗；下述情况作为相对的供者排除标准：无症状的C蛋白、S蛋白或抗凝血酶Ⅲ缺乏但家族中没有阳性病史，静脉曲张，吸烟，直到术前3个月仍然在应用雌激素，存在上述一

种以上的情况就应排除。

## 5.3 移植物适合与否的评价

供者移植物是否适合与血配型、移植物大小、血管解剖和移植物质量有关。在欧洲和美国的大多数移植中心,如果受体年龄大于6个月且血清中已经形成ABO抗体,则ABO血型不相容作为活体肝移植的排除标准。然而在活体供肝作为唯一肝源的日本,ABO血型不相容的供者是可以接受的。据报道,这些病例发生排异反应的概率与ABO血型相容者类似,但是对这些儿童需加用单克隆T细胞抗体治疗,因此可能出现远期副作用,尤其是发生淋巴增生性疾病和继发性肿瘤。因此,在西方,与ABO血型不相容的活体移植相比,主张优先采用ABO血型相容的尸体供肝。

移植物体积和血管解剖的要求和评估将在下面的章节讨论。常规采用肝脏左外叶作为移植肝,因为切取这部分对供者手术创伤最小,术后并发症最少。原则上左半肝和右半肝也可作为移植物,但预期发生围术期并发症的概率较高,目前这种供体捐献手术只有特殊情况下才实行。另一方面,受者需要一定体积的肝组织,以保证有合适的肝功能。提供足够肝功能所需的最小肝脏体积与受者体重比约为1%,即体重30kg的受者需300mL的供肝。对体积的要求,加上优先采用左外叶或左半肝,限制了活体肝移植在儿童患者的应用。受者所能接受的最大肝脏体积取决于受者的腹围,很少因为这种情况排除供者。由于无论根据供者的体重还是体表面积都不能预测肝脏某一部分的体积,因此移植物大小的精确测量应该借助CT来评估计算。

评估肝脏移植物血管的解剖旨在指导供肝的切除。以前对要切取的移植物都要求必须要有单独的肝动脉供应,随着显微外科技术的发展,现在已经能够处理血管变异。在大多数西方国家的移植中心,都行腹腔干肠系膜上动脉造影以准确评估供者肝脏的动脉血供。但在日本多是仅仅进行详细的多普勒超声检查,以减少对供者的侵入性操作。

另外,需对供者肝脏的质量进行评估,尤其是评估是否存在脂肪肝、可传播性感染和代谢性缺陷。有脂肪变性的尸体肝脏与移植后肝脏原发性无功的高发率有关,但活体肝移植中脂肪肝对移植物生存的影响尚不清楚。可以想象,与尸体肝移植相比,活体肝移植没有长时间缺血,因此应该能耐受更重程度的脂肪变性。故而对无症状供者不推荐常规进行肝脏活检排除脂肪变性。但是,如果供者肝功能检查发现异常,尤其是GGT、ALT、AST升高,或者CT、多普勒检查发现典型的实质改变,就应该行肝脏活检。根据我们目前的经验,如果50%的肝细胞有脂肪变性,则不能用为供肝。

慢性乙肝或丙肝感染者绝对不能作为供者。另外,乙肝或丙肝感染血清学标志物阳性者一般也不能作为供者。应用高度敏感的PCR技术检测发现,乙肝病毒不仅可以在HBsAg阳性者中检出,在HBsAg阴性、抗HBc阳性和(或)抗HBs阳性的人体内也可检出。有报道乙肝病毒可以通过抗HBc阳性、其他乙肝标志物均阴性的供者的器官或血行传播,与上述的结果一致。由于存在乙肝病毒感染的肝移植受者预后很差,因此,无论PCR检测血清中是否存在乙肝病毒,抗HBc阳性者或抗HBc和抗HBs均阳性者均不能作为肝源供者,除非受者术前已经成功地接种了乙肝疫苗。可是许多晚期肝病的患儿接种疫苗后也不能产生抗HBs。同乙肝病毒一样,丙肝病毒即使在血清丙肝抗体阳性、PCR结果阴性患者的肝脏内也可存在。由于目前尚不能进行丙肝疫苗预防接种,因此这类人群不能作为供者。近来报告,一种新发现的非经口传播的庚型肝炎病毒(HGV)可以引起急性或慢性肝炎。因为庚型肝炎病毒在健康人群中感染率高,以及移植术中应用较多血液制品,尸体肝移植受者围术期有40%可能感染HGV。然而,HGV病毒的感染并不影响移植物和受者的存活期。因此在活体肝移植中供者候选人HGV阳性无需排除。

供者中经常发现Gilbert综合征。这是一种常染色体隐性遗传的良性疾病,以结合胆红素缺陷为特征,人群发病率约为5%。因为仅有轻度的非结合胆红素血症(<5mg/dL),一般不出现临床显性黄疸,因此在过去许多年都没有被认识。Gilbert综合征患者没有肝脏结构和功能的异常,无需排除在备选供者之外。但如果发现高非结合胆红素血症而其他肝功能实验室检查正常,应该检查乳酸脱氢酶、结合球蛋白、血红素蛋白以及网织红细胞计数,以排除溶血。另外,禁食12~24小时后直接胆红素升高支持Gilbert综合征诊断。禁食实验并不完全可靠,但通常无需肝脏活检提示为正常肝组织以进一步确诊。

受者患有常染色体隐性遗传疾病,如$\alpha_1$抗胰蛋白酶缺乏症、高尿酸血症时情况比较特殊。理论上,表型正常的父母捐献肝脏可能给受者和供者自己都带来问题。移植存在杂合子缺陷的供者器官并不能完全矫正患儿的代谢紊乱,尤其是移植物大小相对于受者体重较小的情况下。而且在理论上,杂合子缺陷的供者肝脏体积减小后可能出现短暂的肝酶缺乏。目前活体肝移植中对于这种情况尚无经验可循,因此无法给出一个标准化的处理意见。

目前,Alagille 综合征或其他少见的家族性胆汁淤积性疾病的患儿父母罹患胆道异常的概率是否增高尚不清楚。在一些移植中心,此类患儿父母作为备选供者时,一般进行 ERCP 检查,但至今尚未有发现肝外和肝内胆道异常的报道。

## 5.4　供者的心理评估和社会评估

对供者进行心理评估是为了确保供者完全理解和接受捐献肝脏所带来的风险,并能够和愿意作出知情同意。大多数关于活体肝移植伦理学的讨论集中在仅仅为了受者的利益而使一个健康人面临外科手术的风险是否公平(表 5.2)。Caplan 指出,供者的道德规范应该基于自主和利他主义的道德观,自主是指个体应该自由地决定自己的行为,因为只有自己才最了解本人的利益。为了保证供者确实仔细考虑过自己的决定,许多中心要求间隔 4 周签署两份同意书。另一方面,对供者是否能在紧急情况下做出非被迫的、经过深思熟虑的决定存在疑问,因此对需要几天之内进行移植的暴发性肝功能衰竭患儿是否实施活体肝移植尚有争论。尽管存在这些伦理学考虑,目前许多移植中心并不将此类情况排除在活体肝移植之外。这一策略是基于下述观点:在一个具有活体肝移植经验的中心,对患有威胁生命的肝脏疾病的患儿,剥夺其父母选择肝移植的权利同样是不符合伦理的。

**表 5.2　活体肝移植供者的伦理学标准**

| |
|---|
| 供者和受者的风险受益评估 |
| 心理评估以确保供者的决定是完全自愿的 |
| 关于供者选择、风险和手术结果的完备信息 |
| 两次签署知情同意书 |
| 避免来自移植团队和家庭的外部压力 |
| 获得来自移植和受者团队以外的对供者捐献的支持 |
| 严厉谴责捐献中的商业利益(有偿捐献) |
| 由第三方审查评估过程 |
| 对供者长期随访进行远期风险评估 |

利他主义是把健康人置于对其本人健康没有益处的大手术风险之下的正当理由。有理由相信,一些供者捐献器官可能是出于利他主义以外的因素,如经济原因,因此肝脏捐献一般限于与受者有亲属关系的人,通常是父母,少数情况下可以是姐妹、兄弟或祖父母。远亲或者关系密切的朋友是否能够作为供者,尤其在近亲没有合适的供者时,尚有争论。

对供者的社会和心理情况也应进行评估。对移植术后带来的经济问题,包括术后一段时间不能工作或照顾家庭其他成员都应考虑,并要考虑获得社会支持的可能性。

## 5.5　分级评估程序

大多数进行活体肝移植的中心都是遵循分级原则评估供者是否适合(表 5.3)。这样既可以节省开支,又避免了使侯选供者承担评估过程中一些侵入性检查(如血管造影和 ERCP )的风险。

介绍活体肝移植信息时,通常首先在患者家庭成员中进行。在大多数移植中心,首先考虑患儿家庭中 18 ~ 55 岁的成员作为供者。如果家庭成员原则上同意捐献,他(她)将被转到一个与患儿治疗无关的医生处进行检查,包括全面地了解病史、详细的体检,并被告知所有的手术风险。另外,候选者还要由心理医生评估其心理和社会情况。而且需要检查血型。如果没有发现禁忌证,则进入第二级评估,包括胸部 X 线、腹部超声和表 5.3 所列出的实验室检查。第三级评估主要是通过 CT 对供肝体积进行测算。第四级评估是对供者心肺功能进行评估,包括心电图、应激状态下心电图和肺功能检查。最后,如果上述检查结果都正常,则进入第五级评估,即做腹腔肠系膜动脉造影,了解供者血管解剖情况。另外,在一些移植中心,对家族性胆汁淤积性肝病(如 Alagille 综合征)患儿的父母,要求做 ERCP 检查,以除外胆道异常。评估结束后,候选供者要再次面见内科医生,讨论活体捐献的风险。最后由精神科专家再次评估供者自由、自愿做出知情同意的能力。

供者行活体肝移植供肝切取术前应该接种乙肝疫苗。另外,术前 2 周采取供者 1 单位血储存,以备供者术中可能的输血之用。育龄妇女术前应该做妊娠试验。

表 5.3　活体肝移植供者评估的步骤

| | |
|---|---|
| 必要条件 | 年龄:18～55 岁 |
| | 关系密切的家庭成员 |
| 第一步 | 病史和体检 |
| | 心理评估 |
| | 血型 |
| 第二步 | 胸部 X 线检查 |
| | 实验室检查:血液生化检查包括电解质、血糖、蛋白、白蛋白、C 反应蛋白、淀粉酶、肌酐、乳酸脱氢酶;肾脏轮廓、肝脏轮廓;凝血检查包括抗凝血酶Ⅲ、C 蛋白、S 蛋白、APC 抵抗;TSH;血脂分析包括高密度和低密度脂蛋白;$\alpha_1$ 抗胰蛋白酶、铁蛋白、转铁蛋白饱和度;尿液分析 |
| | 血清检查:乙肝病毒、丙肝病毒、艾滋病毒、巨细胞病毒、疱疹病毒、EB 病毒 |
| | 腹部超声检查 |
| 第三步 | 做 CT 对肝脏体积进行评估 |
| 第四步 | 肺功能检查 |
| | 心电图、应激心电图 |
| 第五步 | 腹腔肠系膜动脉造影 |
| | ERCP 检查(Alagille 综合征患儿的父母) |
| 第六步 | 医生和心理学家再次评估 |
| 准备工作 | 接种乙肝疫苗 |
| | 供者的自体血预存 |
| | 育龄妇女妊娠试验 |

## 5.6　候选供者的选择

应用上述或类似的程序和上述标准筛选候选供者的结果是仅有 30% 左右的志愿者适合作为肝移植供者。Hamburg 大学 80 位候选者排除了 24 位,排除原因见表 5.4。候选者手术风险高和其肝脏不适合作为供肝是主要的原因。有几例发现了评估前患者不知道的严重的疾病,如甲状腺癌和肝脏伯克氏肉样瘤。另外,社会和心理因素,包括家庭结构不稳定、肝脏捐献后可能带来就业和经济方面的困难,或改变主意不再同意捐献是相当数量的候选者被排除的原因。这里阐述的严格的供者筛选标准限制了活体肝移植的开展。拓宽选择标准可能增加许多供者,但是需要重新评估供受者风险收益比。

表 5.4　80 例候选者中 24 例被排除的原因

| | |
|---|---|
| 供者高风险 | 11 例 |
| 血栓形成风险 | 5 例 |
| 社会和心理原因 | 6 例 |
| 移植物不适合 | 13 例 |
| 脂肪肝 | 4 例 |
| 既往乙肝病毒感染 | 3 例 |
| 肝脏伯克氏肉样瘤 | 1 例 |
| 甲状腺癌 | 1 例 |
| 解剖学不适合 | 2 例 |
| 因为有预存抗体引起血型不匹配 | 2 例 |

M. Sterneck　著

吴凤东　译　沈中阳　王自法　校

## 参考文献


Alter HJ, Nakatsuji Y, Melpolder J, Wages J, Wesley R, Shih JW, Kim JP (1997) The incidence of transfusion-associated hepatitis G virus infection and its relation to liver disease (see comments). N Engl J Med 336:747-754

Anonymous (1997) The International Living Donor Liver Transplantation Registry

Berenguer M, Terrault NA, Piatak M, et al. (1996) Hepatitis G virus infection in patients with hepatitis C virus infection undergoing liver transplantation. Gastroenterology 111:1569-1575

Broelsch CE, Emond JC, Whitington PF, Thistlethwaite JR, Baker AL, Lichtor JL (1990) Application of reduced-size liver transplants as split grafts, auxiliary orthotopic grafts, and living related segmental transplants. Ann Surg 212:368-375; discussion 375-377

Broelsch CE, Whitington PF, Emond JC, et al. (1991) Liver transplantation in children from living related donors. Surgical techniques and results. Ann Surg 214:428-437

Broelsch CE, Burdelski M, Rogiers X, et al (1994) Living donor for liver transplantation. Hepatology 20:49S-55S

Caplan A (1993) Must I be my brother's keeper? Ethical issues in the use of living donors as sources of liver and other solid organs. Transplant Proc 25:1997-2000

Caplan AL (1994) Ethics of casting the first stone: personal responsibility, rationing, and transplants (editorial). Alcohol Clin Exp Res 18:219-221

D'Alessandro AM, Kalayoglu M, Sollinger HW, et al. (1991) The predictive value of donor liver biopsies on the development of primary nonfunction after orthotopic liver transplantation. Transplant Proc 23:1536-1537

Dahlbaeck B (1995) New molecular insights into the genetics of thrombophilia. Resistance to activated protein C caused by Arg506 to Gln mutation in factor V as a pathogenic risk factor for venous thrombosis. Thromb Haemost 74:139-148

De Land F, North WA (1968) Relationship between liver size and body size. Radiology 91:1195-1198

Desmarais S, de Moerloose P, Reber G, Minazio P, Perrier A, Bounameaux H (1996) Resistance to activated protein C in an unselected population of patients with pulmonary embolism (see comments). Lancet 347:1374-1375

Devor M, Barrett-Connor E, Renvall M, Feigal D Jr, Ramsdell J (1992) Estrogen replacement therapy and the risk of venous thrombosis (see comments). Am J Med 92:275-282

Dickson RC, Qian KP, Lau JY (1997) High prevalence of GB virus-C/hepatitis G virus infection in liver transplant recipients. Transplantation 63:1695-1697

Emond JC (1993) Clinical application of liver-related liver transplantation. Gastroenterol Clin North Am 22:301-315

Emond JC, Heffron TG, Kortz EO, Gonzalez-Vallina R, Contis JC, Black DD, Whitington PF (1993) Improved results of living-related liver transplantation with routine application in a pediatric program. Transplantation 55:835-840

Feucht HH, Fischer L, Sterneck M, Knodler B, Broelsch CE, Laufs R (1997) GB virus C infection and liver transplantation: increased risk of transfusion-transmitted infection (letter). Blood 89:2223-2224

Fischer L, Malago M, Sterneck M, Broelsch C (1997) Controversies in living donor liver transplantation. Forum Trends Exp Clin Med 4:377-389

Goldhaber SZ, Savage DD, Garrison RJ, et al. (1983) Risk factors for pulmonary embolism. The Framingham Study. Am J Med 74:1023-1028

Goldhaber SZ, Grodstein F, Stampfer MJ, et al. (1997) A prospective study of risk factors for pulmonary embolism in women (see comments). JAMA 277:642-645

Griffin J, Evatt B (1981) deficiency of protein C in congenital thrombotic disease. J Clin Invest 68:1370-1373

Hashimoto T, Manabe T, Shimizu Y, et al. (1996) ABO mismatched living related donor liver transplantation. Transplant Proc 28:1217-1219

Hoffmann R (1991) The thrombo-embolic risk in surgery. Hepatogastroenterology 38:272-278

Jones JW, Halldorsen L, Elick B, Granger DK, Matas AJ (1993) Unrecognized health problems diagnosed during living donor evaluation: a potential benefit. Transplant Proc 25:3083-3084

Kreis H (1993) Adverse events associated with OKT3 immunosuppression in the prevention or treatment of allograft rejection. Clin Transplant 74:31-46

Krupski G, Rogiers X, Nicolas V, et al (1996) Computed tomography versus magnetic resonance imaging-aided volumetry of the left lateral segment before living related liver donation: a case report. Liver Transplant Surg 2:388

Linnen J, Wages J Jr, Zhang Keck ZY, et al. (1996) Molecular cloning and disease association of hepatitis G virus: a transfusion-transmissible agent. Science 271:505-508

Lo CM, Fan ST, Chan JK, Wei W, Lo RJ, Lai CL (1996) Minimum graft volume for successful adult-to-adult living donor liver transplantation for fulminant hepatic failure. Transplantation 62:696-698

Malago M, Rogiers X, Broelsch CE (1997) Liver splitting and living donor techniques. Br Med Bull 53:860-867

Morimoto T, Tanaka A, Ikai I, et al. (1995) Donor safety in living related liver transplantation. Transplant Proc 27:1166-1169

Najarian JS, Chavers BM, McHugh LE, Matas AJ (1992) 20 years or more of follow-up of living kidney donors (see comments). Lancet 340:807-810

Pabinger I, Schneider B (1996) Thrombotic risk in hereditary antithrombin III, protein C, or protein S deficiency. A cooperative, retrospective study. Gesellschaft fur Thrombose- und Haemostaseforschung (GTH) Study Group on Natural Inhibitors. Arterioscler Thromb Vasc Biol 16:742-748

Pabinger I, Kyrle PA, Heistinger M, Eichinger S, Wittmann E, Lechner K (1994) The risk of thromboembolism in asymptomatic patients with protein C and protein S deficiency: a prospective cohort study. Thromb Haemost 71:441-445

Renz JF, Mudge CL, Heyman MB, et al. (1995) Donor selection limits use of living-related liver transplantation. Hepatology 22:1122-1126

Ridker PM, Hennekens CH, Lindpaintner K, Stampfer MJ, Eisenberg PR, Miletich JP (1995) Mutation in the gene coding for coagulation factor V and the risk of myocardial infarction, stroke, and venous thrombosis in apparently healthy men (see comments). N Engl J Med 332:912-917

Schenkein DP, Schwartz RS (1997) Neoplasms and transplantation-trading swords for plowshares. N Engl J Med 336:949-950

Schwarz H, Fischer N, Hopmeier P, Bartard M, Griffin J (1984) Plasma protein S in familial thrombotic disease. Blood 64:1297-1300

Singer PA, Siegler M, Whitington PF, Lantos JD, Emond JC, Thistlethwaite JR, Broelsch CE (1989) Ethics of liver transplantation with living donors (see comments). N Engl J Med 321:620-622

Singer PA, Siegler M, Lantos JD, Emond JC, Whitington PF, Thistlethwaite JR, Broelsch CE (1990) The ethical assessment of innovative therapies: liver transplantation using living donors (see comments). Theor Med 11:87-94

Spital AL (1992) Unrelated living donors: should they be used? Transplant Proc 24:2215-2217

Spital AL, Spital M (1990) The ethics of liver transplantation from a living donor (letter; comment). N Engl J Med 322:549-550

Sterneck MR, Fischer L, Nischwitz U, et al. (1995) Selection of the living liver donor. Transplantation 60:667-671

Sterneck MR, Fischer L, Buggisch P, et al. (1996) Transplantation of complete and split liver grafts for patients with fulminant hepatic failure. Z Gastroenterol 34:795-800

Tanaka A, Tanaka K, Kitai T, et al. (1994a) Living related liver transplantation across ABO blood groups. Transplanta-

tion 58:548-553
Tanaka K, Uemoto S, Tokunaga Y, et al. (1994b) Living related liver transplantation in children. Am J Surg 168:41-48
Thaler E, Lechner K (1981) Antithrombin III deficiency and thromboembolism. Clin Haematol 1981:369-390
Todo S, Demetris AJ, Makowka L, et al. (1989) Primary nonfunction of hepatic allografts with preexisting fatty infiltration. Transplantation 47:903-905
Ueda M, Uemoto S, Inomata Y, Okajima H, Hashida T, Tanaka K, Yamaoka Y (1995) A proposal of FK506 optimal dosing in living related liver transplantations. Transplantation 60:258-264
Whitington PF (1996) Living donor liver transplantation: ethical considerations. J Hepatol 24:625-627
Yamaoka Y, Washida M, Honda K, et al. (1994) Liver transplantation using a right lobe graft from a living related donor. Transplantation 57:1127-1130
Yamaoka Y, Morimoto T, Inamoto T, et al. (1995) Safety of the donor in living-related liver transplantation - an analysis of 100 parental donors. Transplantation 59:224-226
Yandza T, Lambert T, Alvarez F, et al. (1994) Outcome of ABO-incompatible liver transplantation in children with no specific alloantibodies at the time of transplantation. Transplantation 58:46-50

# 第 6 章 活体供体影像学

本章大纲



## 6.1 引言

活体肝脏供体候选人不同于其他患者:如果被接受为供体,他或她应该是一个健康的成人兼父母。相对于正常情况,这时影像学检查的对象不再是怀疑患病的患者。当供体候选人开始影像学检查的时候,一定是已经通过全面的血液检查及临床检查,并被证实是正常的。

面对一个大的肝脏手术,供体候选人既担心自身的状况,又担心孩子的生命遭受威胁。在进行影像学检查时,供体候选人担心发现病灶、血管变异或体积不匹配会成为移植的禁忌证。正是由于这些原因,几乎有50%的供体候选人在影像学检查后不能最终进行移植手术。必须牢记放射线和有创检查带来的危害。尽可能减少有创性操作,只用于那些最可能成为供体的人。因此,为供体候选人制定特殊的影像学检查策略和提供心理帮助是非常必要的。

由于大部分的活体肝移植供体使用的是左叶外侧段,因此下面的阐述主要集中在这一方面。

## 6.2 术前影像学检查

### 6.2.1 诊断目的

影像学检查必须回答三个主要问题:
1. 肝左叶外侧段的体积是多少?
2. 肝血管有无变异?
3. 有无肝内或肝外的病灶?

### 6.2.2 活体供者的影像学检查技术

#### 6.2.2.1 超声

超声是活体供者影像学检查首选的检查技术。通过超声检查可以发现病灶和大致的血管变异,并制定进一步的检查计划。超声对于肝内最常见的良性病变如血管瘤和肝囊肿的鉴别诊断和分类具有很重要的作用。尽管引入了3D成像技术和能量多普勒这样的高级血管成像技术,超声仍不能作为可靠的检查左叶外侧段解剖变异的方法。基于我们的经验,我们也不推荐用超声检查测量左叶外侧段的体积。

#### 6.2.2.2 胸部X线检查

对所有全身麻醉的患者都要常规进行胸部X线检查。胸部X线检查除了与麻醉师的关系密切外,对于成为肝移植供体影响并不大。在130例供体中,只有1例发现了病变:一位无任何临床症状和体征的24岁母亲,胸部X线检查发现后基底段肺炎伴小支气管扩张。事实上,最终诊断是依靠高分辨CT做出的(图6.1和图6.2)。

#### 6.2.2.3 CT

迄今为止,CT仍然是活体肝移植最主要的影像学检查方法。必须采用先进的螺旋扫描技术并注射血管内对比剂。CT测量左叶外侧段的体积非常精确,误

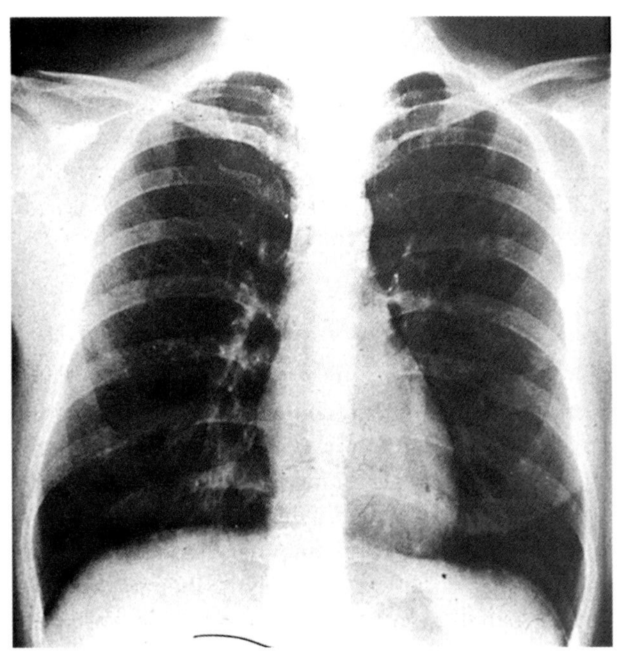

图6.1 24岁女性后前位胸片显示右肺后基底段局限性肺浸润。

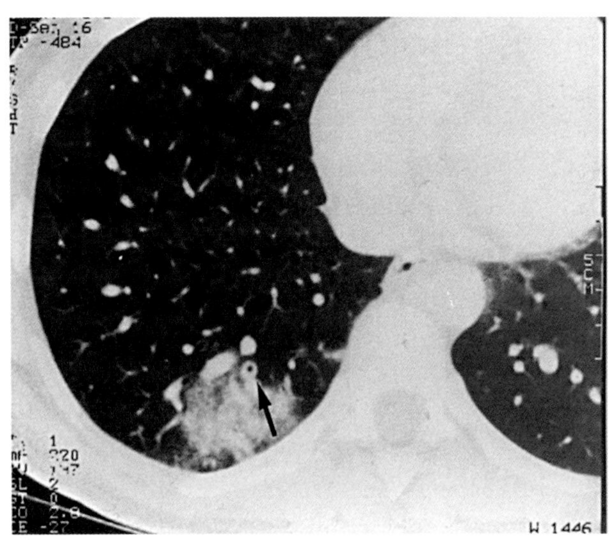

图6.2 与图6.1同一患者的高分辨CT。肺浸润见于第X段伴有支气管壁增厚(箭头所示)。

差仅为5%~7%(图6.3)。CT可以发现直径1cm左右的病灶。我们认为必须使用螺旋技术(5mm层厚,螺距1.2~1.5,5~7 mm重建间隔,>210mAs)和血管内对比剂(非离子型,300mg I/mL,120mL,3mL/s),才能显示门静脉和肝静脉以及肝动脉的大体解剖。全部检查完成得非常快,特别是与MRI相比。

#### 6.2.2.4 数字减影血管造影(DSA)

在日本的一些医院不对活体肝移植供体进行DSA检查,但欧洲和美国的医疗中心把DSA作为精确

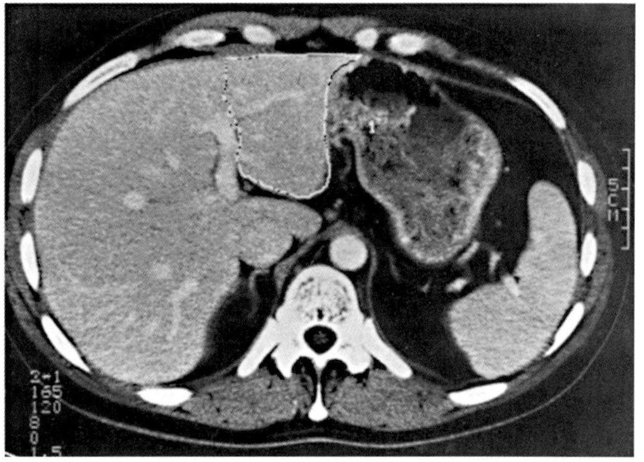

图6.3 CT辅助体积测量显示所勾勒出的肝II、III段的轮廓。

观察动脉解剖的必要手段。采用4-F或5-F导管及导管鞘经股动脉插管行DSA检查。使用高压注射器注射对比剂并连续摄取主动脉、腹腔干和肝动脉的影像(主动脉造影4帧/s,20mL对比剂,15mL/s;腹腔干造影3帧/s,25mL对比剂,5mL/s;肝动脉造影3帧/s,15mL对比剂,5mL/s),特别是腹腔干的系列影像十分重要。DSA可以显示左叶外侧段的多支供血动脉,而这通常是活体移植的禁忌证。6%的病例有起自胃左动脉的副肝动脉或替代肝动脉。如为替代肝动脉,将是肝移植的理想的供体;如为副肝动脉,包括胃左动脉和肝左动脉的主要供血动脉都必须显示出来。动脉造影的其他价值在于鉴别诊断,比如可以鉴别血管瘤、腺瘤和局灶结节性增生。

由于可能造成动脉夹层和内膜损伤的风险,应避免向肝左动脉内直接插管及注射对比剂。

#### 6.2.2.5 磁共振成像(MRI)

MRI是未来的成像技术。使用屏气检查技术可测量肝体积,最初的经验证明其误差率与CT近似。MRI可以进行包括横断面在内的任意方向的成像并显示肝段的边界,例如当CT不能很好地显示肝静脉来测量体积或者CT横断影像不能对病灶定位时,MRI冠状面成像则具有明显的优势(图6.4和图6.5)。MRI对肝内病灶的鉴别诊断很有价值,结合超声检查在不使用对比剂的情况下就能可靠地对肝囊肿和血管瘤进行鉴别。应用对比剂(Gd-DTPA,马根维显;Gd-BOPTPA,莫迪斯;magnetites,Endorem)和高级序列(如反相位T1序列成像)可进一步鉴别病灶,例如腺瘤和局灶结节性增生。快速和重T2加权序列可无创性地显示胆道系统(MR胆胰管成像,MRCP),对于患有Byler病等先天性胆道疾

病的儿童的父母，MRCP 可以代替经内镜逆行性胆胰管造影（ERCP）（图 6.6）。目前，对比增强或非增强 MR 血管成像（MRA）的质量和可靠性均未像 DSA 那样达到活体肝移植术前必需的水平，但是 MRA 已经显现出了很好的前景（图 6.7）。

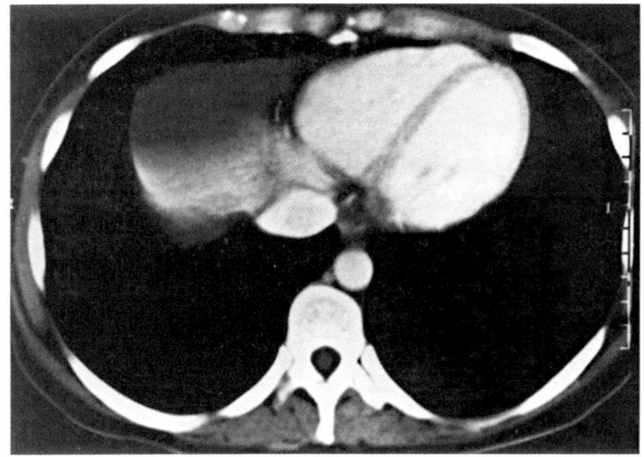

图 6.4 26 岁女性患者心膈角区的液体等密度结构，无法区分其位于膈上还是膈下。

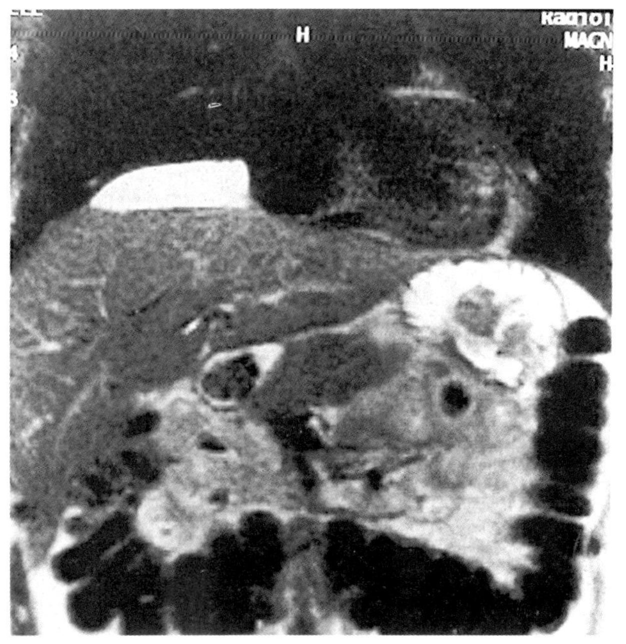

图 6.5 图 6.4 所示结构的冠状位 MRI（HASTE 序列）影像，可将其认定为膈上囊肿或包裹性胸腔积液。

#### 6.2.2.6 其他

患有先天性胆道病变的儿童的父母需行 ERCP 检查，以除外供体属于亚临床型的异常改变。ERCP 后会造成 5% ~ 8% 的患者出现胰腺炎，因此 ERCP 前应先行 MRCP 检查。

闪烁显像、单光子发射体层摄影（SPECT）和质子发射体层摄影（PET）等核素成像技术在活体肝移植中发挥的作用较小，仅用于血管瘤等的鉴别诊断。在我们医院，血管造影后还常规拍摄腹部平片，但至今尚未对手术造成影响。

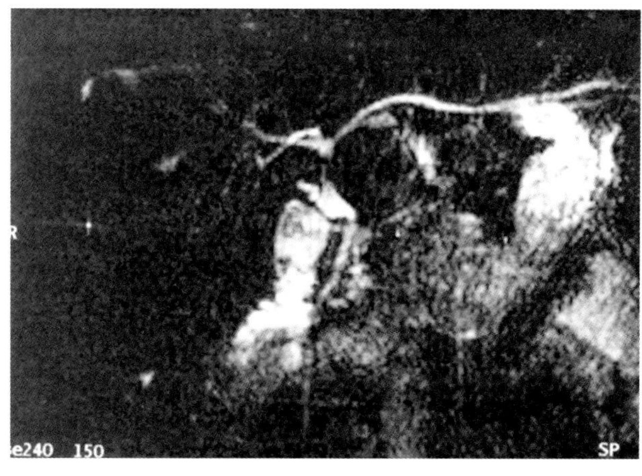

图 6.6 正常 MRCP（RARE 序列），显示乳头区、胆囊管及肝内胆管。

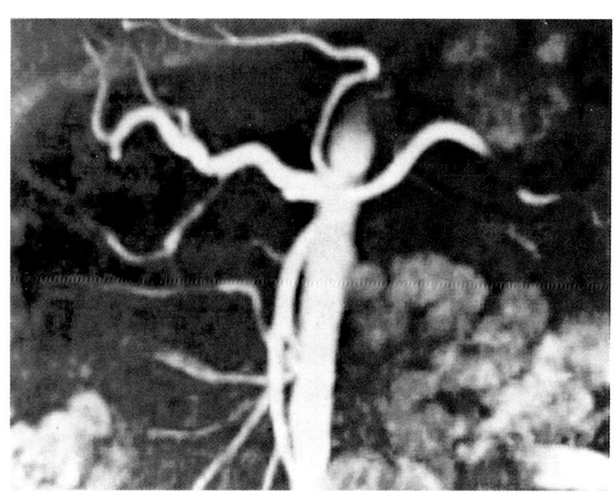

图 6.7 对比增强 MRA（Flash 3D GRE Turbo-MRA 序列，静脉注射 20mL Gd-DTPA，最大密度投影）显示胃左动脉供应肝左叶。

### 6.2.3 风险和受益

对肝脏捐献者本人而言，除超声外，在做任何影像学检查之前都应排除妊娠。

对供体实施的各项检查中，超声和 MRI 平扫对患者没有任何已知的危害。血管造影、普通 X 线摄影以及 CT 都采用 X 线进行成像。为达到诊断目的，要承担这样的 X 线检查的风险是可以接受的，但要严格掌握适应证。

CT 和血管造影所使用的含碘对比剂会造成 0.1% 的病例出现轻微过敏反应和 1∶1 000 000 的死

亡率。如果患者存在药物所致过敏反应的既往史，使用H1和H2受体阻滞剂及皮质类固醇有助于防止严重的过敏反应。Gd - DTPA、Gd - BOPTPA 和 magnetites 等 MRI 对比剂也可发生类似的过敏反应，但发生率低。

血管造影属有创性操作，0.5% ~2% 的患者术后可能发生出血。如果由有经验的医生进行操作，动脉损伤所致的夹层、出血及腹股沟动静脉瘘较罕见。

如前述，ERCP 术后胰腺炎见于 5% ~8% 的患者。

在我们医院接受 X 线检查的 100 多例亲属活体肝移植的病例中，未出现严重过敏反应。血管造影无任何并发症。1 例碘对比剂的轻微过敏反应采用抗过敏药得到满意治疗。1 例患者 ERCP 后出现中度胰腺炎，被排除在供体之外并接受保守治疗。

### 6.2.4 活体供者的影像学表现

#### 6.2.4.1 肝段的体积和厚度

CT 和 MRI 体积测量，都采用逐层勾画要测量的结构的轮廓，计算体积并累加起来（图 6.3）。Ⅱ、Ⅲ段的分界线为腔静脉 - 胆囊线、镰状韧带和肝左静脉。在 120 多例供体中，左叶外侧段的平均体积为 240mL，从 100 ~ 370mL 不等；大约占供体全部肝体积的 17%（10% ~18%）。约 80% 供体的左叶外侧段体积与受体相匹配。术前确定体积匹配后，移植手术就可以成功地进行了。

尽管不常提及，但肝段厚度的测量也是有帮助的。当出现肝段的大小处于临界线偏大的情况时，窄而薄的供肝是可以接受的，因为它可以放置在腹膜腔内而术后几乎不会产生与器官肿胀相关的问题。在我们的患者中，平均厚度为 6.7cm，范围是 4 ~ 10cm。左叶外侧段厚度超过 8cm，对于小的受体腹部发生无法缝合的危险性较高。

仔细回顾供体的所有资料，如身高、体重、年龄和性别等，没有发现可利用的参数或公式来预测肝段的大小。肝体积与体表面积的比值为一常数 $0.8L/m^2$。

#### 6.2.4.2 血管解剖

肝血供的变异并不少见，所有的血管结构都可以出现变异。肝静脉的变异（如双开口、右后下静脉）和门静脉的变异（如三分叉）都罕见，而且外科可以处理，因此影像意义不大。

事实上，几乎 1/3 进行 DSA 检查的供体都有肝动脉变异。着眼于临床需要，主要区分两种类型的动脉解剖变异：①单一肝左动脉（90%）；②多支肝左动脉（10%）。单一肝左动脉的患者，最常见的变异是肝右动脉发自肠系膜上动脉（图 6.8）。这一变异不是手术的禁忌证。相反，仅 30% 多支肝左动脉的供体能被接受并成功地进行了移植手术（图 6.9）。肝左动脉起自胃左动脉是最常见的肝左动脉变异。即使 MRI 发现了这一变异（图 6.10），也必须进行血管造影，因为 1/3 患者存在分别起自胃左动脉和肝固有动脉（CHA）的肝左叶双重供血（图 6.11）。只有有创的血管造影才能显示肝灌注的主要动脉（必须分别摄取 LGA 和 CHA 的系列影像），以此作为选择进行吻合的动脉（图 6.12）。

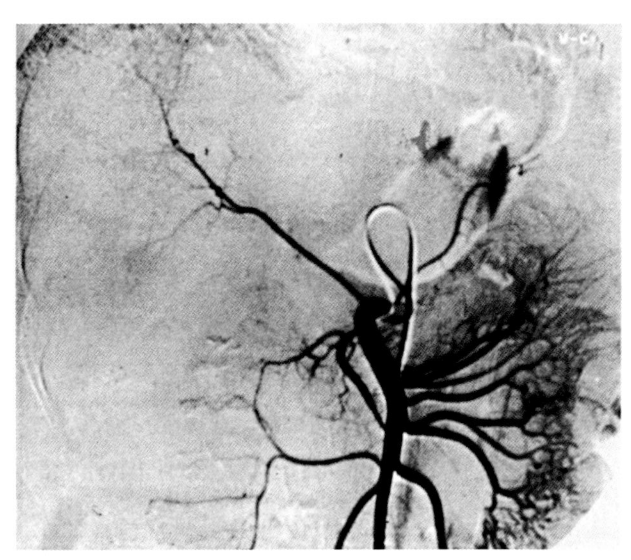

**图 6.8** 肝右动脉起源于 SMA。

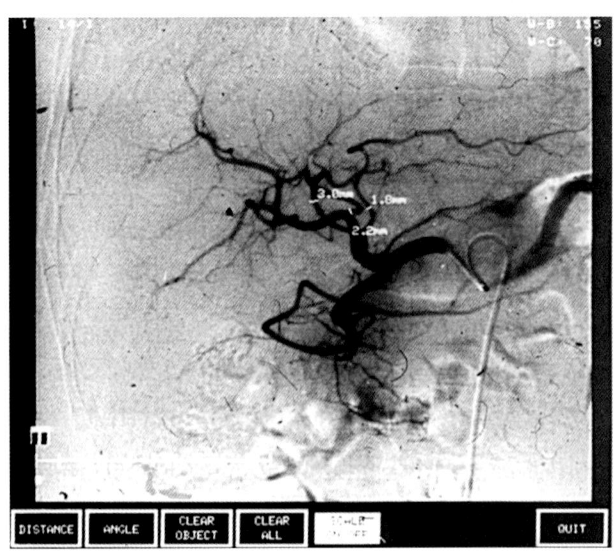


**图 6.9** 肝左动脉的多个分支，并显示测量出的直径。

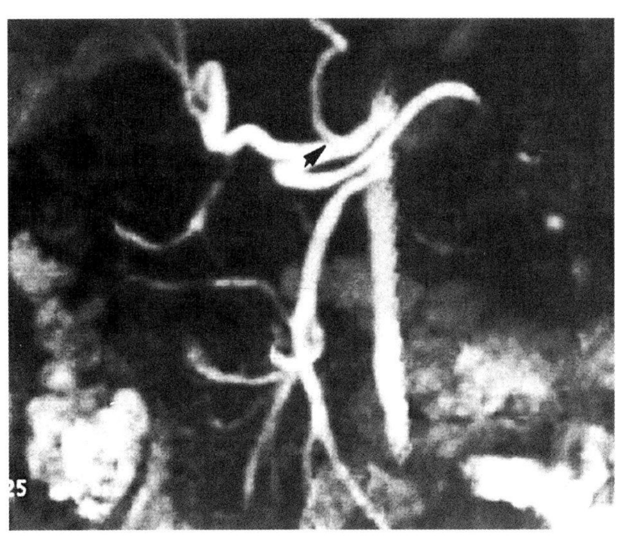

图6.10　对比增强MRA的最大密度投影显示胃左动脉的一个粗大分支供应肝左叶（箭头所示）。

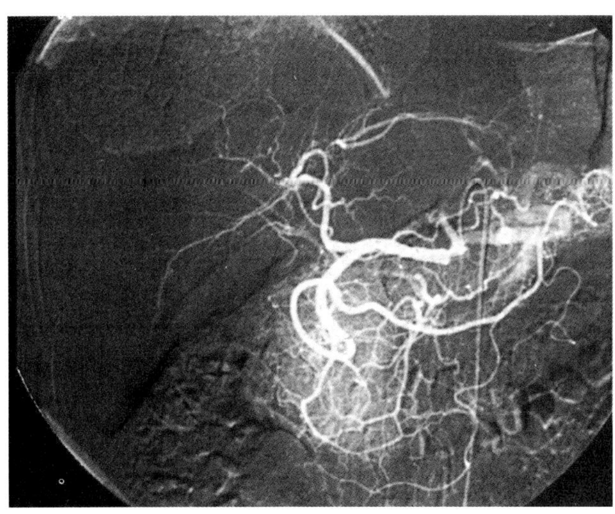

图6.11　肝左叶的双重动脉供血来源于肝左动脉和胃左动脉。

腹腔干狭窄，但如果通过与肠系膜上动脉（SMA，肠系膜－胃十二指肠吻合，Bühler动脉弓）吻合得到充分的代偿并且没有其他变异，就不是肝移植的禁忌证。

肝左动脉的直径为1.4～6.3 mm（平均3.2 mm），在所有的手术中都可满足吻合要求（图6.13）。

由于供体均为年轻人，所以未见到动脉粥样硬化。如果存在将是手术的禁忌证，纤维肌发育不良也同样是手术禁忌证。

#### 6.2.4.3　肝内病变

肝内病变不及血管变异常见。在我院供体中未见恶性肿瘤者。在这些年轻人中，原发性肝细胞癌或胆管细胞癌罕见，原发病灶不明的继发性肿瘤更很少见到。淋巴瘤和肉瘤是罕见的肝脏病变。临床症状和体征及实验室检查的异常提示要细心查找病灶。

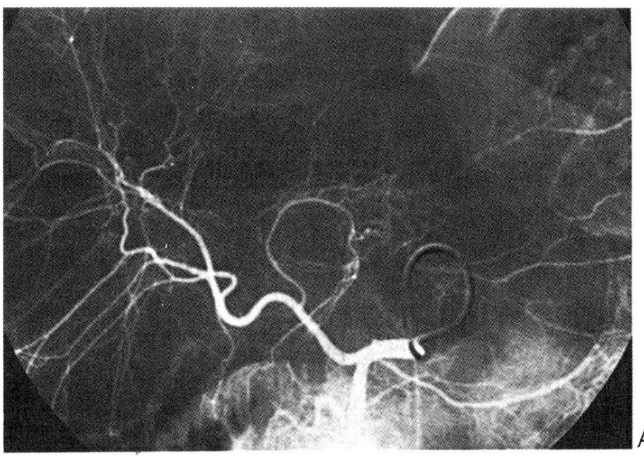

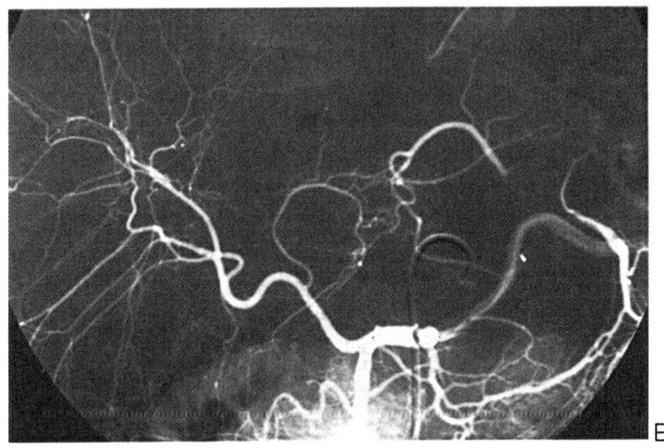

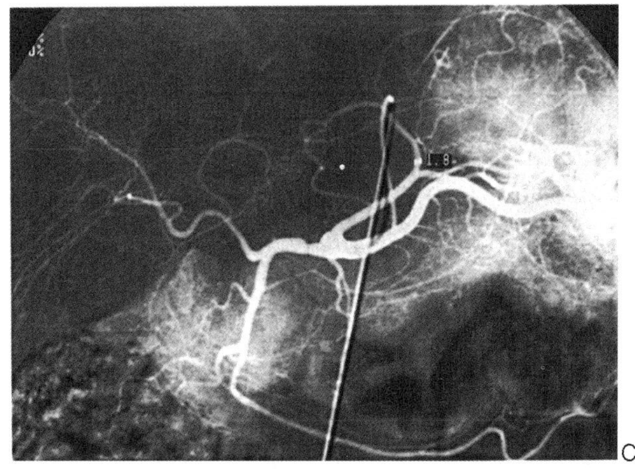

图6.12　（A）～（C）肝左叶的双重动脉及多个吻合口，无主要供血动脉。该25岁女性没有被接纳为供体。

所有病变的鉴别诊断都是主要问题，特别是常见的良性病变。当诊断是良性病变时，并不意味着一定能够作为供体捐献者，还取决于病变的类型，因此要正确诊断病变，至少要做两种不同的影像学检

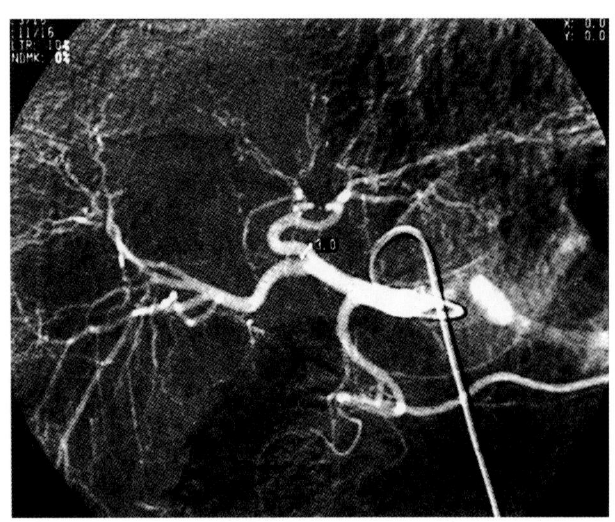

图6.13 正常大小和形态的肝左动脉。

查。如果在CT或MRI及超声上具有典型改变就可以诊断为囊肿。血管瘤的诊断除依靠超声上典型回声外,还可通过经典T2加权自旋回波序列病变信号高于液体、动态CT扫描出现典型表现(图6.14)或者血池闪烁显像阳性来确诊。局灶结节性增生在CT(图6.15)或MRI上显示为典型的中央瘢痕。腺瘤在血管造影上表现典型,CT或MRI增强早期为高密度,延迟显示为等密度。对小的局灶结节性增生或腺瘤的鉴别诊断需使用magnetites做对比剂。

在肝的良性病变中,血管瘤颇为常见。在所有已做评估的健康成人中出现率为10%,而且1/4为多发性。中等大小的血管瘤不是移植的禁忌证,而且已经有这样的患者进行了手术并没有对受体产生不良影响。关于移植后良性肿瘤的生长还没有相关数据。

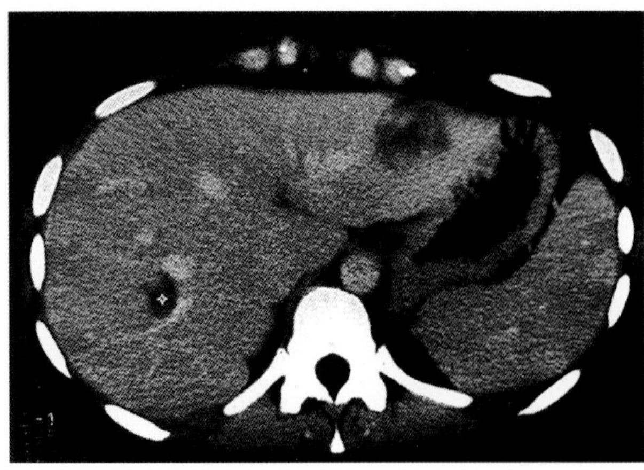

图6.14 肝Ⅱ、Ⅶ段典型的血管瘤:边界清晰伴有片状的对比剂充填。

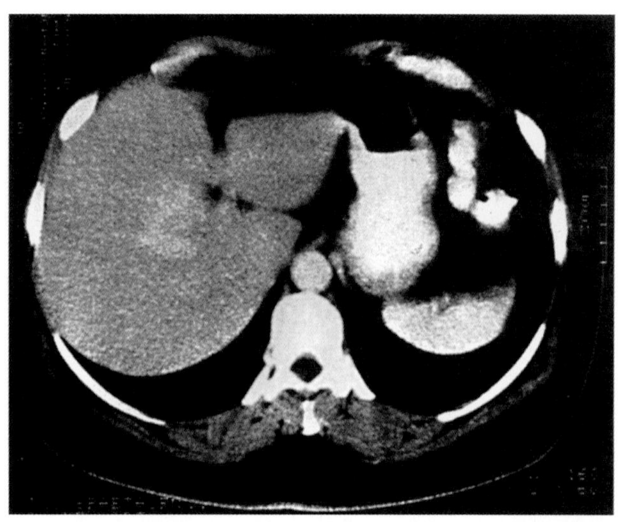

图6.15 34岁女性局灶结节性增生。注射对比剂后显示中央瘢痕。

局灶结节性增生或腺瘤见于一些女性供体。由于肿瘤有长大的危险,局灶结节性增生或腺瘤不能移植。一位母亲肝脏Ⅵ段有一直径5cm的腺瘤(图6.16),移植手术和腺瘤切除术同时进行,术后供体和受体均无任何并发症。

一位结节病患者肝内多发直径小于5mm的肉芽肿,在所有影像检查中均未发现,剖腹探查术后排除了作为供肝的可能,这是我们患者中唯一一例诊断失败的患者(见6.2.4.4)。

#### 6.2.4.4 其他

除胸片外,活体肝供体的全部影像学检查都集中于肝脏。然而大部分技术,特别是CT和MRI,提供了一些关于邻近结构的信息。仔细观察这些结构是必要的,因为额外的发现可能成为供肝的禁忌证或可避免某些并发症。例如,一位准备捐献肝脏的母亲,右肺X段发现亚段肺浸润性病变(图6.1),这在胸片上很难看到,但在膈肌水平的第一帧CT图像的肺窗上却很明显。在CT上排除了动静脉畸形后(图6.2),没有进行移植。另一位母亲右侧双肾伴双输尿管。由于有轻微的膀胱输尿管反流,手术前后应用了抗生素有效预防了尿路感染。

众所周知,即使是最仔细的检查,也未必能发现或解释所有的病变表现。例如,一位患有肝和肺结节病的母亲,肺间质浸润在平片上未见到,但在高分辨胸CT上显示了出来(图6.17)。

总之,临床和影像排除了病理性情况后,99%的病例可以成功地进行移植手术。

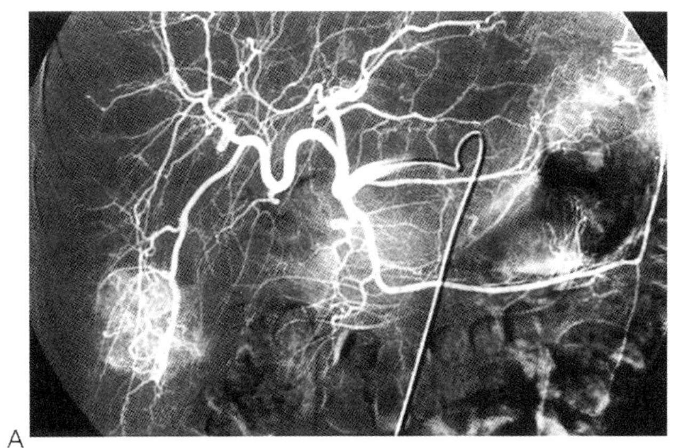
A

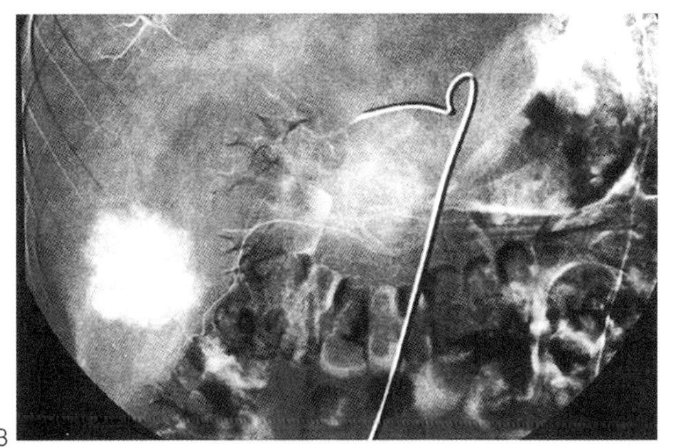
B

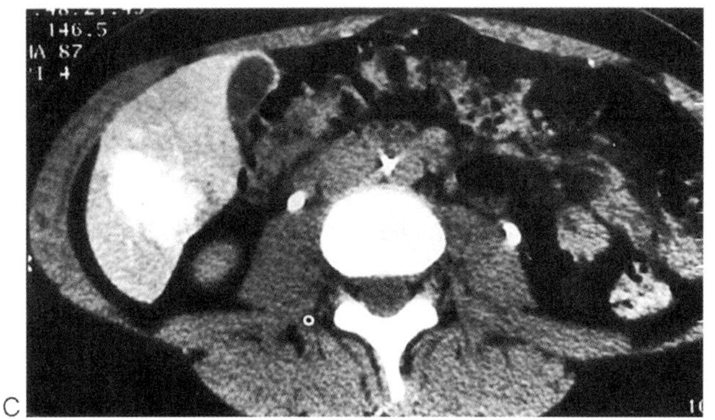
C

图6.16　肝Ⅵ段腺瘤。血管造影(A,B)显示早期明显强化,(C)注射对比剂后横断面CT显示病灶强化更为突出。

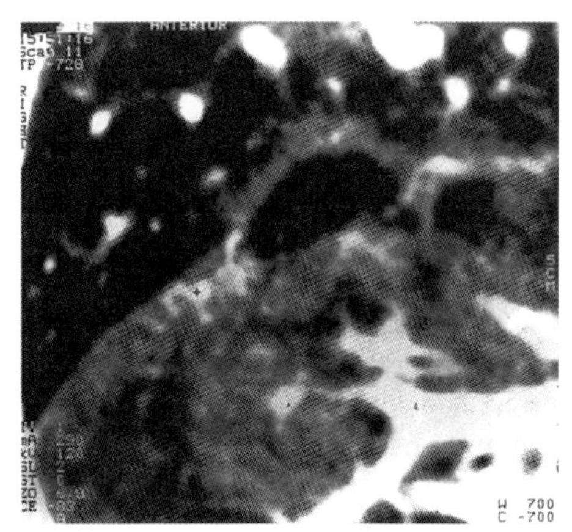

图6.17　29岁女性结节病3期无显著临床症状,亚段肺间质浸润伴毛玻璃影。

### 6.2.5　活体供者的影像学检查策略

已证实对活体肝移植供体候选人进行有步骤的影像学检查具有重要意义。对供体的影像学检查应在临床检查结束后进行,以避免不必要的放射损伤并降低成本。

如前所述,通过对可能用于预测肝体积的参数(如身高、体重、体表面积和体重指数及其任意组合)进行多因素分析,来进行肝体积判断是不可行的。目前,CT是用于检测供受体肝体积匹配程度的首选方法。超声用于探查病灶和鉴别诊断。

MRI可以作为第一步检查,它发现病灶和体积测量的准确性至少与CT增强扫描是一样的。MRCP拓展了MRI的诊断范围。

患有先天性胆道病变的患者,ERCP是显示胆道病变的金标准,但只在MRCP显示不清时才进行。

血管造影被认为是供体移植前最后采取的检查方法,因为与其他成像技术相比,该检查方法是有创性的。

### 6.2.6　展望

MRI是对活体肝移植供体进行评价的很有前景的一种成像方法。MRI可囊括所有的检查要求:体积测量、发现病灶及鉴别、MRCP和MRA。后两者目前还不如传统的ERCP和DSA精确。MRCP对中到重度病变可提供准确结果,并已经作为首选诊断方法,而这减少了对ERCP的需求。

尽管有些患者的MRA可以提供详细的肝血管解剖,但另有一些患者的检查结果不够全面。一次采集就可以获得动脉及静脉或门静脉的影像。胃左动脉和肝左动脉及其段分支的显示目前仍有问题。

可以想象,随着MRI技术的不断推进,一次采集就可以满足所有的诊断需要:肝实质、血管、胆管等所有活体亲体肝移植需要的影像信息。

## 6.3　术后影像学检查:并发症及器官再生

### 6.3.1　并发症

从活体供者的角度,手术过程就是一次在技术上有改进的规范的肝切除术。因此,术后并发症的发生率和病谱与肝切除术近似。

与肝Ⅳ段手术断面相关的并发症有三种:脓肿、胆汁瘤和血肿。CT和超声是诊断上述并发症的主要手段。脓肿的患者可以通过直接穿刺进行引流(图6.18)。严重的血肿应手术切除而不应首选介入治疗。不伴有感染的胆汁瘤仅需在出现临床症状和体征后再进行引流。

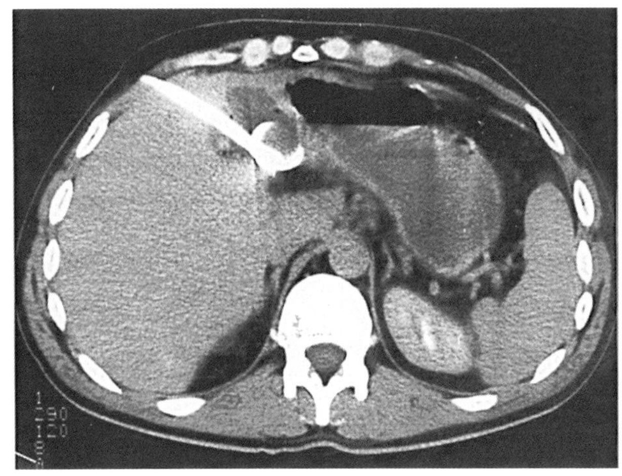

图6.18 28岁男性供肝术后,手术切缘下脓肿引流后的图像。

多普勒超声很容易显示儿童移植术后的血管并发症。流出道狭窄是血管造影的指征并可行介入治疗。门静脉狭窄可通过经皮经腔血管成形术治疗,但复发率高。

其他典型的术后并发症如肺栓塞需常规治疗。

在所有可能出现的并发症中,也存在一些极其罕见的并发症,如组织学证实的捐肝后的室管膜瘤(图6.19)。

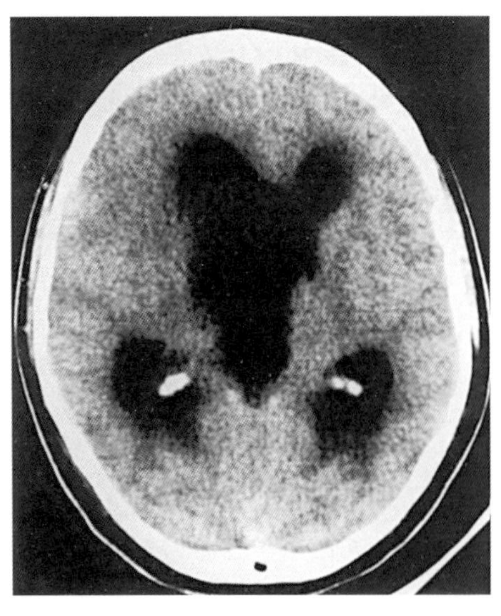

图6.19 横断CT显示失代偿良性室管膜瘤伴梗阻性脑积水。

## 6.3.2 第Ⅳ段

第Ⅳ段在肝左叶解剖中起着特殊的作用。其血供的多样性,造成术后与灌注相关的改变。在CT上,肝的第Ⅱ段、第Ⅲ段捐献后,30%~40%病例的第Ⅳ段的全部或部分呈低密度改变(图6.20),这与动脉血供无关。部分低密度影在术后6~12个月消失,全部低密度最终使第Ⅳ段萎缩(图6.21)。没有统计学显示第Ⅳ段萎缩后感染的发生率增加。

## 6.3.3 器官再生

从肝肿瘤切除术得到的经验可知,残肝于术后1年内可以再生。大约有75%捐献的肝体积可以得到恢复,肝容积与体表面积的比值为0.75 L/m²。

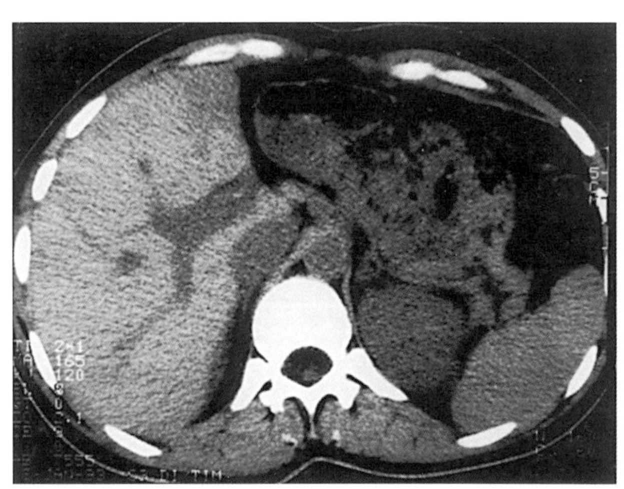

图6.20 肝的第Ⅳ段局限性低密度。

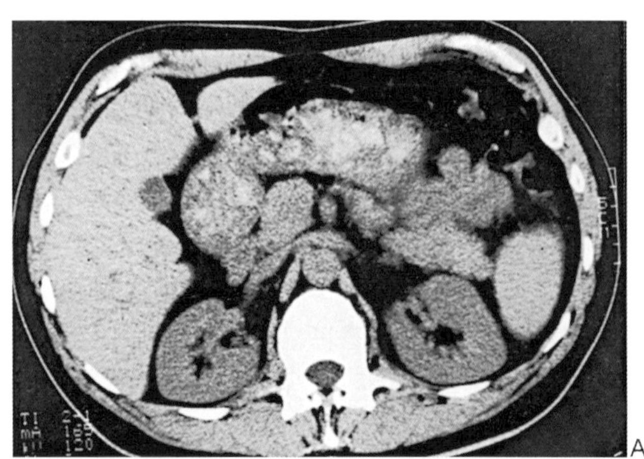

图6.21 (A)~(C) 32岁男性供肝术后第Ⅳ段的改变。第Ⅳ段的低密度区于术后12个月萎缩。在术前及术后3个月和12个月相同位置的CT横断扫描。

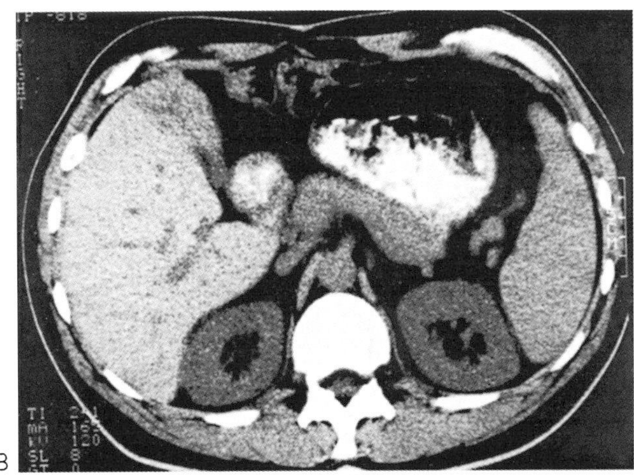
B

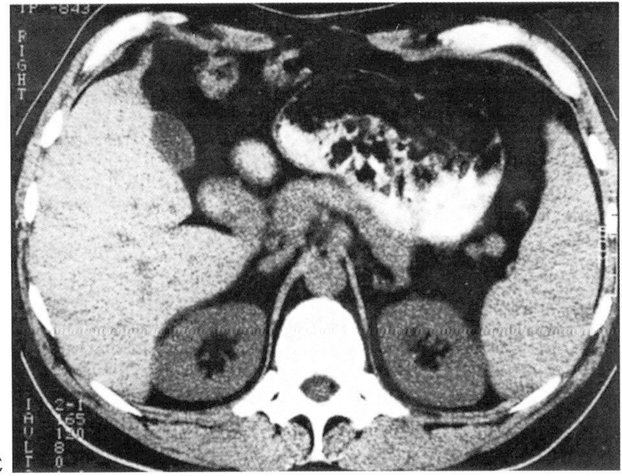
C

图6.21(续)

G. Krupski 著
姜滨 译 祁吉 校

## 参考文献


Broelsch CE, Whitington PF, Emond JC, Heffron TG, Thistlethwaite JR, Stevens L, Piper J, Whitington SH, Lichtor JL (1991) Liver transplantation in children from living related donors. Surgical technique and results. Ann Surg 214:428–437

Egawa H, Inomata Y, Uemoto S, Asonuma K, Kiuchi T, Okajima H, Yamaoka Y, Tanaka K (1997) Hepatic vein reconstruction in 152 living-related donor liver transplantation patients. Surgery 121:250–257

Heffron, TG, Anderson JG, Matamoros A, Pillen TJ, Antonson DL, Mack DR et al (1994) Preoperative evaluation of donor liver volume in pediatric living related liver transplantation: how accurate is it? Transplant Proc 26:135–138

Krupski G, Rogiers X, Nicolas V, Maas R, Malagó M, Broelsch CE, Bücheler E (1996) Computed tomography versus magnetic resonance imaging – aided volumetry of the left lateral segment before living related liver donation: a case report. Liver Transplant Surg 2:388–390

Krupski G, Rogiers X, Nicolas V, Maas R, Malagó M, Broelsch CE, Bücheler E (1997) The impact of the arterial vascular supply to segment IV in LRLTx. Fortschr Röntgenstr 166:399–402

Miyazaki T, Yamashita Y, Tsuchigame T, Yamamoto H, Urata J, Takahashi M (1996) MR cholangiopancreatography using HASTE (half-Fourier acquisition single-shot turbo spin-echo) sequences. AJR 166:1297–1303

Morimoto T, Ichimiya M, Tanaka A, Ikai I, Yamamoto Y, Nakamura Y, Takada Y, Inomata Y, Honda K, Inamoto T, Tanaka T, Yamoka Y (1996) Guidelines for donor selection and an overview of the donor operation in living related liver transplantation. Transplant Int 9:208–213

Sterneck M, Nischwitz U, Burdelski M, Kjer S, Rogiers X, Broelsch CE (1996) Donor selection for LRLTx in children. Dtsch Med Wochenschr 121:189–194

van Leeuwen MS, Fernandez MA, van Es HW, Stokking R, Dillon EH, Feldberg MA (1994) Variations in venous and segmental anatomy of the liver: two- and three-dimensional MR imaging in healthy volunteers. AJR 126:1337–1345

# 第5部分

# 成人肝脏移植

# 第 7 章　肝移植受体的适应证与病理总论

## 本章大纲



## 7.1　肝移植受者的选择概况

在过去的 10 年中,由于有效的免疫抑制剂的问世和外科手术技术的日益精湛,肝移植的效果取得了很大的改善。目前,人们已形成共识,肝移植是治疗不可逆急、慢性肝病的有效方法,其 1 年和 5 年存活率分别为 70% ~90% 和 50% ~70%。因此,肝移植适应证也一再扩大,实施肝移植的病例数越来越多。然而,由于当前供肝远远不能满足需要,等待肝移植的患者日益增多,因此建立一套严格的、能被大家认可的肝移植受者的选择标准至关重要。此外,受者等待时间的延长,可能致使更加难以甄选肝移植的最佳时机。将来,有必要在患者实际需要肝移植之前就将其列入等待名单上,以确保及时进行肝移植。

成年人需行肝移植的肝病可分为五类:终末期慢性实质性肝病,终末期慢性胆汁淤积性肝病,急性肝功能衰竭,肝脏肿瘤以及代谢性肝病。

## 7.2　慢性实质性肝病的肝移植

终末期慢性肝病大约占全部肝移植的 2/3(图 7.1)。慢性肝病患者肝移植的适宜时机是预计存活期不超过 1 ~2 年,但尚未发生增加肝移植手术风险的主要并发症。过去一般采用 Child-Pugh 评分预测肝硬化患者施行分流术的风险(表 7.1)。该评分应用简便,亦可用于粗略估计肝移植的需要。一般来说,Child C 级的患者需马上行肝移植术,而 Child B 级的患者则可列入肝移植等待名单里。为了更准确地预测肝病的自然病程,选择适宜的肝移植时机,应考虑采用更多的判断指标,而且,对实质性和胆汁淤积性肝病患者应采用不同的判定标准。

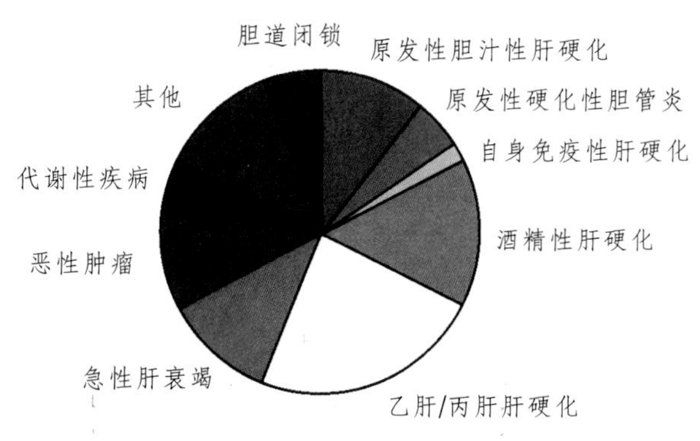


**图 7.1**　肝移植的适应证(欧洲肝移植登记记录 1988 年 1 月 ~1996 年 12 月)。

表7.1 Child-Pugh 分级指标

| 指标 | 1分 | 2分 | 3分 |
|---|---|---|---|
| 胆红素(mg/dL) | £ 2 | 2 - 3 | +3 |
| PBC/PSC* | £ 4 | 4 - 10 | +10 |
| 白蛋白(g/dL) | +3.5 | 2.8 - 3.5 | <2.8 |
| INR | £ 1.7 | 1.8 - 2.3 | +2.3 |
| 腹水 | 无 | 轻度 | 中度 |
| 肝性脑病 | 无 | 1 - 2 级 | 3 - 4 级 |

Child-Pugh 分级:A 级,5 - 6 分;B 级,7 - 9 分;C 级,10 - 15 分;INR:国际标准化比率。

* 对于 PBC 及 PSC 患者,胆红素水平的评分标准高于终末期实质性肝病。

最常见的实质性肝病包括乙型肝炎或丙型肝炎、酒精性肝病以及自身免疫性肝病。血色素沉着病及 $\alpha_1$ 抗胰蛋白酶缺乏症罕见。通常,肝脏合成功能受损、出现门脉高压并发症时应考虑施行肝移植术(表7.2)。评估肝脏合成功能的生化指标包括血清白蛋白、胆固醇、国际标准化比率及凝血因子Ⅴ和ATⅢ。此外,动态肝功试验,如利多卡因代谢物生成试验(MEGX)以及半乳糖耐量也有助评估,但不作为必需的诊断指标。门脉高压并发症包括食管或胃底静脉曲张破裂出血、腹水及肝性脑病(表7.2)。

表7.2 终末期实质性肝病患者肝移植的适应证

| |
|---|
| 分类因素 |
| 肝脏合成功能受损(INR >1.5,白蛋白 <3.0g/dL,胆碱酯酶 <2500 U/L) |
| 加上 |
| 门脉高压并发症(腹水、食管或胃底静脉曲张、肝性脑病) |
| 其他因素 |
| 进行性营养不良 |
| 慢性乏力及虚弱 |
| 小肝细胞癌进展 |
| 肝肺综合征 |
| 肝肾综合征 |

需要强调的是,对于复发性静脉曲张破裂出血或顽固性腹水的患者,若肝脏合成功能尚处于代偿期,应考虑行分流术而非行肝移植术。短期内肝脏合成功能可能恶化需要进行肝移植的患者,通常优先考虑经颈静脉肝内门体分流术(TIPS),而非外科分流术。TIPS 术通过血管造影避免了分流手术的风险,支架可在肝移植术时随着移植物的置入而移除。然而,TIPS 术后一年内发生闭塞或狭窄的风险很高,因此,TIPS 应被看做是等待肝移植期间过渡性的临时治疗手段。

除了经典的肝移植适应证(如肝脏合成功能下降同时有门脉高压并发症)外,废用性肌萎缩、重度慢性乏力、虚弱及肝肾或肝肺综合征也应考虑行肝移植术。

### 7.2.1 酒精性肝病

过去10年里,酒精性肝病患者行肝移植的比例越来越高。目前,在欧洲和美国,因酒精性肝硬化行肝移植术者约占全部肝移植病例的15%,该病与丙型肝炎肝硬化成为成人肝移植最常见的适应证(欧洲肝移植数据库1988 - 1996,图7.1)。然而,由于供肝短缺、存在复发风险以及移植所需的高额费用,对将酒精性肝病列入肝移植的适应证仍存在争论。大多数移植中心对酒精性肝硬化患者制定了严格的入选标准。通常,至少需戒酒6个月后才能施行肝移植。在作者的研究所,通过监测血清乙醇、甲醇及碳水化合物缺乏性转铁蛋白水平(CDT)来判断戒酒时间。此外,良好的社会支持系统、患者本人对嗜酒的认可程度、社会角色及稳定性如职业、永久居所以及婚姻状况都是必需的判断参数。但是所有上述指标,包括术前戒酒都无法预测术后长期戒酒的情况。欧洲和美国一些移植中心的经验显示:尽管对病例入选有严格的选择,但仍有12% ~50%的患者在移植术后又开始饮酒。不过大多数患者只是短期性中量饮酒,且服药依从性好,因此很少发生移植物损害。酒精性肝病患者与那些由其他原因所致肝硬化的患者相比,其移植物5年存活率均相当,证实了这一结论(图7.2)。

在对酒精性肝硬化进行肝移植的病例和时机进行选择时,除需考虑长期戒酒与服药依从性外,还有几个方面也要考虑。许多严重失代偿的 Child C 级患者严格戒酒后,即使不行肝移植,肝功能也可恢复到代偿状态,而且若干年之内也未出现与肝病相关的并发症。这一恢复过程需要12个月以上,因此,从医学角度讲,肝移植前12个月就应开始戒酒。同时,也要考虑酒精对其他脏器的影响。还需要排除心肌病和酒精诱发的神经系统疾患,尤其是 Korsakow 综合征和 Wernick 病,并需与肝性脑病鉴别。

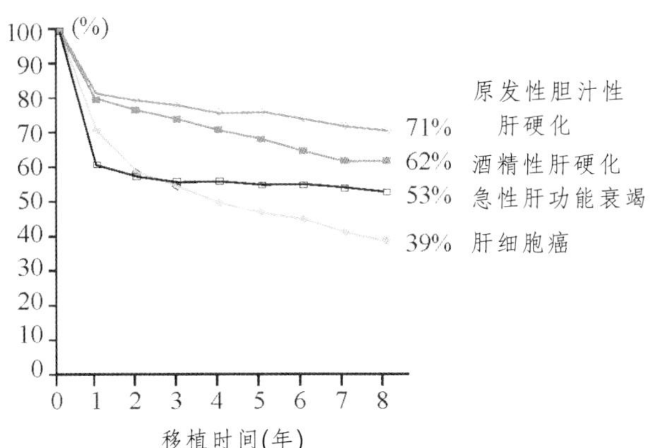


**图7.2** 根据初步诊断患者的存活率(欧洲肝移植登记记录1988年1月~1996年12月)。

## 7.2.2 乙型肝炎肝硬化

乙型肝炎病毒感染所致的肝硬化患者预后不佳。欧洲的一个大样本研究对349例代偿期肝功能A级的乙肝肝硬化患者进行了6年的随访。5年内发生肝硬化失代偿的累积风险高达23%。首次出现失代偿后,患者1年和5年存活率仅为60%和35%。除失代偿风险外,乙肝肝硬化患者每年还有1%~2%发展为肝细胞癌(HCC)。

乙肝患者肝移植后乙肝复发率很高,导致移植物和患者的存活率降低。因此其肝移植较为复杂。如不进行特殊治疗,移植术后1年内乙肝的复发率为30%~80%。由于免疫抑制剂可能刺激病毒复制,移植术后的HBV再感染通常进展迅速,很快会导致肝功能衰竭。慢性病程患者和移植前就有高水平HBV复制的患者复发的风险最高。所谓HBV高水平复制是指血清中存在高水平HBV DNA或血清HBeAg阳性。相反,低病毒复制、暴发性病程以及合并丁型肝炎的患者乙肝复发率低。由于HBeAg阳性的肝硬化患者移植后乙肝复发率高,预后不佳,过去许多移植中心未将其列为肝移植的适应证。

终生使用大剂量的HBV免疫球蛋白(HBIg)作为移植术后预防复发的标准方案的出台,大大降低了乙肝的复发率。然而,HBIg价格昂贵,且并不能完全防止乙肝的复发。同时,尽管应用了HBIg,高危患者复发率仍超过50%,因此,对这类患者进行肝移植尚未被广泛接受。

近来,一种新型的抑制病毒复制的药物拉米夫定和泛昔洛韦问世了。由于这类药没有明显毒副作用,有望用于HBV再感染的预防及治疗。除标准的HBIg预防方案外,高HBV血症的肝硬化患者可在肝移植术前使用抗病毒药,以降低血液中的HBV载量。一项临床研究的初步结果显示,对高危人群术前应用拉米夫定的确能降低乙肝复发率。目前还不能确定拉米夫定或泛昔洛韦将来是否能完全替代价格昂贵、需长期应用的HBIg方案。

迄今为止,只有α干扰素用于乙型肝炎的治疗。然而,干扰素对肝移植受者并不十分有效,而且可能通过诱导肝细胞表面HLA Ⅰ和Ⅱ的表达,增加排异反应的风险。另一方面,拉米夫定和泛昔洛韦似可改善移植术后乙型肝炎的预后。近期研究显示,拉米夫定可降低乙肝复发患者血液中的HBV病毒量及转氨酶水平。在作者所在的移植中心,由于应用拉米夫定,乙肝复发患者的移植物和患者存活率都有明显改善。但是,在一年的拉米夫定治疗期内,超过30%的免疫抑制患者出现耐药病毒株,导致病毒血症再发。虽然耐药株的选择性发生与乙肝临床症状恶化并没有必然联系,但耐药是否降低拉米夫定的长期疗效,现在还不得而知。

总之,由于供肝短缺及费用高昂,目前对HBeAg阳性或HBV DNA阳性的肝硬化患者是否可以施行肝移植术尚有争论。但是,不久的将来,新型的抗病毒药物可能会改善这些患者的预后,使其可能施行肝移植。

## 7.2.3 丙型肝炎肝硬化

丙肝肝硬化代偿期Child A级患者比乙肝肝硬化患者的预后好。前者在5年内发展成失代偿肝病的累积风险为18%。出现第一个并发症后,其5年存活率从91%下降到50%。不同于乙肝病毒,丙肝病毒尚未被证明是一种直接的癌基因,但丙肝进展为肝细胞癌(HCC)的风险却高于乙肝。在欧洲,每年有1.5%~3.0%的丙肝肝硬化患者发展为HCC。在日本,这一数字升高了两倍之多,这与很多患者在儿童期就感染丙肝有关。

与乙肝类似,丙肝患者肝移植术后也有很高的复发率。PCR法检测丙肝病毒血症的结果显示,几乎所有丙肝患者肝移植术后都可能复发。但与乙肝相比,复发的丙肝通常临床症状较轻,很少导致移植物衰竭。患者以及移植物的1年、5

年存活率与无病毒血症和良性慢性肝病而行肝移植的患者相差无几。然而，经过更长时间的随访发现，丙肝患者肝移植后可能发生进行性肝纤维化，并最终导致肝硬化复发及移植物功能衰竭。Gane 等人的一系列研究评估了丙肝患者移植术后 1 年和 5 年受体肝的组织学改变，结果显示，受体肝在研究期间肝炎进展，炎症改变逐渐加重，并发生进行性肝纤维化。此外，最近还发现有 5% 丙肝行肝移植患者发生严重的复发性肝炎及迅速进展的淤胆与纤维化。

迄今为止，仅考虑对进展性的复发性丙肝进行治疗。对复发性乙肝，由于 α 干扰素疗效低且有严重的副作用，不推荐用 α 干扰素单药治疗。α 干扰素与抗病毒药利巴韦林的联合用药似乎在降低肝酶方面有一定益处。另一方面，仅有几例报道病毒血症消失，而且通常是暂时性的。目前尚无联合治疗在移植物组织学的疗效方面的资料。

总之，丙肝肝移植患者 1 年和 5 年疗效并未因丙肝复发受到明显的影响。因此，完全可以将丙肝列入肝移植适应证。

### 7.2.4 自身免疫性肝硬化

由自身免疫性肝炎所致的肝硬化约占全部肝移植的5%。通常年轻女性易患此病。根据自身抗体[即抗核抗体(ANA)、抗平滑肌抗体(SMA)、肝肾膜抗体(LKM)或可溶性肝抗体(SLA)]阳性、典型的临床表现和慢性肝炎的组织学改变可做出诊断。大多数患者对皮质激素和硫唑嘌呤有良好反应，但有部分患者会出现病情进展并发生肝硬化。本病的肝移植指征与其他实质性肝病相同。

### 7.2.5 遗传性血色素沉着病

遗传性血色素沉着病是一种常染色体隐性遗传的代谢性疾病，其特点是铁吸收增加并沉积在肝脏、心脏、胰腺、关节、皮肤及内分泌腺体。中年男性肝硬化患者出现皮肤色素沉着、糖尿病及心肌病时，应考虑血色素沉着病。生化试验显示血清铁高达 300 ~6 000ng/mL，转铁蛋白饱和度高达 60% 以上。为了鉴别遗传性血色素沉着病与继发性含铁血黄素沉积症所致的肝脏铁负荷过多，过去需行肝活检测定肝脏铁浓度。而现在则可通过检测 HLA - H 基因的突变得以确诊，HLA - H 基因突变者 90% 以上可发生遗传性血色素沉着病。

关于血色素沉着病患者是否需行肝移植，要特别考虑两个因素：第一，伴发的心脏疾患在围术期可能因心率失常和充血性心衰导致严重问题。第二，血色素沉着病诱发的肝硬化发展至 HCC 的风险增加了约 200 倍。由于以上原因，血色素沉着病肝移植术后的存活率较其他肝病明显降低。而且，移植并不能纠正其代谢缺陷，因此移植肝可能发生铁的再蓄积。

### 7.2.6 $\alpha_1$ 抗胰蛋白酶缺乏症

$\alpha_1$ 抗胰蛋白酶的缺乏导致胰蛋白酶和其他蛋白酶缺乏抑制物，从而引起严重的肺部疾病，特别是肺气肿。$\alpha_1$ 抗胰蛋白酶缺乏症的 PiZZ 表型也可发生肝硬化。这是因 $\alpha_1$ 抗胰蛋白酶在肝脏蓄积而非血清 $\alpha_1$ 抗胰蛋白酶低水平所致。根据血清 $\alpha_1$ 抗胰蛋白酶低水平及 PiZZ 表型的检测可诊断本病。典型的肝活检结果为肝细胞浆内存在过碘酸 - 雪夫染色阳性小体。本病常在儿童早期发现，但在青少年及成年以前很少发生失代偿性肝病。约半数的肝硬化患者有肺脏累及，但病变一般较轻。出现常见的实质性肝病失代偿期的生化及临床征象时则应考虑肝移植，但应在进展期肺部疾病出现之前进行。移植术后，受者的表型很快就可转变成供者的表型，血清 $\alpha_1$ 抗胰蛋白酶水平恢复正常。

### 7.2.7 Wilson 病

Wilson 病是一种常染色体隐性遗传的代谢性疾病，可引起铜在肝、脑及角膜的沉积。最近证实 Wilson 病是由基因缺陷所致。这种基因产物是一种铜转移 ATP 酶。Wilson 病患者常在幼儿期就出现肝脏病变、神经和(或)精神症状。血清铜和铜蓝蛋白降低、高尿铜提示本病诊断。肝组织铜含量 >250mg/g 干重可确诊。铜在角膜沉积形成的 Kayser-Fleischer 环是其特异性体征。

Wilson 病患者出现失代偿性肝硬化或急性肝衰竭时，必须行肝移植术。此外，经保守治疗(包括免铜饮食、青霉胺、曲恩汀及锌制剂)无效的具有严重神经症状的患者，亦应行肝移植术。本病移植后预后良好，没有证据表明在肝或脑有铜的再次沉积。

### 7.2.8 巴 - 希综合征

巴 - 希综合征以大的肝静脉和(或)下腔静脉血栓性或非血栓性闭塞为特征,患者常表现为肝肿大及腹水。腹部超声多普勒、血管造影或 MRI 可确诊。肝活检显示中央小叶充血。起病可急可缓,出现肝硬化失代偿或出现急性或亚急性肝功能衰竭时应行肝移植术。肝移植术前应进行保守治疗。即使在巴 - 希综合征早期,溶栓治疗疗效也并不确切。仅对肝脏合成功能尚存且无肝性脑病的患者考虑行门腔分流术,以减轻肝脏的淤血。近来证实 TIPS 可在一段时间内改善门脉高压和肝脏合成功能,至少能使患者过渡到肝移植。TIPS 的成功施行需要至少有一支肝静脉是通畅的。进行肝移植前,应明确巴 - 希综合征的病因,这是因为,一半以上的巴 - 希综合征是由恶性肿瘤或骨髓异常增生综合征所致。其他常见病因包括血液高凝状态、口服避孕药及妊娠。

## 7.3 胆汁淤积性肝病的肝移植

成人需行肝移植的胆汁淤积性肝病包括原发性胆汁性肝硬化(PBC)、原发性硬化性胆管炎(PSC)和继发性胆汁性肝硬化。胆汁淤积性肝病的临床病程有别于实质性肝病,几乎不发生门脉高压及肝脏合成功能受损,或者仅在病程极晚期出现。因此,对实质性肝病患者和胆汁淤积性肝病患者,应采用不同的临床标准去评估行肝移植术的必要性和时机。

### 7.3.1 原发性胆汁性肝硬化

PBC 患者的肝内胆管呈进行性毁损,最可能的原因是自身免疫性损害过程。90% 的 PBC 患者为 40 ~60 岁的中年女性。典型的临床表现为皮肤瘙痒、乏力、缓慢进展的淤胆,最终进展为肝硬化失代偿。根据临床表现和血清抗线粒体抗体亚型 M2 (AMA M2)可诊断本病。后者对该病诊断的特异性为 96%,敏感性为 88%。组织学上典型而非特征性的改变,如胆管破坏和汇管区肉芽肿,可进一步支持诊断。

尽管 PBC 患者肝移植时平均年龄相对较大,但肝移植术后的预后却较其他肝病要好。欧洲移植地区报道,患者 1 年和 5 年存活率分别为 81% 和 76%(欧洲移植数据库 1/1988 - 12/1996)。

为预测 PBC 的自然病程,并据此优选移植时机,多种预后模式研究了不同的临床指标(表 7.3)。评估 PBC 患者生存率最重要的单一指标是血清胆红素。据报道,血清胆红素为 2mg/dL 的 PBC 患者平均生存期约为 49 个月,但如果血清胆红素升至 6mg/dL,生存期下降为 25 个月,而如果血清胆红素升至 10mg/dL,则生存期下降至 17 个月。此外,还有几种预后评分系统包括有更多的临床指标。最常用的是 Mayo 危险评分,这一评分系统的建立来自一项含 312 例患者的青霉胺治疗 PBC 的临床研究资料。随后应用该评分系统对 161 例肝移植患者进行了测试。Mayo 评分指标包括胆红素、年龄、血清白蛋白、凝血酶原时间以及是否存在水肿。评估是否需行肝移植术需要的不是单一指标,而是连续的风险参数。但是,该评分计算复杂,不宜于繁忙的临床医生进行床旁评分,而且该系统也不包括生存质量参数。一些 PBC 患者皮肤瘙痒严重,保守疗法不能控制,也可考虑肝移植。此外,PBC 患者发生极度疲劳的情况并不少见,亦为移植适应证。众所周知,肝源性骨营养不良在 PBC 患者尤为严重,但是否作为肝移植适应证尚有争议。尽管术后骨密度可以得到改善并维持一段时间,特别是应用无激素的免疫抑制方案时,但一旦使用了大剂量激素,骨密度通常在移植术后头 6 个月内降低。

**表 7.3 预测 PBC 和 PSC 患者存活期的独立临床指标**

| PBC 指标 | PSC 指标 |
|---|---|
| *胆红素*[a,b,c] | *胆红素*[d] |
| *年龄*[a,b] | *年龄*[d,e] |
| *白蛋白*[a,b] | *组织学分期*[d,e] |
| *凝血酶原时间*[a] | *脾肿大*[d,e] |
| *水肿*[a] | 肝肿大[e] |
| 静脉曲张出血[c] | 碱性磷酸酶[e] |
| 纤维化/硬化[b] | |
| 胆汁淤积[b] | |

斜体字所显示的指标包括在 Mayo 危险评分内。

[a]PBC 的 Mayo 危险评分。

[b]PBC 的欧洲危险评分。

[c]PBC 的 Oslo 危险评分。

[d]PSC 的 Mayo 危险评分。

[e]PSC 的 King's 学院危险评分。

总之,预后评分有助于评估 PBC 患者是否需要行肝移植,但在决定手术时也需考虑其他因素,如极度疲劳、瘙痒或肝源性骨营养不良。

### 7.3.2 原发性硬化性胆管炎

PSC 患者是由原因不明的慢性纤维化炎症导致的肝内和(或)肝外胆管串珠样改变及狭窄。与 PBC 不同,PSC 多累及 25 ~ 45 岁男性。70% 患者伴有慢性炎症性肠病,多为溃疡性结肠炎。PSC 典型的临床表现为反复发作的急性胆管炎,表现为右上腹疼痛、发热和黄疸。但大多数患者无明显症状,只是在溃疡性结肠炎筛查时发现碱性磷酸酶升高。胆管造影若发现胆管硬化及扩张区域可做出诊断。至少 2/3 的患者核周型抗中性粒细胞胞浆抗体(pANCA)阳性。组织学检查见小胆管周围密集的纤维组织,即所谓的洋葱皮样改变,可协助诊断。

PSC 的自然病程尚不十分清楚。该病通常呈持续性发展,亦可因胆管梗阻致胆管炎反复发作使病情恶化。如有可能,在较大的狭窄胆管通过内镜或放射介入放置支架或气囊扩张,一定时间内可以改善病情,但不能最终延缓病情进展。由于 PSC 患者临床病程的波动性,选择肝移植的时机较为困难。关于 PSC 肝移植后存活率的评估,与 PBC 一样已有几种预后判断模式。近来,在美国和英国,通过对 426 例 PSC 患者的研究,使 Mayo 危险评分更加严密和有效。该评分包括了血清胆红素、年龄、脾肿大和组织学分期等预后因素。该评分用于评估 PSC 存在的问题基本与前面讨论过的 PBC 相同。此外,以下两种情况不考虑应用该评分系统:一是因严重的梗阻性病变导致的并发症,经保守治疗无效,需行肝移植术;二是有合并发生胆管癌的风险。10% ~20% 的 PSC 患者合并胆管癌,而且随着病情发展,胆管癌的发病率增高。即使胆管造影时反复进行细胞学刷取和活检,亦难以对胆管癌做出早期诊断。PSC 一旦明确合并有胆管癌,肝移植术后第一年肿瘤复发率极高,故大多数移植中心不主张对这类患者施行肝移植术。

此外,溃疡性结肠炎也可影响肝移植时机。肠道疾病并不影响移植物功能,结肠炎在肝移植术后也很少恶化。然而,长期免疫抑制可能增加患结肠癌的风险,使得肝移植者更有必要及早进行结肠切除术。一般而言,肝移植术应在结肠切除之前进行,使得结肠切除术可在门脉高压缓解及凝血功能纠正后施行,从而降低手术风险。

总之,PSC 患者的肝移植时机很难确定。预后的评分可能有所帮助,但要考虑其他因素,如大胆管狭窄、复发性胆管炎及进展为胆管癌的风险。

## 7.4 急性肝功能衰竭的肝移植

急性肝功能衰竭(ALF)是指健康人突发的严重肝功能损害。最初和广泛认可的 ALF 定义是指在黄疸出现后 8 周内发生肝性脑病。引起 ALF 的原因很多,如 HBV 感染、对乙酰氨基酚毒性作用、特异性药物反应、毒蕈、致幻药、巴 - 希综合征和肝豆状核变性。但半数以上的 ALF 病因不明。

ALF 典型的临床表现是迅速加重的肝性脑病、并发脑水肿、血流动力学不稳定、凝血功能障碍、酸碱及电解质平衡紊乱,最终出现多器官功能衰竭。ALF 患者的病情恶化迅速,要求诊断和治疗必须快速、全面。通常保守治疗的预后不佳,据报道死亡率为 50% ~80%。肝移植可挽救 ALF 患者的生命,术后一年存活率达 60% ~90%。但总体而言,由于多器官功能衰竭,导致围术期死亡率较高,ALF 患者肝移植的预后较其他慢性肝病差(图 7.1)。

为提高术后疗效,应尽早识别不可逆的 ALF 并及时施行肝移植术。已有几项研究试图辨明预后评价标准。一些对病程没有影响的静态指标(如患者的年龄、肝病病因)以及动态指标(如脑病的分级、血清胆红素、凝血酶原时间或国际标准化比率、血肌酐、V 因子、动脉血 pH 值和 AFP)可用于评估 ALF 的预后。需注意的是,肝脏组织学不能作为有价值的判断预后的指标,这可能是因为 ALF 的坏死灶分布不均,会导致明显的抽样误差。

目前已制定了几种预后评分系统,可以预测 ALF 的自然病程。最常用的是 Clichy 标准和 King 学院标准(表 7.4 和表 7.5)。Clichy 标准(表 7.4)是基于 115 例因乙型肝炎导致的 ALF 患者的研究资料制定的。纳入的评估指标包括凝血因子 V、年龄和肝性脑病分期。King 学院标准(表 7.5)则是通过对 1973 - 1985 年间 588 例经保守治疗的 ALF 患者的回顾性分析后制定的。随后,对在英国的 145 例 ALF 患者进行了验证。鉴于 King 学院预后评分的准确性和易操作性,世界上大部分移植中心都采用这一评分。值得注意的是,对于对乙酰氨基酚毒副作用和其他原因所致的 ALF ，King 评分所用的指标不同。而且，与 Clichy 标准相反，King 标准考虑的是黄疸进展到肝性脑病出现的间隔时间而非肝性脑病分期。

**表 7.4　ALF 的肝移植适应证：Clichy 标准**

| |
|---|
| 肝性脑病 3 级或 4 级 |
| 和 |
| 30 岁以上的患者因子 V 水平 <30% |
| 或 |
| 30 岁以下的患者因子 V 水平 <20% |

**表 7.5　ALF 的肝移植适应证：King 学院标准**

| |
|---|
| 对乙酰氨基酚毒性作用所致的 ALF |
| pH <7.3（不论肝性脑病分期） |
| 或 |
| 凝血酶原时间 >100 s（INR >6.5）以及 |
| 血肌酐 >3.4mg/dL（3 或 4 期的肝性脑病） |
| 其他病因所致的 ALF |
| 凝血酶原时间 >100 s（不论肝性脑病分期） |
| 或 |
| 下列标准符合任何 3 项（不论肝性脑病分期） |
| 年龄小于 10 岁或 40 岁以上 |
| 病因学：非甲、非乙、非丙型肝炎，氟烷性肝炎，特异性药物反应 |
| 肝性脑病出现前黄疸持续时间 >7 天 |
| 凝血酶原时间 >50 s（INR >3.5） |
| 血清胆红素 >17.5mg/dL |

## 7.5　恶性肝脏肿瘤的肝移植

免疫抑制剂的应用使肿瘤的复发率很高，因此，对恶性肝脏肿瘤患者进行肝移植尚有争议。如有肝外转移依据，则不考虑肝移植术。

肝脏最常见的恶性肿瘤是肝细胞癌（HCC）。HCC 通常由肝硬化演变而来。HCC 的根治性治疗方法包括肝切除和肝移植。两种外科疗法的预后相当，因此，一般首选肝切除。HCC 是否能切除取决于解剖因素，如肿瘤的部位、大小以及瘤结节个数。此外，评估肝病的严重程度，以明确能否在切除病灶后保留足够的余肝而不发生术后肝功能衰竭，也是非常重要的。肝功能 C 级的肝硬化并发的 HCC 通常不能切除，而应考虑肝移植术。而肝功能 A 级的肝硬化只要能保留足够的余肝，通常都能耐受肝切除。

HCC 患者肝移植的疗效受到肿瘤复发的限制。与复发相关的预后因素有：肿瘤 >5cm，瘤结节 >3 个，淋巴结转移，血管侵犯，病变累及两叶及没有假包膜（表 7.6）。相反，单个瘤结节 <3 cm 的散发性 HCC 和纤维板层型 HCC 预后良好。术前有必要进行全面检查，包括腹部 CT、MRI 和（或）血管造影以及胸部 CT 及骨扫描，以正确进行肿瘤分期。目前，大多数移植中心对单发癌结节直径 <5cm 或三个结节而每个结节直径 <3cm 的 HCC 考虑行肝移植术。最近报道这类患者的 4 年无瘤生存率达 85%。

**表 7.6　与肝移植术后 HCC 低复发率相关的因素**

| |
|---|
| 散发性 HCC |
| 单个结节，直径 <5 cm 的 HCC |
| 2～3 个结节，直径 <3 cm 的 HCC |
| 单叶受累 |
| 无血管侵犯 |
| 纤维板层型肝癌 |
| 有假包膜 |

为降低 HCC 的复发率，人们探索了不同的辅助治疗方案，包括围术期化疗以及栓塞化疗。虽然迄今为止尚未证明上述方法有效，但由于肝移植等待时间漫长，移植前肿瘤进展的风险相当高，因此，在笔者所在的移植中心，通常于移植术前行栓塞化疗。

在 PSC 患者中，胆管癌（CCC）是最常见的恶性肿瘤。不幸的是，即使是小肿瘤，移植术后复发率也相当高。因此，目前大多数移植中心都不把 CCC 患者列为肝移植术适应证。

## 7.6　代谢性疾病的肝移植

在一些罕见病例中，肝移植可纠正定位于肝脏的先天性代谢紊乱。因此，即使肝脏本身不被累及，肝移植也可作为一种基因疗法治疗基础的全身性代谢紊乱。这些代谢性疾病有家族性高胆固醇血症、Refsum 综合征和原发性高草酸盐尿症 I 型。对前两种疾病，辅助性肝脏段位移植足以纠正基因缺陷。而高草酸盐尿症 I 型患者需行原位肝移植，否则，残存的原肝仍可产生致病物质草酸盐，致使病程进展。

## 7.7 肝移植的禁忌证

随着肝移植经验的增加,只有少数几种伴随疾病被列为肝移植的绝对禁忌证(表7.7)。进展期的心肺疾病、活动性未经治疗的脓毒血症、罕见的解剖学异常、AIDS和肝外恶性肿瘤明确为肝移植的禁忌证。然而,由于器官日益短缺,一些增加肝移植风险和与预后不良相关的因素被列为相对禁忌证。大多数移植中心认为,对HIV血清阳性、活动性细菌或病毒感染、胆管癌患者,以及酗酒者或吸毒者不应施行肝移植。对年龄超过65岁的患者一般也不建议行肝移植。此外,严重的废用性肌萎缩、极度虚弱、肾功能不全、复发性细菌性腹膜炎、重度肥胖以及长期住院或住ICU时间较长均会增加围术期的风险,若行肝移植,要考虑上述因素。

**表7.7 肝移植的禁忌证**

| |
|---|
| 绝对禁忌证 |
| 活动性脓毒血症 |
| 艾滋病 |
| 肝外恶性肿瘤 |
| 急性肝衰伴脑损害 |
| 解剖异常妨碍肝移植 |
| 相对禁忌证 |
| 嗜酒或吸毒 |
| 恶性肿瘤病史 |
| 进展期心肺疾病 |
| 年龄超过65岁 |
| 依从性差 |
| 重度肥胖 |
| 重度营养不良和虚弱 |

M. Sterneck 著

陈虹 张庆 译 沈中阳 王自法 校

### 参考文献


Allen MI, Deslauriers M, Andrews CW, Tipples GA, Walters KA, Tyrrell DL, Brown N, Condreay LD (1998) Identification and characterization of mutations in hepatitis B virus resistant to lamivudine. Lamivudine Clinical Investigation Group. Hepatology 27:1670-1677

Anand A, Ferraz-Neto B, Nightingale P, Mirza D, White A, McMaster P (1997a) Liver transplantation for alcoholic liver disease: evaluation of a selection protocol. Hepatology 25:1478-1484

Anand AC, Nightingale P, Neuberger JM (1997b) Early indicators of prognosis in fulminant hepatic failure: an assessment of the King's criteria. J Hepatol 26:62-68

Ascher NL, Lake JR, Emond JC, Roberts JP (1993) Liver transplantation for fulminant hepatic failure. Arch Surg 128:677-682

Ascher NL, Lake J, Emond J, Roberts J (1994) Liver transplantation for hepatitis C virus-related cirrhosis. Hepatology 20:24S-27S

Bax R, Hassler A, Luck W, Hefter H, Krageloh-Mann I, Neuhaus P, Emmrich P (1998) Cerebral manifestation of Wilson's disease successfully treated with liver transplantation. Neurology 51(3):863-865

Bellary S, Hassanein T, Van Thiel D (1995) Liver transplantation for Wilson's disease. J Hepatol 23(4):373-381

Berlakovich G, Steininger R, Herbst F, Barla M, Mittlbock M, Muhlbacher F (1994) Efficacy of liver transplantation for alcoholic cirrhosis with respect to recidivism and compliance. Transplantation 58:560-565

Bernuau J, Goudeau A, Poynard T, Dubois F, Lesage G, Yvonnet B, Degott C et al (1986) Multivariate analysis of prognostic factors in fulminant hepatitis B. Hepatology 6:648-651

Bismuth H, Sherlock D (1991) Portosystemic shunting versus liver transplantation for the Budd Chiari syndrome. Ann Surg 214:581-589

Bismuth H, Samuel D, Castaing D, Williams R, Pereira SP (1996) Liver transplantation in Europe for patients with acute liver failure. Semin Liver Dis 16:415-425

Bizollon T, Palazzo U, Ducerf C, Chevallier M, Elliott M, and Baulieux J (1997) Pilot study of the combination of with interferon alpha and ribavirin as therapy of recurrent hepatitis C after liver transplantation. Hepatology 26:500-504

Blum U, Rössle M, Haag K et al (1995) Budd-Chiari syndrome-technical, hemodynamic, and clinical results of treatment with transjugular intrahepatic portosystemic shunt. Radiology 197:805-811

Boker K, Dalley G, Bahr M, Maschek H, Tillmann H, Trautwein C (1997) Long-term outcome of hepatitis C virus infection after liver transplantation. Hepatology 25:203-210

Broome U, Olsson R, Loof L, Bodemar G, Hultcrantz R, Danielsson A (1996) Natural history and prognostic factors in 305 Swedish patients with primary sclerosing cholangitis. Gut 38:610-615

Burdelski M, Rodeck B, Latta A et al (1991) Treatment of inherited metabolic disorders by liver transplantation. J Inherit Metab Dis 14:604-618

Christensen E, Neuberger J, Crowe J, Altman D, Popper H, Portmann B, Doniach D (1985) Beneficial effect of azathioprine and prediction of prognosis in primary biliary cirrhosis: final result of an international trial. Gastroenterology 89:1084-1091

Dickson E, Grambsch P, Fleming T, Fisher L, Langworthy A (1989) Prognosis in primary biliary cirrhosis: model for decision making. Hepatology 10:1-7

Dickson E, Murtaugh P, Wiesner R, Grambsch P, Fleming T, Ludwig J (1992) Primary sclerosing cholangitis: refinement and validation of survival models. Gastroenterology 103:1893-1901

Dickson R, Caldwell S, Ishitani M, Lau J, Driscoll V, Stevenson W (1996) Clinical and histologic patterns of early graft failure due to recurrent hepatitis C in four patients after liver transplantation. Transplantation 61:701-705

Farrant J, Hayllar K, Wilkinson M, Kavani J, Portman B, Westaby D, William R (1991) Natural history and prognostic variables in primary sclerosing cholangitis. Gastroenterology 100:1710-1717

Farrell F, Nguyen M, Woodley S et al (1994) Outcome of liver transplantation in patients with hemochromatosis. Hepatology 20:404-410

Fattovich G, Giustina G, Schalm S (1995) Occurrence of hepatocellular carcinoma and decompensation in Western European patients with cirrhosis type B. Hepatology 21:77-82

Fattovich G, Giustina G, Degos F (1997) Morbidity and mortality in compensated cirrhosis type C: a retrospective follow-up study of 384 patients. Gastroenterology 112:463-472

Feder JN, Gnirke A, Thomas W, Tsuchihashi Z, Ruddy DA, Basava A, Dormishian F, Domingo R Jr, Ellis MC et al (1996) A novel MHC class I-like gene is mutated in patients with hereditary haemochromatosis. Nat Genet 13(4):399-408

Feray C, Samuel D, Gigou M, Paradis V, David M, Lemonnier C (1995) An open trial of interferon alpha recombinant for hepatitis C after liver transplantation: antiviral effects and risk of rejection. Hepatology 22:1084-1089

Fischer L, Sterneck M, Rogiers X (1999a) Lamivudine improves the prognosis of patients with hepatitis B after liver transplantation. Transplant Proc 32:2128-2130

Fischer L, Sterneck M, Valentin-Gamazo C, Feucht HH, Malagó M, and Broelsch CE (1999b) Treatment of severe recurrent hepatitis C after liver transplantation with ribavirin plus interferon alpha. Transplant Proc 31:494-495

Foster P, Fabrega F, Karademir S, Sankary H, Mital D, Williams J (1997) Prediction of abstinence from ethanol in alcoholic recipients following liver transplantation. Hepatology 25:1469-1477

Gane E, Portmann B, Naoumov N, Smith H, Underhill J, Donaldson P (1996) Long term outcome of hepatitis C infection after liver transplantation. N Engl J Med 334:815-820

Gordon F, Poterucha J, Germer J, Zein N, Batts K, Gross J (1997) Relationship between hepatitis C genotype and severity of recurrent hepatitis C after liver transplantation. Transplantation 63:1419-1423

Goss JA, Shackleton CR, Farmer DG, Arnaout WS, Seu P, Markowitz JS, Martin P, Stribling RJ, Goldstein LI, Busuttil RW (1997) Orthotopic liver transplantation for primary sclerosing cholangitis. A 12-year single center experience. Ann Surg 225(5):472-481

Grambsch P, Dickson E, Kaplan M, LeSage G, Fleming T, Langworthy A (1989) Extramural cross-validation of the Mayo primary biliary cirrhosis survival model establishes its generalizability. Hepatology 10:846-850

Greenson J, Svoboda-Newman S, Merlon R, Frank T (1996) Histologic progression of recurrent hepatitis C in liver transplant allografts. Am J Surg Pathol 20:731-738

Haffner D, Cochat P, Otto G, Steffen H, Schaerer K (1995) When should isolated liver transplantation be performed in primary hyperoxaluria type 1? Follow-up report of two children. Nephrol Dial Transplant 10 [Suppl 8]:47-52

Hay J (1993) Bone disease in liver transplant recipients. Gastroenterol Clin North Am 22:337-349

Hood J, Koep L, Peters R et al (1980) Liver transplantation for advanced liver disease with alpha-1-antitrypsin deficiency. N Engl J Med 302:272-275

Karvountzis GG, Redeker AG (1974) Relation of alpha-fetoprotein in acute hepatitis to severity and prognosis. Ann Intern Med 80:156-160

Krueger M, Tillmann HL, Trautwein C, Bode U, Oldhafer K, Maschek H, Boeker KH, Broelsch CE, Pichlmayr R, Manns MP (1996) Famciclovir treatment of hepatitis B virus recurrence after liver transplantation: a pilot study. Liver Transplant Surg 2:253-262

Markowitz JS, Martin P, Conrad AJ, Markmann JF, Seu P, Yersiz H, Goss JA, Schmidt P, Pakrasi A, Artinian L, Murray NG, Imagawa DK, Holt C, Goldstein LI, Stribling R, Busuttil RW (1998) Prophylaxis against hepatitis B recurrence following liver transplantation using combination lamivudine and hepatitis B immune globulin. Hepatology 28:585-589

Markus B, Dickson E, Grambsch P (1989) Efficacy of liver transplantation in patients with primary biliary cirrhosis. N Engl J Med 320:1709-1713

Marsh W, Dvorchik I, Subotin M, Balan V, Rakela J et al (1997) The prediction of risk of recurrence and time to recurrence of hepatocellular carcinoma after orthotopic liver transplantation: a pilot study. Hepatology 26:444-450

Mazzaferro V, Regalia E, Doci R, Andreola S, Pulvirenta A (1996) Liver transplantation for the treatment of small hepatocellular carcinomas in patients with cirrhosis. N Engl J Med 334:693-699

Miros M, Kerlin P, Walker N, Harper J, Lynch S, Strong R (1991) Predicting cholangiocarcinoma in patients with primary sclerosing cholangitis before transplantation. Gut 32:1369-1373

Nashan B, Schlitt H, Tusch G, Oldhafer K, Ringe B, Wagner S (1996) Biliary malignancies in primary sclerosing cholangitis: timing for liver transplantation. Hepatology 23:1105-1111

O'Grady JG, Alexander GJ, Hayllar KM, Williams R (1989) Early indicators of prognosis in fulminant hepatic failure (see comments). Gastroenterology 97:439-445

Osorio R, Ascher N, Avery M, Bacchetti P, Roberts J, Lake J (1994) Predicting recidivism after orthotopic liver transplantation for alcoholic liver disease. Hepatology 20:105-110

Perlmutter D (1991) The cellular basis for liver injury in alpha 1 antitrypsin deficiency. Hepatology 13:172-185

Poynard T, Barthelmy P, Fratte S, Boudjema K, Doffoel M, Vaniemmens C (1994) Evaluation of efficacy of liver transplantation in alcoholic cirrhosis by a case-control study and simulated controls. Lancet 344:502-507

Rössle M, Siegerstetter V, Huber M, Ochs A (1998) The first decade of transjugular intrahepatic portosystemic shunt (TIPS): state of the art. Liver 18:73-89

Rydning A, Schrumpf E, Abdelnoor M, Elgjo K, Jenssen E (1990) Factors of prognostic importance in primary biliary cirrhosis. Scand J Gastroenterol 25:119-126

Samuel D, Muller R, Alexander G, Fassati L, Ducot B, Benhamou JP, Bismuth H (1993) Liver transplantation in European patients with the hepatitis B surface antigen (see comments). N Engl J Med 329:1842-1847

Schluger L, Sheiner P, Thung S, Lau J, Min A, Wolf D (1996) Severe recurrent cholestatic hepatitis C following orthotopic liver transplantation. Hepatology 23:971-976

Shaked A, Colonna J, Goldstein L, Busuttil R (1992) The interrelation between sclerosing cholangitis and ulcerative colitis in patients undergoing liver transplantation. Ann Surg 215:598-605

Shakil AO, Dvorchik I, Fung JJ, Rakela J (1997) Liver transplantation for acute liver failure: outcome analysis. J Viral Hepatitis 4 (Suppl 1):107-110

Shapiro J, Smith H, and Schaffner F (1979) Serum bilirubin: a prognostic factor in primary biliary cirrhosis. Gut 20:137-140

Shetty K, Rybicki L, Carey W (1997) The Child-Pugh classification as a prognostic indicator for survival in primary sclerosing cholangitis. Hepatology 25:1049-1053

Sterneck M, Fischer L, Buggisch P, Malago M, Rogiers X, Burdelski M, Greten H, Broelsch CE (1996) Transplantation of complete and split liver grafts for patients with fulminant hepatic failure. German J Gastroenterol 34:795-800

Sternlieb I (1990) Perspectives of Wilson's disease. Hepatology 12:1234-1239

Tang H, Boulton R, Gunson B, Hubscher S, Neuberger J (1998) Patterns of alcohol consumption after liver transplantation. Gut 43:140-145

Terrault NA, Holland CC, Ferrell L, Hahn JA, Lake JR, Roberts JP, Ascher NL, Wright TL (1996) Interferon alpha for recurrent hepatitis B infection after liver transplantation. Liver Transplant Surg 2:132-138

Trey C, Davidson C (1979) The management of fulminant hepatic failure. Prog Liver Dis 3:282-290

Wiesner R, Grambsch P, Dickson E, Ludwig J, MacCarty R, Hunter E et al (1989) Primary sclerosing cholangitis: natural history, prognostic factors, and survival analysis. Hepatology 10:430-436

Wright HI, Gavaler JS, Van Theil DH (1992) Preliminary experience with alpha-2b-interferon therapy of viral hepatitis in liver allograft recipients. Transplantation 53:121-124

# 第 8 章 肝移植受体的影像学评估

本章大纲



## 8.1 移植前影像学评估的目的

在将患者列入移植等候名单之前,需要进行包括实验室检查和影像学检查在内的多项检查评估。其目的是发现不适于肝移植的疾病,另外是发现那些会对肝移植手术过程造成影响的疾病。通过检测心、肺、肾的功能变化评估每一位患者的围术期风险。

由于肝移植需要终生进行免疫抑制治疗,所以在移植术前必须除外所有感染性疾病。同样,移植术前排除恶性肿瘤也是很重要的,因为即使是早期恶性肿瘤,在使用免疫抑制治疗过程中肿瘤也会出现快速的生长。

肝硬化是肝移植最常见的适应证,而肝硬化都有发展成肝细胞癌的倾向,对于此类患者需要长期随访监测。Ⅰ期和Ⅱ期的小肝细胞癌可以通过肝移植得到治愈,而对于晚期 HCC 由于肝移植预后差,通常不考虑肝移植治疗。所以对于肝硬化患者移植术前监测肝细胞癌的发生和对肝细胞癌进行分期是十分重要的。

血管解剖对于肝移植受体不如肝切除患者重要。但一些基本的信息外科医生是需要了解的。由于肝移植至少需要吻合 4 条血管和重建 1 支胆道,所以了解这些血管的通畅性和血管的直径是很重要的。根据动脉的解剖情况,肝移植可以选择动脉重建或动脉搭桥。对于有门静脉血栓形成的患者,肝移植是不适宜的。在某些手术中心,通过门腔静脉吻合来提高移植术后门静脉血流。某些医院常常通过结扎脾动脉来提高移植后患者肝动脉的血流。

## 8.2 心肺功能的风险评估

移植术前要进行多项检查以评估患者围术期的风险(表8.1)。肝移植受体由于门静脉高压和低蛋

表 8.1　肝移植前推荐的诊断性检查

| |
|---|
| 实验室检查 |
| 心电图 |
| 心动超声 |
| 负荷试验(多巴酚丁胺超声造影,铊扫描) |
| 冠状动脉造影(必要时) |
| 胸部 X 线 |
| 动脉血气分析 |
| 肺活量检查(必要时) |
| 腹部多普勒超声检查 |
| 血管成像(CT 血管成像或 MR 血管成像) |
| 腹部 CT |
| 胸部 CT |
| 骨扫描 |
| 胃镜 |
| 结肠镜 |
| 骨密度 |
| 耳鼻喉、妇科、神经科会诊 |

白血症常常伴有腹水，腹水可引起膈肌升高，导致肺容量和胸壁顺应性减低。肝硬化晚期由于低蛋白血症、奇静脉系统高压或腹水沿胸腹膜交通作跨膈肌移动而出现胸腔积液。胸片可显示膈肌升高和胸腔积液（图8.1）。胸腔积液本身并不是肝移植的禁忌证。当出现低氧血症时，可通过胸腔穿刺引流胸腔积液，但其效果常常是一过性的。肝硬化患者还可合并慢性阻塞性肺病。即使不伴有肺部疾病或胸腔积液，一些肝移植受体也会出现低氧血症，肺内分流被认为是这些患者出现低氧血症的最主要原因。肝硬化患者肺内分肺内分流量可通过静脉注射$^{99m}$Tc-MAA后进行全身核素扫描得到精确判定。

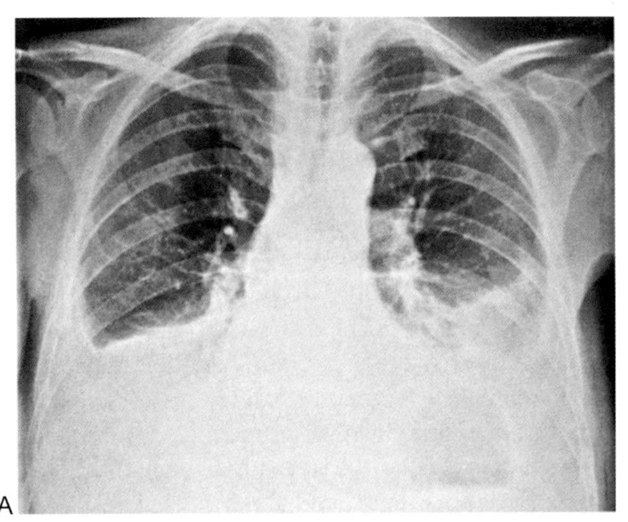


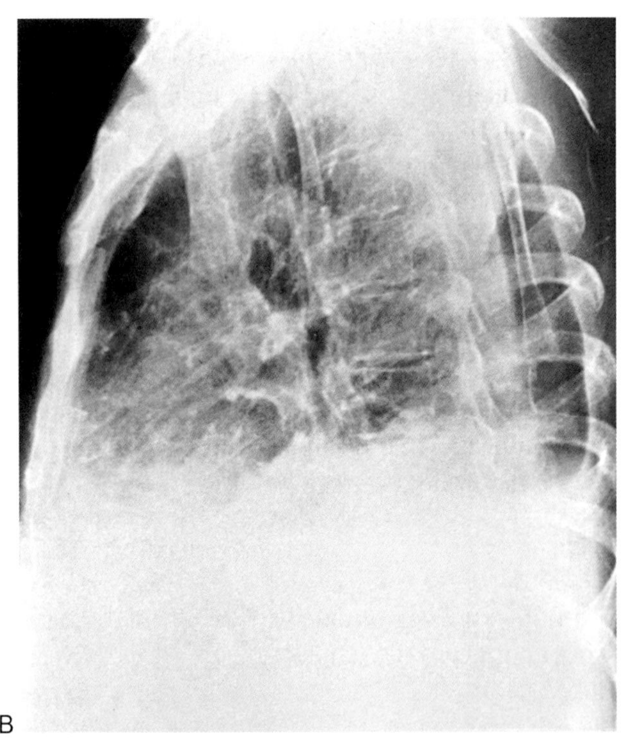


**图8.1** 一名肝硬化患者后前位（A）和侧位（B）的胸片。注意由于腹水和双侧胸腔积液引起的双侧膈肌升高。

门静脉-肺静脉分流现象早已为人们所知，并且已经通过尸体门静脉造影和经皮经肝门静脉造影得到证实。CT和MRI检查可以发现大的门静脉-肺静脉短路（图8.2）。虽然根据门静脉$pO_2$大约为50 mmHg，血红蛋白饱和度为70%，推测门静脉高压不会引发低氧血症，但是仍推测形成门静脉-肺静脉短路的机理与门静脉高压有关。

肝硬化患者肺血管阻力通常正常或较低，一旦胸片或心脏超声检查怀疑肺动脉高压，则需进行肺动脉插管检查。

在肝硬化晚期，心血管系统常常处于一种高血流动力学状态。20%~75%的肝硬化晚期患者出现心输出量的增加和全身血管阻力的减低。如果肝硬化患者应激心电图存在困难，可结合腺苷和铊的扫描来完成检查。心电门控多层螺旋CT检查和心脏MRI检查是用于冠状动脉疾病和心血管疾病的最新检查方法。必要时还需进行冠状动脉造影检查。晚期心血管疾病是肝移植的禁忌证，但心血管系统功能中度损害还是可以进行肝移植的。

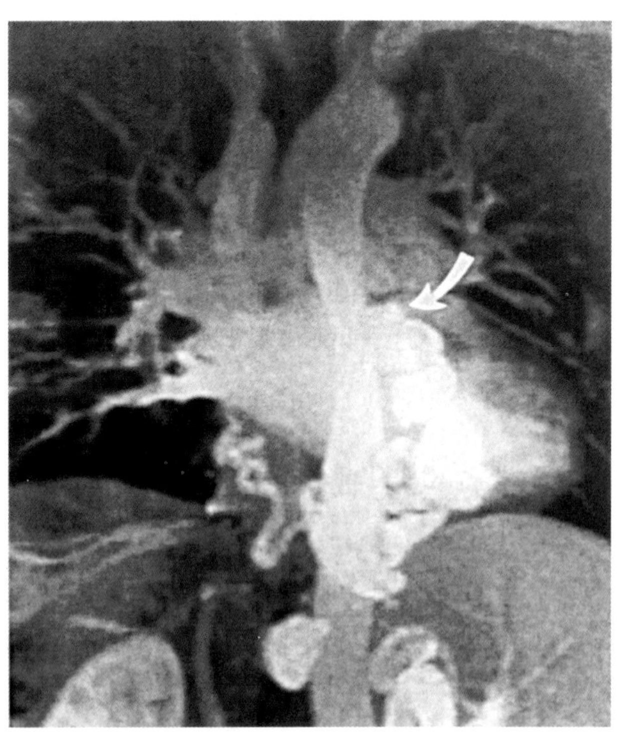

**图8.2** 一名女性肝硬化患者的胸部钆增强磁共振血管成像（冠状，MIP），显示多条食管曲张，并可见其中一条大的侧支血管汇入左侧肺静脉（弯箭头所示）。另外还可以观察到右肺的小片感染性病变。

## 8.3 排除感染性疾病

肝移植患者术前应由口腔医生和耳鼻喉医生进行检查以除外潜在的细菌和病毒感染。如果发现任何可疑感染问题，则需行鼻旁窦X线平片或CT检查。MRI检查对于急性细菌感染和慢性过敏性鼻窦炎的诊断更准确。

硬化性胆管炎患者，由于胆汁淤积，可导致细菌性胆管炎反复发作。一旦可疑胆管炎发生，可进行磁共振胆管成像，以除外可通过球囊扩张治疗的重度胆管狭窄。

影像学检查的次数通常取决于实验室检查的结果。通常于移植术前进行胸部X线检查以除外急性肺感染。移植术后短期内所有患者均应进行抗菌和抗真菌治疗。

## 8.4 排除肝外恶性肿瘤和肝脏恶性肿瘤的分期

恶性肿瘤的筛查方法包括胸腹部CT检查、全身骨骼核素扫描、胃镜和结肠镜检查。对于年龄超过45岁的女性患者建议行乳腺摄影检查。一些新的检查技术，如PET、全身MRI和多层螺旋CT将会逐渐应用于肿瘤的筛查。

由于肝硬化是肝移植最常见的适应证，所以对于肝移植受体肝细胞癌的筛查是一项非常重要的任务。对于肿瘤分期Ⅰ期和Ⅱ期的患者可采取肝移植或部分性肝切除进行治疗，而对于晚期肿瘤患者只能采取姑息治疗方法。

37%的肝细胞癌患者伴有肝外的转移。肺转移、淋巴结转移和溶骨性骨转移是最常见的转移瘤，另外也可出现腹膜后转移和肾上腺转移。由于肝硬化患者也常常出现淋巴结增大，所以诊断淋巴结转移是十分困难的。

关于肝细胞癌的诊断详见第10章。对肝细胞癌的首选检查方法通常是选用螺旋CT双期增强扫描。在采用CT动脉期扫描前，单纯门静脉期CT检查会漏诊许多富血供的肝细胞癌。另外还有一些医疗机构选用钆增强多期MRI检查对肝癌进行诊断。当肝癌的影像征象不典型时，许多医疗机构联合使用动脉性门静脉造影增强CT检查(CTAP)和肝动脉造影增强CT检查(CTHA)进行诊断。CTAP被认为是诊断肝肿瘤和转移瘤的金标准。通过观察肝内结节病变在CTAP和CTHA检查时灌注的类型，可以对结节病变的恶性程度进行评价。随着对比剂增强CT检查技术和动脉期增强CT检查技术的改进，CTAP检查的意义已经逐渐降低了。另外，在有些情况下，CTAP可出现假阳性的检查结果。肝硬化患者常常发生门静脉血栓。对于出现门静脉闭塞的患者，CTAP检查没有任何价值。

有预测认为氧化铁增强MRI检查会取代CTAP，成为肝癌检查的金标准。然而大多数研究者认为氧化铁增强MRI检查对肝癌的检出情况与CTAP的检查结果相同，并且多数医疗机构还是将CTAP作为肝癌检查的金标准。

## 8.5 血管解剖和血管疾病

### 8.5.1 动脉血供

外科医生认为最佳的受体动脉解剖是与教科书所描述的正常动脉解剖一致，腹腔干分叉部和肝总动脉分为肝固有动脉和胃十二指肠动脉的分叉部均解剖正常(图8.3)。在这种情况下，可以在肝总动脉

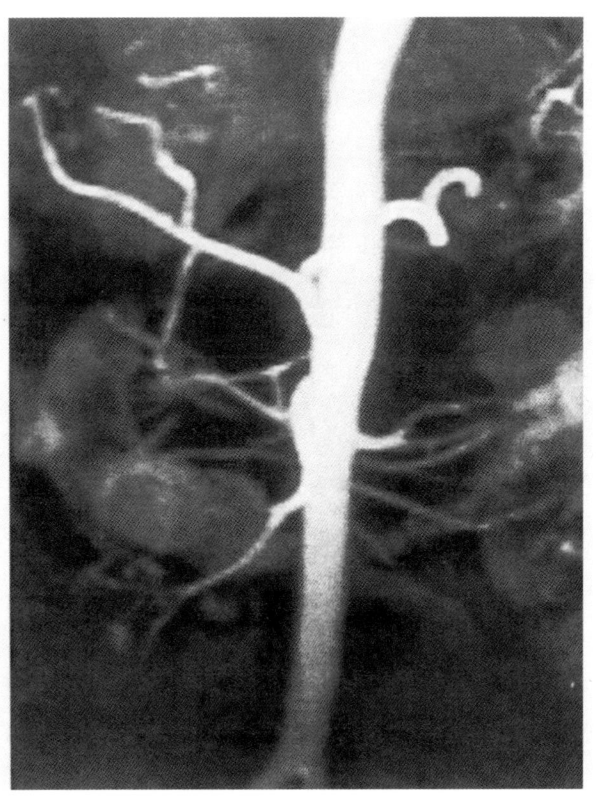

图8.3　一名肝硬化患者的钆增强磁共振血管成像显示正常的动脉解剖。胃十二指肠动脉起自肝总动脉，后者又分为肝左动脉和肝右动脉。

分叉部或左右肝动脉分叉部进行动脉吻合。但是这种正常动脉解剖的人群仅占所有人群的55%。

起自胃左动脉的替代肝左动脉或副肝左动脉是常见的动脉解剖变异之一(图8.4)。替代肝右动脉起自肠系膜上动脉也是常见变异之一。对于肝脏切除术而言,了解肝动脉的解剖细节是十分重要的,但对于肝移植术,其重要性相对减弱。但是当存在多支不同起源的肝动脉时,肝动脉直径往往较细小。当受体肝动脉直径较小时,往往需要利用腹腔干动脉进行吻合,以保障移植术后肝动脉血流充足。

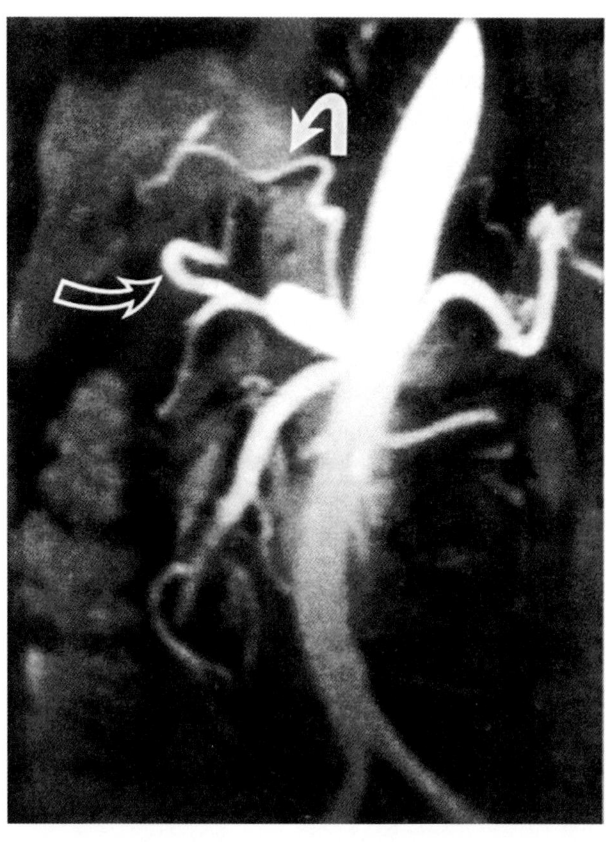

图8.4 另一名肝硬化患者的钆增强磁共振血管成像(左前斜位投影),显示常见血管变异:肝左动脉(弯箭头所示)直接起自腹腔干动脉,其余肝动脉(开放的箭头所示)供应肝右叶。

## 8.5.2 腹腔干狭窄

在等待肝移植的患者中,腹腔干狭窄的发生率为4%~10%。由于腹腔干动脉狭窄会引发肝移植术后肝动脉血栓形成,而肝动脉阻塞可导致移植肝脏出现致命性梗阻或胆道缺血性病变(参见第16章),因此术前发现腹腔干动脉狭窄是十分重要的。

腹腔干狭窄常常是由于膈肌下脚或正中弓状韧带压迫造成的。对于普通人群出现此种情况的意义还不是十分清楚。而对于肝移植患者,由于侧支循环形成较差,所以需要通过手术切开正中弓状韧带,解除其对腹腔干动脉的压迫。腹腔干动脉狭窄也可继发于动脉粥样硬化,这就要求改变动脉吻合部位或进行肝动脉-主动脉搭桥。在柏林的一组病例中,74例腹腔干动脉狭窄是由于动脉本身病变造成的,还有54例狭窄是由于外在韧带压迫造成的。

主动脉分支血管的狭窄可以通过动脉插管血管造影、CT血管成像或磁共振血管成像(图8.5)进行筛查。

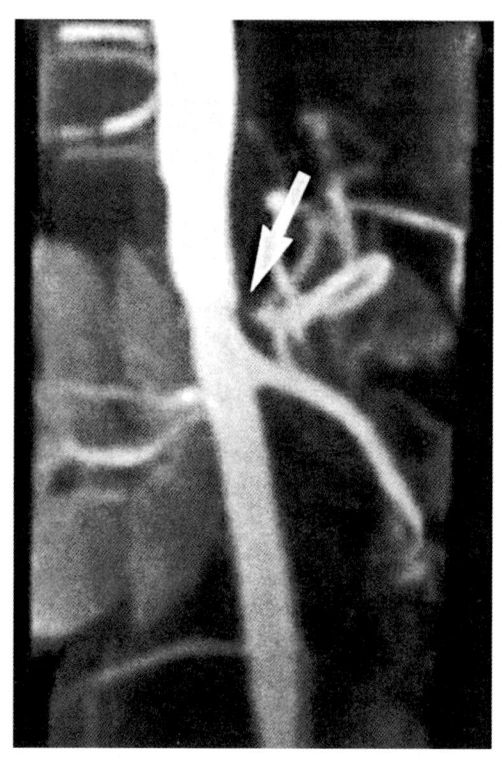

图8.5 一名等候肝移植的肝硬化患者钆增强磁共振血管成像。可见腹腔干动脉(箭头所示)重度狭窄。

## 8.5.3 脾动脉瘤

肝硬化患者发生脾动脉瘤的概率要高于正常人群。据报道,门静脉高压患者脾动脉瘤的发生率为7%~10%。在一组80例等待进行肝移植患者的术前评估中,有3例患者有脾动脉瘤。脾动脉高速血流被认为是脾动脉瘤的主要致病因素。首选手术切除动脉瘤,因为肝移植术后门静脉压力减小会引发脾动脉血流速度加快,从而导致动脉瘤破裂。另外也可以通过介入放射学治疗方法治疗脾动脉瘤(图8.6)。

如果超声检查未能发现,可通过动脉插管血管造影、CT血管成像或磁共振血管成像进行诊断。

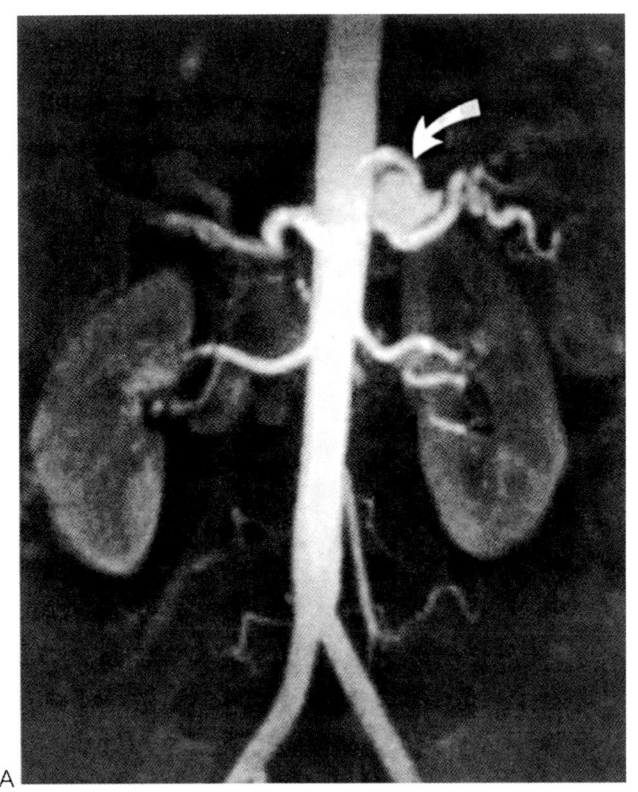

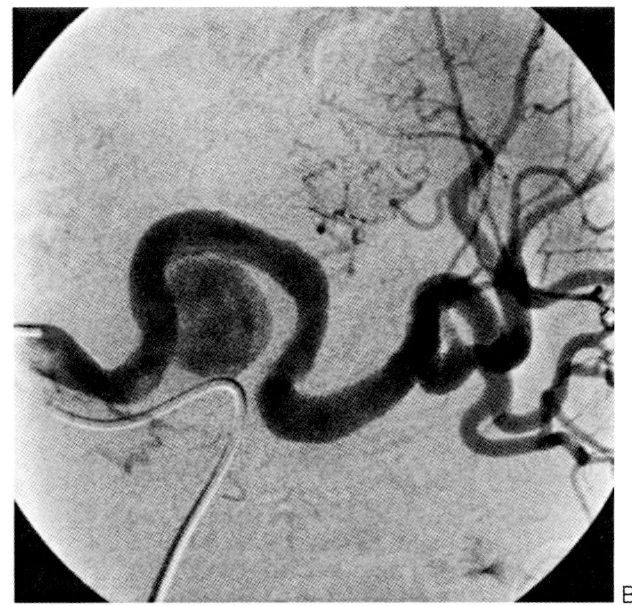

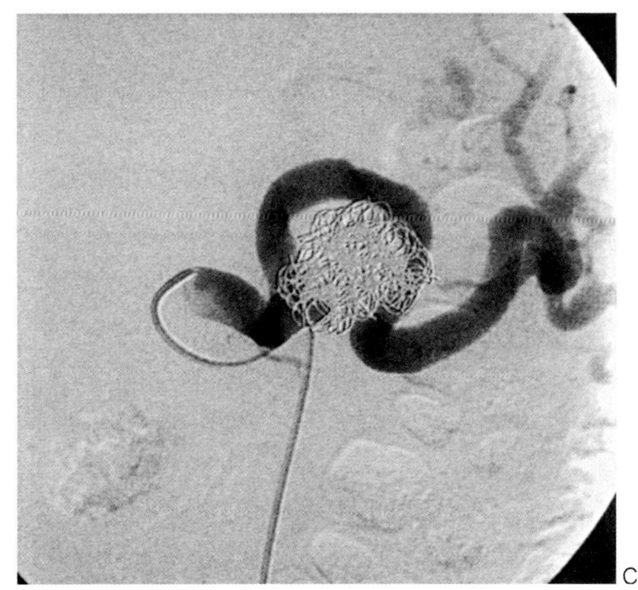

**图8.6** 一名等候肝移植的肝硬化患者钆增强磁共振血管成像(A)显示脾动脉瘤(箭头所示)。动脉 DSA(B)显示动脉瘤的开口部位,使用螺圈对动脉瘤进行栓塞(C)。

### 8.5.4 脾盗血综合征

脾盗血综合征是由 Langer 在进行腹腔干动脉插管造影时发现的。当出现脾盗血综合征时,腹腔干动脉血流大部分直接流入脾动脉,从而导致肝动脉灌注量明显减少。该症状的描述主要是基于临床经验总结而不是实验研究。柏林的外科医生报道了在肝移植术前可疑盗血综合征的患者术后出现了移植肝脏的缺血。首选螺圈栓塞脾动脉来提高肝动脉血流速度,但结果不令人满意。对于接受免疫抑制治疗的患者,该治疗方法会导致脾脓肿的发生。在柏林,脾切除术已被废除,取而代之的是脾动脉束扎的方法。然而很多外科医生对脾动脉盗血综合征还缺乏认识。

### 8.5.5 门静脉通畅性

门静脉血栓被认为是肝移植的相对禁忌证。在等待肝移植的患者中,门静脉血栓的发生率为4% ~ 6%。门静脉发育不全或门静脉硬化同样也会影响肝移植的成功。

肝移植的先驱者们认为,对于合并门静脉血栓的许多患者技术上可以进行肝移植。如果血栓仅累及一短段门静脉,可以选用常规的门静脉吻合方式或选用短的血管搭桥进行吻合。如果是一长段血栓,则需通过静脉搭桥吻合。这时就需要在获取供体肝脏的同时还要选取一段供体的髂静脉。如果门静脉血栓累及范围广泛并与血管壁粘连紧密,则失去了通过血栓清除术或血管搭桥进行治疗的机会,患者进行肝移植会由于不能建立门静脉血流而死亡。另外也有由于门静脉脆弱,缝合困难,导致患者出血死亡的报道。对等待肝移植的患者通过影像学方法评估门静脉的通畅性是十分重要的。了解门静脉的情况对于患者的选择和手术计划的制订都是很关键的。CT 和 MRI 检查都可以用来诊断门静脉血栓(图8.7)。

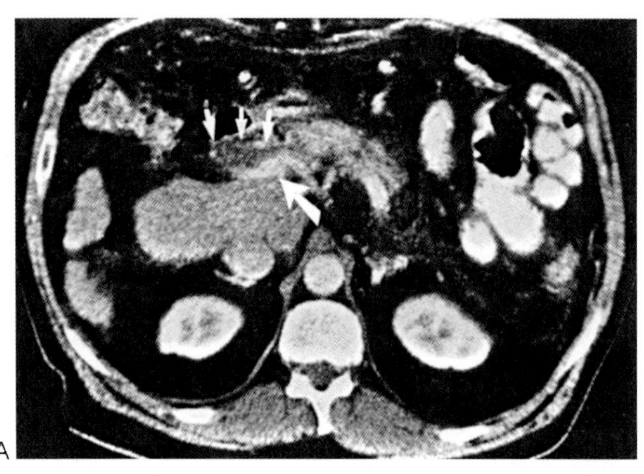


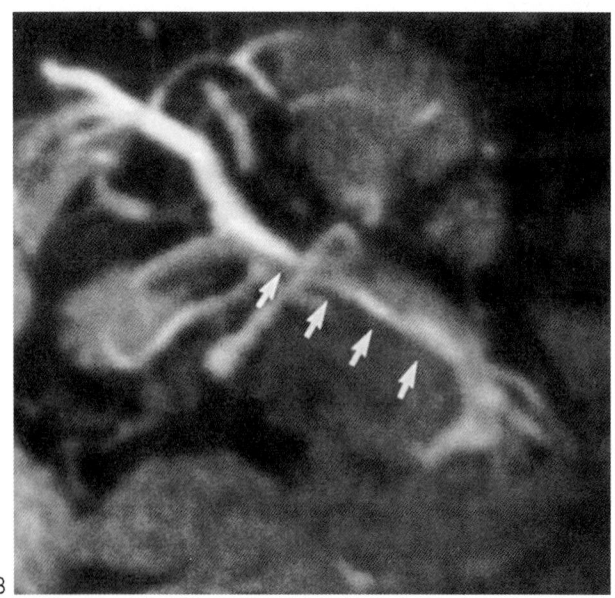


图8.7 (A)60岁患者,肝硬化伴有门静脉部分血栓形成。横断面CT显示门静脉血栓位于前壁(小箭头所示)。后部残存管腔内可见对比剂充盈(大箭头所示)。注意肝硬化引起肝尾叶增大。(B)钆增强磁共振血管成像同样也显示门静脉主干管腔变窄(小箭头所示)。

### 8.5.6 CT 血管成像与磁共振血管成像及动脉内数字减影血管造影(DSA)

通过导管插管并使用数字减影血管造影技术进行血管造影仍被认为是血管检查的金标准。DSA 检查空间分辨率是其他血管造影检查不可比的。而时间分辨率是导管血管造影检查更加重要的优势。通过 DSA 检查可以准确地显示门静脉系统血流方向和血流速度。但是导管血管造影检查是一种有创的检查方法,一些移植中心在原位肝移植术前不要求进行导管血管造影检查。多普勒超声是对内脏动脉和门静脉进行评估的一种无创检查方法,但对操作者依赖性强,对门静脉评估结果并不准确。CT 血管成像和核磁共振血管成像都被认为是有可能替代普通血管造影检查的最新检查技术。

对比增强磁共振血管成像超越了过去的技术,如时间飞越法和相位对比法。在原位肝移植术前进行对比增强磁共振血管成像检查,通常采用冠状 3D 梯度回波序列,在静脉注射钆对比剂后至少重复扫描两次。建议使用 MR 专用高压注射器进行对比剂注射,以进一步提高检查质量。一次屏气可采集的冠状层块的厚度为 120 mm。与扫描层块垂直走行的侧支血管则观察不到。

检查前食用高热量膳食有助于提高肠系膜上动脉和门静脉增强检查的图像质量。通常在磁共振血管成像检查前,患者不需要禁食。第一次图像采集于动脉期进行,以观察内脏动脉的情况。第二次采集用于获取门静脉系统的影像。图像后处理技术包括最大密度投影(MIP)和多平面重组。由于血管内对比剂呈明显的高信号,所以比较容易获取血管的影像。如果在对比剂到达主动脉弓前进行一次信号采集,对于颈动脉和周围动脉还可以利用数字减影后处理技术。但对于大部分腹部血管,该技术并没有意义,这是由于多期相获取的图像由于屏气的位置不同会导致图像不匹配。

动脉期磁共振血管成像可清楚显示肝动脉的血供情况以及腹腔干的狭窄。但由于磁共振血管成像空间分辨率低,一些管径较细的血管(如肝段动脉和胃左动脉)在大多数病例通常观察不到。在门静脉期影像上,门静脉及其分支、脾静脉和肠系膜上静脉,以及肾静脉和肝静脉均被对比剂充盈。另外一些门腔静脉的异常吻合支,如食道静脉曲张和脾肾分流也可以见到。而门腔静脉通过腹壁静脉的分流,通过再通的脐静脉或腹股沟静脉的分流,有可能由于这些血管位于检查区域之外而被漏诊。

将静脉期磁共振血管成像(磁共振静脉成像)与经导管门静脉造影检查进行比较的一组研究显示,门静脉成像对于除外门静脉系统病变具有较高的特异性,对于门静脉主干血栓诊断的敏感度为 86%。而对于门静脉肝内分支或肠系膜上静脉等小血管病变诊断的敏感度仅为42% ~61%。在另外一组研究中,将60例患者的磁共振血管成像与动脉性DSA相比较,结果显示95%患者的磁共振血管成像可以准确显示动脉解剖。而且在此研究中,门静脉磁共振血管成像的影像质量评分要高于动脉性DSA。在最新的一组包含36例门静脉血栓形成患者的研究中,也证明磁共振血管成像诊断正确率高于DSA:磁共振血管成像诊断的敏感度为100%,而DSA为91%;两种技术诊断的特异性分别为98%和100%。

对在肝移植术前进行CT血管成像检查的价值也已经有了评价。CT血管成像通常是静脉对比增强双期螺旋CT检查的一部分。在检查中,对肝脏进行两次扫描,分别为动脉期和门静脉期。图像后处理包括最大密度投影(MIP)或三维表面遮蔽显示。在重建MIP图像时,可以通过多种方式进行影像切割和重组,以消除骨骼的干扰。但这需要耗费时间,也是CT血管成像的主要缺点。CT在沿其扫描方向的横断面上具有较高的空间分辨率,但CT血管成像的图像质量主要取决于Z轴的分辨率和图像重建的计算方法。而Z轴的分辨率受扫描参数和重建参数的影响。

关于原位肝移植术前CT血管成像的价值的研究已经很多。在一组早期的研究中,115例等候肝移植的患者进行了CT血管成像检查,除个别患者由于扫描技术失败外,大多数患者通过CT血管成像可准确显示动脉的解剖结构。在同一医疗机构进一步的研究显示,双期螺旋CT扫描结合CT血管成像可以帮助制定手术入路和动脉吻合部位。由于CT血管成像可以清楚显示动脉解剖变异、腹腔干狭窄、门静脉血栓形成和脾动脉瘤,所以超过90%的患者根据CT检查结果制定的手术计划与实际移植操作相符合。在另外一组研究中,对50例等候肝移植的患者在术前进行了CT血管成像检查。大多数血管变异和肝脏肿瘤都得到了诊断,但该研究中仅有10例患者同时进行了DSA检查。另外一组35例伴有门静脉血栓或硬化的等候肝移植患者的回顾性研究,对CT血管成像的准确性进行了评估。CT检查还可以发现影响手术的门静脉钙化和条索样门静脉,并据此改变手术方法。

大多数作者同意,在肝移植术前的评估中,无创的血管检查技术(如CT血管成像和磁共振血管成像)可以代替导管血管造影检查。但柏林Charite医院的外科医生仍然要求在肝移植术前进行普通血管造影检查,因为他们认为脾动脉盗血综合征只能通过血管造影进行诊断。目前关于选用CT血管成像还是磁共振血管成像进行血管检查还没有定论,日常工作中主要还是根据不同医疗机构扫描设备的情况来决定。CT检查的优点是一次检查可以对肝脏肿瘤和血管病变进行诊断。当然,利用对比增强MRI检查除外肝脏肿瘤时,也可以同时进行磁共振血管成像,但是磁共振静脉成像的信噪比明显较差,所以更倾向于采用高质量的CT检查进行肝移植术前血管评估。

O. Rieker 著

陈光 译　祁吉 校

## 参考文献


Abelman WH, Frank NR, Gaensler EA, Cugell DN (1954) Effects of abdominal distention by ascites on lung volumes and ventilation. Arch Intern Med 93:528–540

Ayalon A, Wiesner R, Perkins J et al (1988) Splenic artery aneurysms in liver transplant patients. Transplantation 45:386–389

Bank ER, Thrall JH, Dantzker DR (1983) Radionuclide demonstration of intrapulmonary shunting in cirrhosis. AJR 140:967–969

Ba-Ssalamah A, Heinz-Peer G, Schima W et al (2000) Detection of focal hepatic lesions: comparison of unenhanced and SHU555A-enhanced MR imaging versus biphasic helical CTAP. J Magn Reson Imag 11:665–672

Born M, Layer G, Kreft B et al (1998) MRT, CT und CTAP in der Diagnostik maligner Lebertumoren bei Leberzirrhose. Fortschr Rontgenstr 168:567–572

Brancatelli G, Federle MP, Pealer K, Geller DA (2001) Portal venous thrombosis or sclerosis in liver transplantation candidates: preoperative CT findings and correlation with surgical procedure. Radiology 220:321–328

Choi D, Kim SH, Lim JH et al (2001) Preoperative detection of hepatocellular carcinoma: ferumoxides-enhanced MR imaging versus combined helical CT during arterial portography and CT hepatic arteriography. AJR 176:475–482

Dodd GD, Baron RL, Oliver JH et al (1997) Enlarged abdominal lymph nodes in end-stage cirrhosis: CT-histopathologic correlation in 507 patients. Radiology 203:127–130

Glauser FL (1990) Systemic hemodynamic and cardiac function changes in patients undergoing orthotopic liver transplantation. Chest 98:1210–1215

Hayashi M, Matsui O, Ueda K et al (1999) Correlation between the blood supply and grade af malignancy of hepatocellular nodules associated with liver cirrhosis: evaluation by CT during intraarterial injection of contrast medium. AJR 172:969–976

Hidajat N, Vogl TJ, Möller M et al (1996) Intravenöse Spiral-CT-Angiographie zur Evaluation vor orthotoper Lebertransplantation: Vergleiche zwischen Schnittbilddarstellung, MIP, dreidimensionaler Oberflächendarstellung und intraarterieller DSA. Fortschr Rontgenstr 165:445–451

Jang HJ, Lim JH, Park CK et al (2000) Hepatocellular carcinoma: Are combined CT during arterial portography and CT during hepatic arteriography in addition to triple-phase helical CT all necessary for preoperative evaluation? Radiology 215:373–380

Jurim O, Shaked A, Kiai K et al (1993) Celiac compression syndrome and liver transplantation. Ann Surg 218:10–12

Kanematsu M, Oliver JH, Carr B, Baron RL (1997) Hepatocellular carcinoma: the role of helical biphasic contrast-enhanced CT versus CT during arterial portography. Radiology 205:75–80

Katyal S, Oliver JH, Peterssson MS et al (2000) Extrahepatic metastases of hepatocellular carcinoma. Radiology 216:698–703

Kondo H, Kanematsu M, Hoshi H et al (2000) Preoperative detection of malignant hepatic tumors: comparison of combined methods of MR imaging with combined methods of CT. AJR 174:947–954

Kopka L, Vosshenrich R, Rodenwaldt J, Grabbe E (1998) Differences in injection rates on contrast-enhanced breath-hold three-dimensional MR angiography. AJR 170:345–348

Kopka L, Rodenwaldt J, Vosshenrich R et al (1999) Hepatic arterial blood supply: comparison of optimized dual phase contrast-enhanced three-dimensional MR angiography and digital subtraction angiography. Radiology 211:51–58

Kreft B, Strunk H, Flacke S et al (2000) Detection of thrombosis in the portal venous system: comparison of contrast-enhanced MR angiography with intraarterial digital subtraction angiography. Radiology 216:86–92

Krowka MJ, Cortese DA (1985) Pulmonary aspects of chronic liver disease and liver transplantation. Mayo Clin Proc 60:407–418

Langer R, Langer M, Neuhaus P et al (1990) Angiographische Diagnostik bei Lebertransplantation. Evaluation vor Transplantation. Digit Bilddiagn 10:62–66

Langer R, Langer M, Scholz A et al (1991) Stellenwert der Angiographie und radiologischen Intervention vor und nach Lebertransplantation. Fortschr Rontgenstr 155:416–422

Lerut J, Tzakis AG, Bron K et al (1986) Complications in venous reconstruction in human orthotopic liver transplantation. Ann Surg 205:404–414

Mai ML, Gonwa TA (1996): Pretransplantation evaluation: pulmonary, cardiac and renal. In: Busuttil RW, Klintmalm GB (eds) Transplantation of the liver. Saunders, Philadelphia, pp 307–314

Michels NA (1955) Blood supply and anatomy of the upper abdominal organs with a descriptive atlas. Lippencott, Philadelphia

Nghiem HV, Dimas CT, McVicar JP et al (1999) Impact of double helical CT and three-dimensional CT arteriography on surgical planning for hepatic transplantation. Abdom Imaging 24:278–284

Nunez D Jr, Russell E, Yrizarry J et al (1978) Portosystemic communications studied by transhepatic portography. Radiology 127:75–79

Oberholzer K, Kreitner K-F, Kalden P et al (2000) Kontrastverstärkte MR-Angiographie abdomineller Gefäße an einem 1,0 T-System. Fortschr Rontgenstr 172:134–138

Puttini M, Aseri P, Brambilla G et al (1982) Splenic artery aneurysms in portal hypertension. J Cardiovasc Surg 23:490–493

Sano A, Kuroda Y, Moriyasu F et al (1982) Porto-pulmonary venous anastomosis in portal hypertension demonstrated by percutaneous transhepatic cine-portography. Radiology 144:479–484

Schoenmackers J, Vieten H (1953) Porto-cavale und porto-pulmonale Anastomosen im postmortalen Portogramm. Fortschr Rontgenstr 79:488–498

Seneterre E, Taourel P, Bouvier Y et al (1996) Detection of hepatic metastases: ferumoxides-enhanced MR imaging versus unenhanced MR imaging and CT during arterial portography. Radiology 200:785–792

Settmacher U, Haase R, Heise M et al (1999) Variations of surgical reconstruction in liver transplantation depending on vasculature. Langenbecks Arch Surg 384:378–383

Smith PA, Klein SA, Heath DG et al (1998) Dual-phase spiral CT angiography with volumetric 3D rendering for preoperative liver transplant evaluation: preliminary observations. JCAT 22:868–874

Soyer P (1996) Will ferumoxides-enhanced MR imaging replace CT during arterial portography in the detection of hepatic metastases? Prologue to a promising future. Radiology 200:610–611

Stanley J, Fry W (1974) Pathogenesis and clinical significance of splenic artery aneurysms. Surgery 76:898–909

Stieber AC, Zetti G, Todo S et al (1991) The spectrum of portal vein thrombosis in liver transplantation. Ann Surg 213:199–206

Stone MJ (1996) Transplantation for primary hepatic malignancy. In: Busuttil RW, Klintmalm GB (eds) Transplantation of the liver. Saunders, Philadelphia, pp 120–129

Strotzer M, Gmeinwieser J, Schmidt J et al (1997) Diagnosis of liver metastases from colorectal adenocarcinoma. Comparison of spiral CTAP combined with intravenous contrast-enhanced spiral CT and SPIO-enhanced MR combined with plain MR imaging. Acta Radiol 38:986–992

Szilagyi D, Ryan RL, Elliot JP, Smith JP (1972) The celiac artery compression syndrome: does it exist? Surgery 72:849–863

Verma V, Cronin DC, Dachman AH (2001) Portal and mesenteric venous calcification in patients with advanced cirrhosis. AJR 176:489–492

Wilson MW, Hamilton BH, Dong Q et al (1998) Gadolinium – enhanced magnetic resonance venography of the portal venous system prior to transjugular intrahepatic portosystemic shunts and liver transplantation. Invest Radiol 33:644–652

Winter TC, Freeny PC, Nghiem HV et al (1995) Hepatic arterial anatomy in transplantation candidates: evaluation with three-dimensional CT arteriography. Radiology 195:363–370

# 第 9 章 原位肝移植术后胆道并发症的内镜治疗

## 本章大纲



## 9.1 引言

胆道并发症是引起同种异体移植肝脏功能障碍的重要原因。在移植术后早期,T 管的移位是造成胆汁流出不畅的最常见原因。后期,胆道狭窄、结石和壶腹功能障碍成为导致肝功能异常的主要原因。肝外胆道疾病需要与排斥反应所致的肝细胞功能障碍相鉴别。在许多超声多普勒提示肝动脉血栓的患者中,如怀疑胆道有问题,应做胆道造影进行证实。有 3 种胆道检查方法可供选择:内镜逆行胆胰管造影(ERCP)、经皮经肝胆道造影(或称 T 管造影,PTC)和磁共振胆胰管造影术(MRCP),这 3 种方法互为补充。MRCP 是一种完全无创性的检查,可以避免侵入性操作产生的不良后果,在以诊断为目的时是首选的方法。但该方法的缺点在于花费较高,而且当需要治疗梗阻时 MRCP 无法完成。近期,经皮介入技术被广泛用于原位肝移植术(OLT)后胆道并发症的诊断和治疗。然而,在过去的几年中,ERCP 已成为首选的方法。与 PTC 相比 ERCP 的优点在于:①符合生理;②并发症发生率低;③并发症种类较少;④患者更容易接受。但是,ERCP 并不能完全取代 PTC。实际上,对于以下几种情况,PTC 是唯一的非手术治疗方法:①处理采用胆总管空肠吻合时原位肝移植(OLT)术后的胆道并发症。②存在肝内胆道狭窄时的胆道并发症。③胆道对端吻合(CDCD)中内镜方式失败时的胆道并发症。虽然 PTC 对于各种胆道吻合方式都有效,但随着胆道对端吻合术的更广泛使用,内镜方法已成为非手术治疗 OLT 术后胆道并发症的首选方法。

肝移植患者的内镜治疗主要集中在处理术后胆道并发症方面。胆道并发症发生率为 10% ~30%。这些胆道并发症主要分为两类:一类是与胆汁渗漏相关的并发症(吻合口或 T 管部位),第二类是与胆管炎相关的并发症(胆管狭窄、结石、胆道淤渣、壶腹功能障碍等)。Hintze 等于 1997 年将胆道的缺血性损伤(ITBL)进一步分为 3 个亚型:Ⅰ 型,肝外胆道受累;Ⅱ 型,肝内胆道受累;Ⅲ 型,肝内肝外胆道均受累。胆道并发症的治疗需要多学科的医生协同工作,包括内镜科医生、放射科医生、肝病科医生和外科医生。对于绝大多数的胆道对端吻合(CDCD)或胆道胆囊吻合(CDCC)术后的胆道并发症,内镜治疗是首选的治疗方法,而在治疗胆总管空肠吻合术后胆道并发症时,PTC 或外科手术是基本的治疗方法。

## 9.2 内镜治疗原位肝移植术后胆道并发症

### 9.2.1 适应证

内镜可治疗的胆道对端吻合术后的胆道并发症包括:因 T 管移位或错位造成的胆汁渗漏或因疏忽、不经意造成的 T 管拔出而引起的胆汁渗漏;吻合口狭窄伴有或不伴有胆泥、结石或胆道淤渣及壶腹梗阻而引起的胆道梗阻;以及上述两种的组合。

### 9.2.2 禁忌证

除非 Roux-en-Y 襻不太长使内镜可以到达的情况外,内镜不能用于治疗胆总管空肠吻合术后的胆漏、出血、狭窄或其他原因导致的胆道梗阻等胆道并发症。内镜在治疗以下胆道并发症时作用有限:胆道对端吻合后因胆管坏死导致的较大的胆总管穿孔,Ⅱ型或Ⅲ型的胆道缺血性损伤(ITBL)导致的弥漫性、多发性或肝内胆道狭窄,严重的肝动脉血栓,以及胆道出血。

## 9.3 内镜治疗的原则

由于绝大多数采用胆道对端吻合的 OLT 术后胆道并发症可以通过内镜治疗,所以 ERCP 是首选的方法。我们常规使用一根 260cm 长,0.032 英寸(0.08mm)粗的 J 头超滑导丝导引下行套管插入术,以降低并发症的发生。将造影管插入胆道足够深后,行胆道造影。疑有胆道疾病时胆道造影常有如下表现:①胆管显示正常,可能是肝细胞功能障碍所致;②肝内胆道纤细,提示慢排或胆管消失综合征;③弥漫性肝外胆道扩张,不伴有梗阻,可能为壶腹功能障碍所致;④胆道吻合口或 T 管周围的造影剂外溢,提示胆汁瘤形成或胆汁渗漏;⑤胆泥、结石、淤渣或铸型形成,提示胆道缺血性损伤;⑥吻合口或非吻合口的狭窄导致的胆道部分或完全梗阻。

一旦明确了胆道的解剖和并发症情况,剩下的工作就是根据患者的个体情况制定治疗方案。内镜下行括约肌切开术同时放置或不放置支架对绝大部分胆汁渗漏、胆瘘和壶腹功能障碍患者有效,而胆道梗阻则需要进一步明确是属于管腔内型(结石、淤渣、胆泥或胆道铸型),管壁型(吻合口或非吻合口狭窄),还是二者同时存在。

## 9.4 胆漏的治疗

胆道树曾被称为原位肝移植术的致命弱点。胆汁渗漏通常发生在原位肝移植术后早期(术后 1 个月内),发生率可达 25%。胆汁渗漏发生部位多种多样,包括 T 管插入处、胆道吻合口处、减体积肝移植的切缘,偶尔还可见于以前未发现的副肝管。发生在 T 管插入部位的大多数渗漏,在 T 管未拔除前可以通过重新开放 T 管来治疗。胆道造影的作用是用来判定在不经意造成 T 管移出后如何最好地处理胆汁渗漏。如果无意间使 T 管移过早移出,在胆总管造成大的裂口或者在胆总管空肠吻合术后出现吻合口渗漏,首选治疗方法是经皮穿刺途径或外科手术修复。

其他的 T 管相关并发症包括将 T 管一移入胆囊管(图 9.1)或者不经意拔出。当发生 T 管不小心脱出时,可经皮置入胆道引流管,将胆汁从渗漏处引出。当 T 管部分脱出胆道时,可以使用原先引入移位 T 管的超滑导丝经皮置入另一根导管并将其引入胆道树替代该 T 管。如果 T 管在不经意下完全被拔出胆道,只要 T 管窦道已完全形成,仍可以在透视引导下进行更换。但是移植患者常常因免疫抑制而使窦道形成延迟。T 管移出后发生的持续胆汁渗漏需要放置鼻胆管引流管进行内镜治疗(图 9.1)或者通过内镜置管在胆道内置入支架治疗(图 9.2),可做或不做内镜下括约肌切开术(EPT)。漏出的胆汁常在肝下积聚形成胆汁瘤,可导致感染。少量积液在内镜下建立胆道引流后可自行消失,如果积液量较大,需在胆道引流的同时对胆汁瘤行穿刺引流(图 9.2)。一些患者奥迪括约肌功能障碍会加重胆汁渗漏,对这样的患者行括约肌切开术是有益的。

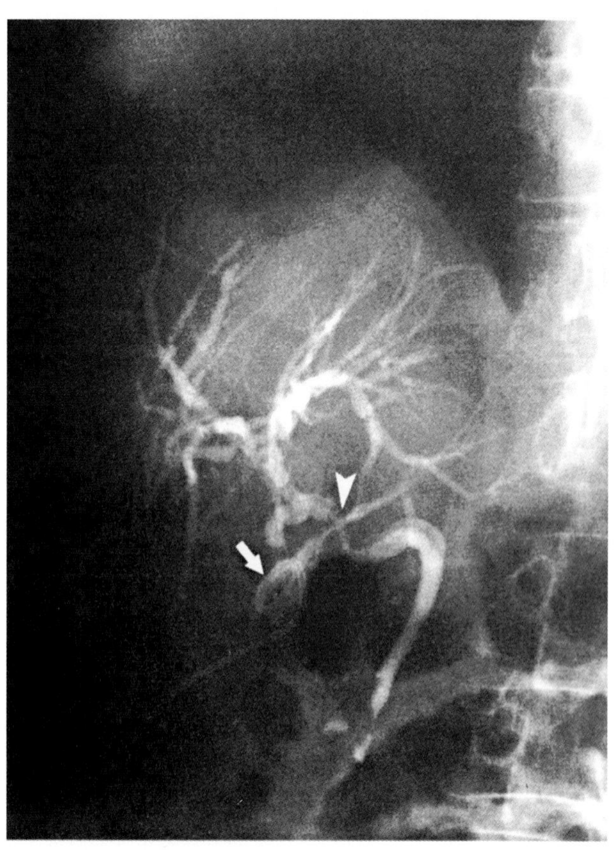

**图 9.1** 因 T 管移位(箭头所示)引起的原位肝移植术后胆漏(三角箭头所示)。

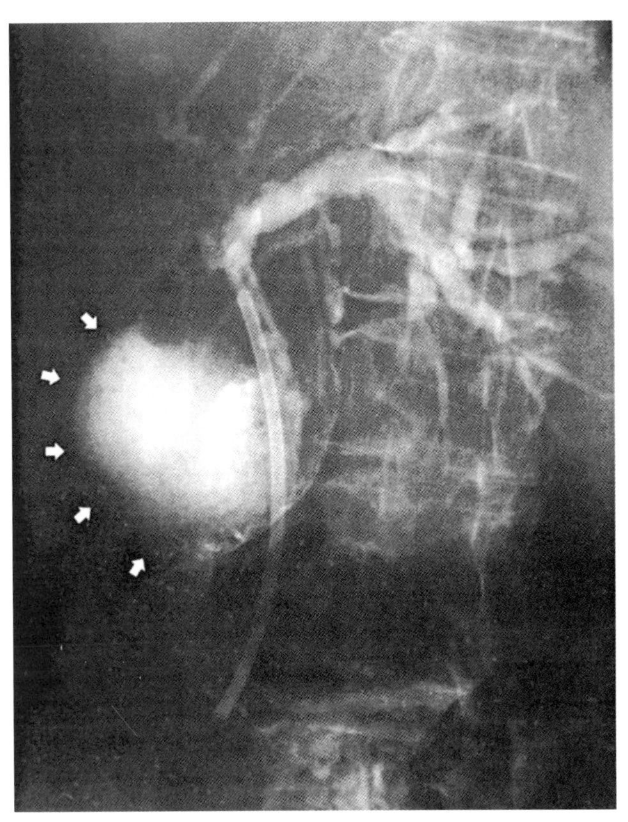

图 9.2　经内镜乳头括约肌切开放置支架治疗原位肝移植术后的胆汁渗漏伴胆汁瘤(箭头所示)。

Ostroff 等于 1990 报道了 12 例因 T 管移出后胆汁渗漏引起胆汁性腹膜炎的患者,经内镜放置 ENBD 引流后治愈,并提出这种治疗方法应作为第一线治疗方法。Wolfsen 等 1992 年对 9 例胆汁渗漏患者行经内镜乳头括约肌切开术,其中 7 例在 72 小时内胆汁渗漏停止。1993 年 Sherman 等评估了内镜对肝移植和其他肝胆外科手术后胆汁渗漏的治疗效果。在 18 例肝移植术后因不经意的 T 管移位或移出造成胆汁性腹膜炎的患者中,有 13 例行鼻胆管引流,有 2 例放置胆道支架,另有 3 例乳头切开后放置支架。13 例在其他肝胆外科手术后出现胆瘘患者行乳头括约肌切开术、放置胆道支架和(或)胆道取石进行治疗。胆瘘的关闭率在两组间差不多,分别为 94.4% 和92.3%,并发症发生率为 3.2%,30 日内死亡率为零。平均随访 9 个月,11.1% 的移植后患者出现胆道并发症。该作者在另一篇文章中报道了对内镜治疗安全性和有效性的研究结果,共收入 35 例胆汁性腹膜炎病例。其中 32 例患者在 T 管插入处存在胆汁渗漏,26 例通过鼻胆管引流治愈,5 名通过放置支架(做或不做 EPT)治愈。ENBD 后 5 天瘘口关闭。治疗的整体并发症率为 4%,死亡率 2%,长期治疗成功率为 94%。

## 9.5 胆道梗阻的治疗

### 9.5.1 胆道狭窄

胆道狭窄是原位肝移植术后胆道梗阻的最常见原因,可由移植术后的各种并发症所导致。胆道狭窄常发生在胆道吻合口的供体段,也可发生在更靠近胆管树的非吻合口部分。原位肝移植术后胆道狭窄分为 3 种:吻合口狭窄,肝门部胆道狭窄,弥漫性胆道狭窄。吻合口狭窄由技术性并发症或术后瘢痕形成所致(图 9.3)。非吻合口狭窄可由慢排、局部缺血或巨细胞病毒(CMV)感染引起。发生在移植后 3 个月内的非吻合口狭窄,一般与慢排或 CMV 感染无关。慢排或肝动脉血栓相关的肝动脉缺血偶尔可表现为吻合口狭窄或弥漫性狭窄。因此确定肝动脉是否通畅对于评估 OLT 术后胆道狭窄非常重要。

胆总管的对端吻合口是最常见的狭窄部位。这种狭窄通常出现较早(术后 2 ~ 6 个月内出现)。肝功能通常表现为无症状的肝酶升高,主要以 ALP 和 γ-GT 升高为主。偶尔有胆管炎的症状和体征;有些时候在常规的 B 超检查中可意外发现肝内胆道扩张。某些病例只能在组织学检查中发现胆管梗阻(即胆管增生、胆管周围炎或两者皆有)。只要怀疑存在胆道吻合口狭窄,就应该行胆道造影进一步明确。对于胆道对端吻合的病例,ERCP 是最常规的检查方法,PTC 则是胆总管空肠吻合的常规检查方法。吻合口狭窄的治疗方法包括外科手术行胆肠吻合和介入或内镜下行球囊扩张和放置支架。首选治疗方法应先行内镜球囊扩张,之后放置支架。导致球囊扩张的远期疗效不佳的因素包括:肝动脉血栓形成,在肝移植术后 3 个月内出现胆道狭窄,移植前诊断为原发性胆汁性肝硬化,移植物排斥反应,以及 CMV 感染。如果内镜治疗方法失败或内镜方法不易进行应采用经皮治疗方法,再次手术是最后的治疗方法,因为在免疫抑制的状态下,再次手术不但复杂而且还要面临可能出现并发症的风险。

Stratta 等于 1989 年首先报道了使用内镜方法治疗 OLT 术后的胆道狭窄。50 例胆道并发症的患者中,35 例胆肠吻合的患者行手术治疗,另外 15 例因胆道对端吻合口狭窄行内镜治疗。平均随访 13.2 个月,3/4 的患者恢复良好。Bourgeois 等于 1995 年报道了使用内镜方法对23例行胆道对端吻合术后

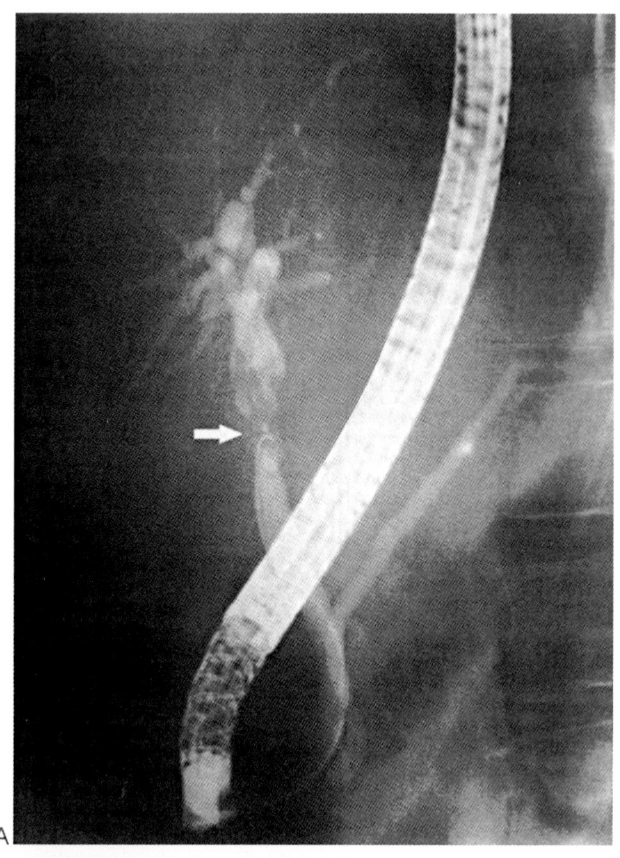

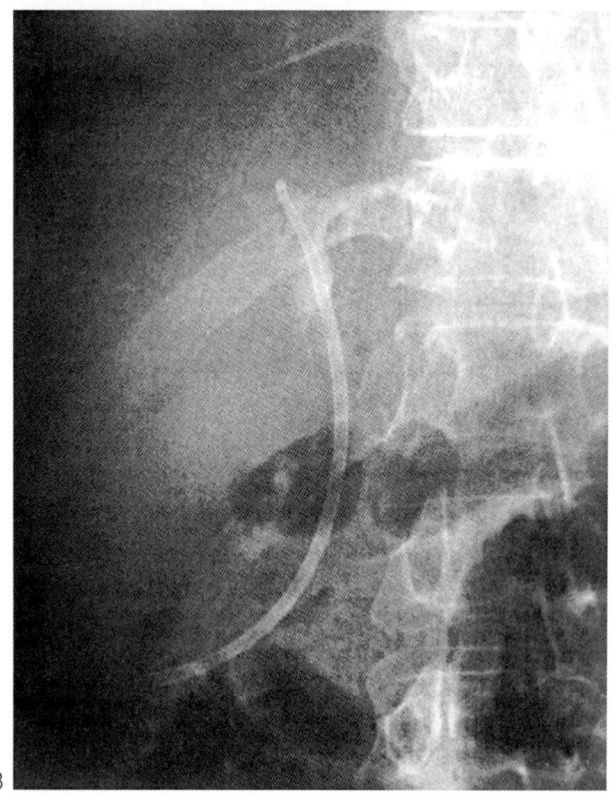

图9.3 (A)肝移植术后吻合处(箭头所示)胆道狭窄。(B)乳头切开放置支架治疗。

胆道并发症患者中的11名狭窄患者进行了治疗。Macfarlane等于1996年报道了使用内镜成功治疗12例胆囊管胆道吻合的胆道狭窄的患者。Rossi等报道15例胆道狭窄的患者经内镜放置支架治疗后,随访1年,2/3的患者恢复良好。Hintze等于1997年和1999年进行了两次研究,对缺血性胆道病具有丰富的经验。在第一次研究中,对500例OLT术后的患者进行观察,发现胆道并发症发生率为8%(44例),其中41例与缺血性损伤有关。27例狭窄患者内镜治疗效果良好,剩下的病例需行手术治疗,2名患者需要手术和内镜联合治疗。在第二次研究中,报道了作者近期对该中心进行的1 026例肝移植患者进行观察的结果,其中25名(2.4%)发生缺血性胆道损伤。15例患者(60%)进行EST术或内镜下球囊扩张,其余的行手术治疗。4例患者在内镜治疗中放置了支架,9例患者在内镜下进行了取石及清理胆道淤渣、胆泥或胆道铸型。随访3~7年,50%以上的患者显示出内镜治疗在至少3年内有效,可避免外科手术。Rizk等于1998年针对内镜治疗胆道对端吻合的OLT术后胆道狭窄的有效性进行了研究,22例吻合口及非吻合口狭窄患者接受内镜下球囊扩张和支架治疗。1年内每3个月更换一次支架,同时监测狭窄情况。治疗成功的标志为拔除支架后至少12个月内不需要再次内镜治疗。随访3年,73%~90%的狭窄胆道是通畅的,吻合口狭窄的治疗效果远好于非吻合口狭窄。Schwartz等于2000年报道,单纯的球囊扩张是无效的,必须同时进行支架支撑。虽然15例胆道狭窄患者中有11例可以通过球囊扩张成功治疗,但随访2年后,只有27%的患者临床和放射检查得到改善,3个月内可以不进行再次治疗。

肝移植术后肝门部狭窄特别常见,这在一定程度上可能是因为该区域的血供相对不稳定所致。接受来自ABO血型不符的捐赠者的器官肝移植患者常会出现胆道并发症,肝门部狭窄最为多见。因为外科手术处理该区域胆道较困难,所以常通过内镜球囊扩张和放置支架方法进行治疗。然而,与吻合口狭窄不同,这种情况往往需要更长时间和反复多次的治疗。记忆合金支架(SEM)曾用来改善这些患者的预后,但关于其长期疗效还没有资料。总体来说,对于良性狭窄的患者,不建议使用金属支架,因为它置入后不能取出。外科手术会因为放置金属支架后变得非常困难。因此,建议使用较粗大的塑料支撑管进行充分胆管引流6~12个月。

可以引起弥漫性胆道狭窄的原因有:后期肝动脉血栓形成,ABO血型不符,冷缺血时间较长(图9.4),存在未查或复发的硬化性胆管炎。弥漫性胆道狭窄行保守治疗的长期预后差,往往需要二次移植。胆道狭窄扩张

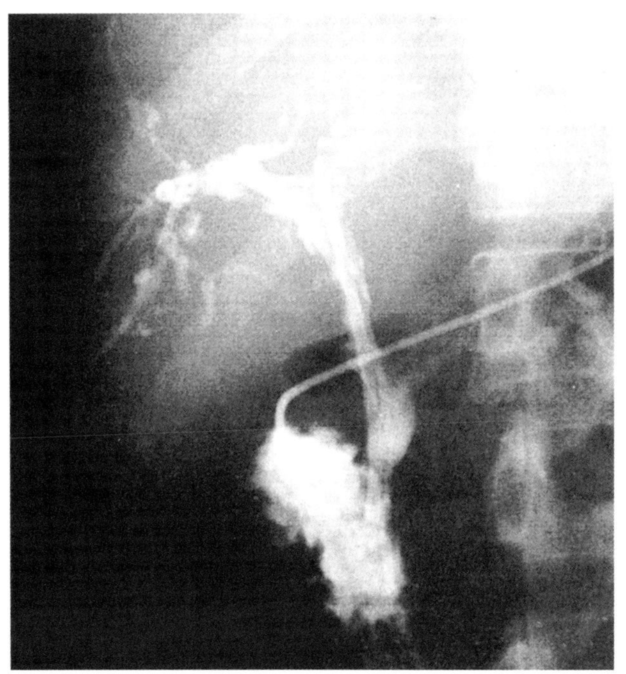

图 9.4　内镜逆行胆管造影显示，累及肝内外胆管的Ⅲ型弥漫性缺血性胆道损伤。内镜置管与鼻胆管导管在原位。

的长期疗效在移植物处较非移植物处差。非移植物处胆道狭窄扩张后的长期通畅率为 60% ~80%，而移植物处的狭窄据报道扩张后的通畅率只有 30% ~40%。

## 9.5.2　胆道结石、胆泥或胆道淤渣

肝移植术后有多种因素可导致胆道梗阻。胆泥、胆石和(或)胆道淤渣合并有胆道狭窄比胆汁渗漏或壶腹梗阻等并发症更常见。胆道结石偶尔是由于供者或受者胆道内残存结石在术中没有发现造成的，而胆泥和胆道淤渣是供体段的胆道上皮缺血性损伤产生的(图 9.5)。冷缺血时间延长是导致胆道并发症的一个病因学因素。冷缺血时间小于 12 小时的患者胆道并发症明显减少。据报道，在出现胆道并发症的患者中胆石发生率增加。胆道上皮的缺血性碎裂和胆泥堆积形成了胆道铸型。以往曾有行或不行胆道狭窄的球囊扩张经皮途径成功取出胆道淤渣的报道。那些经上述方法不能解决的病例，则行手术治疗。因为大部分胆道并发症与缺血损伤有关，所以最好避免对胆道再次手术。一些学者报道了肝移植术后胆道并发症患者胆道淤渣清理的经验，方法是经内镜行乳头括约肌切开术并用球囊或网篮清理胆总管。内镜取出胆道淤渣是一种有效的方法，至少在Ⅰ型缺血性胆道损伤中是有效的。这种方法首先需行乳头切开，球囊扩张狭窄，然后用网篮或球囊将胆道内淤渣一次性或分次取出。在无明显胆道狭窄的情况下，有时整个铸型可以一次性取出(图9.6)。

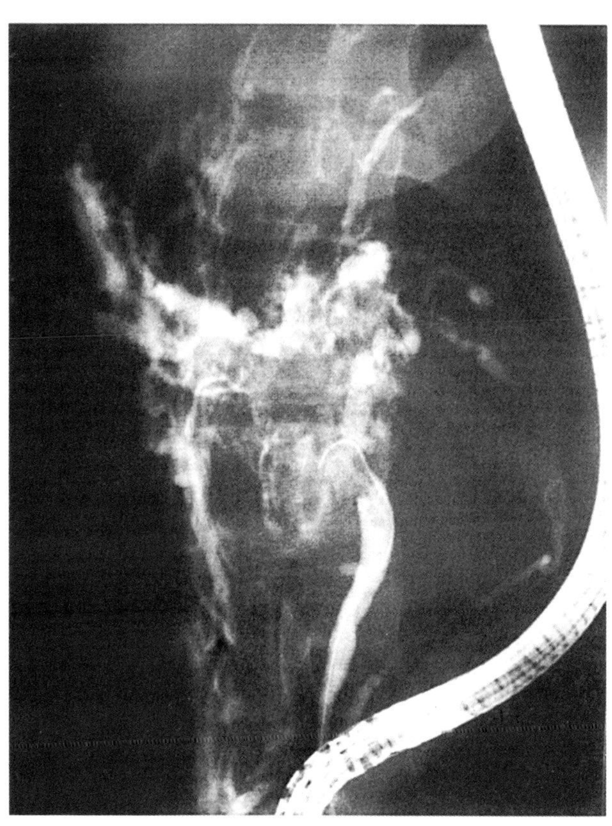

图 9.5　内镜逆行胆管造影置于广泛的缺血性胆道损伤，伴胆道淤渣或上皮碎片。

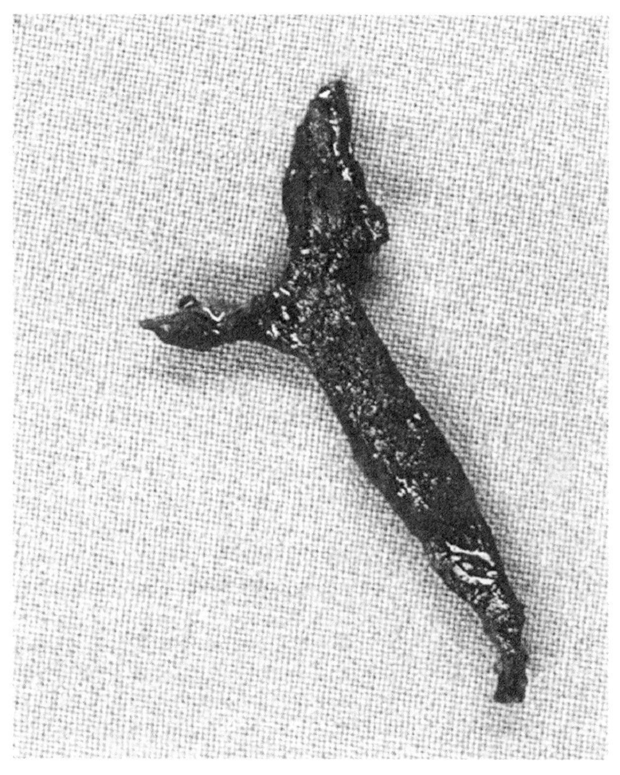

图 9.6　从缺血性胆道损伤患者体内经内镜取出的胆道铸型。(见彩图)

那些胆道病变广泛累及肝内外胆道的患者不适于内镜治疗,最好通过手术处理。

### 9.5.3 壶腹梗阻

比较少见的另一种梗阻原因是奥迪括约肌功能障碍,可导致间歇性胆道梗阻或胆汁渗漏。选择性自体胆道扩张或不明原因的肝外胆道完全扩张偶尔会引起黄疸。机会性感染、去神经性的失弛缓作用和乳头肌功能障碍可能是产生这种情况的原因。对于因奥迪乳头肌功能障碍导致的胆管炎,经内镜乳头肌切开对接受和未接受过移植手术的患者同样有效。有时,梗阻的部位和原因可能并不是单一的而是多个的。对胆道造影进行仔细认真的分析评估常能选出得当的处理方案。

### 9.5.4 胆道梗阻的其他原因

其他可以导致梗阻的因素包括,肝门部积液对胆道的外向性压迫,胆囊管黏液囊肿,T管或胆道支撑管的阻塞或误放,吻合时供体或受体胆道过长导致的胆道扭折,胰腺炎和胰腺假性囊肿。

## 9.6 肝移植术前患者的 ERCP 治疗

对于等待移植的患者,如果出现有症状的胆石症,则需要对急性胆囊炎或胆管炎进行处理。前面提到通过内镜进入胆囊管的技术,之后又有人报道对于高危患者通过内镜放置胆囊支架治疗有症状的胆石症。Shrestha 等于 1996 年提出通过胆囊管在胆囊内放置支架的方法治疗了 3 例等待肝移植的进展期肝硬化和胆囊炎。3 例患者症状均缓解,其中 2 例随后进行了肝移植手术。近期,上述学者又报道了 13 例同样取得成功的病例,提出这种方法不仅能作为等待移植患者的短期治疗方法,也可作为不能行肝移植治疗患者的治疗方法。另外,在移植术前患者内镜放置支架还可以用来治疗等待移植的原发性硬化性胆管炎(PSC)患者和严重胆道狭窄患者的急性胆管炎发作。

U. Seitz, P. V. J. Sriram, S. Seewald
F. Thonke, N. Soehendra 著
蒋文涛 译 沈中阳 王自法 校

## 参考文献

Alvarado AA, Moreno-Gonzalez E, Gomez SR, Musell M, Loinaz SC, Gonzalez-Pinto AI, Garcia GI, Jimenez RC, Castellon PC, Rodriguez S et al (1995) Biliary stenosis in patients treated with liver transplantation. Diagnostic approach. Ann Ital Chir 66:711–718

Bourgeois N, Deviere J, Yeaton P, Bourgeois F, Adler M, Van De Stadt J, Gelin M, Cremer M (1995) Diagnostic and therapeutic endoscopic retrograde cholangiography after liver transplantation. Gastrointest Endosc 42:527–534

Calne RY (1976) A new technique for biliary drainage in OLT utilizing the gallbladder as a pedicle graft conduit between the donor and recipient common bile ducts. Ann Surg 184:605

Campbell WL, Foster RG, Miller WJ et al (1992) Changes in extrahepatic bile duct caliber in liver transplant patients without evidence of biliary obstruction. AJR Am J Roentgenol 158:9987–1000

Clavien PA, Harvey PR, Strasberg SM (1992) Preservation and reperfusion injuries in liver allografts. Transplantation 53:957–978

Clavien PA, Camargo CA, Baille J et al (1995) Sphincter of Oddi dysfunction after liver transplantation. Dig Dis Sci 40:73–75

Colledan M, Paone G, Gridelli B, Rossi G, Fassati LR, Galmarini D (1994) Interventional radiology of the biliary tree after liver transplantation. Transplant Proc 26:3542–3543

Culp WC, McCowan TC, Lieberman RP et al (1996) Biliary strictures in liver transplant recipients: treatment with metal stents. Radiology 199:339–346

Delgado M, de Dios JF, Mino G, de la Mata, Varo E (1993) Role of endoscopic retrograde cholangiopancreatography in liver transplantation. Rev Esp Enferm Dig 84:319–325

Diamond NG, Lee SP, Niblett RL et al (1995) Metallic stents for the treatment of intrahepatic biliary strictures after liver transplantation. J Vasc Interv Radiol 6:755–761

Donovan J (1993) Nonsurgical management of biliary tract disease after liver transplantation. Gastroenterol Clin North Am 22:317–336

Douzdjian V, Abecassis MM, Johlin FC (1994) Sphincter of Oddi dysfunction following liver transplantation. Screening by bedside manometry and definitive manometric evaluation. Dig Dis Sci 39:253–256

Dunham DP, Aran PP (1997) Receiver operating characteristic analysis for biliary complications in liver transplantation. Liver Transplant Surg 3:374–378

Evans RA, Raby ND, O'Grady JG, Karani JB, Nunnerley HB, Calne RY, Williams R (1990) Biliary complications following orthotopic liver transplantation. Clin Radiol 41:190–194

Farouk M, Braunum GD, Watters CR et al (1991) Bile compositional changes and cholesterol stone formation following orthotopic liver transplantation. Transplantation 52:727–730

Flint EW, Sumkin JH, Zajko AB et al (1988) Duplex sonography of hepatic artery thrombosis after liver transplantaion. Am J Roentgenol 151:481–483

Gaglio PJ, Buniak B, Leevy CB (1996) Primary endoscopic retrograde cholecystoendoprosthesis: a nonsurgical mo-

dality for symptomatic cholelithiasis in cirrhotic patients. Gastrointest Endosc 44:339–342
Geenen JE, Hogan WJ, Dodds WJ et al (1989) The efficacy of endoscopic sphincterotomy after cholecystectomy in patients with sphincter of Oddi dysfunction. N Engl J Med 320:82–87
Gibbs JF, Holman MJ, Diamond NG et al (1992) The evolving management of complicated biliary strictures. Transplant Sci 2:7–11
Girardot C, Legmann P, Limot O (1994) Biliary complications after liver transplantation. Contribution of imaging-percutaneous treatment. Ann Radiol (Paris) 37:357–367
Hintze RE, Adler A, Veltzke W, Abou Rebyeh H, Felix R, Neuhaus P (1997) Endoscopic management of biliary complications after orthotopic liver transplantation. Hepatogastroenterology 44:258–262
Hintze RE, Abou Rebyeh H, Adler A, Veltzke W, Langrehr J, Wiedenmann B, Neuhaus P (1999) Endoscopic therapy of ischemia-type biliary lesions in patients following orthotopic liver transplantation. Z Gastroenterol 37:13–20
Kalloo AN, Thuluvath PJ, Pasricha PJ (1994) Treatment of high-risk patients with symptomatic cholelithiasis by endoscopic gallbladder stenting. Gastrointest Endosc 40:608–610
Keogan MT, McDermott VG, Price SK, Low-VH, Baillie J (1999) The role of imaging in the diagnosis and management of biliary complications after liver transplantation. Am J Roentgenol 173:215–219
Klein AS, Savader S, Burdick JF, Fair J, Mitchell M, Colombani P, Perler B, Osterman F, Williams GM (1991) Reduction of morbidity and mortality from biliary complications after liver transplantation. Hepatology 14:818–823
Koneru B, Zajko AB, Sher L et al (1989) Obstructing mucocele of the cystic duct after transplantation of the liver. Surg Gynecol Obstet 168:394–396
Letourneau JG, Castaneda-Zuniga WR (1990) The role of radiology in the diagnosis and treatment of biliary complications after liver transplantation. Cardiovasc Intervent Radiol 13:278–282
Letourneau JG, Hunter DW, Payne WD, Day DL (1990) Pictorial essay. Imaging and intervention for biliary complications after hepatic transplantation. AJR Am J Roentgenol 154:729–733
Macfarlane B, Davidson B, Dooley JS, Dawson K, Osborne MJ, Rolles K, Burroughs AK (1996) Endoscopic retrograde cholangiography in the diagnosis and endoscopic management of biliary complications after liver transplantation. Eur J Gastroenterol Hepatol 8:1003–1006
McMaster P, Herbertson BM, Cusick C et al (1979) The development of biliary "sludge" following liver transplantation. Transplant Proc 11:262–266
Northover J, Terblanche J (1978) Bile duct blood supply: its importance in human liver transplantation. Transplantation 26:67–69
Orons PD, Zajko AB (1995) Angiography and interventional procedures in liver transplantation. Radiol Clin North Am 33:541–558
Osorio RW, Freise CE, Stock PG et al (1993a) Nonoperative management of biliary leaks after orthotopic liver transplantation, part 1. Transplantation 55:339–344
Osario RW, Freise CE, Stock PG et al (1993b) Nonoperative management of biliary leaks after orthotopic liver transplantation, part 2. Transplantation 55:1074–1077
Ostroff JW, Roberts JP, Gordon RL, Ring EJ, Ascher NL (1990) The management of T tube leaks in orthotopic liver transplant recipients with endoscopically placed nasobiliary catheters. Transplantation 49:922–994
Porayko MK, Kondo M, Steers JL (1995) Liver transplantation: late complications of the biliary tract and their management. Semin Liver Dis 15:139–155
Pretter PC, Orons PD, Zajko AB (1997) The bile duct in liver transplantation. Semin Roentgenol 32:202–214
Richards RD, Yeaton P, Shaffer HA Jr et al (1993) Human sphincter of Oddi motility and cholecystokinin response following liver transplantation. Dig Dis Sci 38:462–468
Rizk RS, McVicar JP, Emond MJ, Rohrmann CA Jr, Kowdley KV, Perkins J, Carithers RL Jr, Kimmey MB (1998) Endoscopic management of biliary strictures in liver transplant recipients: effect on patient and graft survival. Gastrointest Endosc 47:128–135
Rossi G, Lucianetti A, Gridelli B, Colledan M, Caccamo L, Albani AP, Galmarini M, Fassati LR, Galmarini D (1994) Biliary tract complications in 224 orthotopic liver transplantations. Transplant Proc 26:3626–3628
Rossi AF, Grosso C, Zanasi G, Gambitta P, Bini M, De Carlis L, Rondinara G, Arcidiacono R (1998) Long-term efficacy of endoscopic stenting in patients with stricture of the biliary anastomosis after orthotopic liver transplantation. Endoscopy 30:360–366
Safadi R, Eid A, Ilan Y, Goldin E, Shouval D, Wengrower D, Blanchar A, Libbson E, Verstandig A, Ashur Y, Jurim O (1999) The role of ERCP in biliary complications after liver transplantation. Transplant Proc 31:1897–1898
Sanchez-Urdazpal L, Gores GJ, Ward EM et al (1992) Clinical outcome of ischemic-type biliary complications after orthotopic liver transplantation. Hepatoogy 16:49–53
Schwartz DA, Petersen BT, Poterucha JJ, Gostout CJ (2000) Endoscopic therapy of anastomotic bile duct strictures occurring after liver transplantation. Gastrointest Endosc 51:169–174
Sheng R, Ramirez CB, Zajko AB et al (1996) Biliary stones and sludge in liver transplant patients: a 13-year experience. Radiology 198:243–247
Sherman S, Shaked A, Cryer HM, Goldstein LI, Busuttil RW (1993) Endoscopic management of biliary fistulas complicating liver transplantation and other hepatobiliary operations. Ann Surg. 218:167–175
Sherman S, Jamidar P, Shaked A, Kendall BJ, Goldstein LI, Busuttil RW (1995) Biliary tract complications after orthotopic liver transplantation. Endoscopic approach to diagnosis and therapy. Transplantation 60:467–470
Shrestha R, Bilir BM, Everson GT, Steinberg SE (1996) Endoscopic stenting of gallbladder for symptomatic cholelithiasis in patients with end-stage liver disease awaiting orthotopic liver transplantation. Am J Gastroenterol 91:595–598
Shrestha R, Trouillot TE, Everson GT (1999) Endoscopic stenting of the gallbladder for symptomatic gallbladder disease in patients with end-stage liver disease awaiting orthotopic liver transplantation. Liver Transpl Surg 5:275–281
Soehendra N (1991) Access to the cystic duct: a new endoscopic therapy for gallbladder diseases?. Endoscopy 23:36–37
Sossenheimer M, Slivka A, Carr-Locke D (1996) Management of extrahepatic biliary disease after orthotopic liver transplantation: review of the literature and results of a multicenter survey. Endoscopy 28:565–571
Starzl TE, Putnam CW, Hansbrough JF et al (1977) Biliary complications after liver transplantation: with special ref-

erence to the biliary cast syndrome and techniques of secondary duct repair. Surgery 81:212–221

Steiber AC, Ambrosino G, Kahn D et al (1988) An unusual complication of choledochocholedochotomy in orthotopic liver transplantation. Transplant Proc 20:619–621

Stratta RJ, Wood RP, Langnas AN, Hollins RR, Bruder KJ, Donovan JP, Burnett DA, Lieberman RP, Lund GB, Pillen TJ et al (1989) Diagnosis and treatment of biliary tract complications after orthotopic liver transplantation. Surgery 106:675–683

Van Thiel DH, Fagiuoli S, Wright HI, Rodriguez-Rilo H, Silverman W (1993) Biliary complications of liver transplantation. Gastrointest Endosc 39:455–460

Ward EM, Kiely MJ, Maus TP et al (1990) Hilar biliary strictures after liver transplantation: cholangiography and percutaneous treatment. Radiology 177:259–263

Wolfsen HC, Porayko MK, Hughes RH, Gostout CJ, Krom RA, Wiesner RH (1992) Role of endoscopic retrograde cholangiopancreatography after orthotopic liver transplantation. Am J Gastroenterol 87:955–960

Worster AS, Ghent CN (1992) Cholangiographic appearances of ductular rejection of ABO-incompatible liver transplants. J Clin Gastroenterol 15:222–224

Zajko AB, Campbell WL, Logsdon GA et al (1988) Biliary complications in liver allografts after hepatic artery occlusion: a 6 1/2-year study. Transplant Proc 20:607–609

Zajko AB, Bennett M, Campbell WL et al (1990) Mucocele of the cystic duct remnant in eight liver transplant recipients: findings at cholangiography, CT and US. Radiology 177:691–693

# 第 10 章 移植受体的肿瘤筛选与诊断

本章大纲



## 10.1 引言

肝移植被认为是两类肝脏疾病的潜在治愈方法，一类是迄今为止仍被认为不可治愈的慢性弥漫性肝脏疾病，另一类是肝脏恶性肿瘤。本章主要讨论对患有恶性病变的成年肝移植受体的术前评估。

在各种肝恶性病变中，肝细胞癌（HCC）是进行肝移植治疗的主要适应证。关于肝恶性病变进行肝移植的大量文献报道和实践经验主要集中于肝细胞癌。其他适于肝移植的肝脏恶性病变包括纤维板层肝细胞癌、胆管癌、上皮样血管内皮瘤和神经内分泌源性肝脏转移瘤。

## 10.2 肝移植术前影像学检查的目的

对于那些肝恶性病变等待肝移植的患者，术前影像学检查的目的是为了发现病变并进行定性诊断、确定肿瘤分期并制定手术计划。

进行诊断的第一步是发现病变。对于恶性肿瘤患者，早期发现病变对于治疗和预后是十分重要的。对于肝恶性肿瘤，越早发现病变移植术后生存情况越佳。通过定期影像学检查可早期发现肝脏的恶性病变。对于临床表现和实验室检查可疑肝脏恶性肿瘤的患者和患有肝硬化等疾病的肝癌高危人群更应采取一种特殊的影像检查以发现早期病变。不论是何种情况，首选的影像检查方法应当具有高的敏感度而不是高的特异性，以免漏诊。进一步对病变性质进行诊断时，则需选择高特异性的检查方法。

肝移植前明确病变性质非常重要，不仅因为许多良性病变与恶性病变的影像表现相类似，而且不同的恶性病变其肝移植的适应证、禁忌证、预后和所用术式是不同的。

肝移植术前对肿瘤分期也是很重要的。这是因为：第一，肿瘤累及范围影响手术预后；第二，治疗前处于同一肿瘤分期的患者要衡量移植治疗与其他治疗方法的疗效；第三，通过判断预后有助于计算肝移植效价比。肿瘤分期内容包括：病灶数目、大小、累及肝叶的范围、血管侵犯、肝外直接扩散、局部淋巴结转移或是远处转移。

最后，术前影像学检查还要对移植肝脏的体积是否与受体匹配、供体是否存在血管的变异和受体可供使用的吻合部位进行评估，为外科医生提供一个手术路径的参考图。

## 10.3 肝移植患者肝脏恶性肿瘤的影像学检查

### 10.3.1 肝细胞癌

#### 10.3.1.1 筛查和定性诊断

肝硬化患者影像学检查的主要目的之一就是筛查是否出现肝细胞癌。通过检测肝硬化患者 AFP 水平也可进行筛查。AFP 明显增高（ >500ng/mL，放射免疫检查）提示肝细胞癌，即使此时影像学检查没有发现肝癌病灶也认为是肝移植的适应证。

#### 10.3.1.1.1 超声检查

由于肝脏硬化导致肝脏超声检查回声不均匀，故通过超声检测肝细胞癌比较困难。在均匀的回声背景下发现肝癌病灶要比在不均匀的回声背景下发现肝癌病灶容易得多。由于肝硬化导致右肝叶和左叶内侧段萎缩，使超声检查声窗缩小，增加了肝癌检测的难度。由于受到包括研究人群的特性、肝癌病灶的大小、计算敏感度的金标准和在计算敏感度时是否考虑了患者偏差和病变的偏差等诸多因素的影响，超声检查对肝癌诊断敏感度的不同研究结果差异很大。例如，文献中有的报道超声对于肝移植术前肝癌诊断的敏感度为50%，有的报道超声对于小于3cm肝癌诊断敏感度为84%，还有报道超声诊断肝癌敏感度为90%。肝细胞癌超声表现差异很大，可以是低回声、高回声或混杂回声（图10.1～图10.3）。肿瘤坏死或出血造成的肿瘤内部出现囊性区域并不常见。肿瘤可以是单发的、多发的或弥漫侵润生长的，并导致肝脏本身实质结构的破坏。多发肿瘤多表现为中强回声。单发肿瘤的回声特点与肿瘤的大小和肿瘤分期有关。小肿瘤多为低回声，随着肿瘤生长逐渐变为等回声至中强回声，原因是肝细胞的脂肪变性及肝窦扩张。肝细胞癌内出现钙化并不常见。远端回声增强可见于小肝肿瘤（<5cm），偶尔在肝肿瘤周围还可见到假包膜的低回声晕。

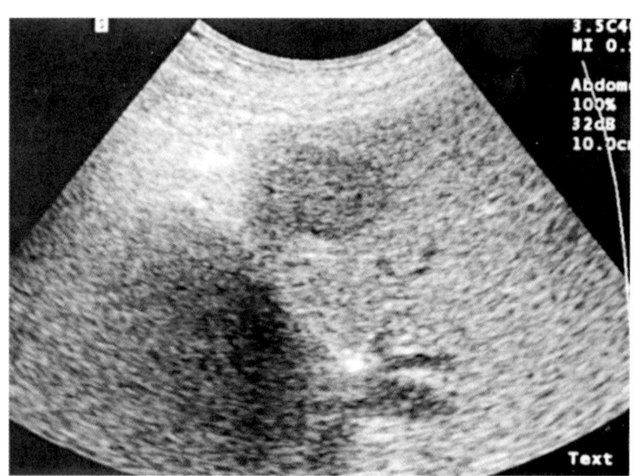


图10.1 超声检查显示低回声的肝细胞癌：病变邻近膈肌，边缘可见窄带状低回声，代表肿瘤假包膜。

肝细胞癌有一些特征性超声表现。肝硬化是有助于诊断肝细胞癌的征象之一，这是由于转移瘤和其他肝脏恶性病变很少出现于肝硬化患者。肝硬化

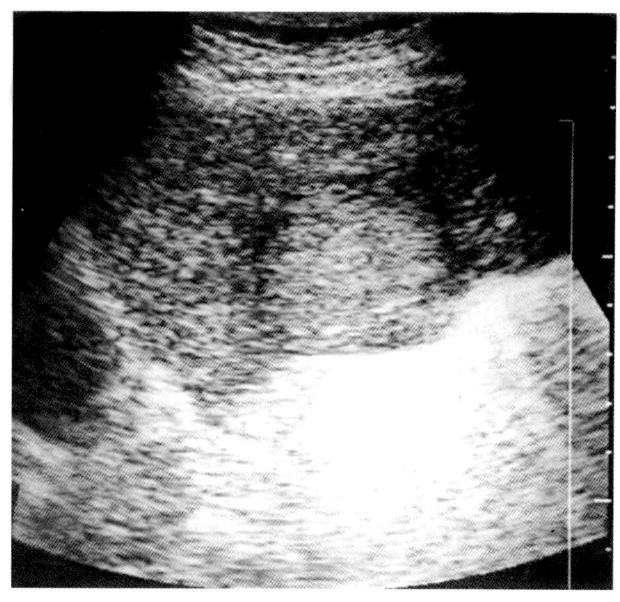

图10.2 超声检查显示高回声的肝细胞癌：病变周围假包膜与病变本身和周围正常肝实质像相比回声较低，因此显示的更加清晰。

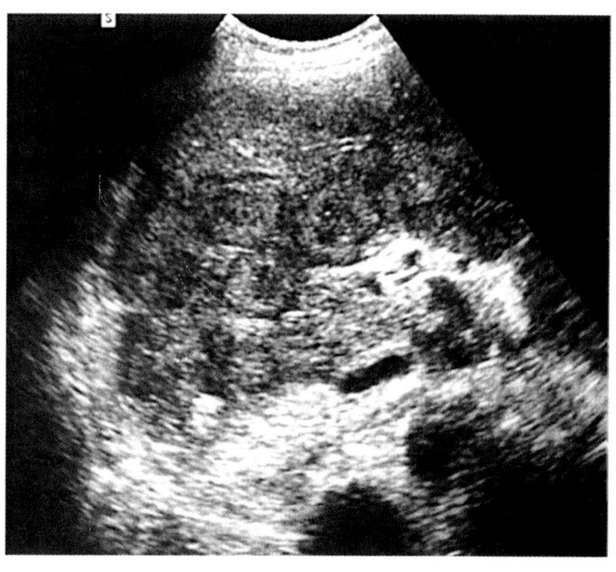

图10.3 超声检查显示多发性的肝细胞癌。病变呈多发，回声与肝实质接近。病变中心低回声代表退变或坏死。病变周围假包膜显示清晰。

患者局灶性病变的鉴别诊断包括较大的再生结节和在肝硬化以前就可能存在的一些良性病变，如血管瘤和囊肿。肝硬化超声检查的表现有：①相对于左肝叶外侧段和尾叶，右肝叶和左叶内侧段显示萎缩；②超声引导下触诊肝脏实质坚硬，实时超声检查显示随着心脏搏动左肝叶弹性活动受限；③高分辨超声可更好地显示肝脏表面不规则；④肝实质回声粗糙；⑤肝裂增宽；⑥胆囊壁增厚；⑦门静脉与体

静脉间侧支循环开放；⑧脾大。肝癌的特异超声表现有病变呈等回声或高回声，其边缘可见代表假包膜的低回声晕围绕（图10.1～图10.3）。高回声的肝细胞癌需要与海绵状血管瘤、局灶性脂肪浸润、髓样脂肪瘤和含有脂肪的腺瘤进行鉴别诊断。代表肝癌假包膜的低回声晕需要与围绕肝转移瘤周边部的低回声晕相区别。

相对于术中超声在部分肝切除手术中的重要作用，对于原位肝移植来说由于整个肝脏被完全切除，因此术中超声并不十分重要。其唯一的作用可能就是可以显示术前未发现的肿瘤累及的范围，如其他小的病灶或微细的血管侵犯。

#### 10.3.1.1.2 计算机体层摄影

##### 10.3.1.1.2.1 CT平扫

与周围肝实质密度相近的转移瘤等其他病变相比，肝细胞癌在CT平扫上由于其内部包含脂肪成分表现为低密度，因此，CT平扫诊断肝细胞癌的敏感度高于其他局灶性病变。

##### 10.3.1.1.2.2 增强CT检查

在螺旋CT出现之前，不可能获得全肝单纯某一期相的增强CT影像。此时有两种方法可供选择，一是团注对比剂后对肝脏逐层扫描，该方法的缺点是获得的CT增强扫描期相不尽相同，这是由于肝脏较高层面扫描时期相较早，而较低层面扫描时期相较晚。第二种方法是对单一层面进行重复扫描以获得此层面的动脉期、门静脉期和延迟期的图像，此法的缺点是仅限于对单一层面进行检查，适用于对已知病变进行定性诊断但不适于发现未知病灶。

随着螺旋CT的出现，通过双期螺旋CT检查，也就是动脉期对全肝进行一次扫描后，紧接着在门静脉期再对全肝进行一次扫描，就可以获得整个肝脏不同增强期相的影像。甚至在一些特殊情况下，如血管瘤的诊断时，还可以加入第三期（延迟期）的扫描，以获得三期螺旋CT检查。动脉期，肝细胞癌增强程度既可以低于也可以高于正常肝实质，根据这一特点可将肝细胞癌划分为乏血供或富血供病变（图10.4和图10.5）。富血供肝细胞癌的增强方式往往是一过性的，由于对比剂迅速廓清，门静脉期病变强化程度大幅度下降。随着三期螺旋CT检查的应用，关于是一个期相还是联合几个期相的检查对于发现肝细胞癌更好引起了争论。一些研究者认为CT平扫检查和门静脉期增强CT检查对于诊断肝细胞癌价值最大，而另外一些研究者认为动脉期增强CT检查诊断价值最大。

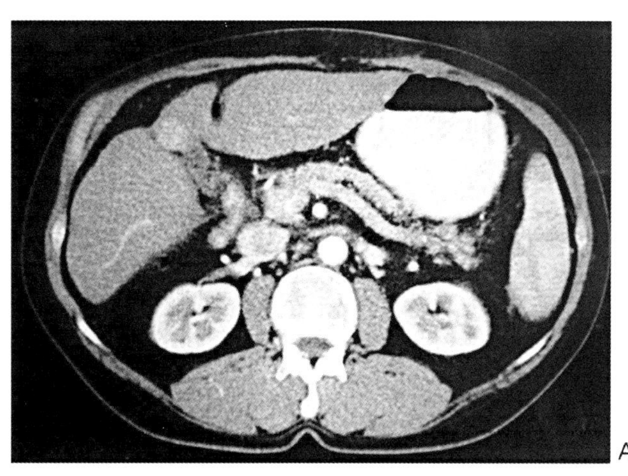
A

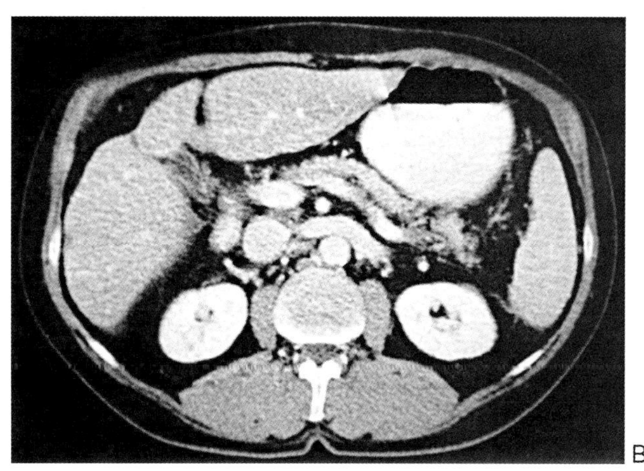
B

图10.4 CT检查显示富血供肝细胞癌。(A)动脉期CT检查。(B)门静脉期CT检查。由于病变血供丰富，因此在动脉期显示清晰。而门静脉期几乎难以发现病灶。

同超声诊断一样，CT对肝细胞癌诊断的敏感度也受诸多因素影响，其中病变的大小对于不同影像检查方法的敏感度影响最大。例如，对于直径小于1cm的肝细胞癌，双期螺旋CT诊断敏感度为20%，而对于直径超过3cm的肝细胞癌诊断敏感度为100%，总体诊断敏感度为80%。

肝细胞癌CT检查的特异征象包括：CT平扫时病灶与正常肝实质相比呈低密度，增强扫描延迟期可见假包膜的强化（图10.5），还有如前所述的肝硬化征象，因为肝脏其他恶性病变很少见于肝硬化的患者。

##### 10.3.1.1.2.3 肝动脉造影CT和动脉性门静脉造影CT

碘对比剂不仅可通过静脉注射，还可以有另外两种注射方法。在诊断肝细胞癌时还常规使用另外两种方法。一是经肝动脉插管注射对比剂并行CT检查，也称为肝动脉造影CT检查（CTA）。通过将对比剂直接注入肝动脉以助于对富血供病变的诊断。经静脉注射对比剂行双期螺旋CT扫描，选取恰当时间

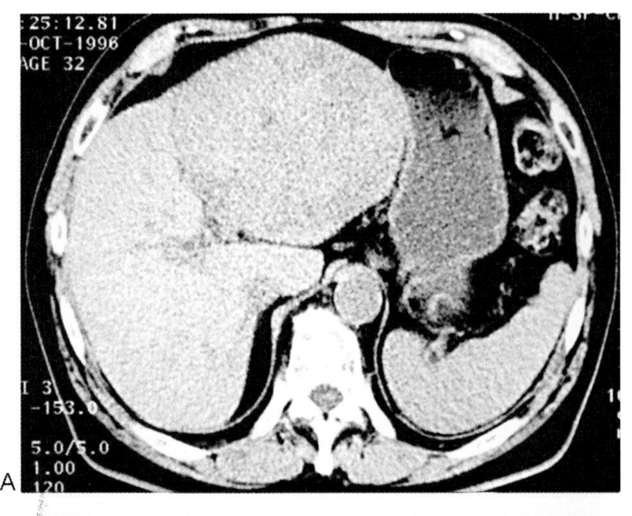


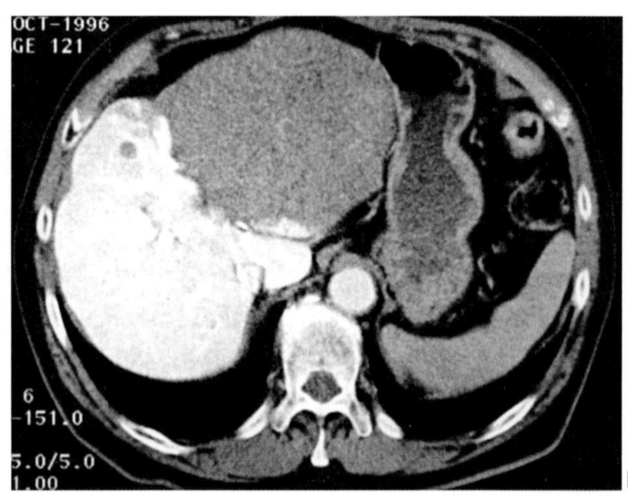


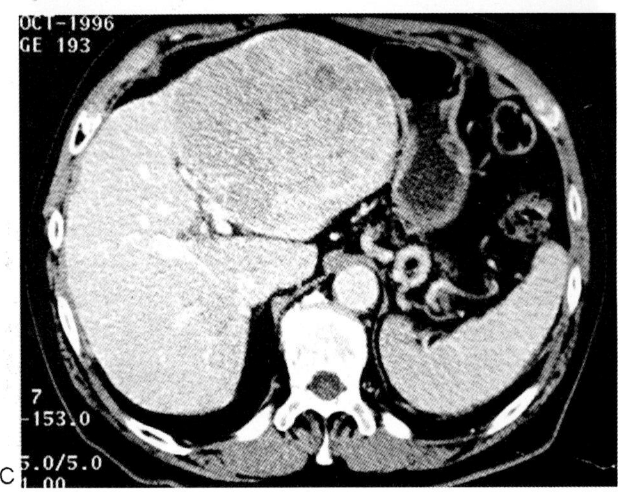


**图 10.5** CT 检查显示乏血供肝细胞癌。(A) CT 平扫。(B) 门静脉期增强 CT 检查。(C) 延迟期增强 CT 检查。门静脉期左肝叶可见一个大病灶,强化程度低于周围肝实质。在大病灶的右侧还可见到一个类圆形小病灶。在大病灶与肝表面之间的小片楔形低密度区,是由于肿瘤压迫周围门静脉小的分支造成的局部肝实质缺乏灌注。注意延迟期病变包膜的强化。(With the kind permisson of Prof. T. Vogl, Rudolf Virchow Clinic, Charité, Humboldt Unirersity, Berlin)

进行检查也可以获取肝脏动脉期强化的影像,所以在很大程度上可以替代肝动脉造影 CT 检查。二是通过选择性动脉插管待对比剂回流至门静脉后进行 CT 检查,也称为动脉性门静脉造影 CT 检查(CTAP)。CTAP 将导管插入肠系膜上动脉或脾动脉注入对比剂,所有对比剂经门静脉入肝,而肝动脉内不含对比剂。因此在明显增强的肝实质背景下,那些仅依靠肝动脉供血的病变呈现低密度,从而帮助发现病变。但该方法可能会由于存在变异的静脉供血而在肝脏内出现非肿瘤性的低密度区,出现假阳性结果。充分认识无强化低密度区出现的典型部位可以帮助避免出现假阳性结果。一般这些区域在延迟的扫描中会出现均匀强化,而肿瘤病变不会出现这种表现。

10.3.1.1.2.4 *碘油强化 CT*

碘油是一种可被肝癌细胞摄取的对比剂,通过碘油 CT 检查可以发现较小的病变。通常该方法是与化疗栓塞治疗相结合进行的。对于此方法检查肝细胞癌的敏感度存在一定争论。有报道称碘油 CT 诊断肝细胞癌的敏感度要低于 CTAP 检查。

#### 10.3.1.1.3 磁共振成像检查

10.3.1.1.3.1 *磁共振平扫*

尽管磁共振成像,特别是 T2WI 影像与其他非增强的影像学检查方法相比可以提供最高的病变—肝脏对比度,但是不足以作为诊断局灶性肝脏病变的方法,特别是对于肝细胞癌的诊断。这是因为肝细胞癌的 T2WI 高信号强度低于其他局灶性肝脏病变,如转移瘤。下面主要阐述用来提高肝细胞癌诊断率的各类磁共振增强检查方法。

在平扫 T1WI 上,肝细胞癌可表现为高信号(图 10.6),这是由于病灶内脂肪变性、肝窦扩张、铁或铜沉积所造成的。小的病灶信号通常是均匀的(图 10.6 和图 10.7),而大的病灶信号通常不均匀(图 10.8 和图 10.9)。肝细胞癌既可以是弥漫型也可以是单发结节型和多发结节型。在单发和多发结节型肝细胞癌中,肿瘤可见纤维包膜(假包膜)和周边肝实质受压(图 10.6 ~ 图 10.9)。假包膜在 T1WI 影像上表现为病变周边薄的规则低信号带,而在 T2WI 影像上可能

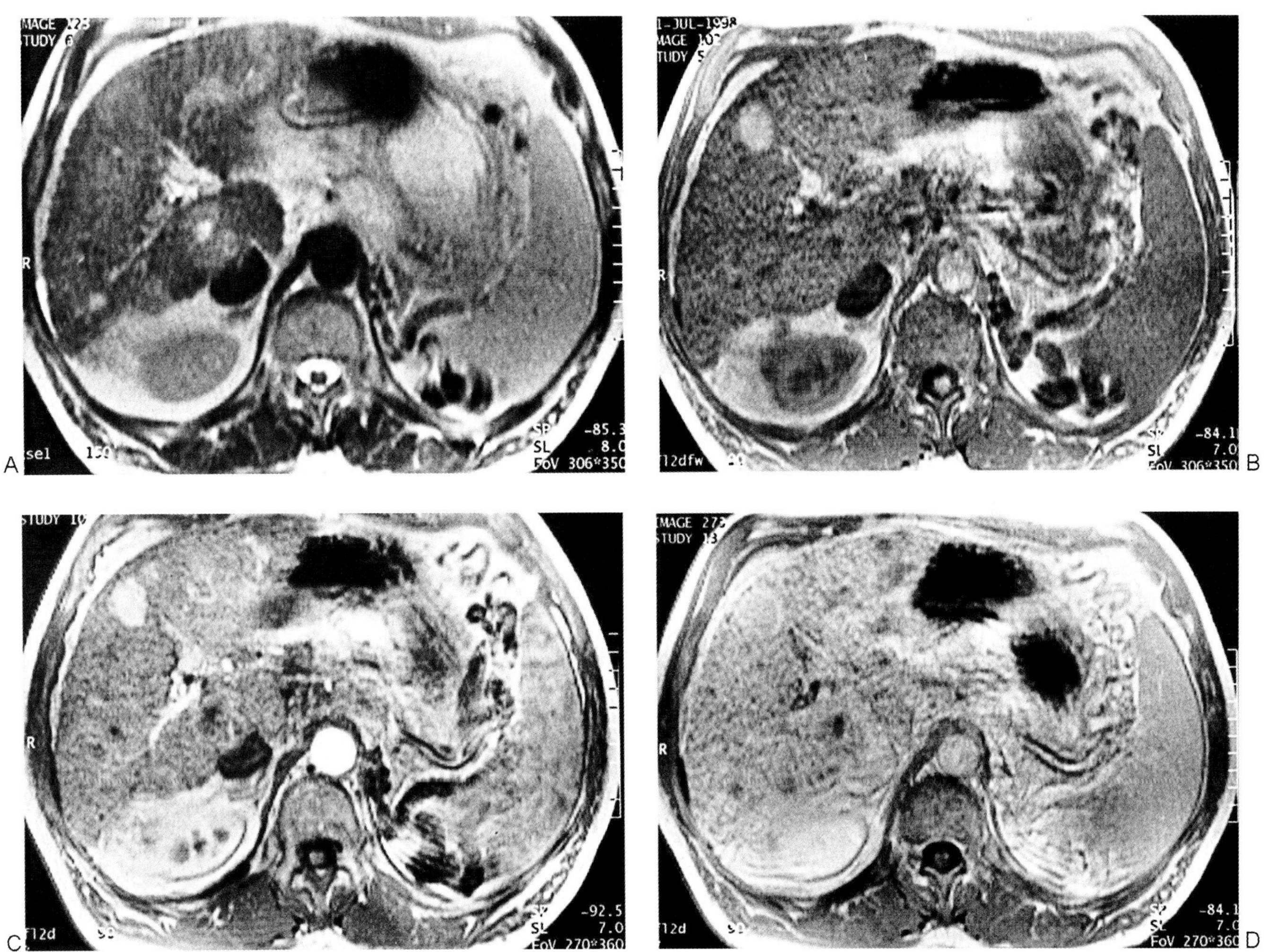


**图10.6**　肝硬化肝癌MR成像。(A)FSE T2WI检查(4400/64)。(B)普通GRE T1WI(174/4/90°)。(C)注射Gd-DTPA 15秒后的增强GRE T1WI检查(174/4/90°)。(D)注射Gd-DTPA后5分钟的GRE T1WI检查(174/4/90°)。各个序列检查均可见到代表含铁再生结节的低信号点状影,提示存在肝硬化。脾周围可见由于门静脉高压形成的侧支循环静脉影。脾内可见含铁的结节影。肝细胞癌病灶在T1WI呈高信号影,T2WI几乎呈等信号影。动脉期病灶较周围肝实质明显强化。延迟增强期可见包膜的强化。

由于化学位移伪影而表现为双线影。

肝细胞癌在MR平扫上的典型征象为:T1WI病变呈高信号影(图10.6~图10.8),T2WI与转移瘤等病变信号强度相比呈略低信号,可以见到假包膜(图10.6~图10.9)。一些肝细胞癌由于瘤内大量铁的沉积而在T2WI上表现为完全的低信号(图10.7)。另外肝细胞癌还可以由于化疗造成的凝固坏死而在T2WI上表现为低信号。在T1WI影像上表现为高信号的病变包括肝腺瘤、局灶性脂肪侵润、转移性黑色素瘤和一些罕见的包含脂肪成分的肿瘤,如脂肪瘤和血管平滑肌脂肪瘤。

10.3.1.1.3.2　*磁共振增强检查*

多种类型的对比剂可用来提高对肝细胞癌的检出和定性诊断。动态钆增强MR检查与对比剂增强CT检查相似,对比剂在增强早期分布于组织间隙内。MR检查敏感度高,瞬时分辨率高,注射对比剂剂量较低,可以同时联合使用对比增强技术和脂肪抑制技术,注射对比剂后成像的次数没有限制(增强CT检查由于辐射剂量和管球负荷的影响所以限制二期或三期检查),所以对于肝癌的诊断,动态增强MR检查比增强CT检查更有价值。同增强CT检查一样,在动态增强MR检查中,动脉期肝细胞癌表现为高信号,随后随着对比剂从病变内廓清信号强度迅速下降(图10.10)。偶尔也可表现为周边部低信号而中心部高信号,多为恶性病变的特异性表现,更多见于转移瘤(图10.9和图10.11)。动脉期假包膜不强化,到了门静脉期或延迟期,当病变强化程度减低后,假包膜强化(图10.8)。

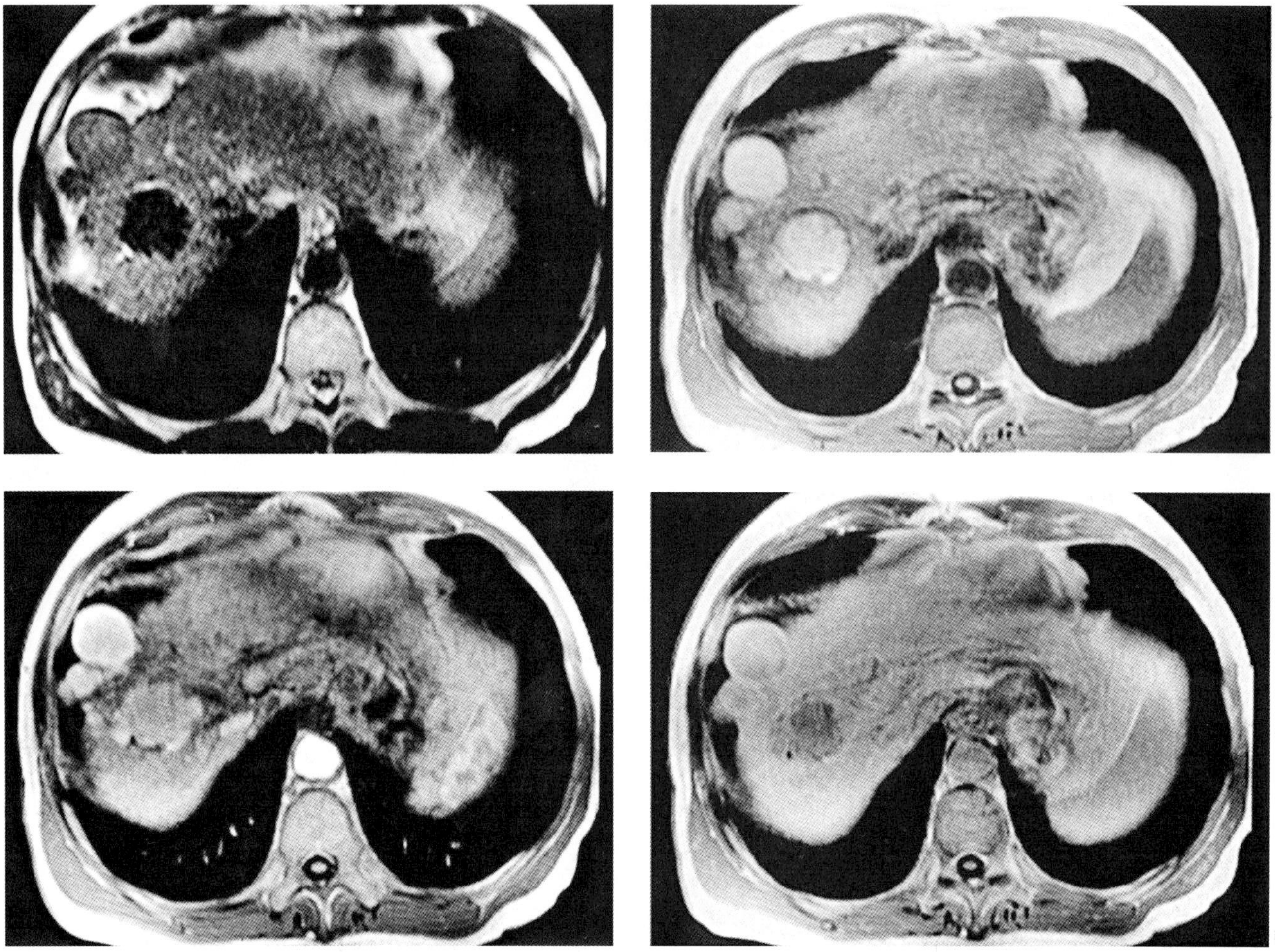

图10.7 多发肝细胞癌的MR表现。(A)FSE T2WI成像(4400/64)。(B)普通GRE T1WI成像(174/4/90°)。(C)注射Gd-DTPA 15秒后的增强GRE T1WI成像(174/4/90°)。(D)注射Gd-DTPA后5分钟的GRE T1WI成像(174/4/90°)。多发性肝细胞癌较常见,该患者部分病灶突出于肝脏轮廓之外,提示病灶存在破裂的风险。在病灶周围还可见到腹水的影像。注意病灶在T2WI检查中信号不均,表现为完全低信号的病灶,代表病灶内积累了大量的铁。由于病灶内含有脂肪,所以所有病灶在T1WI上均表现为高信号影。动脉期,肝细胞癌T2WI呈等信号, T1WI呈高信号,较周围肝实质明显强化。延迟期增强检查可见病变的包膜强化,而且病灶的周边部与中心部相比,强化程度明显下降。

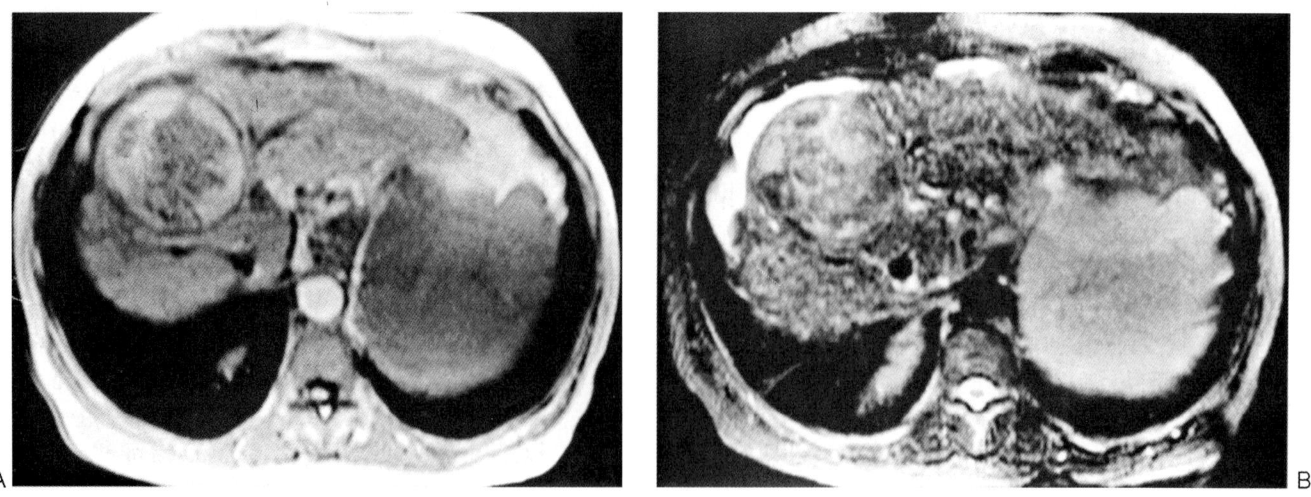

图10.8 大的单发肝细胞癌的MR表现。(A)GRE T1WI检查(174/4/90°)。(B)FSE T2WI检查(4400/64)。可能由于病变中心部出现退变,所以病变信号强度不均一,T1WI呈高信号,T2WI呈等信号或高信号。病变周边可见假包膜,并可见腹水。

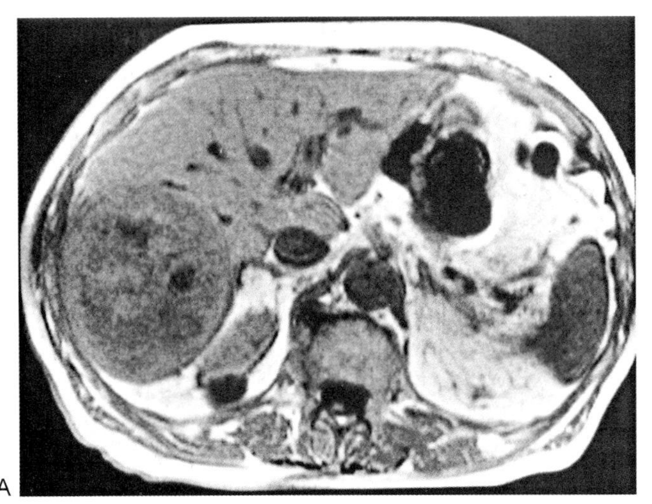

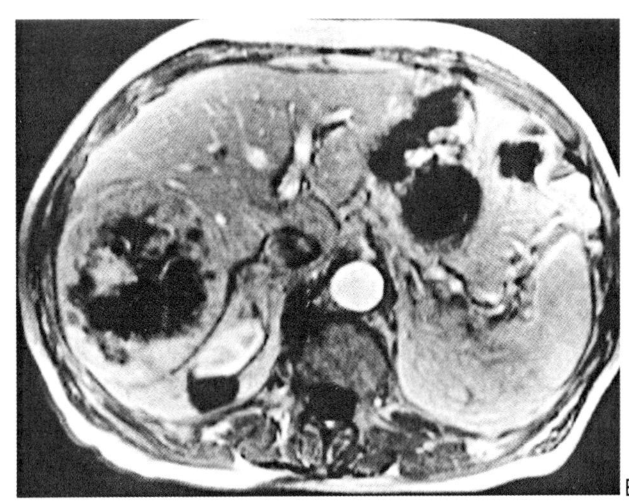

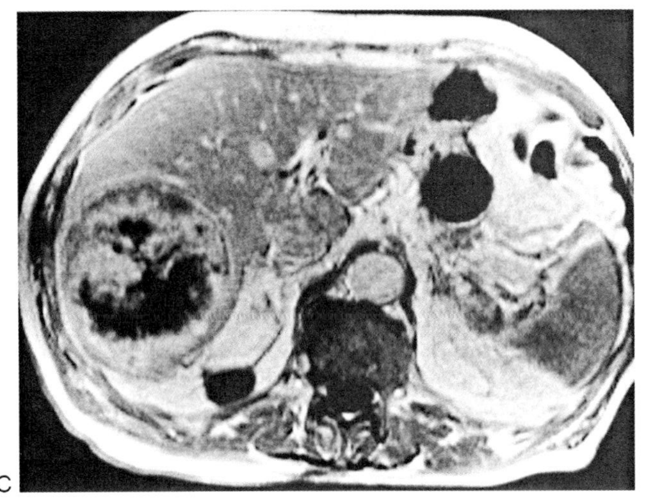

图 10.9　巨大肝细胞癌的 MR 表现。(A) 平扫 GRE T1WI 成像(174/4/90°)。(B) 注射 Gd-DTPA15 秒后的增强 GRE T1WI 成像(174/4/90°)。(C) 注射 Gd-DTPA 后 5 分钟的 GRE T1WI 成像(174/4/90°)。病变 T1WI 呈低信号影,动脉期病变强化不明显,中心部未强化区代表坏死区。延迟期检查可见假包膜的强化,并可见假包膜内侧病变强化程度下降。

动脉期常常见到在肝细胞癌与肝脏凸面之间出现楔形强化的肝实质,而在其他期相表现为等密度。该征象提示由于肿瘤生长压迫,门静脉小分支阻塞,相反肌层和高压使小动脉持续收缩,受压的门静脉以远的肝窦仅接受肝动脉供血,从而在增强检查动脉期接受未稀释的肝动脉内的对比剂出现强化,不同于其他区域的肝窦接受肝动脉和门静脉混合血。

分布于组织间隙内的钆螯合物不是用于诊断肝细胞癌的唯一的磁共振对比剂。还有 3 种磁共振对比剂可以用于肝细胞癌的诊断,包括靶细胞为肝细胞并经胆汁排泄的肝细胞性对比剂、靶细胞为 Kupffer 细胞的超顺磁性氧化铁对比剂和靶细胞为血池小分子超顺磁性氧化铁对比剂。

MnDPDP 和 Gd-EOB-DTPA 为代表的肝细胞性对比剂在 T1WI MR 检查影像上,肝细胞癌由于含有肝细胞成分而摄取此类对比剂,较周围肝脏实质相比较呈较高的信号,因此更容易发现肝癌病灶。但摄取的多少依赖于肿瘤分化的程度,特别是在使用 MnDPDP 的病例中,注射对比剂后 24 小时的延迟扫描中肝癌与肝实质信号的差别更明显,这是由于此时肝实质内的对比剂已经排空,而肝癌内的对比剂还存留在肿瘤组织内。除了可以提高肝细胞癌的检出率外,肝细胞性对比剂还可以通过显示病灶是否摄取对比剂进行定性诊断。但应注意到,对于一些含有肝细胞的良性病变,如肝腺瘤和局灶性结节增生(FNH),在使用此类对比剂时也可以表现为强化。此时这两种病变的鉴别诊断有赖于肝细胞癌的一些特异性的形态学特征,如存在包膜和不均匀强化,以及缺乏 FHN 的典型中心瘢痕的表现。因此肝细胞性对比剂在局灶性肝脏病变鉴别诊断中主要限于鉴别肝细胞性病变(如肝细胞癌、肝细胞腺瘤、局灶性结节增生、巨大再生结节和局灶性脂肪侵润)与非肝细胞性病变(如转移瘤、囊中、脓肿和其他罕见的肝脏原发恶性肿瘤)。但也存在例外情况,如肝脏的神经内分泌转移瘤就可以摄取 MnDPDP。但 Gd-EOB-DTPA 可以避免上述不足,因为其经静脉团注射后首先经组织间隙代谢,然后再经肝细胞代谢。所以在强化的初期,其强化的模式与Gd-DTPA相同,因此

A
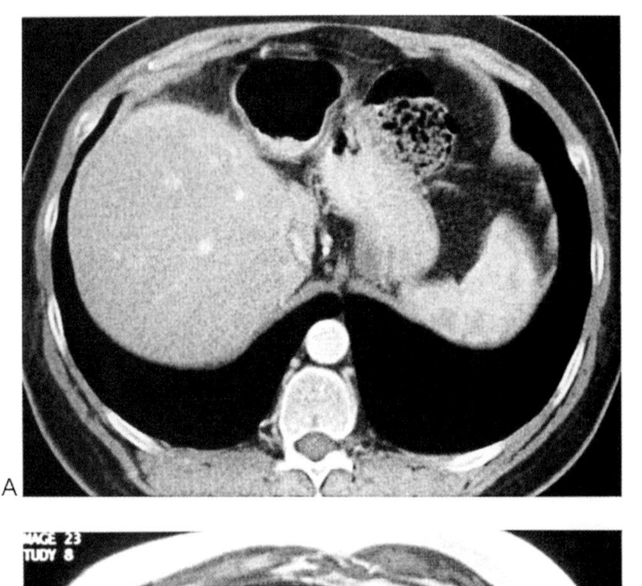

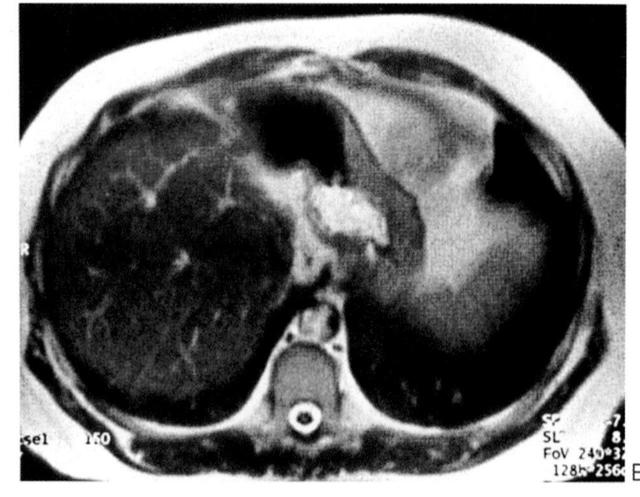
B

C
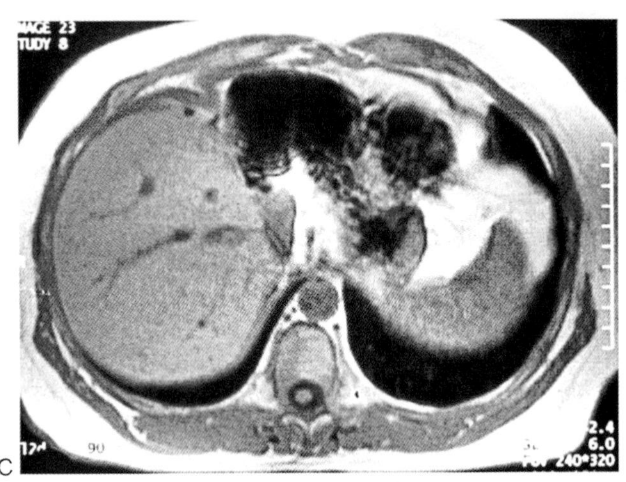

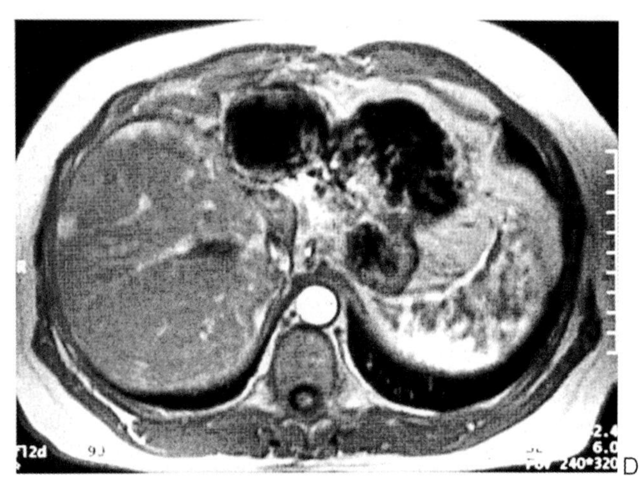
D

E
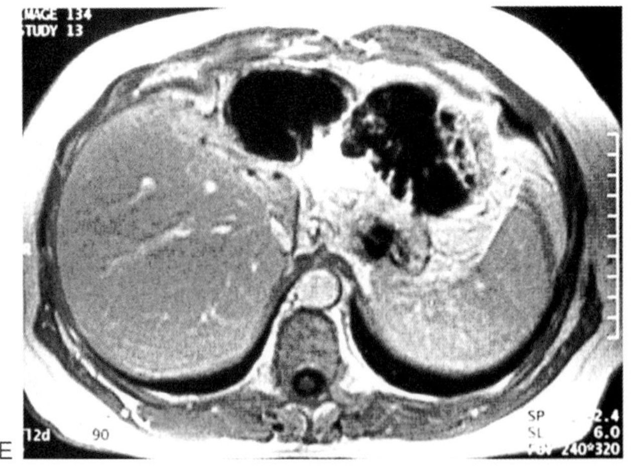

图10.10 肝细胞癌部分肝脏切除术后复发。(A)增强CT检查。(B)FSE T2WI成像(4400/64)。(C)平扫GRE T1WI成像(174/4/90°)。(D)注射Gd-DTPA 15秒后的GRE T1WI成像(174/4/90°)。(E)注射Gd-DTPA 55秒后的GRE T1WI成像(174/4/90°)。该病例显示了动脉期增强检查对于富血供肝细胞癌的检出价值。只有动脉期增强MR检查(D)发现了肝脏周边部存在一个小的肝细胞癌病灶。病灶一过性增强后(E)迅速恢复成等信号。在部分肝脏切除的平面,CT和动脉期增强MR检查也可见到肿瘤复发的迹象。

可以观察病变内对比剂沿组织间隙和血管分布的特点,这对于定性诊断是很重要的。

超顺磁性氧化铁(SPIO)可被肝脏内的Kupffer细胞等上皮网状细胞系统所摄取。肝脏肿瘤由于缺乏Kupffer细胞,不会摄取此类对比剂,因此造成未强化的病变与强化的肝实质间形成明显的信号差别(图10.12)。但这只适用于分化不良的肝细胞癌,对于分化良好的肝细胞癌,由于仍含有一些Kupffer细胞,因此也会摄取一定量的SPIO,表现出一定程度的信号丢失。可见对于肝细胞癌注射SPIO后所形成的病变—肝实质的信号差别不会像转移瘤等完全缺乏Kupffer细胞的局灶性肝脏病变那样明显。因此对于肝细胞癌的检出,SPIO不是一种理想的对比剂,特别是那些直径小于1cm的病变,其内部Kupffer细胞的含量与正常肝组织差别不大。与肝细胞性对比剂相同,SPIO主要用于对两大类病变进行鉴别诊断,

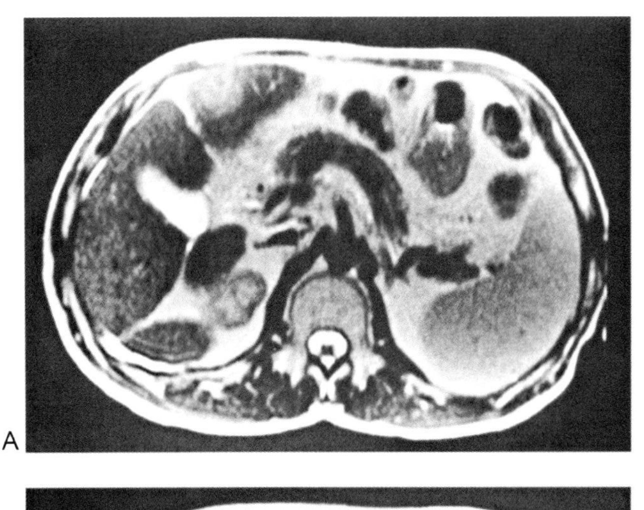


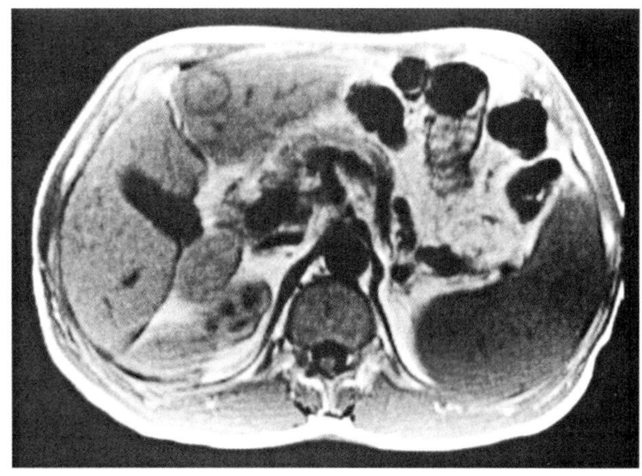


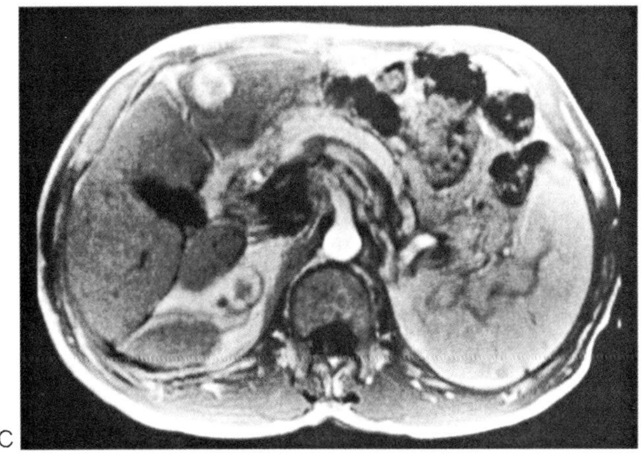


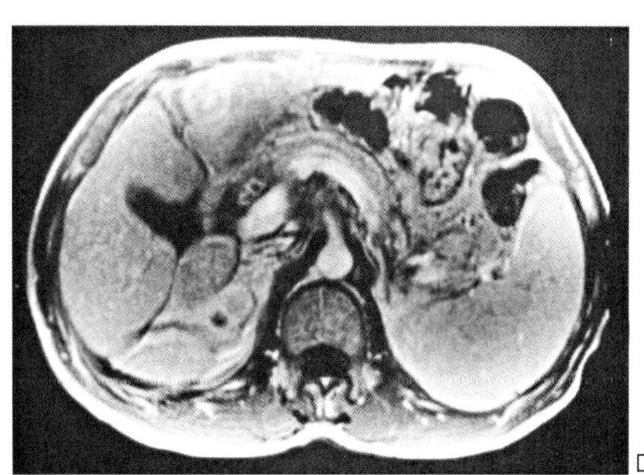


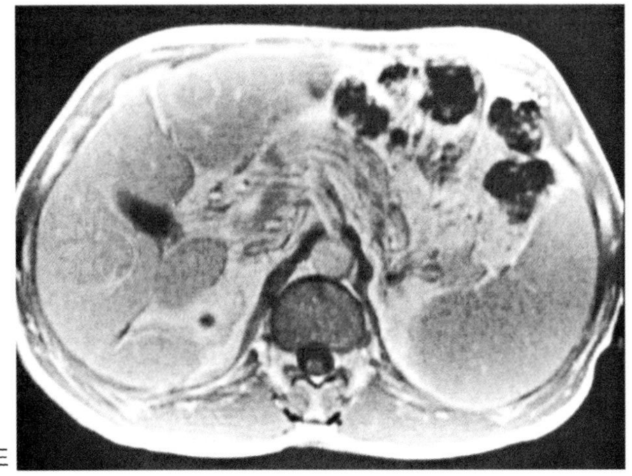


图 10.11 肝细胞癌在 Gd-DTPA 增强 MR 影像上显示病变周边部对比剂排空的过程。(A) FSE T2WI 成像(4400/64)。(B) GRE T1WI 成像(174/4/90°)。(C)注射Gd-DTPA 15 秒后的增强 GRE T1WI 成像(174/4/90°)。(D)注射Gd-DTPA 55 秒后的 GRE T1WI 成像(174/4/90°)。(E)注射 Gd-DTPA 后 5 分钟的 GRE T1WI 成像(174/4/90°)。Gd-DTPA 增强对比检查中动脉期病变显示明显强化(C)。在注射对比剂后 55 秒的影像上病变周边部对比剂排空已经很明显(D),随着对比剂的逐渐排空,至注射对比剂后 5 分钟,对比剂完全排空(E)。注意在延迟期 T1WI 检查中可见到假包膜的强化。另外还可见到在 T2WI 上表现为点状低信号影的再生结节,脾大和脾门区曲张的侧支循环静脉影。

一类是富含 Kupffer 细胞的病变,如分化良好的肝细胞癌、肝细胞腺瘤、FHN 和局灶性脂肪侵润;另一类是完全缺乏 Kupffer 细胞的病变,如转移瘤、囊肿、脓肿和其他一些原发的肝脏恶性肿瘤。像 Gd-EOB-DTPA 一样,SPIO 也可以快速团注后进行动态增强检查。但是在检查初期,由于 SPIO 主要分布于血池内而不是肝实质或病变的组织间隙内,所以那些富含血池的病变,如血管瘤,也会显示摄取对比剂而强化。

小分子超磁性氧化铁是既可以应用于 T1WI 也可以应用于 T2WI 的血池对比剂,但临床应用经验还不是很丰富。其临床价值是通过提高那些缺乏血池结构的病变与富含血窦的肝实质之间的对比,来提高病变的检出。对于像血管瘤这类富含血池结构的病变,可以通过此类对比剂得到准确的定性诊断。

#### 10.3.1.1.4 其他影像检查方法

在 CT 应用于临床之前,可疑肝细胞癌的患者可通过血管造影进行诊断和鉴别诊断。恶性肿瘤血管

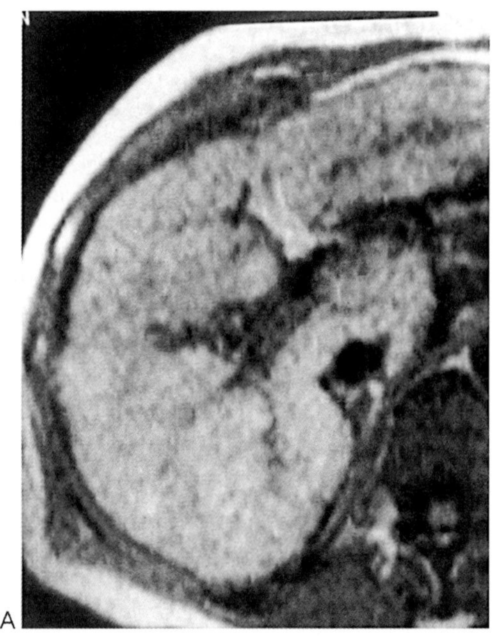


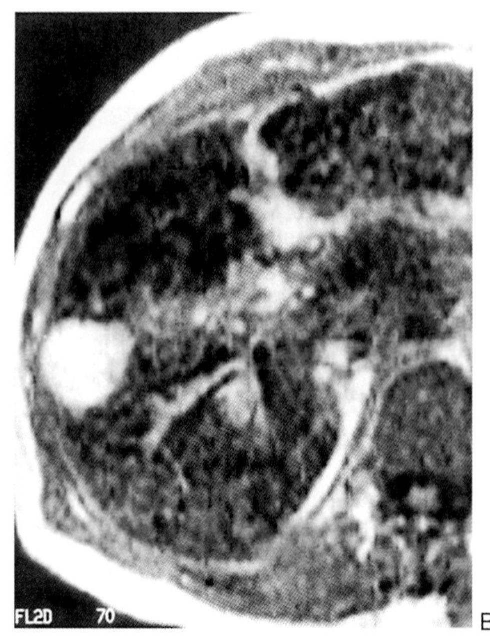


图10.12　肝细胞癌SPIO增强MR表现。(A)GRE T1WI检查(154/6/70°)。(B)静脉注射SPIO后GRE T1WI检查。在未增强的影像上,很难发现病灶。注射对比剂后,可以清晰地发现病灶。(With the kind permisson of Prof. T. Vogl. Rudolf Virchow Clinic, Charité, Humboldt University, Berlin)

造影的征像包括:典型的肿瘤血管,动静脉短路和肿瘤染色,以及肿瘤包膜的延迟强化(图10.13)。对于肝脏病变的诊断和鉴别诊断,断层影像检查(超声、CT和MRI)在很大程度上取代了血管造影,但是血管造影对于肝癌的术前分期和对血管解剖和血管侵犯的显示上还是具有一定价值。另外血管造影检查往往是与肝癌术前介入治疗一同进行的。核素检查在移植术前评估中的作用有限。

#### 10.3.1.2　肿瘤分期和外科手术的路径图

如前所述,肿瘤分期对各医疗机构根据各自标准筛选肝移植患者和评估预后十分重要,还有助于设立不同治疗方法的比较基准及计算移植治疗的价效比。

表10.1和表10.2显示的是UICC制定的肝癌TNM标准和根据TNM标准制定的肿瘤分期。

众多研究显示肿瘤分期对于肝癌患者移植术后生存期具有很大的影响。对于晚期肿瘤患者,肝移植术后预后很差。另一方面研究结果也显示对于那些经过仔细筛选的伴有肝癌的肝硬化患者,肝移植术后的肿瘤复发率和死亡率与不伴有肝癌的肝硬化患者是相似的。所以要求在移植术前通过影像学检查方法对肝癌的分期进行准确的判定。通过将影像学诊断与手术结果比较显示,术前影像学检查对于肝细胞癌分期的判断,倾向于低估而不是高估。

表10.1　UICC肝癌的TNM分期

| 原发肿瘤　*T* | |
|---|---|
| TX | 肝脏原发肿瘤病灶不能评估 |
| T0 | 缺乏原发肝脏肿瘤的证据 |
| T1 | 单发病灶,直径≤2cm,无血管侵犯 |
| T2 | 单发病灶,直径≤2cm,伴血管侵犯<br>或多发病灶,最大直径≤2cm,病变局限于一叶,无血管侵犯<br>或单发病灶,最大直径>2cm,无血管侵犯 |
| T3 | 单发病灶,最大直径>2cm,伴血管侵犯<br>或多发病灶,最大直径≤2cm,病变局限于一叶,伴血管侵犯<br>或多发病灶,直径>2cm,病变局限于一叶,伴或不伴有血管侵犯 |
| T4 | 多发病灶,多叶受累,并侵犯门静脉或肝静脉 |
| 淋巴结 (*N*) | |
| NX | 局部淋巴结不能评估 |
| N0 | 无局部淋巴结转移 |
| N1 | 局部淋巴结转移 |
| 远处转移(*M*) | |
| MX | 远处转移不能评估 |
| M0 | 无远处转移 |
| M1 | 远处转移 |

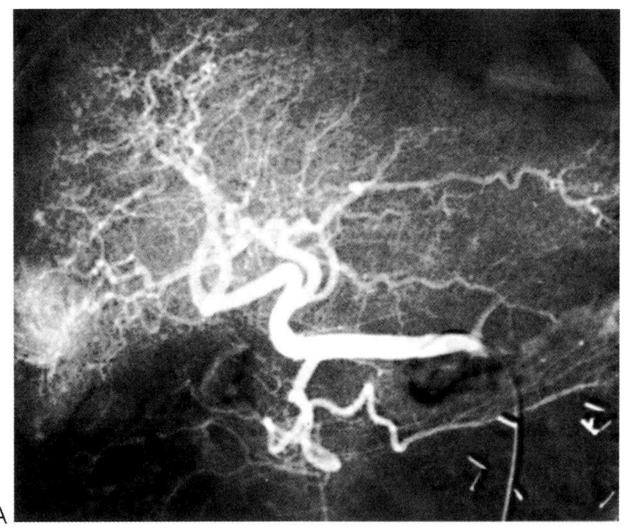
A

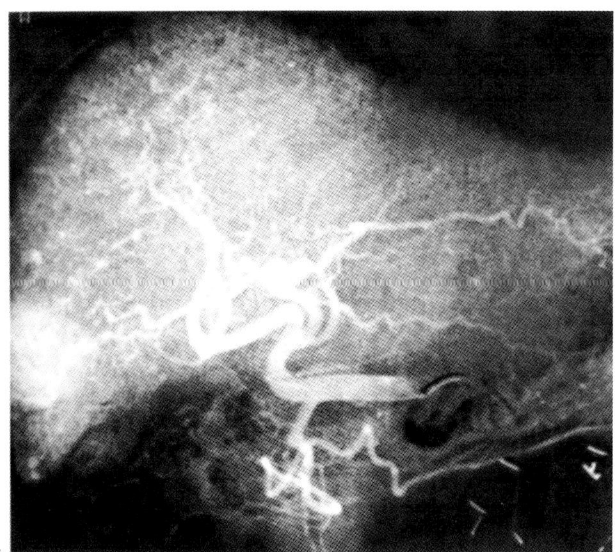
B

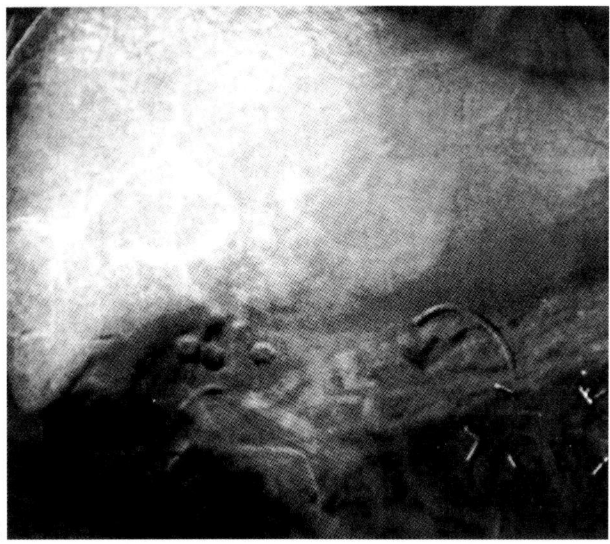
C

**图 10.13**　肝细胞癌患者血管造影检查。图中显示的是一系列选择性肝动脉数字减影血管造影影像。肝细胞癌血管造影的特异征象包括异常的肿瘤血管、肿瘤染色和肿瘤包膜的延迟增强。(With the kind permission of Prof. T. Vogl, Rudolf Virchow Clinic, Charité, Humboldt University, Berlin)

**表 10.2　根据 TNM 肝脏恶性肿瘤的分期**

| 分期 | T | N | M |
|---|---|---|---|
| Ⅰ | T1 | N0 | M0 |
| Ⅱ | T2 | N0 | M0 |
|  | T1 | N1 | M0 |
| Ⅲ | T2 | N1 | M0 |
|  | T3 | 任何分期 | M0 |
| Ⅳ - A | T4 | 任何分期 | M0 |
| Ⅳ - B | 任何分期 | 任何分期 | M1 |

TNM 分期表格(表 10.1)清楚地显示了通过影像学检查进行准确的肿瘤分期,要求对于六种影像学特征进行评估:

1. 肿瘤最大直径。对于任何影像学检查方法,只要能够清楚地显示病变,测量病变的最大直径是很容易的。

2. 多发性。随着影像学检查技术的进步,对于大多数影像学检查来说发现直径超过 2cm 的肝脏肿瘤病变通常是很容易的。但是,对于直径小于或等于 2cm 肿瘤病灶的检出还存在一定的难度,特别是那些人的再生结节中演变出现的肝癌细胞,只有组织学检查才能够发现。对于确诊肝细胞癌的患者,漏诊 1 个或者多个小的病灶就会导致肿瘤分期的下降。

肝脏病变的检出有赖于影像检查手段的空间分辨率、病变—肝实质对比、病变的界限、肝实质背景和每种检查固有的局限性。最佳的影像检查方法是使上述各个方面都达到尽善尽美。然而,每一种检查方法都有自身的优势和局限性。例如:磁共振检查与 CT 检查相比,病变—肝实质的对比较好,但是其空间分辨率较低。检查技术的固有局限性包括:①某些患者膈下区肝脏被肺组织遮盖,此区易成为超声检查的盲区。②核素检查和血管造影检查对位于肝脏中心部位的小病灶,会由于大量正常肝组织的遮挡而降低检出率。通过使用对比剂提高病变—肝实质的对比,从而降低了可被检出的小肝癌病灶直径的阈值。然而据称此法在对于相关肿瘤病灶的长期研究上不应提倡。根据 UICC 制定的 TNM 分期,对于一个直径超过 2cm 并伴有血管侵犯的单发病灶肿瘤分期为 T3,即使再进一步仔细寻找是否存在其他病灶(通过昂贵的检查方法和使用昂贵的对比剂)也不会改变该病例的肿瘤分期。

3. 肿瘤分布。与肝切除术前要求精细判断肿瘤累及到哪一肝段不同,肝移植术前肿瘤分期只需评判病变累及了左叶还是右叶(根据血管解剖)。

4. 血管侵犯。肝细胞癌侵犯门静脉及其分支较肝静脉常见。肝内门静脉受侵较肝外门静脉受侵常见。肿瘤对肝静脉的侵犯会延伸到下腔静脉和右心房。当出现肉眼检查可见的血管侵犯时,生存期会大大下降。

诊断肿瘤周围小血管是否受侵较诊断门静脉或肝静脉的大分支是否受侵要困难得多。超声检查(特别是彩色多普勒检查)、CT和MR检查均可在不同程度上对血管侵犯情况进行诊断。但要注意的是,CT检查动脉期时由于静脉内尚无对比剂充填,易造成肿瘤侵及肝静脉的假象。在MR检查中如果不考虑血流流速对于信号的影响,也会误判为血管受侵。虽然血管造影仍被认为是判断门静脉和肝静脉是否通畅的金标准,但最新的血管成像检查技术(CT血管成像和MR血管成像)被认为可以取代血管造影检查(图10.14)。

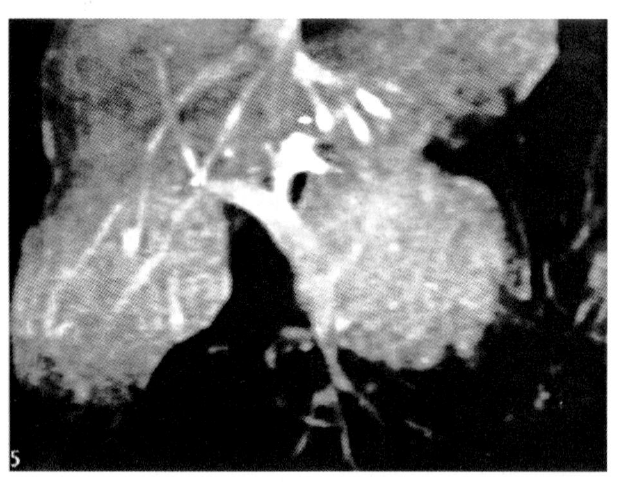

图10.14 MR静脉成像检查。通畅的门静脉和肝静脉在图中清晰地显示,注意观察由于肝硬化造成的左肝叶和肝尾叶的增大。

5. 淋巴结转移。由于CT检查的空间分辨率较高,而且MRI对于肝外结构的显示存在运动伪影,因此对于肝门区和腹腔干动脉、肠系膜上动脉周围淋巴结的显示,CT要优于MRI。超声检查也可发现肝门区淋巴结的转移(图10.15)。

6. 远处转移。远处转移的判定是移植术前评估的关键内容,因为一旦出现远处转移则是肝移植的禁忌证。在通过影像学检查根据肿瘤局部特征进行分期的同时,还要对肾上腺和腹膜转移进行判断。另外还要对骨骼系统(通过核素检查)和肺(通过胸部CT检查)以及其他可能的部位是否出现转移进行评估。

为了制定外科手术路径图,还需要进一步了解

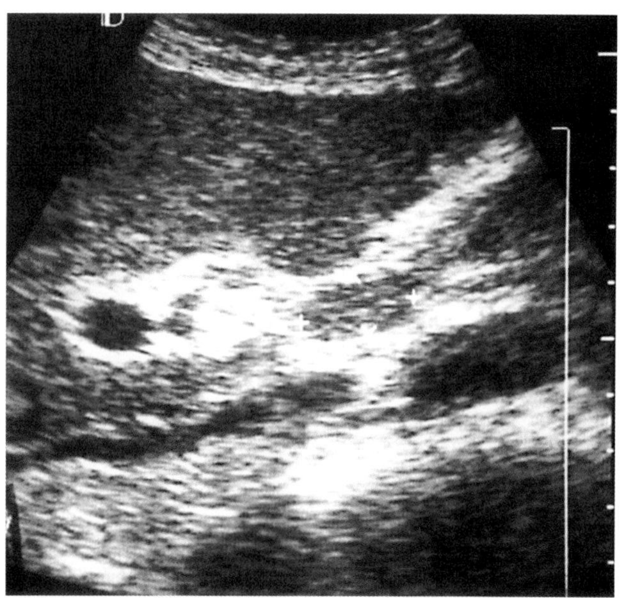

图10.15 肝门淋巴结增大。一名肝细胞癌患者超声检查显示由于肿瘤转移造成的肝门淋巴结增大(指针所示)。

除肝细胞癌分期以外的信息。例如,对下腔静脉、门静脉和胆总管需要进行吻合的部位的可用性进行评估,一旦这些部位受到肿瘤累及,则需改变移植手术的术式。如在许多晚期肿瘤患者中,经常见到胆总管受累或其他形式的肝门区侵犯,这时就需要胰十二指肠切除术和肝移植同时进行。另外在术前还需要对供体肝脏与受体可利用的移植空间是否匹配进行评估,可通过CT和MRI的软件进行容积测量,来判断是否匹配。

当然,血管造影是评估血管吻合处的最佳方法,但是现在可通过CT或MR血管成像来获取高质量和准确的血管解剖的影像(图10.14)。经内镜逆行胆胰管造影(ERCP)和经皮经肝穿刺胆道造影(PTC)是诊断和评价肿瘤对胆道系统侵犯的传统检查方法。然而现在可以通过磁共振快速自旋回波序列的T2WI影像结合最大密度投影的胆胰管成像(MRCP)来显示胆胰管,表现为低信号背景下高信号的管状结构。

外科手术路径图对于活体肝移植甚为重要。对于活体肝移植,清楚地显示肝动脉和胆管的解剖细节是手术成功的关键。这些解剖细节的了解可以通过传统的血管造影和胆道造影来实现。但是现在利用三维螺旋CT血管成像或MR血管成像和三维螺旋CT胆管成像或MRCP也可以获得相同的(甚至更多的)关于血管胆道解剖的信息。

最后,根据肝细胞癌患者的术前影像检查结果,在移植术前采取的一些辅助治疗措施,同样也需要

影像监控。有两个与肝细胞癌相关的特殊例子可以说明:一是影像学检查存在明显扩张的门体静脉侧支提示门静脉高压的患者,需要在移植术前进行经颈静脉肝内门体静脉分流术(TIPS)来缓解门静脉高压(图 10.16);另一种情况是由于肿瘤侵犯胆道造成梗阻性黄疸的患者,则需要在移植术前进行经皮经肝穿刺引流治疗。

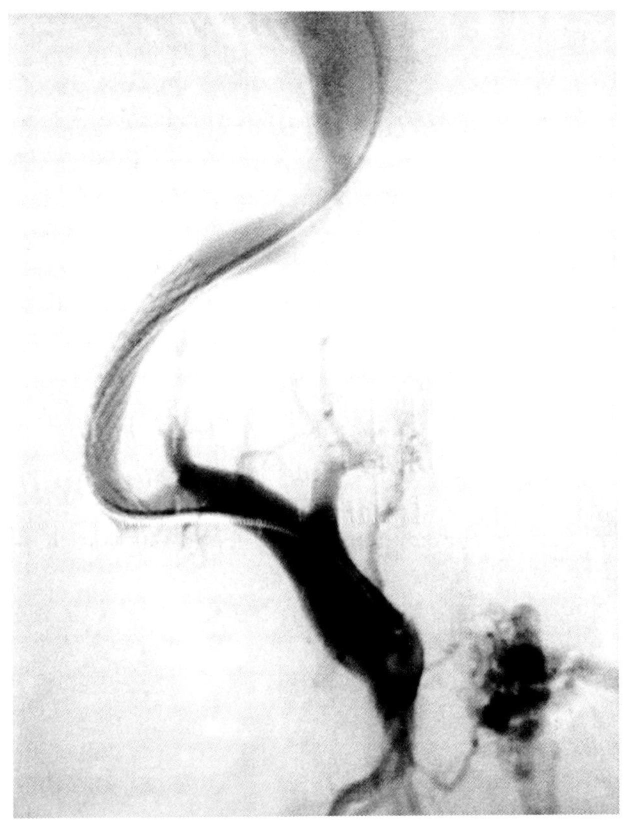

**图 10.16**　移植术前行经颈静脉肝内门体静脉分流术(TIPS)治疗。数字减影血管造影检查显示导管经下腔静脉、分流道进入门静脉。

#### 10.3.1.3　纤维板层肝细胞癌

纤维板层肝细胞癌(FL-HCC)是肝细胞癌的一种亚型,其组织学特点就是恶性的肿瘤细胞被条带样的纤维组织分割。对于此型患者,移植术前的影像学检查内容与肝细胞癌基本相同,主要区别为:第一,纤维板层肝细胞癌较肝细胞癌更倾向于发生在年轻人;第二,纤维板层细胞癌发生率无性别差异;第三,通常不伴有肝硬化;第四,通常不伴有 AFP 的升高;第五,其预后要优于肝细胞癌;第六,没有假包膜;第七,纤维板层细胞癌特异的影像学表现是具有中央瘢痕,CT 上为低密度, T1WI 和 T2WI 均呈低信号,CT 强化和 MR 钆对比增强检查均显示无强化。

### 10.3.2　胆管癌

胆管癌(CC)是起源于胆道上皮的一种恶性肿瘤。它既可以发生在肝内细小的周围胆管(周围胆管癌),也可以发生在肝门区大的胆管。后者既可发生于肝外也可发生于肝内。胆管癌最常见的发病部位为左右肝管的汇合处。肝内周围胆管癌的发生率远低于肝细胞癌的发生率。胆管癌多见于老年人,很少见于年龄低于 40 岁的患者。原发性硬化性胆管炎和溃疡性结肠炎患者发生胆管癌的概率较高。周围胆管癌的临床表现和体征与肝细胞癌类似,但黄疸出现较早,而且是胆管癌较为突出和常见的临床表现。病理上,肝内的周围胆管癌通常为一个较大的孤立性肿块,但有时也可表现为多发结节。大约 4% 的肝癌在同一肿瘤病灶内既可存在肝细胞癌成分又可存在胆管癌的成分。

胆管癌患者肝移植术后的预后通常不如肝细胞癌患者,预后最佳的是因硬化性胆管炎进行移植治疗而术后病理发现有胆管癌病灶的患者。因此肝移植对于胆管癌的治疗价值还存在争议。一些研究人员认为对于胆管癌患者不应采取移植治疗,另外的观点认为移植治疗应限于那些单发可切除且不伴有淋巴结转移的胆管癌患者。还有一些研究人员支持采取更为积极的治疗方法,包括扩大胆管切除术、全肝切除术、部分胰十二指肠切除术、肝移植以切除全部胆管而不破坏肝十二指肠韧带。

#### 10.3.2.1　诊断和定性诊断

尽管 20% ~40% 的原发硬化性胆管炎以及溃疡性结肠炎或肝吸虫感染的患者会发生胆管癌,但胆管癌筛查方法的研发却不如肝细胞癌。这是因为通过影像学检查方法发现不伴有临床症状的胆管壁增厚非常困难,而且除了少数病例出现癌胚抗原(CA-19-9)升高外,大多数病例肿瘤标志物检查均显示正常。诊断程序通常以患者出现梗阻性黄疸开始,症状出现于 90% 以上的胆管癌患者。

##### 10.3.2.1.1　超声检查、CT 和 MRI 检查

周围胆管癌超声检查表现为低回声、等回声或高回声的实性肿块(图 10.17)。18% 的病例肿块内可见钙化。肿块周围肝内胆管扩张是诊断胆管癌的重要征象(图 10.18)。胆管癌通常为单发实性肿块,也可表现为多发性病变,少见侵润型病变。超声检查很难发现早期的肝外胆管癌,但是通过肝内胆

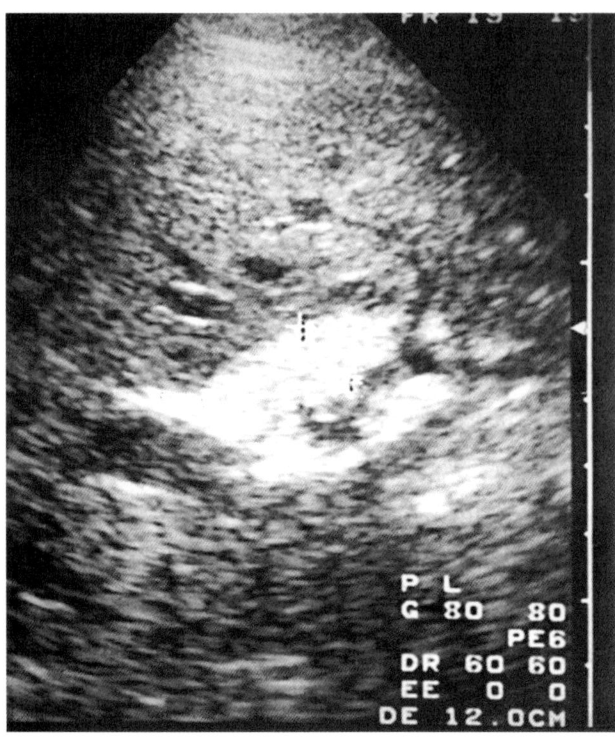


**图 10.17** 胆管癌。超声检查显示胆管癌表现为肝门区高回声肿块。肿块内可见残存的胆管狭窄腔。

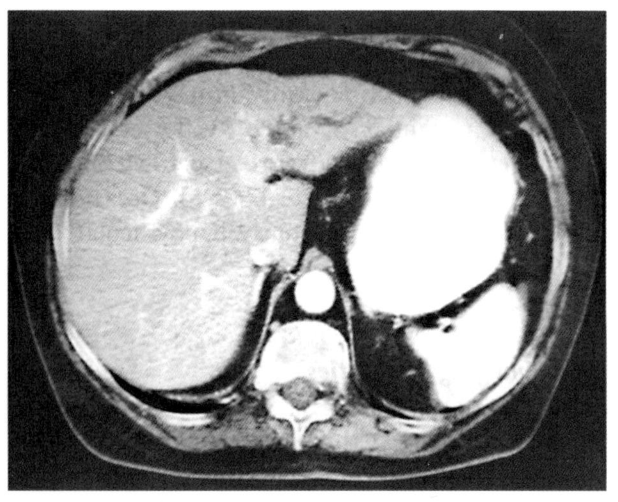

**图 10.18** 胆管癌。对比增强 CT 显示肝左叶病变强化并伴有肝左叶胆管扩张。

管扩张在肝门水平突然终止可以间接提示胆管癌的诊断。当肿瘤增大时，容易作为肝门肿物被检出。肝内周围胆管癌在平扫 CT 上表现为低密度肿物，偶尔伴有钙化。其在增强 CT 上表现为周边部不均匀的强化。CT 对于周围胆管癌的诊断相对较为容易。对于肝门区小的胆管癌诊断常较困难，但其显示为肝内胆管扩张在肝门区突然终止却有助于被发现。通过薄层螺旋 CT 检查可以发现病变呈局部胆管壁增厚。随着影像处理软件的不断发展，目前可以沿肝外胆管斜向重建来显示在胆管扩张近端的局部胆管壁增厚。

胆管癌 MRI 检查与 CT 检查相似，周围胆管癌和巨大肝门区胆管癌诊断比较容易，而肝门区小的胆管癌诊断比较困难。但对于后者同样可以通过肝内胆管扩张在肝门区突然终止这一表现间接提示诊断。肝外胆管癌增大时形成肝门肿物可以造成肝实质或相邻血管结构的侵犯，也可长入胆管道内（图 10.19），此时较容易诊断。胆管癌影像学检查的特异征象是病变沿主胆管的特征性分布，伴有胆管扩张，以及增强早期表现为周围不均匀强化而在延迟增强 CT 或增强 MRI 上显示为肿瘤内持续强化（这一特征表现是肿瘤内有大量纤维组织所致）。但胆管癌偶尔也可呈明显的乏血供表现（图 10.19）。

#### 10.3.2.1.2 其他影像学检查方法

胆管造影仍然是胆管癌筛查、定性诊断和定位诊断的敏感检查方法。可以通过 ERCP 或 PTC 进行胆道造影检查。PTC 用以显示梗阻段以上胆道，而 ERCP 用以显示梗阻段以下的胆道。对于完全梗阻或近乎完全梗阻的病例这一点尤为适用。最近 MRCP 成为胆管癌检查的重要方法。对于肝外胆管癌，MRCP 可以清楚显示肝内胆管扩张于肝门区突然终止，还可以显示肿瘤远端正常管径的胆总管（图 10.20 和图 10.21）。MRCP 与 ERCP 和 PTC 相比具有很多优点：第一，无创；第二，对于胆总管或肝总管完全梗阻的病例可以显示胆管树全貌，而 ERCP 只能显示梗阻以下胆道，PTC 只能显示梗阻以上胆道。另外如果梗阻位于左右肝管汇合部，PTC 检查需要分别进行左右肝管两次穿刺。但是 PTC 和 ERCP 检查较 MRCP 检查的空间分辨率高，而且在胆道造影的同时还可以进行介入治疗以减轻移植前胆道梗阻的症状。MRCP 提供了一种无创的胆道造影检查方法，但是如果要进行介入治疗，例如支架植入，则需行 PTC 检查。

### 10.3.2.2 肿瘤分期和手术路径图

胆管癌分期和制定移植手术路径图的标准与肝细胞癌相同。由于肝外胆管癌和中心型的肝内胆管癌常常位于肝门区，所以对各结构吻合部位的评估甚为重要。没有受到肿瘤侵犯的正常胆总管吻合的可利用度是很难评价的，ERCP 在这方面较其他方法具有优势。经内镜超声判断肝外胆管癌是否侵犯肝门区门静脉的敏感度要优于腹部超声检查、CT 和血管造影。如同在肝细胞癌的问题中所讨论的一样，对于肝门区胆管癌患者，对梗阻性黄疸行介入引流治疗可作为移植治疗之前的一种准备措施。

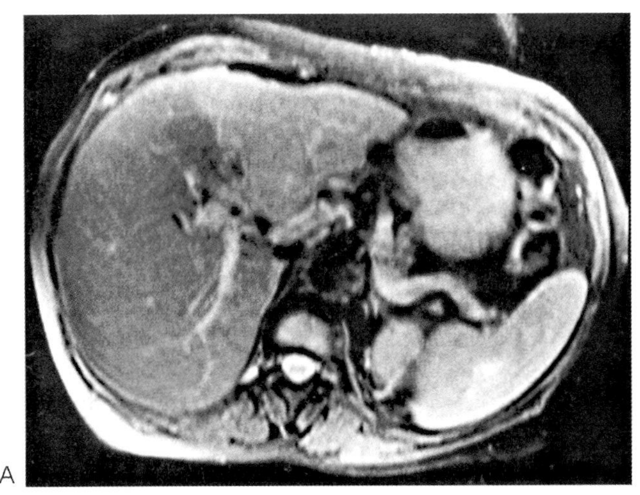


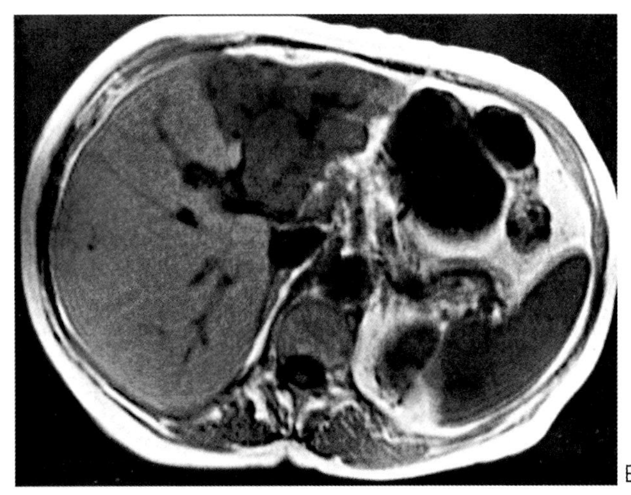


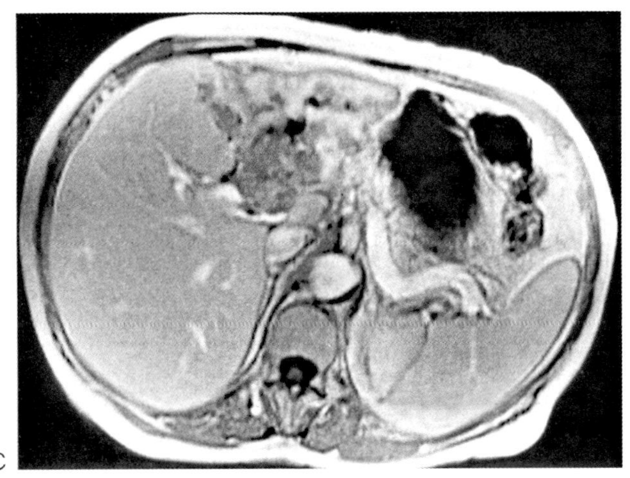


图 10.19　胆管癌。(A) FSE T2WI 检查(4400/64)。(B) GRE T1WI 检查(174/4/90°)。(C)注射 Gd-DTPA 2 分钟后的 GRE T1WI 检查(174/4/90°)。病变位于肝门区,并可见左肝叶胆管扩张。T1WI 上病变呈低信号,T2WI 上病变呈高信号。邻近肿瘤的部分左肝叶实质在普通 MR 影像上信号强度与肿瘤相似,提示肿瘤直接侵犯了肝实质。对比增强检查,肿瘤呈乏血供表现,与周围强化的肝实质形成明显的对比。肝实质信号强度的变化是由于肿瘤侵犯血管导致灌注缺乏造成的。而且在对比增强影像上,可见肿瘤延伸至扩张的胆管内。

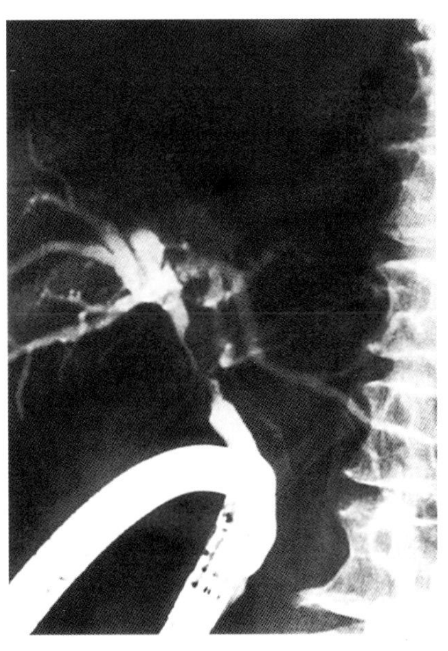

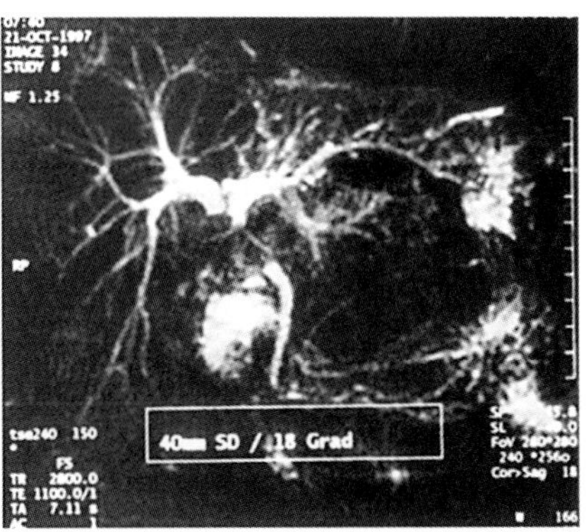


图 10.20　胆管癌的 ERCP 和 MRCP 表现。ERCP(右)和 MRCP(左)均显示胆总管局部变窄及肝内胆管扩张。图中显示位于病变下水平的胆总管可以在肝移植中用做吻合部位。(With the kind permission of Prof. V. Nicolas, B. G. Clinic, Bergmannsheil, Bockum)

### 10.3.3 其他肝脏恶性肿瘤

对于肝脏的神经内分泌转移瘤和上皮样血管内皮瘤进行肝移植治疗已经取得了很多有益的经验。而对于其他一些肝脏恶性肿瘤,如非神经内分泌转移瘤、血管肉瘤、胆道囊腺癌、Kaposi 肉瘤和其他罕见的恶性肿瘤,进行肝移植治疗早期经验不令人满意或者只限于个例。

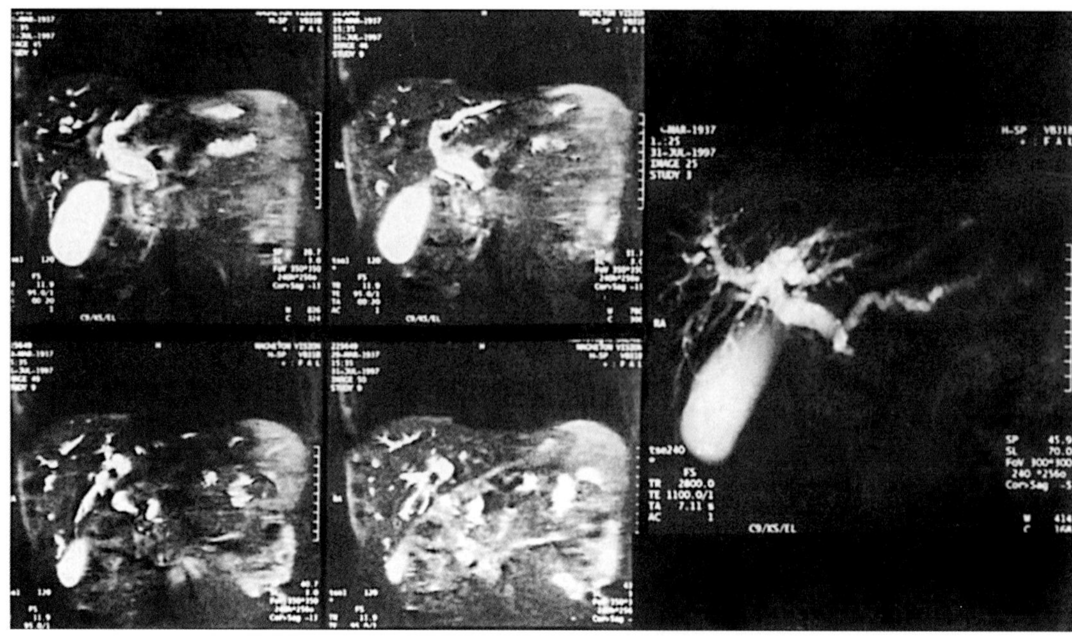

图10.21 胆管癌的MRCP表现。横断面影像(右)和最大密度投影(左)显示肝内胆管扩张并于左右肝管汇合部突然终止。胆总管由于严重梗阻而萎缩未见显示。这种情况下,还需要在移植术前通过ERCP检查了解病变的下界和可利用的正常胆总管的情况。(With the kind permission of Prof. V. Nicolas, B. G. Clinic, Bergmannsheil, Bochum)

肝脏神经内分泌转移瘤,如类癌和胰岛细胞肿瘤,是生长缓慢并出现神经内分泌活性症状的典型代表。正是由于这类转移瘤的这两种特性决定了可以采取肝移植治疗,而对于其他肝脏转移瘤一般认为是肝移植的禁忌证。对于神经内分泌肝脏转移瘤的患者,一旦原发病灶得到了控制,可以通过肝移植来控制患者与激素分泌相关的症状并且延长患者的生存时间。

肝脏神经内分泌转移瘤的诊断依靠很多特异性表现,包括:临床出现典型的激素分泌活跃的症状;病变呈多发性(图10.22~图10.24)。与其他恶性肿瘤相比病变累及肝脏的范围与患者良好的状态不相匹配;病变富血供,这可在双期螺旋CT检查的动脉期(图10.23)、动态钆能增强MRI动脉期(图10.24)和肝动脉造影检查明确检出;生长激素释放抑制素受体核素扫描显示放射活性示踪剂的大量摄取;以及MRI检查中MnDPDP对比剂的摄取。

上皮样血管内皮瘤是血管源性的一种罕见恶性肿瘤,发生于成年人,更常见于女性。更多表现为多发病变,并可存在钙化。肝内结节通常生长缓慢,位于肝脏周边部,并有融合趋势。通常伴有正常肝组织的代偿性肥大。据研究报道此类患者原位肝移植后具有较长的无瘤生存期。

在肝移植开展的早期,人们对于不可切除的肝胆恶性肿瘤进行肝移植治疗抱有很大热情。但如今,由于供体的严重短缺,不得不选择那些可长期存活的患者进行移植治疗。目前,对于不可切除的早期肝细胞癌、近段的胆管癌、纤维板层肝细胞癌、神经内分泌转移瘤和上皮样血管内皮瘤转移瘤进行肝移植,其疗效得到了很大的提高。移植术前,必须通过影像学检查方法对肝脏肿瘤进行筛查、定性诊断、肿瘤分期和制定手术路径。

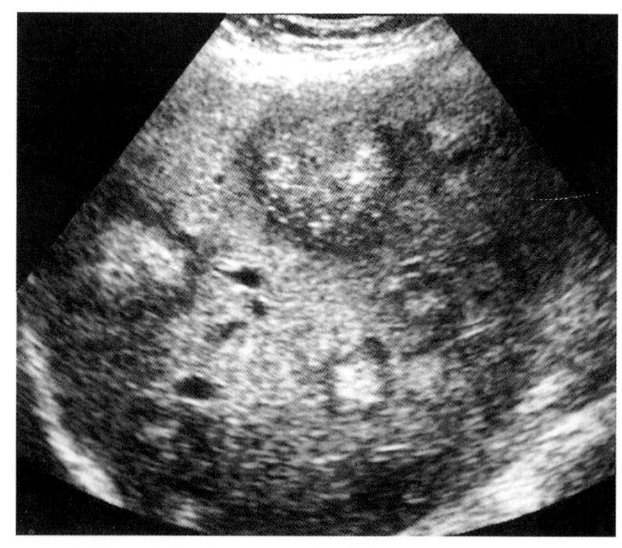

图10.22 类癌肝转移。超声检查显示肝内多发高回声病变,病变周边部可见声晕影。

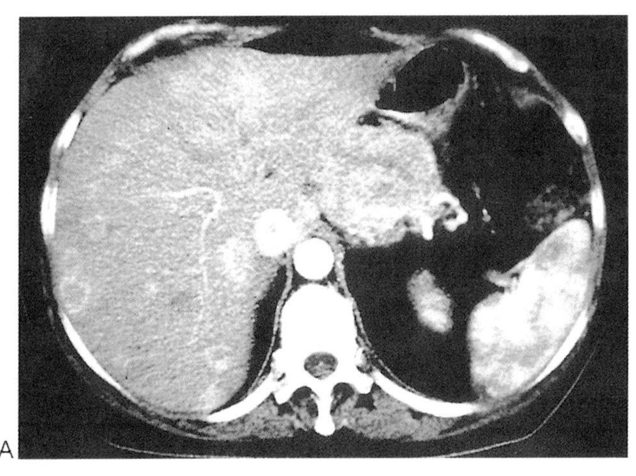


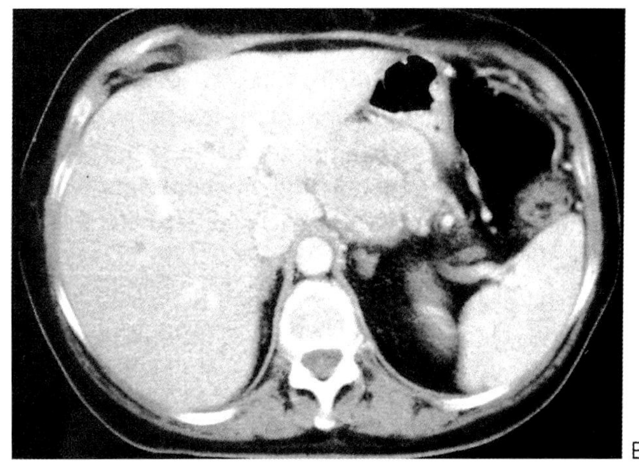


图 10.23　类癌肝转移。(A)动脉期增强 CT 检查。(B)门静脉期增强 CT 检查。该病例显示由于类癌肝转移为富血供病变,所以动脉期检查对于发现类癌肝转移更有价值。到了门静脉期,病变就变得难以发现了。注意对肝外原发病灶的检查。

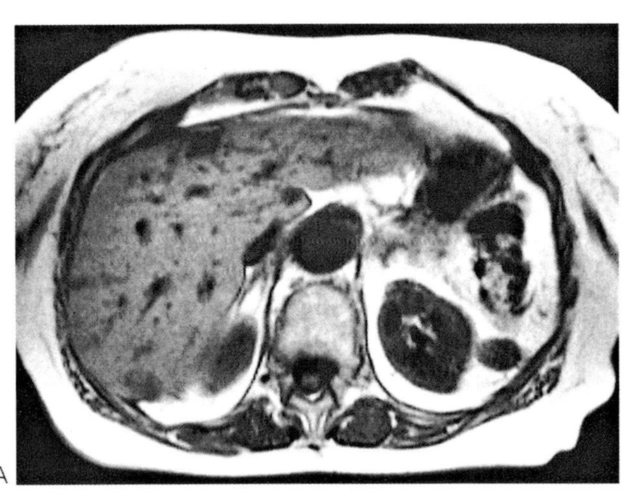


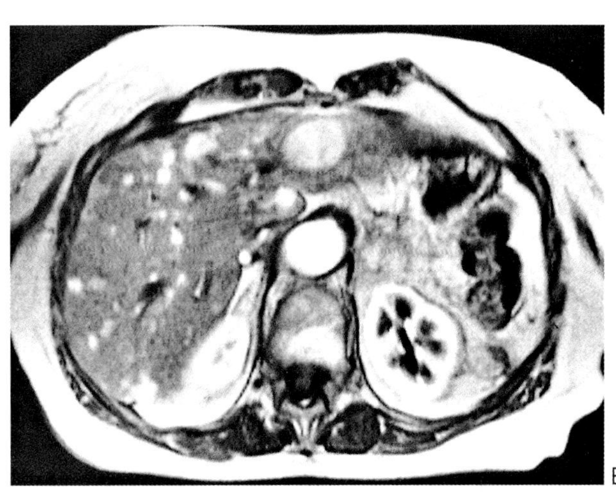


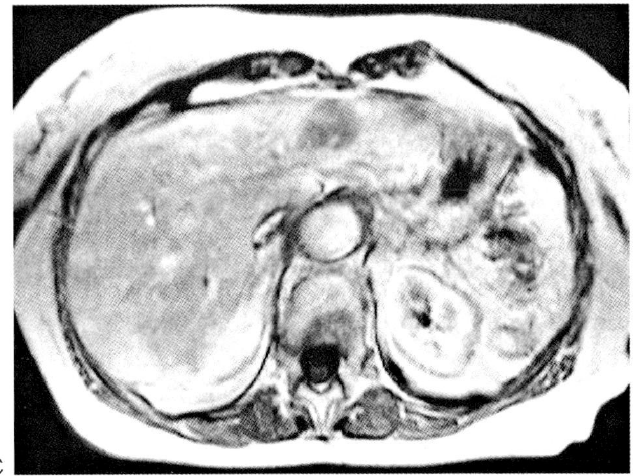


图 10.24　胰岛细胞瘤肝转移的 Gd-DTPA 增强 MRI 表现。(A) GRE T1WI 检查(174/4/90°)。(B)注射 Gd-DTPA 15 秒后的 GRE T1WI 检查(174/4/90°)。(C)注射 Gd-DTPA 后 2 分钟的 GRE T1WI 检查(174/4/90°)。胰岛细胞瘤肝转移瘤在动脉期检查明显增强。而在其他期相,则很难发现病灶。

A. E. Mahfouz, B. Hamm　著
陈光　译　祁吉　校

## 参考文献


Adjei ON, Tamura S, Sugimura H, Kihara Y, Yuuki Y, Kakitsubata S, Watanabe K (1995) Contrast-enhanced MR imaging of intrahepatic cholangiocarcinoma. Clin Radiol 50:6–10

Awaya H, Ito K, Honjo K, Fujita K, Matsumoto T, Matsunaga N (1998) Differential diagnosis of hepatic tumors with delayed enhancement at gadolinium-enhanced MRI: a pictorial essay. Clin Imaging 22:180–187

<refBorzio M, Borzio F, Croce A, et al (1997) Ultrasonography-detected macroregenerative nodules in cirrhosis: a prospective study. Gastroenterology 112:1617–1623

Brink JA, Heiken JP, Forman HP, Sagel SS, Molina PL, Brown PC (1995) Hepatic spiral CT: reduction of dose of intravenous contrast material. Radiology 197:83–88

Casavilla FA, Marsh JW, Iwatsuki S, et al (1997) Hepatic resection and transplantation for peripheral cholangiocarcinoma. J Am Coll Surg 185:429–436

Cheng YF, Le TY, Chen CL, Huang TL, Chen YS, Lui CC (1997) Three-dimensional helical computed tomographic cholangiography: application to living related hepatic transplantation. Clin Transplant 11:209–213

Cherqui D, Alon R, Piedbois P, Duvoux C, Dhumeaux D, Julien M, Fagniez PL (1995) Combined liver transplantation and pancreatoduodenectomy for irresectable hilar bile duct carcinoma. Br J Surg 82:397–398

Choi BI, Lee HJ, Han JK, Choi DS, Seo JB, Han MC (1997) Detection of hypervascular nodular hepatocellular carcinomas: value of triphasic helical CT compared with iodized-oil CT. AJR Am J Roentgenol 168:219–224

Choi CS, Freeny PC (1998) Triphasic helical CT of hepatic focal nodular hyperplasia: incidence of atypical findings. AJR Am J Roentgenol 170:391–395

Corrigan K, Semelka RC (1995) Dynamic contrast-enhanced MR imaging of fibrolamellar hepatocellular carcinoma. Abdom Imaging 20:122–125

Di Lelio A, Cestari C, Lomazzi A, Beretta L (1989) Cirrhosis: diagnosis with sonographic study of the liver surface. Radiology 172:389–392

Dietze O, Davies SE, Williams R, Portmann B (1989) Malignant epithelioid haemangioendothelioma of the liver: a clinicopathological and histochemical study of 12 cases. Histopathology 15:225–237

Dodd GD 3rd, Miller WJ, Baron RL, Skolnick ML, Campbell WL (1992) Detection of malignant tumors in end-stage cirrhotic livers: efficacy of sonography as a screening technique. AJR Am J Roentgenol 159:727–733

Farmer DG, Rosove MH, Shaked A, Busuttil RW (1994) Current treatment modalities for hepatocellular carcinoma. Ann Surg 219:236–247

Ferris JV, Marsh JW, Little AF (1995) Presurgical evaluation of the liver transplant candidate. Radiol Clin North Am 33:497–520

Figueras J, Jaurrieta E, Valls C, et al (1997) Survival after liver transplantation in cirrhotic patients with and without hepatocellular carcinoma: a comparative study. Hepatology 25:1485–1489

Fujita T, Ito K, Choji T, Honjo K, Arita T, Matsunaga N (1996) Contrast enhancement with Gd-EOB-DTPA in MR imaging of hepatocellular carcinoma in mice: a comparison with superparamagnetic iron oxide. J Magn Reson Imaging 6:472–477

Fujita T, Honjo K, Ito K, Matsumoto T, Matsunaga N, Hamm B (1997) High-resolution dynamic MR imaging of hepatocellular carcinoma with a phased-array body coil. Radiographics 17:315–331; discussion 332–335

Fulcher AS, Turner MA, Capps GW, Zfass AM, Baker KM (1998a) Half-Fourier RARE MR cholangiopancreatography: experience in 300 subjects. Radiology 207:21–32

Fulcher AS, Turner MA, Zfass AM (1998b) Magnetic resonance cholangiopancreatography: a new technique for evaluating the biliary tract and pancreatic duct. Gastroenterologist 6:82–87

Gabata T, Matsui O, Kadoya M, et al (1998) Delayed MR imaging of the liver: correlation of delayed enhancement of hepatic tumors and pathologic appearance. Abdom Imaging 23:309–313

Giorgio A, Amoroso P, Lettieri G, et al (1986) Cirrhosis: value of caudate to right lobe ratio in diagnosis with US. Radiology 161:443–445

Goss JA, Shackleton CR, Farmer DG, et al (1997) Orthotopic liver transplantation for primary sclerosing cholangitis. A 12-year single center experience. Ann Surg 225:472–481

Hamm B, Staks T, Muhler A, et al (1995) Phase I clinical evaluation of Gd-EOB-DTPA as a hepatobiliary MR contrast agent: safety, pharmacokinetics, and MR imaging. Radiology 195:785–792

Han JK, Choi BI, Kim TK, Kim SW, Han MC, Yeon KM (1997) Hilar cholangiocarcinoma: thin-section spiral CT findings with cholangiographic correlation. Radiographics 17:1475–1485

Hashimoto T, Nakamura H, Hori S, et al (1994) MR imaging of mixed hepatocellular and cholangiocellular carcinoma. Abdom Imaging 19:430–432

Haug CE, Jenkins RL, Rohrer RJ, et al (1992) Liver transplantation for primary hepatic cancer. Transplantation 53:376–382

Hess CF, Schmiedl U, Koelbel G, Knecht R, Kurtz B (1989) Diagnosis of liver cirrhosis with US: receiver-operating characteristic analysis of multidimensional caudate lobe indexes. Radiology 171:349–351

Hwang GJ, Kim MJ, Yoo HS, Lee JT (1997) Nodular hepatocellular carcinomas: detection with arterial-, portal-, and delayed-phase images at spiral CT. Radiology 202:383–388

Inoue E, Fujita M, Hosomi N, et al (1998) Double phase CT arteriography of the whole liver in the evaluation of hepatic tumors. J Comput Assist Tomogr 22:64–68

Ishak KG, Sesterhenn IA, Goodman ZD, Rabin L, Stromeyer FW (1984) Epithelioid hemangioendothelioma of the liver: a clinicopathologic and follow-up study of 32 cases.

Ismail T, Angrisani L, Gunson BK, et al (1990) Primary hepatic malignancy: the role of liver transplantation. Br J Surg 77:983–987

Itai Y, Ohtomo K, Ohnishi S, Atomi Y, Itoh T, Fukuhisa K, Iinuma T (1987) Ultrasonography of small hepatic tumors. Radiat Med 5:14–19

Jonas S, Bechstein WO, Kling N, Neuhaus P (1997) Das Resektionsausmass in der chirurgischen Therapie zentraler Gallengangskarzinome. Langenbecks Arch Chir Suppl Kongressbd 114:1075–1077

Kelleher MB, Iwatsuki S, Sheahan DG (1989) Epithelioid hemangioendothelioma of liver. Clinicopathological correlation of 10 cases treated by orthotopic liver transplantation. Am J Surg Pathol 13:999–1008

Kim TK, Choi BI, Han JK, Jang HJ, Cho SG, Han MC (1997) Peripheral cholangiocarcinoma of the liver: two-phase spiral CT findings. Radiology 204:539–543

Knechtle SJ, D'Alessandro AM, Harms BA, Pirsch JD, Belzer FO, Kalayoglu M (1995) Relationships between sclerosing cholangitis, inflammatory bowel disease, and cancer in patients undergoing liver transplantation. Surgery 118:615–619; discussion 619–620

Lacomis JM, Baron RL, Oliver JH, Nalesnik MA, Federle MP (1997) Cholangiocarcinoma: delayed CT contrast enhancement patterns. Radiology 203:98–104

Lebtahi R, Cadiot G, Sarda L, et al (1997) Clinical impact of somatostatin receptor scintigraphy in the management of patients with neuroendocrine gastroenteropancreatic tumors. J Nucl Med 38:853–858

Le Treut YP, Delpero JR, Dousset B, et al (1997) Results of liver transplantation in the treatment of metastatic neuroendocrine tumors. A 31-case French multicentric report. Ann Surg 225:355–364

Lobe TE, Vera SR, Bowman LC, Fontanesi J, Britt LG, Gaber AO (1992) Hepaticopancreaticogastroduodenectomy with transplantation for metastatic islet cell carcinoma in childhood. J Pediatr Surg 27:227–229

<referenLopez Hanninen E, Vogl TJ, Bechstein WO, Guckelberger O, Neuhaus P, Lobeck H, Felix R (1998) Biphasic spiral computed tomography for detection of hepatocellular carcinoma before resection or orthotopic liver transplantation. Invest Radiol 33:216–221

Mahfouz A-E, Hamm B (1997) MR imaging of the liver. Contrast agents. Magn Reson Imaging Clin North Am 5:223–240

Mahfouz A-E, et al. (1993) Dynamic gadopentetate dimeglumine-enhanced MR imaging of hepatocellular carcinoma. Eur Radiol 3:453–459

Mahfouz A-E, Hamm B, Wolf KJ (1994) Peripheral washout: a sign of malignancy on dynamic gadolinium-enhanced MR images of focal liver lesions. Radiology 190:49–52

Maringhini A, Cottone M, Sciarrino E, et al (1988) Ultrasonography and alpha-fetoprotein in diagnosis of hepatocellular carcinoma in cirrhosis. Dig Dis Sci 33:47–51

Mathieu D, Paret M, Mahfouz A-E, et al (1997) Hyperintense benign liver lesions on spin-echo T1-weighted MR images: pathologic correlations. Abdom Imaging 22:410–417

Mayo Smith WW, Saini S, Slater G, Kaufman JA, Sharma P, Hahn PF (1996) MR contrast material for vascular enhancement: value of superparamagnetic iron oxide. AJR Am J Roentgenol 166:73–77

Mazzaferro V, Regalia E, Doci R, et al (1996) Liver transplantation for the treatment of small hepatocellular carcinomas in patients with cirrhosis. N Engl J Med 334:693–699

Melato M, Laurino L, Mucli E, Valente M, Okuda K (1989) Relationship between cirrhosis, liver cancer, and hepatic metastases. An autopsy study. Cancer 64:455–459

Merine D, Takayasu K, Wakao F (1990) Detection of hepatocellular carcinoma: comparison of CT during arterial portography with CT after intraarterial injection of iodized oil. Radiology 175:707–710

Mihara S, Nagano K, Kuroda K, et al (1998) Efficacy of ultrasonic mass survey for abdominal cancer. J Med Syst 22:55–62

Miller WJ, Bron RL, Dodd GD, Federle MP (1994) Malignancies in patients with cirrhosis: CT sensitivity and specificity in 200 consecutive transplant patients. Radiology 193:645–650

Mion F, Rousseau M (1996) Adult cirrhotic liver explants: precancerous lesions and undetected small hepatocellular carcinomas. Gastroenterology 111:1587–1592

Moreno Gonzalez E, Loinaz C, Gomez R, et al (1993) Orthotopic liver transplantation in primary liver tumors. J Surg Oncol Suppl 3:74–77

Murakami T, Nakamura H, Tsuda K, et al (1995) Contrast-enhanced MR imaging of intrahepatic cholangiocarcinoma: pathologic correlation study. J Magn Reson Imaging 5:165–170

Murakami T, Baron RL, Peterson MS, Oliver JH, Davis PL, Confer SR, Federle MP(1996) Hepatocellular carcinoma: MR imaging with mangafodipir trisodium (Mn-DPDP). Radiology 200:69–77

Neuhaus P, Platz KP (1994) Liver transplantation: newer surgical approaches. Baillieres Clin Gastroenterol 8:481–493

Noack KB, Speer T (1997) Investigation of the patient with abnormal liver function tests. Baillieres Clin Gastroenterol 11:83–95

Okuda K, Musha H, Nakajima Y, et al (1977) Clinicopathologic features of encapsulated hepatocellular carcinoma: a study of 26 cases. Cancer 40:1240–1245

Oliver JH, Baron RL, Federle MP, Rockette HE (1996) Detecting hepatocellular carcinoma: value of unenhanced or arterial phase CT imaging or both used in conjunction with conventional portal venous phase contrast-enhanced CT imaging. AJR Am J Roentgenol 167:71–77

Otto G, Heuschen U, Hofmann WJ, Krumm G, Hinz U, Herfarth C (1998) Survival and recurrence after liver transplantation versus liver resection for hepatocellular carcinoma: a retrospective analysis. Ann Surg 227:424–432

Partanen K, Pikkarainen P, Pasanen P, Alhava E, Soimakallio S (1990) Ultrasonography and computed tomography in diffuse liver disease with cholestasis. Acta Radiol 31:477–482

Penn I (1991) Hepatic transplantation for primary and metastatic cancers of the liver. Surgery 110:726–734

Pichlmayr R, Weimann A, Oldhafer KJ, Schlitt HJ, Tusch G, Raab R (1998) Appraisal of transplantation for malignant tumours of the liver with special reference to early stage hepatocellular carcinoma. Eur J Surg Oncol 24:60–67

Ringe B, Wittekind C, Bechstein WO, Bunzendahl H, Pichlmayr R (1989) The role of liver transplantation in hepatobiliary malignancy. A retrospective analysis of 95 patients with particular regard to tumor stage and recurrence. Ann Surg 209:88–98

Rofsky NM, Weinreb JC, Grossi EA, Galloway AC, Libes RB, Colvin SB, Naidich DP (1993) Hepatocellular tumors: characterization with Mn-DPDP-enhanced MR imaging. Radiology 188:53–59

Ros PR, Buck JL, Goodman ZD, Ros AM, Olmsted WW (1988) Intrahepatic cholangiocarcinoma: radiologic-pathologic correlation. Radiology 167:689–693

Rossle M, Siegerstetter V, Huber M, Ochs A (1998) The first decade of the transjugular intrahepatic portosystemic shunt (TIPS): state of the art. Liver 18:73–89

Saini S, Edelman RR, Sharma P, et al (1995) Blood-pool MR contrast material for detection and characterization of focal hepatic lesions: initial clinical experience with ultrasmall superparamagnetic iron oxide (AMI-227). AJR Am J Roentgenol 164:1147–1152

Soslow RA, Yin P, Steinberg CR, Yang GC (1997) Cytopathologic features of hepatic epithelioid hemangioendothelioma. Diagn Cytopathol 17:50–53

Soyer P, Roche A, Levesque M, Legmann P (1991) CT of fibrolamellar hepatocellular carcinoma. J Comput Assist Tomogr 15:533–538

Spreafico C, Marchiano A, Mazzaferro V, et al (1997) Hepatocellular carcinoma in patients who undergo liver transplantation: sensitivity of CT with iodized oil. Radiology 203:457–460

Staren ED, Gambla M, Deziel DJ, Velasco J, Saclarides TJ, Millikan K, Doolas A (1997) Intraoperative ultrasound in the management of liver neoplasms. Am Surg 63:591–596

Stoupis C, Taylor HM, Paley MR, et al (1998) The rocky liver: radiologic-pathologic correlation of calcified hepatic masses. Radiographics 18:673–685

Sugiyama M, Hagi H, Atomi Y, Saito M (1997) Diagnosis of portal venous invasion by pancreatobiliary carcinoma: value of endoscopic ultrasonography. Abdom Imaging 22:434–438

Takayasu K, Moriyama N, Muramatsu Y, Makuuchi M, Hasegawa H, Okazaki N, Hirohashi S (1990) The diagnosis of small hepatocellular carcinomas: efficacy of various imaging procedures in 100 patients. AJR Am J Roentgenol 155:49–54

Tan CK, Gores GJ, Steers JL, et al (1994) Orthotopic liver transplantation for preoperative early-stage hepatocellular carcinoma. Mayo Clin Proc 69:509–514

Tanaka K, Uemoto S, Tokunaga Y, et al (1993) Surgical techniques and innovations in living related liver transplantation. Ann Surg 217:82–91

Tanaka M, Nakashima O, Wada Y, Kage M, Kojiro M (1996) Pathomorphological study of Kupffer cells in hepatocellular carcinoma and hyperplastic nodular lesions in the liver. Hepatology 24:807–812

Tanaka S, Kitamua T, Imaoka S, Sasaki Y, Taniguchi H, Ishiguro S (1983) Hepatocellular carcinoma: sonographic and histologic correlation. AJR Am J Roentgenol 140:701–707

Tano S, Ueno N, Tomiyama T, Kimura K (1997) Possibility of differentiating small hyperechoic liver tumours using contrast-enhanced colour Doppler ultrasonography: a preliminary study. Clin Radiol 52:41–45

Teefey SA, Stephens DH, Weiland LH (1987) Calcification in hepatocellular carcinoma: not always an indication of fibrolamellar histology. AJR Am J Roentgenol 149:1173–1174

Thuluvath PJ, Rai R, Venbrux AC, Yeo CJ (1997) Cholangiocarcinoma: a review. Gastroenterologist 5:306–315

Tsukamoto E, Kanegae K, Itoh K, Okushiba S, Ohno K, Katoh H, Tamaki N (1996) Early massive accumulation of In-111 pentetreotide in a metastatic liver tumor of islet cell carcinoma. Ann Nucl Med 10:339–342

Vogl TJ, Hammerstingl R, Schwarz W, et al (1996) Magnetic resonance imaging of focal liver lesions. Comparison of the superparamagnetic iron oxide resovist versus gadolinium-DTPA in the same patient. Invest Radiol 31:696–708

Wang C (1998) Mangafodipir trisodium (MnDPDP)-enhanced magnetic resonance imaging of the liver and pancreas. Acta Radiol Suppl 415:1–31

Wang J, Tsang YM, Lee PH, Wei TC, Lai MY, Hsu HC, Chen DS (1997) Detection of hepatic neoplasms by computed tomographic arterial portography in cirrhotic patients. J Formos Med Assoc 96:955–961

Washburn WK, Lewis WD, Jenkins RL (1995) Aggressive surgical resection for cholangiocarcinoma. Arch Surg 130:270–276

Winter TC, Freeny PC, Nghiem HV, et al (1995) Hepatic arterial anatomy in transplantation candidates: evaluation with three-dimensional CT arteriography. Radiology 195:363–370

Xu HS, Pruett TL, Jones RS (1994) Study of donor-recipient liver size match for transplantation. Ann Surg 219:46–50

Yokoyama I, Takagi H (1996) Liver transplantation and hepatocellular carcinoma. Semin Surg Oncol 12:212–216

Zoli M, Magalotti D, Bianchi G, Gueli C, Marchesini G, Pisi E (1996) Efficacy of a surveillance program for early detection of hepatocellular carcinoma. Cancer 78:977–985

# 第 11 章　肝脏肿瘤的介入治疗技术

本章大纲



## 11.1 引言

肝脏移植为失去手术切除机会的肝细胞癌患者带来了治愈的希望。尽管早期经验显示对于非选择性的肝癌患者,由于肿瘤复发导致肝脏移植的死亡率较高,但是对于 UICC(国际抗癌协会)Ⅰ期、Ⅱ期的肝癌患者和那些患有罕见的纤维板层肝细胞癌的患者,肝脏移植显示了令人满意的长期治疗效果。由于在肝移植等待名单上肝癌患者并不享有优先权,所以对于大多数肝癌患者,即刻进行肝脏移植是不可能的。而在等待移植期间可以通过几种治疗方法控制肿瘤的生长,如经导管动脉内化疗栓塞术、经皮肿瘤内酒精注射、射频消融术和激光诱导升温治疗。

## 11.2 经导管动脉内化疗栓塞术

由于肝脏存在肝动脉和门静脉系统的双重血供,所以从 25 年前局部动脉内治疗肝癌的技术就开始发展了。作为一种姑息性治疗方法,经导管动脉内化疗栓塞术(TACE)包括局部动脉内化疗和对于富血供肿瘤供血血管的栓塞。其机理是肝脏非肿瘤组织主要通过门静脉系统灌注,而且肝脏的首过吸收效应大大减少了全身副反应的发生率。

尽管 TACE 对于肝癌患者肝脏移植生存期的影响还不是十分清楚,而且对于大的肝细胞癌(>3cm)移植术前通过 TACE 达到肿瘤分期的降级还存在争论,但是大多数医疗中心在肝脏移植前还是选择通过 TACE 治疗达到使肿瘤发生坏死并抑制肿瘤生长的目的。

寻找理想的化疗药物和栓塞剂配伍的研究一直都在进行。目前通常使用的是将化疗药物顺铂、阿霉素或丝裂霉素与碘化油和明胶海绵或可降解的微球等栓塞剂混合。由于碘化油(罂粟籽碘化油)可以选择性地沉积在富血供的肝细胞癌结节内,所以被作为一种化疗药物的载体广泛的应用于 TACE 治疗中。

每一次治疗前通过螺旋 CT 或 MRI 检查对肿瘤的治疗反应和血供变化进行检测。TACE 术日晨静脉内给以止吐药和水化治疗。动脉内给以哌替啶以控制术中局部疼痛。通过数字血管造影对肝动脉的解剖、肿瘤的血供程度和门静脉的通畅情况进行评估。对于大多数病例首选 4 ~ 5F Cobra 导管进行选择性血管造影检查和肝总动脉内的治疗。对于走形迂曲的肝动脉或者希望进行超选择栓塞时有时要求使用同轴微导管。在透视监控下将化疗药物—栓塞剂混合物注入肿瘤供血动脉直到肿瘤血供明显减少(图 11.1)。一般不对肝总动脉进行永久栓塞,因此在等待供体期间可每间隔 4 ~ 6 周重复进行 TACE 治疗。常规术后患者会出现栓塞后综合征,如轻度的疼痛或术后 1 ~ 4 天出现发热等。血细胞计数最低点典型发生于化疗后 10 ~ 14 天,应注意监控血细胞逐渐恢复至正常水平。

TACE 最适于那些采用局部酒精注射或射频消融等局部消融方法不能治疗的、巨大的、不可切除的富血供肝癌,但患者要能够耐受腹腔脏器的插管。对于 Child – Pugh C 级严重肝功能受损、门静脉血栓形成、胆红素水平 > 30 mmol/L、胆碱脂酶水平 < 2kU/L 的患者或伴有肝外转移的患者不能进行 TA-

CE 治疗。化疗药物的全身反应是比较常见的，所以要监控患者重要器官的功能，并密切临床随访，这对于肝移植受体患者是十分重要的。关于 TACE 后进行肝移植的研究结果是相互矛盾的，TACE 会增加肝脏移植并发症的发病风险。

到目前为止，尚没有能够证实 TACE 可以真正改善患者生存期的完全随机对照研究。TACE 后 1 年患者生存率约为 70%，3 年生存率约为 40%，根据肿瘤不同分期、不同的肿瘤血供以及是否同时伴有其他肝脏疾病，TACE 后生存率也存在差异。TACE 后严重并发症如胆道感染、脓肿或坏死的发生率可高达 5%，TACE 后 30 天的死亡率约为 1% ~3%。

## 11.3 经皮肿瘤内酒精注射

自 1983 年开始应用于临床，经皮酒精注射（PEI）被证明对于治疗直径小于 3cm、数目小于 3 个的肝细胞癌非常有效。对于这类患者 PEI 的生存率和复发率可与手术切除相媲美。对于伴有严重肝功能受损的肝硬化患者 PEI 治疗也是适用的。该治疗方法经济、操作简便，与治疗相关的并发症发病率较低，但对于非肝硬化的结肠直肠转移瘤治疗效果不佳。

局部或全身麻醉下，在超声导引下以 21 - G 穿刺针经皮穿入肿瘤，缓慢注入 1 ~10mL 医用纯酒精（95% ~99%）直至肿瘤被完全充盈（图 11.2），继而引发肿瘤及其周围组织凝固坏死，瘤内及瘤周血管的血栓形成，最后出现纤维化的反应。肿瘤坏死的范围取决于肿瘤是否存在包膜和内部的分隔、瘤内血管化的程度以及肝硬化组织的密实程度。

随访中，MRI、CT 和彩色多普勒超声增强检查都可以显示肿瘤坏死的情况。可反复进行 4 ~12 次 PEI 治疗直至肿瘤完全坏死。对于伴有肝外转移、大量腹水、梗阻性黄疸或严重凝血功能障碍的患者不能进行 PEI 治疗，以避免术后出血和胆汁性腹膜炎。

过去 10 年中，PEI 的治疗方法在不断改进，如单次酒精注射技术和联合使用 TACE 和 PEI 治疗技术。

单次酒精注射技术常规在全身麻醉下进行，通过一次注入大量酒精（最高达 100mL）代替反复多次注射，是对较大肝细胞癌（ >5cm）的一种激进的治疗方法，最适用于其他方法不能治疗的晚期肝癌患者。

TACE 后结合 PEI 治疗的方法首先于 1992 年开始应用于临床，其目的是为了寻找一种治疗大结节型肝细胞癌的有效方法。组织学研究显示 TACE 可以使大小超过 5cm 的肝细胞癌产生包裹效应。继而进行 PEI 治疗可以使注入瘤内的酒精作用更有效。其生存率与肿瘤的大小和注入酒精的量有关。

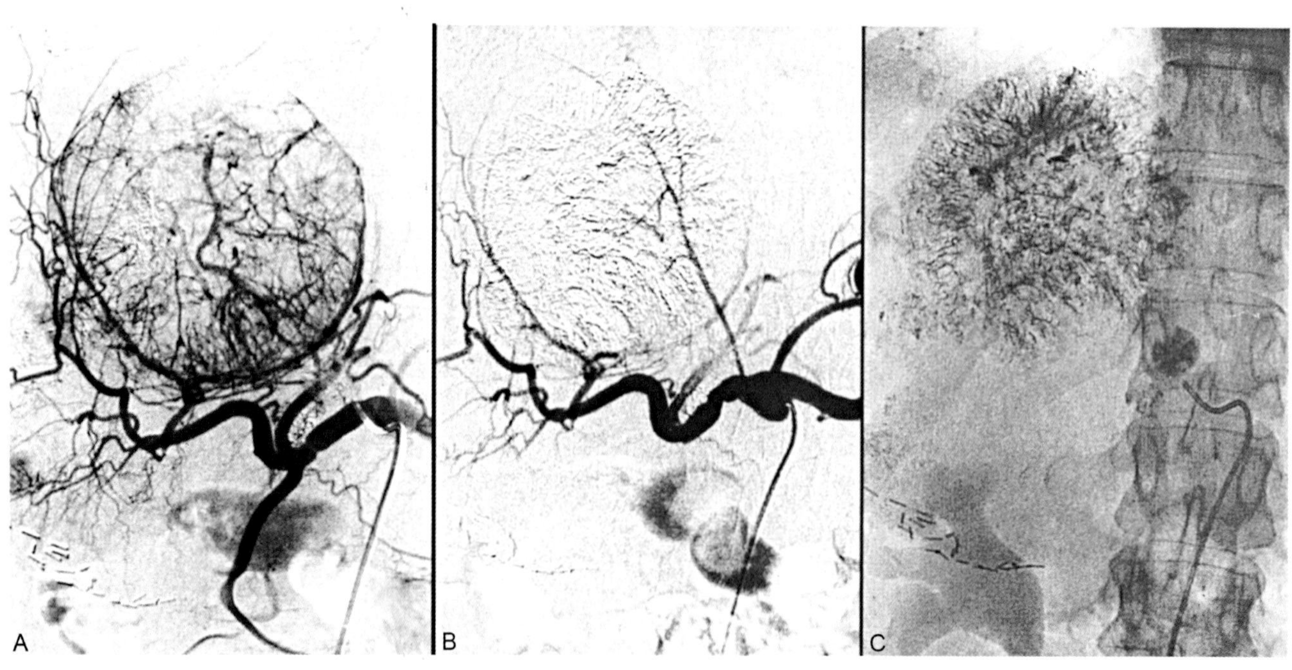


图 11.1 TACE 前后肿瘤血管造影的表现。导管尖端位于肝固有动脉分叉部的近端。（A）TACE 前肿瘤血管造影显示肿瘤血供丰富。（B）TACE 后可见肿瘤滋养动脉明显减少。（C）TACE 后显示肿瘤内大量的碘油沉积。

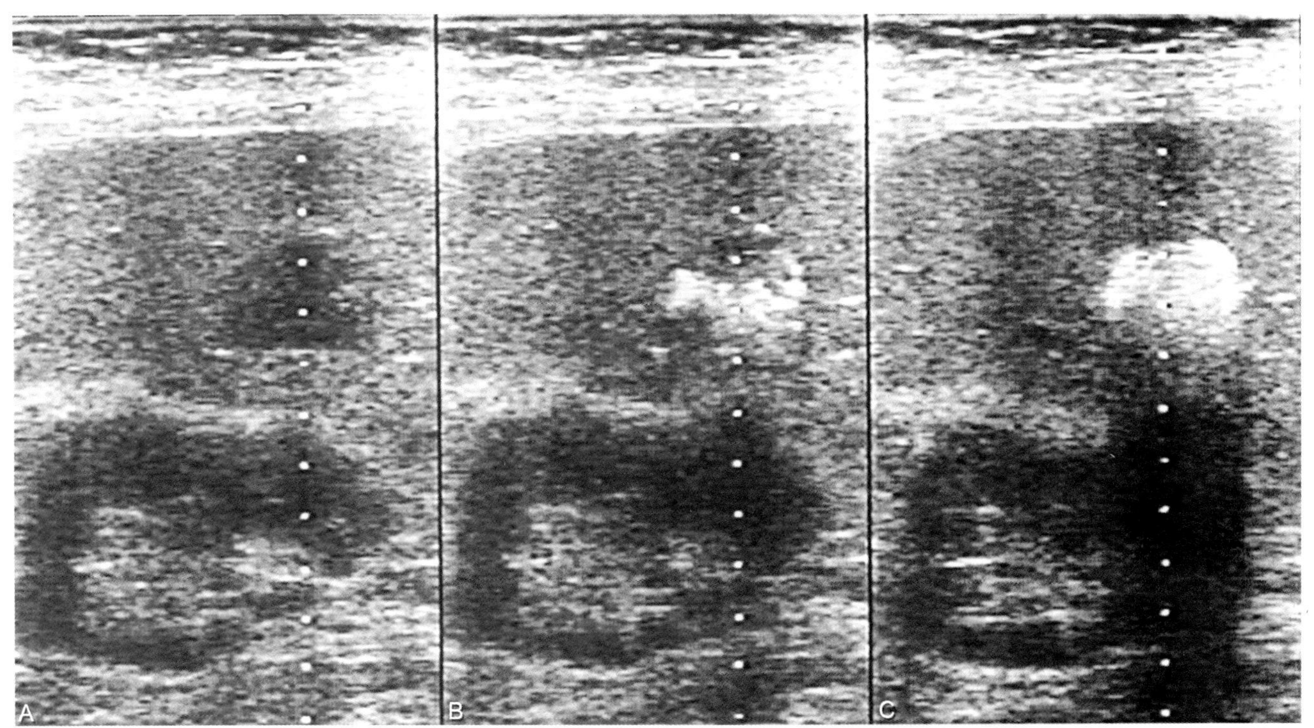


图 11.2　单发肝细胞癌 PEI 治疗的超声表现。(A)PEI 治疗前超声显示 S6 段有一个边界清晰的低回声病变。(B)PEI 治疗过程中，肿瘤内由于注入无水酒精而显示逐渐变为高回声。(C)注入 10mL 无水酒精后肿瘤被完全充填。

对于 Child A 级肝硬化患者出现单发、直径小于 5cm 肝癌的患者，其 1 年、3 年和 5 年生存率分别为 98%、79% 和 47%。对于最大直径小于 3cm、病灶数目少于 3 个的多发结节型肝癌患者，其 1 年、3 年和 5 年生存率分别为 94%、68% 和 36%。对于病灶具有包膜、直径 5 ~ 8.5cm、肝功能 Child A 级的肝癌患者，其 1 年、3 年生存率分别为 72% 和 57%，而对于直径 5 ~ 10cm、侵润型或多发的肝细胞癌患者，其 1 年、3 年生存率分别为 73% 和 42%。

## 11.4　射频消融

射频(RF)消融 10 年前开始应用于治疗肝脏肿瘤，之后逐渐引起国际的关注。试验研究显示局部肝脏肿瘤通过射频受热发生坏死的同时只对肿瘤周围的血管和肝组织产生轻微的损伤。

射频波范围的交流电流可引发组织离子振动从而产生摩擦热，其通过传导分布于周围组织。当温度超过 50℃ 时可导致局部组织发生凝固性坏死。射频发生器的工作频率为 460kHz，工作功率为 50 ~ 200W。使用不同设计结构的带有保护鞘的 14 ~ 17G 穿刺针电极可将热量直接传送至靶组织，所以穿刺针本身并不会变热。根据使用的穿刺针设计的差别，在 12 ~ 15 分钟消融时间内可产生 2 ~ 5cm 直径的球形热坏死区。到目前为止，还没有证据显示穿刺针的设计对肿瘤复发和患者生存情况产生影响。与 PEI 不同，射频消融对于不伴有肝硬化的结肠、直肠肝脏转移瘤也具有治疗效果。对于伴有肝外转移、梗阻性黄疸、急性感染或凝血功能障碍的患者不适于射频消融治疗。

射频消融治疗目的是为了达到靶肿瘤坏死，并在肿瘤周围正常肝组织内形成一个 10 mm 直径的包裹带。大多数研究者将射频消融治疗适应证限制在不可切除的肿瘤数目不多于 5 个、肿瘤最大直径不超过 5cm 的范围内。对于肿瘤直径小于 3cm、肿瘤距肝包膜和周围血管至少 2cm 而且肿瘤完全被肝组织包绕，射频消融治疗的疗效最佳。由于随着肿瘤直径的增加，射频消融治疗难以达到肿瘤完全消融坏死的风险性增大，所以需要进行多次射频消融治疗，并且每次的治疗区域部分重叠。对包膜下肿瘤进行射频消融治疗时会伴发患者的疼痛感增加。当肿瘤距离周围血管较近时会导致射频消融治疗时肿瘤组织内温度的降低，加大了肿瘤完全消融坏死的难度。

射频消融治疗既可采用局部麻醉也可采用全身麻醉，既可通过经皮穿刺入路也可采用经内镜入

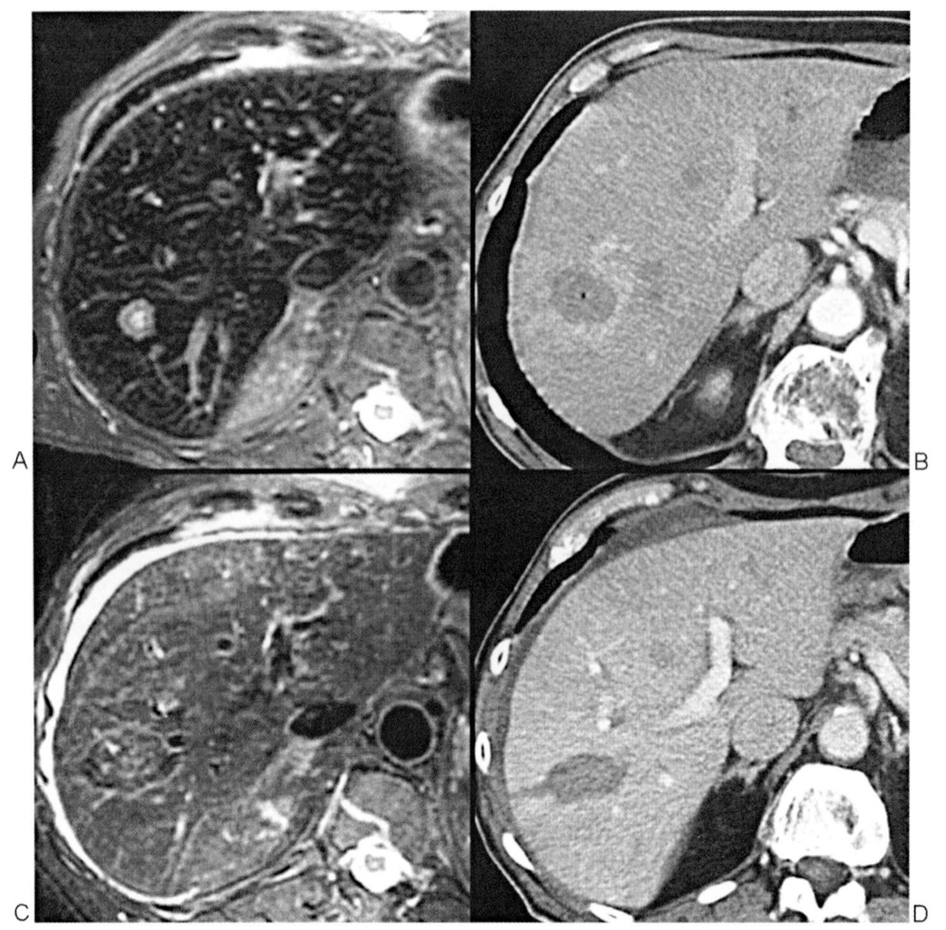


**图11.3** 肝脏转移瘤射频消融治疗的MRI和CT评估。(A)消融治疗前SPIO增强MRI检查T2WI显示S7段一个高信号病变。(B)射频消融治疗后即刻增强CT检查显示动脉期病变呈边界清晰的低密度无强化区,其周围可见由于射频消融引起反应性充血形成的高密度强化带。(C)射频消融治疗后1天,病变在MRI检查T2WI呈现信号减低的典型表现。(D)射频消融1周后,增强CT检查显示病变仍表现为无任何强化,周围充血带消失。注意观察由病变至肝脏表面形成凝固坏死的穿刺道。

路。通常利用CT、超声或联合使用这两种方法对靶病变进行定位并监视射频针的穿刺。一旦射频消融开始,通过逐渐增加功率保持射频发生器显示的穿刺针周围温度处于90℃~105℃,并维持至少6分钟。对于需要进行多次消融治疗的病例,当对穿刺针位置重新定位时不需要将针完全撤出,这样可以减少穿透包膜的次数。治疗最后要对穿刺道进行消融烫灼直至阻抗快速升高,以使出血和针道种植转移的风险降到最低。通过动态增强CT检查和MRI检查,对肿瘤消融坏死的程度和肿瘤复发的情况进行评价。射频消融治疗与PEI治疗相比,虽然并发症的发病率较高,但肿瘤完全坏死率被证实高出10%(90%:80%),而且治疗次数减少。射频消融治疗后的1年、3年和5年生存率据报道分别为96%、64%和40%。

## 11.5 激光诱导升温治疗

第一次使用氩激光对肝脏肿瘤进行局部高温治疗是在15年前。使用长激光纤维,光能为2.0~2.5W,波长为可见光或接近红外线波长,通过光线散射引发邻近组织内温度升高,形成直径约2cm的球形热坏死区。与射频消融治疗相比,便携式激光设备可以携带较长的激光纤维并且完全兼容MRI检查。

激光诱导升温治疗的适应证、禁忌证和技术与射频消融治疗相似。对于肝细胞癌治疗后生存率和并发症发病率与射频消融治疗和PEI治疗结果相似。

## 11.6 小结

本章主要目的是对用于肝移植术前治疗失去手术切除机会肝细胞癌的几种介入治疗技术进行介绍。

无论肿瘤大小和位置如何，都可以使用 TACE 进行局部治疗。虽然到目前为止单独使用 TACE 并不能达到完全治愈肿瘤的效果，但对于等待肝脏移植的肿瘤患者其治疗意义还是很大的。

PEI 治疗是一种简便、经济、有效、并发症发病率低的局部肿瘤治疗方法，但其适应证存在限度。对于大多数肿瘤患者需要反复进行多次 PEI 治疗，以达到肿瘤完全坏死的目的。

无论肿瘤是否存在分隔，类似射频消融治疗和激光诱导升温治疗的局部高温消融治疗方法均可使肿瘤组织发生凝固坏死。与 PEI 治疗相比，局部高温消融治疗可以通过较少的治疗次数达到更广范围的肿瘤坏死。但其设备要比 PEI 治疗昂贵。

等待肝脏移植的肝细胞癌患者往往由于肿瘤过大或者病变数目过多，不适于进行单纯的消融治疗，联合使用 TACE 和局部治疗方法可以更加有效地延长患者的生存期。

T. Kirchhoff, B. Frericks, M. Galanski 著
陈光 译 祁吉 校

### 参考文献

Arata S, Tanaka K, Okazaki H, Kondo M, Morimoto M, Saito S, Numata K, Nakamura S, Sekihara H (2001) Risk factors for recurrence of large HCC in patients treated by combined TAE and PEI. Hepatogastroenterology 48:480–485

Di Stasi M, Buscarini L, Livraghi T, Giorgio A, Salmi A, De Sio I, Brunello F, Solmi L, Caturelli E, Magnolfi F, Caremani M, Filice C (1997) Percutaneous ethanol injection in the treatment of hepatocellular carcinoma. A multicenter survey of evaluation practices and complication rates. Scand J Gastroenterol 32:1168–1173

Dodd GD, Soulen MC, Kane RA, Livraghi T, Lees WR, Yamashita Y, Gillams AR, Karahan OI, Rhim H (2000) Minimally invasive treatment of malignant hepatic tumors: at the threshold of a major breakthrough. Radiographics 20:9–27

Kirchhoff T, Chavan A, Galanski M (1998) Transarterial chemoembolization and percutaneous ethanol injection therapy in patients with hepatocellular carcinoma. Eur J Gastroenterol Hepatol 10:907–909

Liu CL, Fan ST (1997) Nonresectional therapies for hepatocellular carcinoma. Am J Surg 173:358–365

Livraghi T, Goldberg SN, Lazzaroni S, Meloni F, Solbiati L, Gazelle GS (2000) Small hepatocellular carcinoma: treatment with radio-frequency ablation versus ethanol injection. Radiology 216:304–306

Majno P, Adam R, Bismuth H, Castaing D, Ariche A, Krissat J, Perrin H, Azoulay D (1997) Influence of preoperative transarterial Lipiodol chemoembolization on resection and transplantation for hepatocellular carcinoma in patients with cirrhosis. Ann Surg 226:688–703

Martin M, Tarara D, Wu YM, Ukah F, Fabrega A, Corwin C, Lang E, Mitros F (1996) Intrahepatic arterial chemoembolization for hepatocellular carcinoma and metastatic neuroendocrine tumors in the era of liver transplantation. Am Surg 62:724–732

Mor E, Kaspa RT, Sheiner P, Schwartz M (1998) Treatment of hepatocellular carcinoma associated with cirrhosis in the era of liver transplantation. Ann Intern Med 129:643–653

Oldhafer KJ, Chavan A, Frühauf NR, Flemming P, Schlitt HJ, Kubicka S, Nashan B, Weimann A, Raab R, Manns M, Galanski M (1998) Arterial chemoembolization before liver transplantation in patients with hepatocellular carcinoma: marked tumor necrosis, but no survival benefit? J Hepatol 29:953–959

Soulen MC (1997) Chemoembolization of hepatic malignancies. Semin Interv Radiol 14:305–311

Spreafico C, Marchiano A, Mazzaferro V, Frigerio LF, Regalia E, Lanocita R, Patelli G, Andreola S, Garbagnati F, Damascelli B (1997) Hepatocellular carcinoma in patients who undergo liver transplantation: sensitivity of CT with iodized oil. Radiology 203:457–460

Tanaka K, Nakamura S, Numata K, Kondo M, Morita K, Kitamura T, Saito S, Kiba T, Okazaki H, Sekihara H (1998) The long term efficacy of combined transcatheter arterial embolization and percutaneous ethanol injection in the treatment of patients with large hepatocellular carcinoma and cirrhosis. Cancer 82:78–85

Vogl TJ, Eichler K, Straub R, Engelmann K, Zangos S, Woitaschek D, Bottger M, Mack MG (2001) Laser-induced thermotherapy of malignant liver tumors: general principles, equipment(s), procedure(s) – side effects, complications and results. Eur J Ultrasound 13:117–127

# 第 12 章 TIPS 与肝脏移植

本章大纲



## 12.1 引言

终末期肝脏疾病患者难以逃脱死亡的结局,肝脏移植被认为是唯一可以彻底扭转这一情况的治疗方法。多种肝脏疾病最终经常会因为门静脉高压而出现出血和腹水。当这些门静脉高压并发症难以通过内科保守治疗得到控制时,应考虑立即进行有创的治疗方法。在 TIPS(经颈静脉肝内门体静脉分流术)应用于临床实践之前,对于食道静脉曲张出血一直采取手术减压的方法来降低门静脉压力。手术通常采取两类分流方式:一种是非选择性分流方式(如端端或侧侧门腔静脉和近端脾肾静脉分流),可以降低整个门静脉系统的压力;另一种是选择性分流方式(如远端脾肾分流),该方法在降低曲张静脉压力的同时还可以保持肝内门静脉的血流。前者较后者容易出现肝性脑病的并发症。手术方法虽然可以降低出血的复发率,但需衡量是否增加因肝性脑病和肝功能衰竭导致患者死亡的概率。另外,经手术分流治疗后患者的死亡率并不比未进行手术治疗患者的死亡率明显降低。TIPS 可以认为是一种非选择性的肝内分流,对于门静脉高压并发症是一种高效、安全的治疗方法。与手术治疗相比其最大的优点就是可以根据门体静脉压力的梯度决定分流道的直径。在 1969 年 Rösch 等对狗进行动物实验的基础上,1990 年 Richter 等进行了第一例人体 TIPS 治疗。从此,TIPS 作为治疗门静脉高压的标准治疗方法广泛应用于临床。

## 12.2 TIPS 治疗技术

### 12.2.1 静脉入路和肝静脉的选择

右侧颈内静脉是 TIPS 治疗最佳的静脉入路。应首先通过超声检查确认右侧颈内静脉的通畅性。如果右侧颈内静脉闭塞,还可以选用左侧颈内静脉或右侧颈外静脉作为静脉入路。在穿刺部位消毒、铺巾后进行静脉穿刺,穿刺成功后,首先将导丝送入下腔静脉,然后在对穿刺部位扩张的基础上,送入 1 个 9F 的导管鞘;沿导丝将 1 条 5 ~ 7F 选择性造影导管置于肝静脉汇入下腔静脉的附近,以便于导丝进入肝右静脉。尽管肝左、中、右静脉都可选作 TIPS 穿刺门静脉的部位,但只要肝右静脉直径合适,通常都选用肝右静脉。通过超声导引将导管或导丝准确送入肝右静脉,并通过超声观察肝右静脉与门静脉分叉部的解剖关系及大约的穿刺长度(图 12.1)。虽然肝静脉与门静脉并不交通,但是也可以通过肝静脉楔型造影显示门静脉的解剖,甚至可以准确判定门静脉分叉部的位置(图 12.2)。在此基础上,将 0.035 英寸(0.09cm)的超硬导丝送至肝右静脉的远端。

### 12.2.2 门静脉穿刺

沿导丝将经颈静脉肝内穿刺系统送入肝静脉,

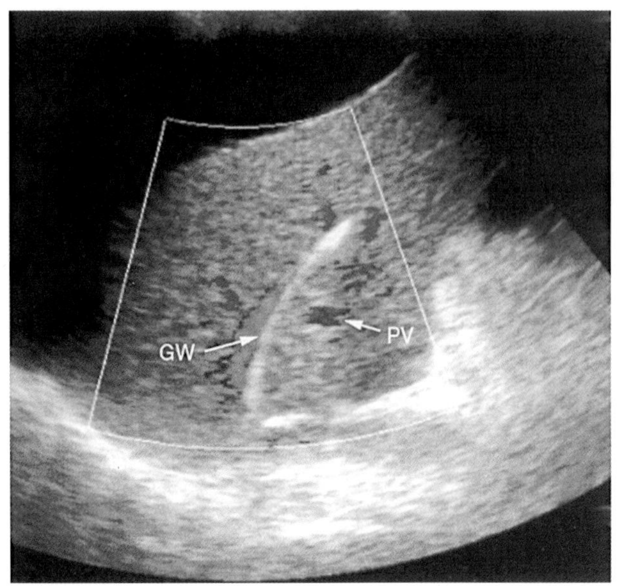


图 12.1 超声检查:显示导丝(GW)与门静脉(PV)之间的位置关系。

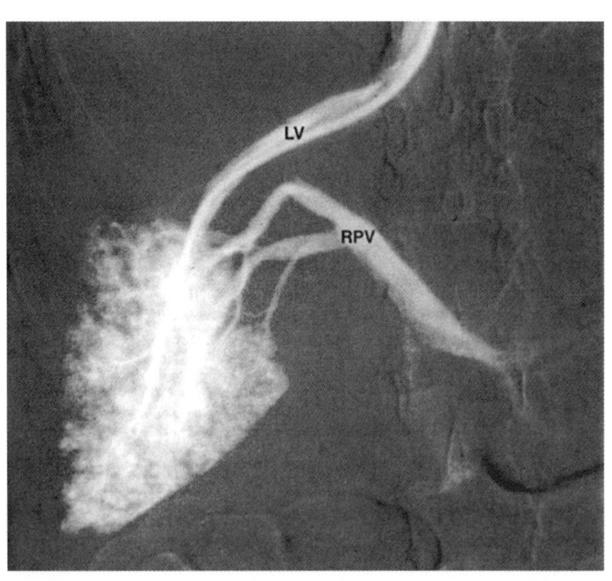


图 12.2 通过一条仅有端孔的造影导管进行的楔型肝静脉造影可以清楚地显示门静脉右支(RPV)和门静脉主干。LV:肝静脉。

然后边注射对比剂边调整穿刺系统位置,最后定位于肝静脉开口外侧 2～3cm。向前内侧旋转穿刺针方向,向足侧经肝静脉壁穿向先前楔型肝静脉造影显示的门静脉右支。在穿刺系统进入门静脉右支之前,通常会遇到较大的阻力。通过穿刺针注射对比剂以证实是否进入门静脉。如果穿刺门静脉较困难,则可通过超声检查调整穿刺针方向进入门静脉。这时需要轻轻地移动穿刺针,以便于超声检查可以清楚观察到针尖与门静脉之间的关系,并导引穿刺针进入门静脉(图 12.3)。最佳的门静脉穿刺点位于距门静脉分叉部 1～2cm 的门静脉右支。这样建立的肝内穿刺道和分流道完全位于肝内或为致密结缔组织包绕。门静脉穿刺部位越位于周边部,建立的分流道走行越迂曲,使得内支架放置越困难,分流道的血流动力学改变越不能满足需要。因此应瞄准门静脉更靠近中心的位置重新进行穿刺。在将一条软导丝送入肠系膜上静脉或脾静脉后,固定外鞘管将穿刺针撤出体外;然后将 5F 导管(眼镜蛇 2 型导管或猪尾巴导管)送至门静脉主干进行造影检查,以判断门静脉的确切穿刺部位,显示门静脉的解剖,进一步判断静脉曲张的程度。最佳的投照角度为右前斜位。直接门静脉造影后,应对门静脉进行压力测量。为了下一步对分流道进行扩张和放置内支架时能够提供稳定的支撑力,应交换置入一条超硬导丝。

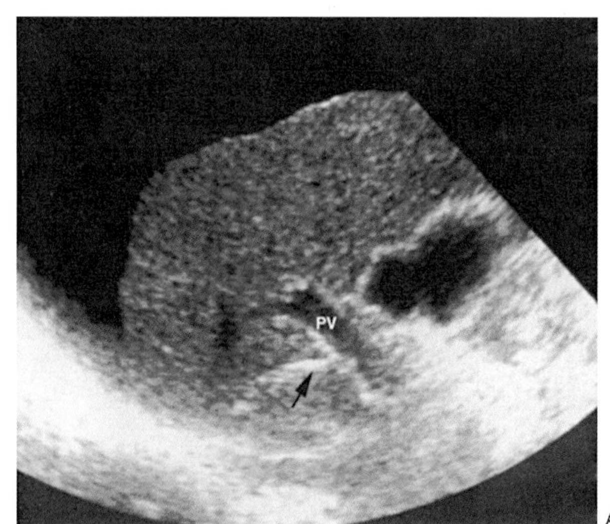


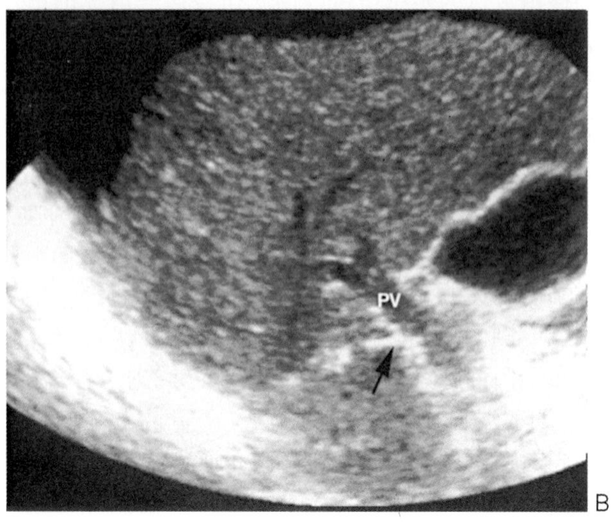


图 12.3 超声导引下穿刺门静脉右支。(A)显示穿刺针(箭头所示)贴近门静脉(PV)右支的血管壁。(B)显示针尖位于门静脉右支内。

### 12.2.3 分流道的扩张和内支架的置入

一旦成功建立了稳定的门静脉入路,以一条长 45cm 的 10.5F 鞘管代替颈静脉鞘,并将其带有标记的鞘管尖端置于肝静脉穿刺部位。以一条 5F 直径 8 mm 的高压球囊导管对分流道进行预扩张。扩张时,通过数字摄影显示球囊狭窄的部位代表跨越肝静脉和门静脉血管壁的位置(图 12.4)。这有助于我们更准确地判断分流道的位置和在下一步置入内支架。通常大多数病例需要反复进行球囊扩张,以达到球囊腰部狭窄的切迹消失,球囊完全膨胀。

有很多内支架可用于 TIPS 治疗。多数医疗机构,包括我们,都更愿意使用Palmaz支架(Johnson & Johnson公司,Warren,N.J.)和Wallstent支架(Schneider 公司,美国明尼苏达州明尼波利市)。Palmaz 支架最大的优点是可以根据门体静脉间压力梯度来决定支架需要扩张达到的直径。在我们医疗中心,在分流道走行较直的情况下选用 Palmaz 支架,而分流道走行较迂曲时选用 Wallstent 支架。将导管鞘送至门静脉右支穿刺口的近端有助于球囊扩张式 Palmaz 支架和 Wallstent 支架的输送。支架置入前通过鞘管在透视下进行直接门静脉造影可以帮助判定支架释放的准确位置(图 12.5)。根据门体静脉压力梯度,大多数患者选用直径 10 mm的支架。对于门体静脉压力梯度较大、门静脉较粗或静脉曲张较明显的患者,可考虑置入直径 12 mm或更粗大的支架。我们通常选用 10 mm × 68 mm的 Wallstent 支架完全覆盖分流道的表面,并延伸进入门静脉内 5 mm(图 12.6)。如果使用 Palmaz 支架,通常选用两个支架(8 ~ 10 mm × 30 mm)相互重叠 5 mm 放置,以覆盖整个分流道表面;很少需要放置第 3 个支架(图 12.7 和图 12.8)。当使用球囊扩张式支架时,支架置入后需要对支架的近端和远端再次进行球囊扩张,使支架两端形成漏斗形状。这种先预扩张然后置入支架的阶梯式分流道扩张方法有助于更加精确地将门体静脉压力梯度控制在 15 mmHg。术后门静脉造影复查应显示肝内门静脉分支无对比剂充盈或者无残存曲张静脉显影(图 12.9 和图 12.10)。

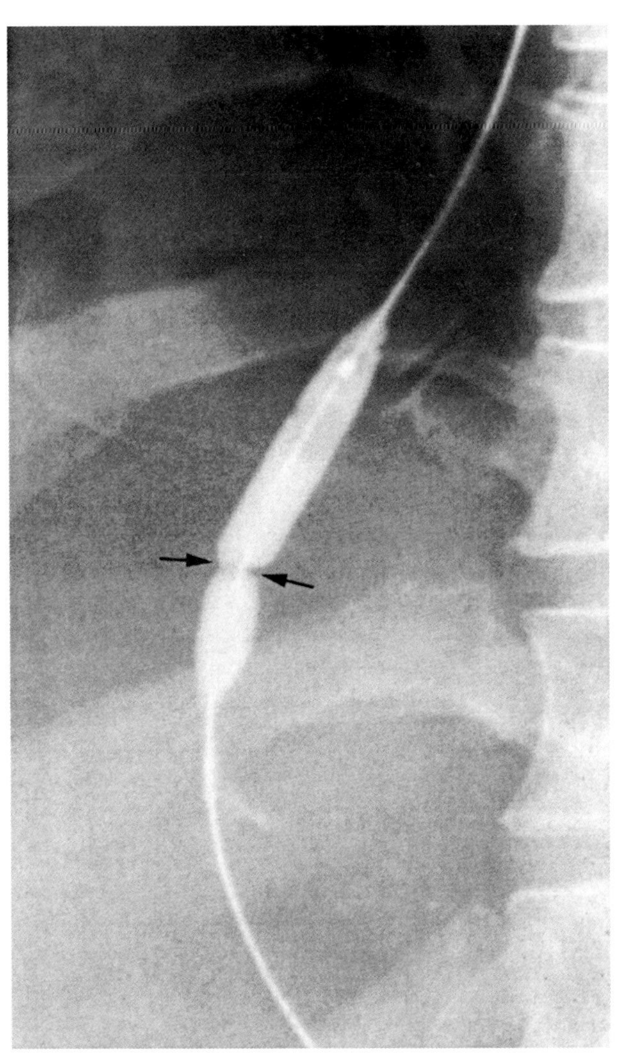

图 12.4　使用直径 8mm 球囊导管对肝实质内分流道进行扩张。球囊的切迹(箭头所示)代表门静脉入口。

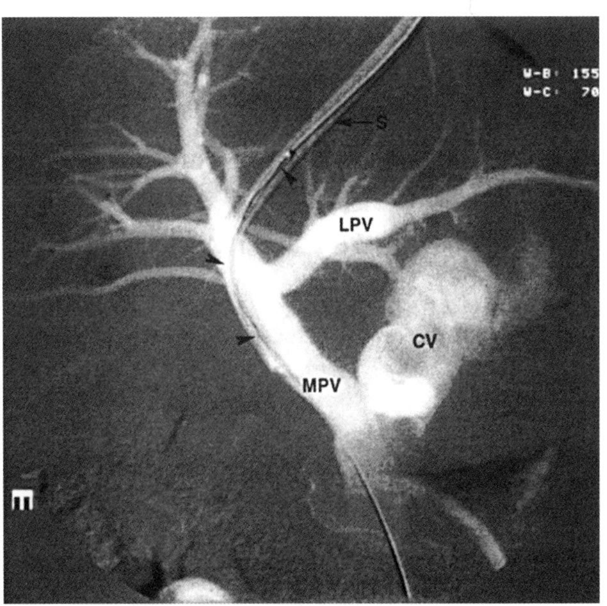


图 12.5　放置 10mm 直径的 Memotherm 自膨式支架(箭头所示)前 TIPS 分流道的造影。MPV:门静脉主干;LPV:门静脉左支;CV:粗大的冠状静脉。

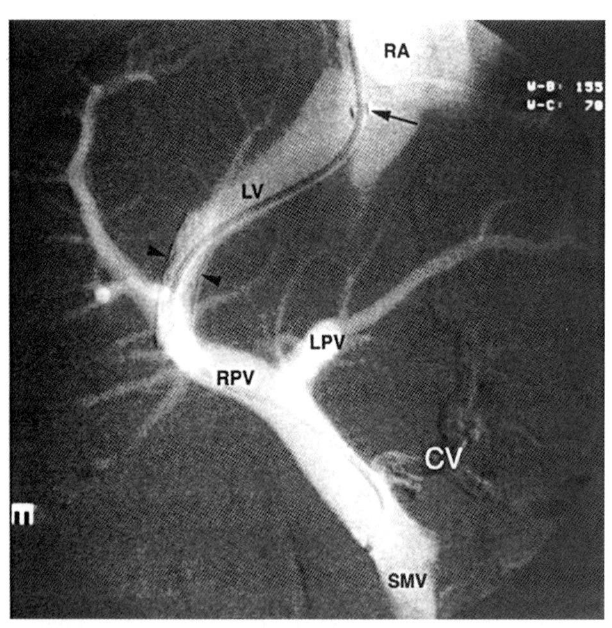


图12.6 Memotherm 自膨式支架释放后(箭头所示)。粗大冠状静脉(CV)栓塞后,肝内门静脉仍可见残存血流。曲张静脉内未见残存对比剂充盈。RPV:门静脉右支;LPV:门静脉左支;SMV:肠系膜上静脉;LV:肝静脉;RA:右心房;箭头指示血管鞘的位置。

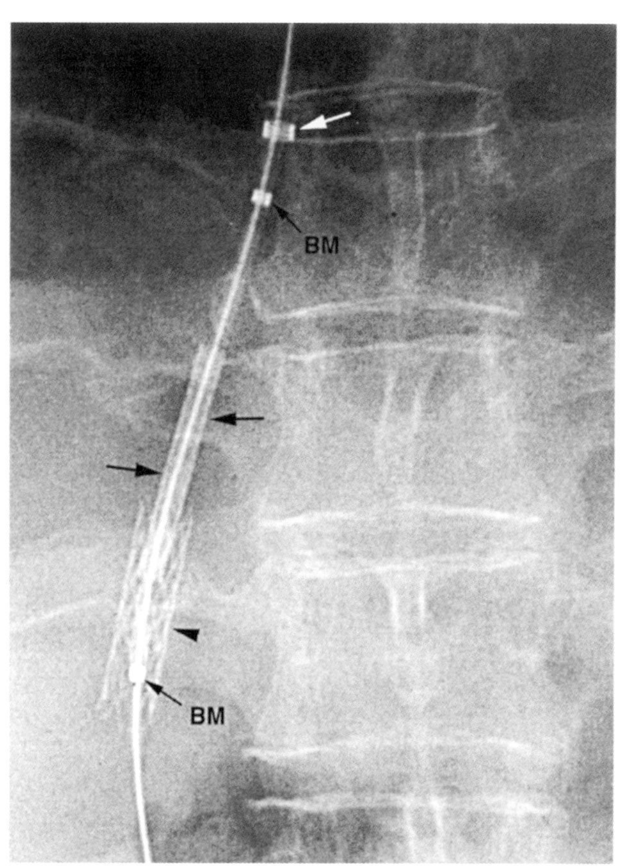


图12.8 再次置入一个球囊扩张式的 Palmaz 支架(箭头所示)。BM:球囊标记;白箭头:导管鞘;三角箭头:释放的 Palmaz 支架。

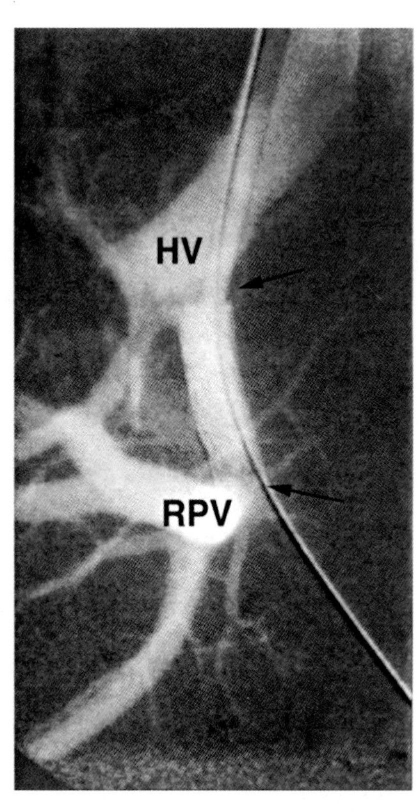


图12.7 使用 Palmaz 支架建立 TIPS 分流道。支架不完全覆盖分流道(箭头所示)。HV:肝静脉;RPV:门静脉右支。

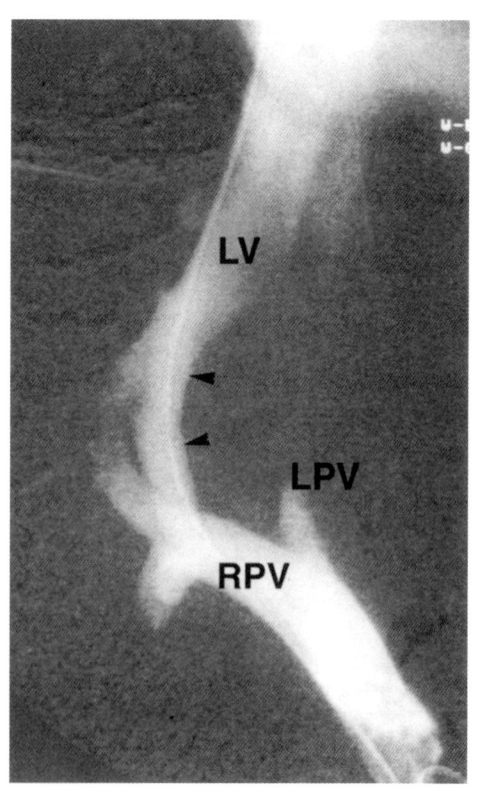


图12.9 使用两个相互交错的 Palmaz 支架(三角箭头所示)建立的 TIPS 分流道。RPV:门静脉右支;LV:肝静脉;LPV:门静脉左支。

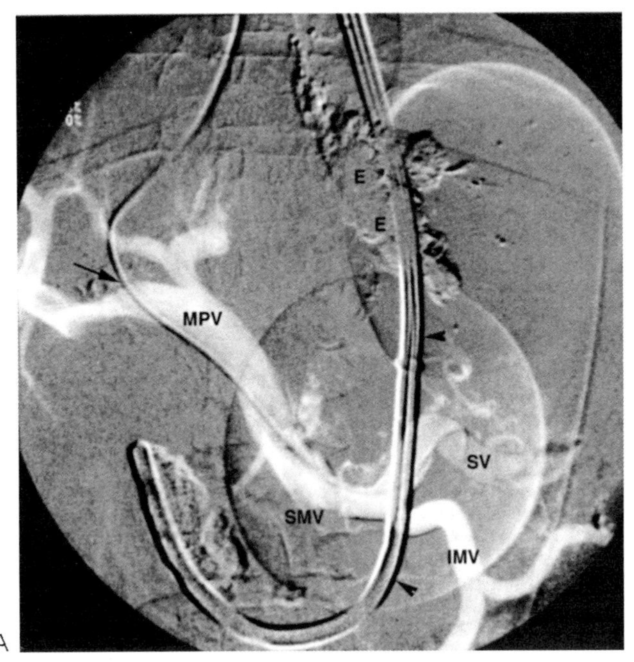


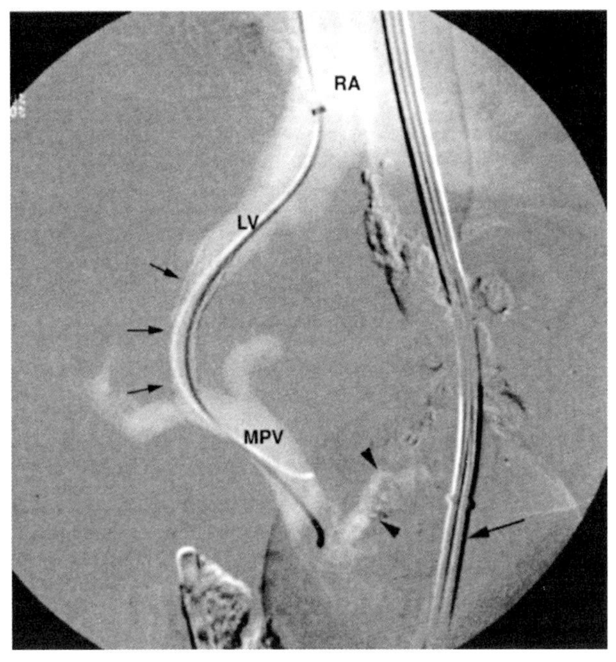


**图 12.10**　急症 TIPS。(A)TIPS 支架放置前直接门静脉造影。MPV:门静脉主干;SV:脾静脉;SMV:肠系膜上静脉;IMV:肠系膜下静脉;箭头:导管进入门静脉右支的部位;三角箭头:阻塞的 Sengstaken 管;E:栓塞的曲张静脉。(B)TIPS 支架放置后直接门静脉造影。肝内门静脉血流明显减少。MPV:门静脉主干;LV:肝静脉;RA:右心房。

### 12.2.4　曲张静脉的栓塞

对于因难以控制的活动性静脉曲张出血而接受 TIPS 治疗的患者或 TIPS 分流道建立后造影复查仍可见残存的曲张静脉显影的患者,应对其曲张静脉进行栓塞治疗。通常通过 5F 导管进行栓塞治疗。既可以使用不锈钢螺圈栓塞直至曲张静脉血流中断,也可以使用像 NBCA(Histoacryl, Braun, Melsungen,德国)这样的栓塞剂进行栓塞,其优点是可以进入曲张静脉的较深部位。一些专家习惯在放置内支架之前进行曲张静脉的栓塞,因为此时曲张静脉的血流较丰富,有利于栓塞。在我们医疗中心,我们将 1 条 45cm 长的 10.5F 鞘管沿 TIPS 分流道送至门静脉主干,以减少门静脉血流,然后通过 5F 选择性导管以 Histoacryl 与碘油按 1∶1 配比的栓塞剂对仍存在的曲张静脉进行栓塞(图 12.11 和图 12.12)。

### 12.2.5　术后处理

TIPS 治疗过程耗时的长短与医生技术熟练程度有关,如果医生经验丰富,技术熟练,整个治疗过程大约需 45 ~ 90 分钟。但是如果存在肝静脉和门静脉的解剖变异或者存在肝静脉或门静脉血栓,则会导致整个治疗过程时间的增加。治疗结束时,应以一个 7 ~ 8F 的短血管鞘代替术中使用的粗大长鞘,从而保留一条较粗大的静脉入路。对所有患者术后 24 小时内必须密切监控是否有出血发生,并通过超声检查确认分流道的通畅情况,以此作为随访检查比较的基准(图 12.13)。

## 12.3　特殊情况的处理技术

特殊情况包括门静脉闭塞、肝静脉闭塞(巴 – 希综合征)和儿童患者。肝静脉闭塞增加了建立 TIPS 分流道的技术难度,通过肝静脉再通后再进行 TIPS 治疗,据报道其成功率可达 88%。对于巴 – 希综合征患者,通常还是使用标准的经颈静脉入路。导丝能否进入闭塞的肝静脉取决于肝静脉闭塞时间的长短,一旦导丝进入肝静脉则通过球囊扩张使肝静脉达到所需的直径(图 12.14)。另外一种可供选择的肝静脉入路方式是通过经皮经肝穿刺入路,一旦穿刺成功,送入导丝至下腔静脉,然后将导丝从颈静脉鞘中取出,再沿着这条路径进行 TIPS 治疗。

对于门静脉血栓形成的患者,经过筛选部分患者可以进行TIPS治疗。而对于门静脉不完全阻塞

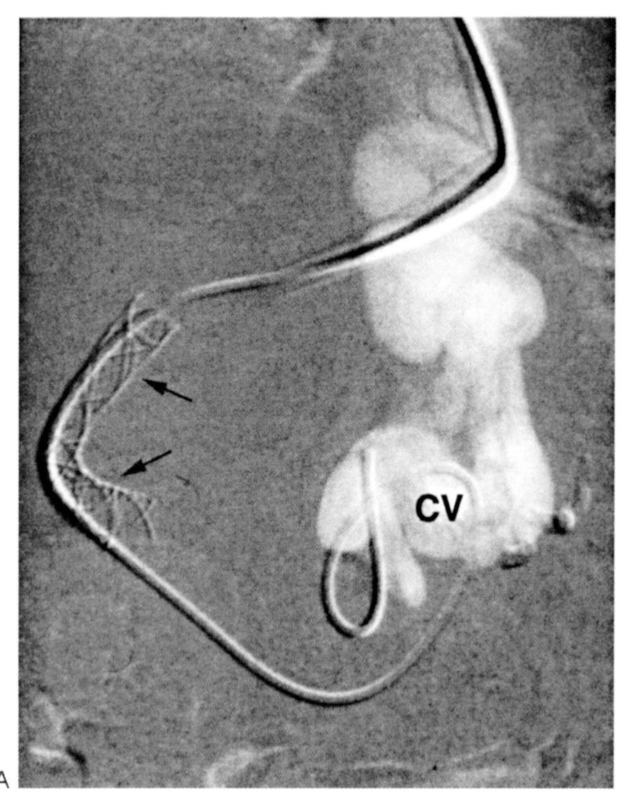


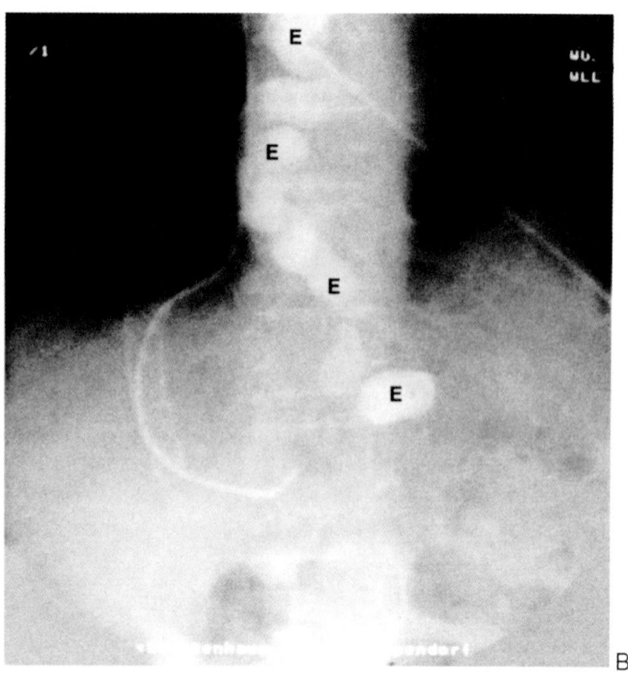


图12.11 通过 Histoacryl/碘油栓塞曲张静脉。(A)导管到位。CV:冠状静脉。(B)栓塞后曲张静脉内淤滞的对比剂(E)。

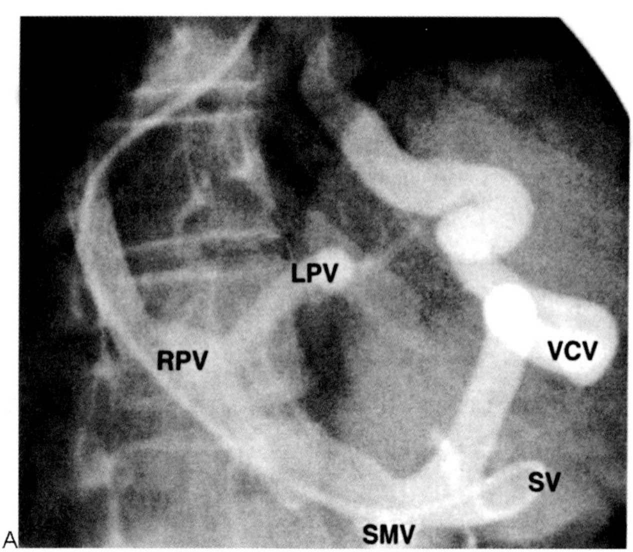


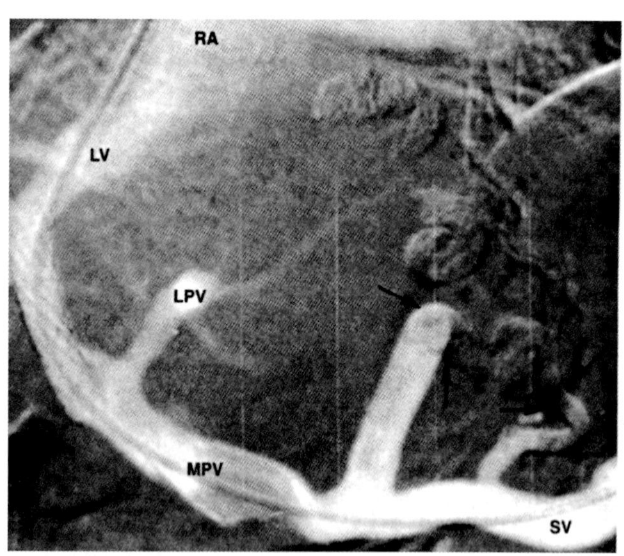


图12.12 (A)TIPS成功后,栓塞前造影显示的粗大冠状静脉;(B)栓塞后造影。RPV:门静脉右支;LPV:门静脉左支;SMV:肠系膜上静脉;SV:脾静脉;VCV:冠状静脉;RA:右心房;LV:肝静脉;MPV:门静脉主干。

的患者进行TIPS治疗是完全可行的。通过球囊导管将血栓挤碎,然后通过血流将血栓碎片冲刷至肝内门静脉分支内或经分流道取出。对于门静脉主干闭塞并海绵样变的患者,尽管有报道显示通过血栓清除导管和支架可以成功建立分流道,但根据我们的经验这类患者还是不适于进行TIPS治疗。另外也有通过局部溶栓治疗后成功建立分流道的报道。

关于儿童进行TIPS治疗的报道不多。对于儿童患者进行TIPS治疗的难度在于其肝脏的体积和相应血管的直径较小。但是初步的临床经验显示对儿童进行TIPS治疗在技术上是可行的,而且其安全性与成人相同。研究显示对于年龄为3岁的患者,TIPS治疗的成功率在75%和100%之间。

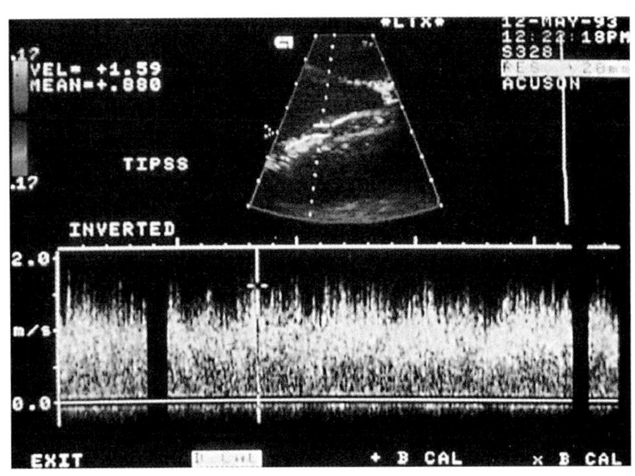


**图 12.13**　TIPS 治疗后多普勒超声检查显示正常的分流道血流。(见彩图)

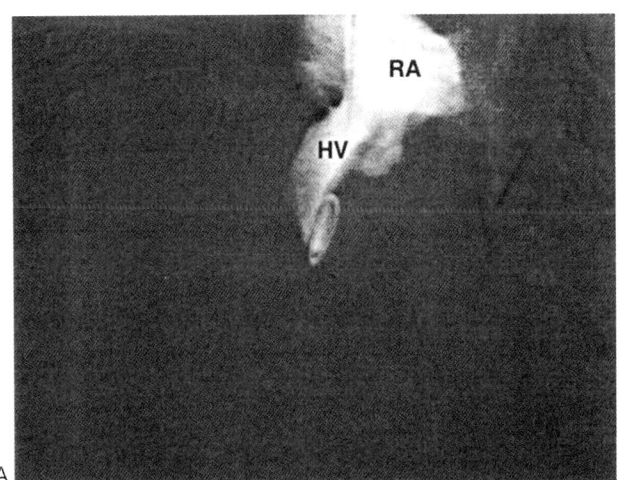


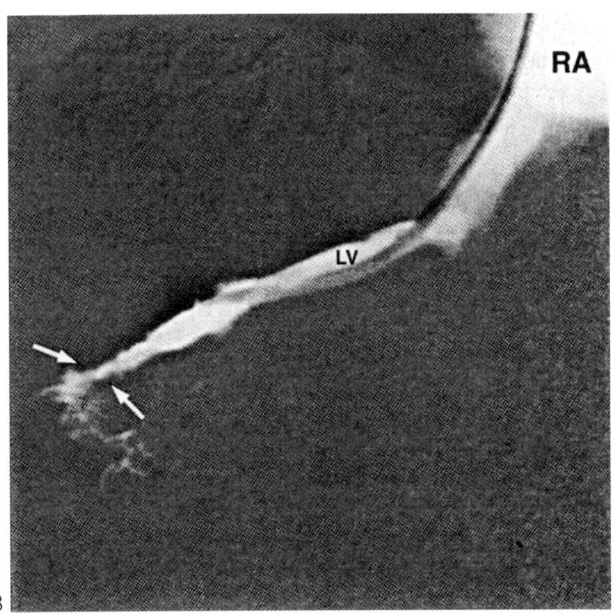


**图 12.14**　巴－希综合征。(A)肝右静脉完全闭塞。HV:肝静脉汇入口;RA:右心房。(B)复通的肝静脉(LV),其周边部仍可见残存的血栓(箭头所示)。

## 12.4　并发症

### 12.4.1　治疗过程中的并发症

在诸多 TIPS 治疗步骤中,经肝门静脉穿刺是最不可预测并且最可能出现严重并发症的一步。尽管可以通过多种技术来帮助选定门静脉穿刺的部位,但从本质上讲这种穿刺基本上就是盲穿。在穿刺过程中,穿刺路径可能会通过很多解剖结构,包括肝动脉分支和胆道系统。另外穿刺过程中还会对肝实质造成损伤,而且一旦穿刺针穿出肝脏,还会造成邻近器官如胆囊的损伤或肝脏包膜的撕裂。穿刺次数越多,出现上述并发症的可能性越大。穿刺次数与操作者的经验相关。通过对多家医疗中心 1750 例 TIPS 治疗的患者进行问卷调查显示,在开展 TIPS 治疗超过 150 例的医疗中心,与 TIPS 相关的致命性并发症的平均发生率为 1.4%(0.6% ~ 2.8%);而在开展 TIPS 治疗不足 150 例的医疗中心,与 TIPS 相关的致命性并发症的平均发生率为 3%(0% ~4.3%),总的与 TIPS 相关的致命性并发症的发生率为 1.7%(30/1750)。一旦出现误穿肝动脉,最常选用而且也是最安全的治疗方法就是马上对穿刺道进行栓塞。据报道胆道或胆囊误穿的发生率可高达 15%。尽管误穿胆道造成持续的胆瘘会造成分流道血栓形成并影响分流道的长期通畅,但大多数胆道的误穿是可以耐受的(图 12.15)。有证据显示穿刺造成的胆道与 TIPS 分流道瘘会诱发分流道内壁假性内膜的过度增生,从而导致分流道早期闭塞。由于终末期肝硬化存在潜在的封闭实质内和肝包膜穿刺道的特点,因此穿透肝包膜和肝实质的损伤通常不会引发严重后果。另外还存在一些罕见的并发症,包括右心房和下腔静脉穿孔、气胸以及肾或肾上腺的误穿。

另一处容易出现并发症的部位是穿刺进入门静脉系统的部位。如果穿刺点位于肝外门静脉会导致严重有时甚至是致命的腹腔出血。在进行 TIPS 治疗的患者中,接近 50% 的患者门静脉分叉部位于肝外,25% 的患者门静脉分叉部距肝表面小于 1cm。对于这些患者,一旦穿刺点过于靠近分叉部,则应尝试重新穿刺相对外侧的部位。在我们的患者中,有 1 例患者出现穿刺部位破裂出血,TIPS 术中并未发现,4 小时后随访门静脉造影显示破裂出血,随即对

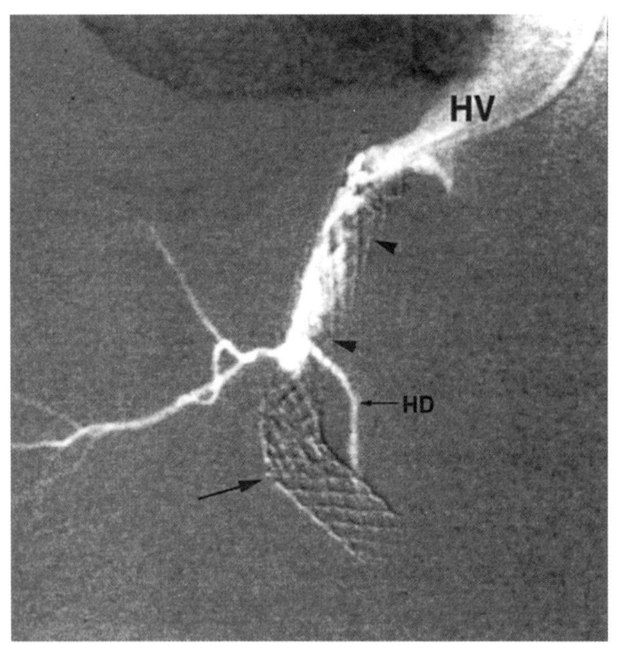


图12.15 门静脉胆道瘘造成TIPS分流道血栓形成。HD：肝管；HV：肝静脉；三角箭头：支架内形成的血栓；箭头：重叠的Palmaz支架之间的裂隙。

患者进行了急症手术并得到了成功治疗。对于这种情况，还可以通过使用覆膜支架来闭合破裂口。

### 12.4.2 术后并发症

在我们医疗中心，食管胃底曲张静脉反复出血和顽固性腹水是TIPS治疗最常见的适应证，其他适应证还包括急性曲张静脉出血、巴－希综合征和门静脉血栓形成。

TIPS术后30天患者死亡率为3%～13%，并发症发生率为10%～15%。大多数并发症和死亡的发生是由于原发病的进展造成的，而与TIPS治疗本身无关。肝性脑病的恶化是TIPS和手术分流治疗公认的术后并发症。我们的患者TIPS术后肝性脑病的发生率为10%～34%，平均20%。很多因素会影响TIPS术后肝性脑病的发生，包括根据Child-Pugh分级判定的肝硬化严重程度、年龄（超过60岁）和非酒精性肝脏疾病。大多数于TIPS术后渐进性发生肝性脑病和复发肝性脑病的患者，其病情均可以通过药物治疗和调整饮食得到控制。然而，在我们的患者中有高达6%的患者出现了难以控制的肝性脑病，其中两例患者不得不通过放置定制的支架来减少分流道的分流量。

TIPS治疗的长期疗效有赖于对分流道通畅性仔细的监控。急性分流道功能障碍常继发于由于前述原因、支架进行性短缩或内支架不完全覆盖分流道表面引起的分流道完全或部分血栓形成（图12.16）。晚期的分流道功能不良继发于肝实质分流道假性内膜过度增生造成的分流道狭窄和肝静脉流出道内膜增生造成的肝静脉狭窄。临床使用最广泛的监控TIPS分流道的影像诊断方法是复式超声检查。通过与TIPS治疗后24小时内超声多普勒的基准检查进行比较，可以早期发现门静脉血流方向和流速的改变，特别是经过支架内血流流速的变化和引流静脉内血流方向的变化。在我们医疗中心，对于出院患者的随访监控检查开始于TIPS治疗后2周，并且每隔4～6周检查一次（图12.17）。一旦与基准检查比较发现门静脉主干血流速度降低、曲张静脉重新出现或进一步加重和腹水进一步增加，均提示分流道血流出现异常。不同研究报道诊断分流道狭窄的流速阈值不同，Mizutani等1993年采用90cm/秒作为阈值，诊断分流道狭窄的敏感度为87.5%，特异度为95%。以支架内血流流速峰值超过TIPS治疗后基准检查50cm/秒作为诊断支架内狭窄或肝静脉狭窄的标准，其敏感度为93%，特异度为77%。对于急性或晚期分流道功能不良，在进行静脉造影诊断后可通过球囊扩张改善分流道的通畅性，并使门体静脉压力梯度恢复15 mmHg。如果球囊扩张治疗不成功，可以考虑置入另外一个新的支架，我们的经验是新支架主要放置于分流道的肝静脉侧，而很少放置于原有支架内。

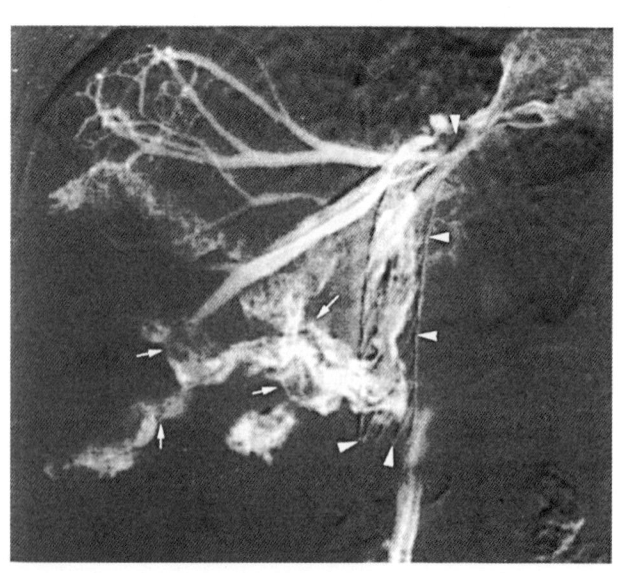

图12.16 产后门静脉血栓形成进行TIPS治疗。术后3周超声检查发现分流道完全栓塞。尽管分流道复通成功，4周后再次发生闭塞。患者进行了肝移植。肝样本显示TIPS分流道感染。

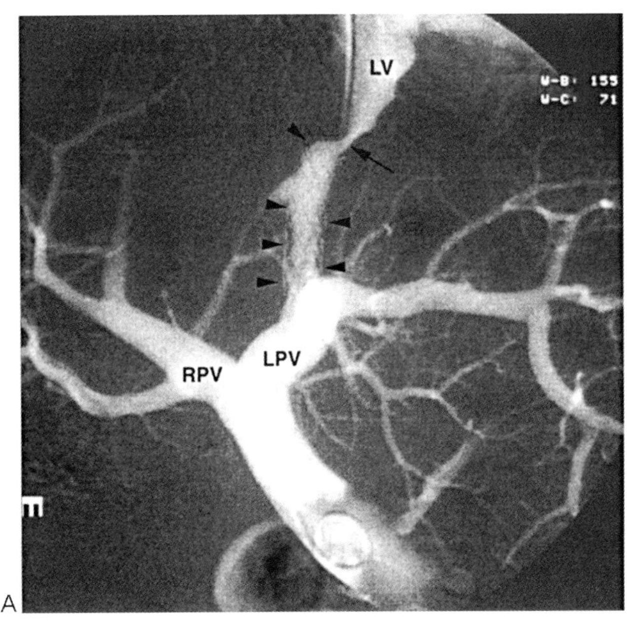


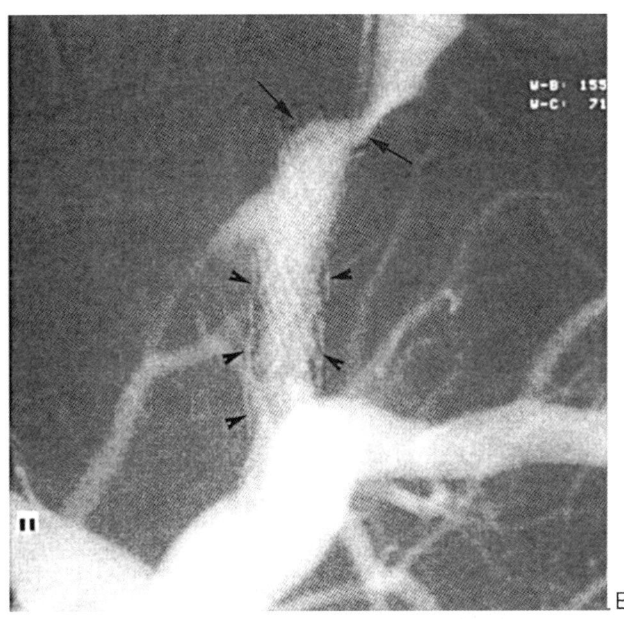


图 12.17　A,B TIPS 分流道狭窄。注意支架内假性内膜造成的狭窄(三角箭头所示)和肝静脉—分流道交界部严重的内膜增生(箭头所示)。RPV:门静脉右支;LPV:门静脉左支;LV:肝静脉。

如果复通治疗失败,可以考虑重新建立一条平行的分流道。关于如何提高 TIPS 分流道通畅性,从包括发展新型的支架在内的多个方面都进行了研究。使用 PTEF 覆膜支架的第一个研究经验显示到整个研究结束,支架保持通畅的平均时间为 289 天。

## 12.5　TIPS 与肝脏移植

对于终末期肝脏疾病患者来说,肝脏移植是最佳的治疗方法,研究显示肝功能 Child C 级的患者,移植治疗后 70% 患者生存超过 5 年。然而由于供体的严重缺乏,患者在进行移植治疗前需要等待的时间难以确定。在此期间,曲张静脉反复或大量出血以及难以控制的腹水所引发的并发症都是造成患者死亡的重要因素。在 TIPS 应用于临床之前,一旦患者的出血难以通过药物和硬化治疗得到控制,而且又没有供体器官的情况下,需要紧急进行手术分流。治疗后由于门静脉血流改向,从而会导致原有肝性脑病情况的加重,或者首发出现肝性脑病。不论手术分流还是 TIPS 治疗,都没有一种能够准确提示肝性脑病发生的参数。然而,TIPS 分流道的直径是可以控制的,万一患者出现严重的肝性脑病或肝功能衰竭,则可以通过微创的方法减小分流道直径或封闭分流道。TIPS 与硬化治疗随机对比研究显示 TIPS 术后曲张静脉再次出血的概率为 15% ~23%,而内镜硬化治疗后曲张静脉再次出血的概率为 45% ~57%。而且一些研究人员发现这两种治疗后肝性脑病发生的次数和加重的程度也存在明显的差异(TIPS 与内镜硬化治疗相比 Saner 等报道为 29%∶13%;Rössle 等报道为 26%∶11%),但是 Cello 对 49 例患者的随机研究发现两种治疗方法间肝性脑病的发病情况无明显差别(TIPS 与内镜硬化治疗相比为 44%∶50%)。虽然这些资料显示 TIPS 治疗方法优于内镜硬化治疗,但值得注意的是很多患者通过单纯的硬化治疗就可取得较佳的疗效,而且在很长的一段时间内不需要进一步的治疗干预。外科手术分流或其他腹部手术治疗方法由于会造成穿孔或粘连,使移植术中分离和吻合出现问题,从而加大了移植手术的难度。与手术分流可能需要再一次手术以闭合血管分流道来增加移植后肝脏门静脉血流相比,分流道位置良好的 TIPS 治疗仍可以保证移植术后大量的血流通过门静脉流向肝脏。有研究提示移植术前进行 TIPS 治疗可以减少移植过程中的出血量,减少对输血的要求,缩短手术时间和住院时间。但是基于这些研究结果,还不能把 TIPS 作为预防移植术中可能出现困难的治疗手段。在 TIPS 术中准确的支架定位是保证预后良好的重要环节。在肝脏移植中发现行 TIPS 治疗的患者中支架位于肝实质之外的高达 30%。TIPS 支架放置位置不良,在肝静脉侧突出至下腔静脉,在门静脉侧突出至肝外门静脉主干,都会对肝脏移植中病肝的移除和血管吻合造成困难。移植中移除病肝时,肝上下腔静脉血管钳放置的位置受限于膈肌和心脏。一旦TIPS支架越过了肝静脉—下腔静脉汇合口，就会造成血管钳夹住支架，从而导致下腔静脉壁的损伤。另一方面，一旦TIPS支架越过了门静脉分叉部，就会造成移植中可利用门静脉主干的缩短。当遇到供体门静脉存在变异或供体门静脉远端要用作胰腺移植，需要较长的受体门静脉，就会加大手术难度。

过去10年的结果显示，对于控制门静脉高压并发症，TIPS作为外科门体分流术的替代疗法具有更高的疗效和安全性，可以有效地降低门静脉压力，对于硬化治疗失败的急性曲张静脉出血的患者可以取得良好的止血效果，而且可以用作大量腹水患者的治疗手段。我们认为，TIPS治疗的时机和确切疗效还不是十分清楚，还只能用于那些硬化治疗和内科治疗不能控制的曲张静脉出血或大量腹水的患者。选择TIPS作为治疗方法的决定需要建立在每一名患者对多种治疗方法进行衡量和比较的基础上。相对于外科手术分流，TIPS可以保持门静脉血流量并可避免手术造成的瘢痕和粘连。TIPS治疗的长期疗效有赖于术后对于分流道通畅性密切的检测。支架设计的改进和足量抗凝药物的使用有助于分流道保持长期通畅性。而TIPS对于终末期肝硬化患者除了可以取得较好的治疗效果外，还可以作为患者长期等待供体期间的过渡治疗手段。

V. Nicolas, G. Krupski 著
陈光 译 祁吉 校

## 参考文献


Andrews RT, Saxon RR, Bloch RD, et al. (1999) Stent-grafts for de novo TIPS: technique and early results. J Vasc Interv Radiol 10:1371–1378

Barton RE, Rösch J, Saxon RR, et al. (1995) TIPS: short and long-term results: a survey of 1750 patients. . Semin Intervent Radiol 12:364

Blum U, Haag K, Roessle M, et al. (1995) Noncavernomatous portal vein thrombosis in hepatic cirrhosis: treatment with TIPS and local thrombolysis. Radiology 195:153–157

Cello JP, Ring EJ, Olcott EW, et al. (1997) Endoscopic sclerotherapy compared with percutaneous transjugular intrahepatic portosystemic shunt after initial sclerotherapy in patients with acute variceal hemorrhage: a randomized, controlled trial. Ann Intern Med 126:858–865

Clavien PA, Selzner M, Tuttle-Newhall JE, et al. (1998) Liver transplantation complicated by misplaced TIPS in the portal vein. Ann Surg 227:440–445

Coldwell DM, Ring EJ, Rees CR, et al. (1995) Multicenter investigation of the role of transjugular intrahepatic portosystemic shunt in management of portal hypertension. Radiology 196:335–340

Crenshaw WB, Gordon FD, McEniff NJ, et al. (1996) Severe ascites: efficacy of the transjugular intrahepatic portosystemic shunt in treatment. Radiology 200:185–192

Dodd GD III, Zajko AB, Orons PD, et al. (1995) Detection of transjugular intrahepatic portosystemic shunt dysfunction: value of duplex Doppler sonography. AJR 164:1119–1124

Farney AC, Gamboa P, Payne WD, et al. (1998) Donor iliac vein interposition during liver transplantation in a patient with a migrated transjugular intrahepatic portosystemic shunt. Transplantation 65:572–574

Foshager MC, Ferral H, Finlay DE, et al. (1994) Color Doppler sonography of transjugular intrahepatic portosystemic shunts (TIPS) AJR 163:105–111

Freedman AM, Sanyal AJ, Tisnado J, et al. (1993) Complications of transjugular intrahepatic portosystemic shunt: a comprehensive review. Radiographics 13:1185–1210

Freeman RB, FitzMaurice SE, Greenfield AE, et al. (1994) Is the transjugular intrahepatic portocaval shunt procedure beneficial for liver transplant recipients? Transplantation 58:297–300

Fried MW, Connaghan DG, Sharma S, et al. (1996) Transjugular intrahepatic portosystemic shunt for the management of severe venoocclusive disease following bone marrow transplantation. Hepatology 24:588–591

Ganger DR, Klapman JB, McDonald V, et al. (1999) Transjugular intrahepatic portosystemic shunt (TIPS) for Budd-Chiari syndrome or portal vein thrombosis: review of indications and problems. Am J Gastroenterol 94:603–608

Hackworth CA, Leef JA, Rosenblum JD, et al. (1998) Transjugular intrahepatic portosystemic shunt creation in children: initial clinical experience. Radiology 206:109–114

Jabbour N, Zajko AB, Orons PD, et al. (1996) Transjugular intrahepatic portosystemic shunt in patients with end-stage liver disease: results in 85 patients. Liver Transpl Surg 2:139–147

Johnson SP, Leyendecker JR, Joseph FB, et al. (1996) Transjugular portosystemic shunts in pediatric patients awaiting liver transplantation. Transplantation 62:1178–1181

Kerlan R, LaBerge J, Gordon R, et al. (1994) Inadvertent catheterization of the hepatic artery during placement of transjugular intraheparic portosystemic shunts. Radiology 193:273–276

Knechtle SJ, Kalayoglu M, D'Alessandro AM, et al. (1994) Portal hypertension: surgical management in the 1990s. Surgery 116:687–693

Koslin DB, Mizutani PA (1995) Noninvasive evaluation of TIPS. Semin Intervent Radiol 12:368

LaBerge JM, Ring EJ, Gordon RL, Lake JR, Doherty MM, Somberg KA, Roberts JP, Ascher NL (1993) Creation of transjugular intrahepatic portosystemic shunts with the wallstent endoprosthesis: results in 100 patients. Radiology 187:413–420.

Lakin PC, Saxon RR, Barton RE (1995) TIPS: indications and techniques. Semin Intervent Radiol 12:347

Martinet JP, Fenyves D, Legault L, et al. (1997) Treatment of refractory ascites using transjugular intrahepatic portosystemic shunt (TIPS): a caution. Dig Dis Sci 42:161–166

Menegaux F, Baker E, Keeffe EB, et al. (1994) Impact of

transjugular intrahepatic portosystemic shunt on orthotopic liver transplantation. World J. Surg 18:866–870

Millis JM, Martin P, Gomes A, et al. (1995) Transjugular intrahepatic portosystemic shunts: impact on liver transplantation. Liver Transpl Surg 4:229–233

Mizutani PA, Saxon RR, Alexander PW, et al. (1993) Duplex US screening after TIPS placement. Presented at the RSNA annual meeting, Chicago 1993

Peterson BD, Saxon RR, Barton RE, et al. (1995) TIPS: management of major procedural complications. Semin Intervent Radiol 12:355

Peterson BD, Saxon RR, Barton RE, et al. (1995) TIPS: management of major procedural complications. Semin Intervent Radiol 12:355

Richter GM, Noeldge G, Palmaz JC, et al. (1990) Transjugular intrahepatic portocaval stent shunt: preliminary clinical results. Radiology 174:1027–1030

Rösch J, Hanafee WN, Show H, et al. (1969) Transjugular portal venography and radiologic portocaval shunt: an experimental study. Radiology 62:1112–1114

Rosemurgy AS, Goode SE, Zwiebel BR, et al. (1996) A prospective trial of transjugular intrahepatic portasystemic stent shunts versus small-diameter prosthetic H-graft portacaval shunts in the treatment of bleeding varices. Ann Surg 224:378–384

Rössle M, Deibert P, Haag K, et al. (1997) Randomized trial of transjugular intrahepatic portosystemic shunt versus endoscopy plus propanolol for prevention of variceal rebleeding. Lancet 349:1043–1049

Ryu RK, Durham JD, Krysl J, et al. (1999) Role of TIPS as a bridge to hepatic transplantation in Budd-Chiari syndrome. J Vasc Interv Radiol 10:799–805

Sauer P, Theilmann L, Stremmel W, et al. (1997) Transjugular intrahepatic portosystemic shunt versus sclerotherapy plus propanolol for variceal rebleeding. Gastroenterology 113:1623–1631

Saxon RR, Mendel-Hartvig J, Corless CL, et al. (1996) Bile duct as a major cause of stenosis and occlusion in transjugular intrahepatic portosystemic shunts: comparative histopathologic analysis in humans and swine. J Vasc Interv Radiol 7:487–497

Saxon RR, Timmermans HA, Uchida BT, et al. (1997) Stent-grafts for revision of TIPS stenosis and occlusions: a clinical pilot study. J Vasc Interv Radiol 8:539–548

Shultz SR, LaBerge JM, et al. (1993) Location of the portal vein bifurcation with relation to the liver capsule: an anatomic study. Radiology 189P:253 (abstract)

Somberg KA, Lake JR, Tomlanovich SJ, et al. (1995) Transjugular intrahepatic portosystemic shunts for refractory ascites: assessment of clinical and hormonal response and renal function. Hepatology 12:709–716

Wood RP, Shaw BW, Rikker LF, et al. (1990) Liver transplantation for variceal hemorrhage. Surg Clin North Am 70:449–461

# 第 13 章 内镜在原位肝脏移植中的应用

本章大纲



## 13.1 引言

在原位肝脏移植(OLT)手术期,内镜诊断性检查对于移植受者的术前准备、供者的术前筛选以及移植后受者的评估起着重要作用。

## 13.2 移植受体术前评估

### 13.2.1 胃肠道内镜检查

术前检查的目的是为了识别可能影响 OLT 治疗效果的因素。内镜检查可能有助于发现食道静脉曲张,而食道静脉曲张可能会影响等待 OLT 受者的生存率;并且内镜检查可以进行预防性的治疗。同样,为避免移植术后因免疫抑制剂的应用而出现的并发症,应及时对无症状的消化性溃疡进行鉴别及治疗。内镜检查对恶性肿瘤增长的鉴别非常重要,因为术后免疫抑制剂的应用可能会加速肿瘤生长。大部分癌症选择外科手术治疗,然而对于进展期恶性肿瘤则需要移植来处理。息肉和表浅的消化道癌可通过内镜治疗。

在移植前,Weller 等 1998 年对所有前 6 月内未行内镜检查、超过 50 周岁未行结肠镜检查、怀疑或以前病理曾诊断为低分化胃肠道肿瘤的患者实施了食道、胃、十二指肠镜检查(EGD)。共有 74 人进行了 EGD,其中合并食道静脉曲张(近期诊断)26 人,门静脉高压性胃病 21 人,胃底静脉曲张 7 人,无症状性消化性溃疡 10 人,巴雷特食管 3 人,食道癌 1 人,胃癌 1 人。另一组,实施了结肠镜检查的 56 人中,发现结肠息肉 24 人,结肠癌 1 人。总体上,67 例(57%)患者存在胃肠道症状。42% 的患者由原先内镜下检查改行内镜下治疗(针对食道静脉曲张的治疗或针对结肠腺瘤而进行的息肉切除术),并且 2.5% 的患者行内镜检查后被排除出移植候选人名单。Selingo 等于 1997 年报道了关于结肠镜检查对于 OLT 术前筛查作用的回顾性分析。发现 19% 的患者被检测到无症状的息肉,1.1% 的患者患有原位癌。然而,超过 1/3 存在息肉的患者因为凝血功能障碍而不能进行活检,研究人员从而得出结论,结肠镜检查所需花费和潜在的风险使其不能作为 OLT 术前常规筛查的手段之一。

近年来的研究中,Zaman 等报道,没有发现在肝移植候选人中实施常规内镜检查的收益程度与普通人群比较有差异性。一项对 120 名进行过 EGD 患者的回顾性分析显示,与门静脉高压不相关的病理损害包括食道炎或食道溃疡(13%)、胃炎(7.5%)、十二指肠炎(8%)、巴雷特食管(2%)、胃溃疡(2%)、十二指肠溃疡(3%)等都是在内镜检查前未出现任何症状。由于年龄的原因,对其中 71 名患者进行了软性乙状结肠镜筛查,存在腺瘤性息肉者占 21%,合并内痔者占 21%,合并憩室病者占 15%,合并直肠静脉曲张者占 7%,合并结肠病者占 3%,合并血管扩张者占 3%。

内镜检查在移植受者术前筛查中的潜在优势是毋庸置疑的,但内镜检查能否作为常规检查仍有争议。然而,认同其潜在优势的同时,对其可能存在的风险包括镇静状态、出血倾向及内镜检查操作本身等也应当引起注意。近年来相关的研究中，Poles 和 Martin 提出，在采用软性乙状结肠镜或结肠镜筛查时，没有必要把肝移植患者同普通人群区分开来，并且 EGD 可能具有检测大的食道静脉曲张的作用。食道静脉曲张是大出血的高危因素，可通过内镜有效治疗来预防早期出血。急性食道、胃底静脉曲张出血可通过采用氰基丙烯酸酯胶黏堵血管腔的内镜治疗得到有效控制(图 13.1)。在患者等待移植的过程中，如果内镜下发现食道静脉红点征，根治性处理方法是对曲张的食道静脉进行套扎（图13.2）。

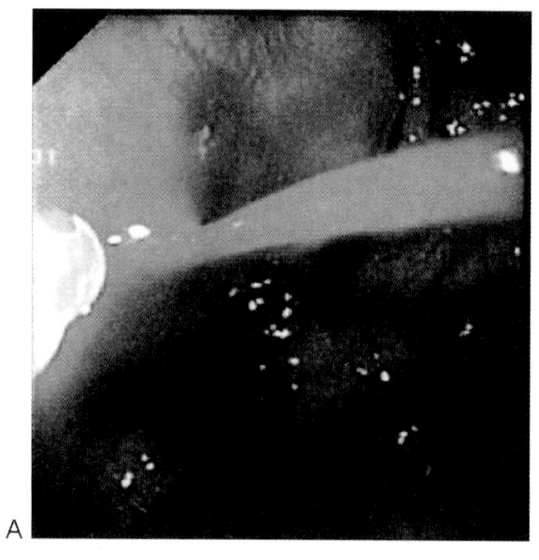

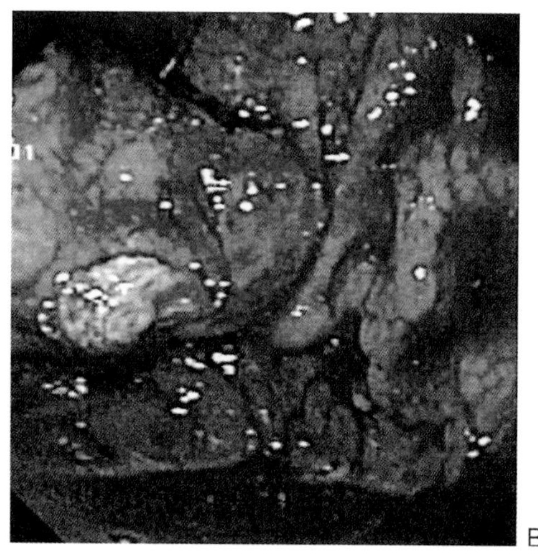

图 13.1　(A)等待移植的患者出现急性大的胃底静脉曲张出血。(B)采用氰基丙烯酸酯胶黏堵血管腔的内镜有效治疗效果。(见彩图)

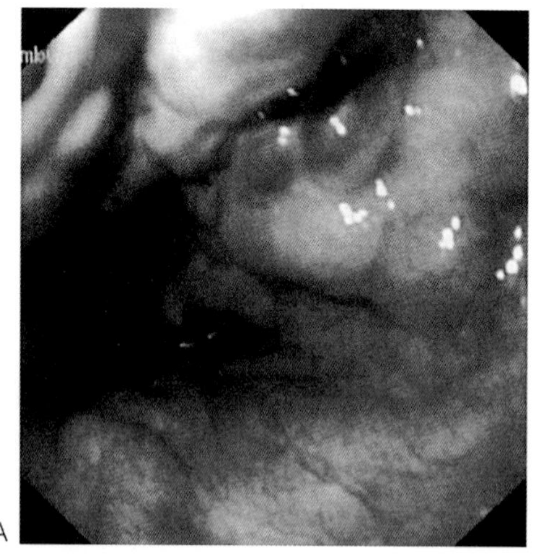

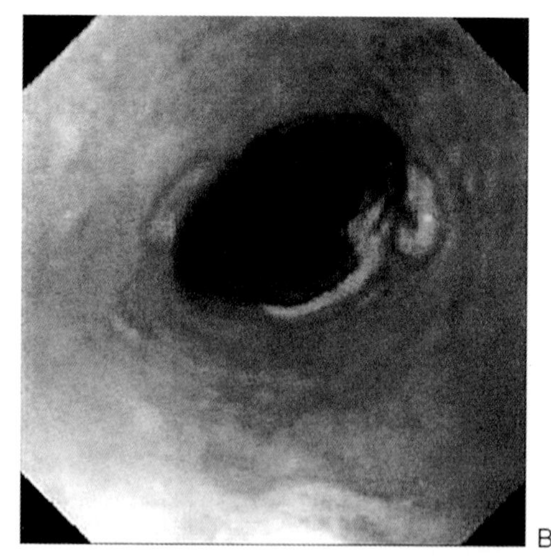

图 13.2　(A)等待移植的患者出现第三级食道静脉曲张的红点征。(B)曲张的食道静脉进行套扎的根治性治疗效果。(见彩图)

### 13.2.2　胰胆管内镜检查

移植受者术前行 ERCP 表明体内存在胰胆管系统疾病。在进展期的肝硬化患者中胆结石的发病率较高。因而，对准备行 OLT 的患者应仔细检查其是否合并有胆总管结石。对接受过 OLT、肝硬化病因不明的年轻患者应认真检查其是否存在原发性硬化性胆管炎，以避免术后出现胆道并发症。另一方面，原发性硬化性胆管炎患者移植术前也需要行 ERCP，以便于寻找胆管癌发生的间接征象。当出现突然加重的胆汁淤积或全身症状，如体重减轻、突发性胆道狭窄，特别是伴有近段胆管扩张，以及出现息肉状包块等情况时，应高度怀疑胆管癌，此时可通过内镜行细胞涂片检查协助确诊。

移植前行 ERCP 的另一指征是患者在等待移植期间出现胆管炎或急性胆囊炎而需要治疗。因为这些患者已经处于肝病的进展期，急性的胆道病变给患者增加了额外负担。早先已报道过能够到达胆囊的内镜技术。最近，Shreshta 等于 1999 年通过这一技术成功治疗了那些等待 OLT 的急性胆囊炎患者。

## 13.3 移植受体术后评估

### 13.3.1 胃肠道内镜检查

EGD 多用于移植术后患者发生腹痛、胃肠道出血的评估。CMV 感染是大多数上消化道症状的主要病因，内镜下黏膜活检有助于确诊。感染性食道炎多表现为吞咽困难，如同其他免疫抑制状态，感染性食道炎的主要致病因素是食道念珠菌病、单纯疱疹病毒或 CMV 感染。尽管 OLT 患者中消化性溃疡的发病率与普通人群相比无明显差异，但消化道出血在 OLT 患者中的发生率要高于普通人群。主要原因是手术后应急状态、皮质激素和免疫抑制剂的应用。Tabasco-Minguillan 等于 1997 年报道 OLT 后患者胃肠道出血的累计发生率达 8.9%。内镜能判定大多数消化道出血的病因，最常见的是溃疡，其次是肠炎、门静脉高压性损害、Roux-en-Y 出血等。大多数出血(73%)常发生在术后 3 个月内。经统计患者和移植器官的存活率显示，胃肠道出血组要比对照组低。内镜检查的另一适应证是术后持续存在的肠梗阻，向十二指肠内放置 Dennis 肠内管，以期对肠管进行减压。

腹泻在 OLT 后很常见，尤其是在术后住院治疗的早期阶段。分析腹泻原因需先排除感染病因，可通过化验检查大便的白细胞、进行病原学培养以及难辨梭状芽胞杆菌毒素的测定以鉴定。如果粪便中有中性粒细胞出现，并且难辨梭状芽胞杆菌毒素为阴性，乙状结肠镜检查可排除移植物抗宿主病和炎性肠病。因为免疫抑制剂的服用，那些因硬化性胆管炎行器官移植的患者，其移植术后炎性肠病的严重程度趋向于减轻。但是，结肠镜检查对有溃疡性结肠炎患者进行癌变早期筛查是非常必要的，因为结肠癌是影响原发性硬化性胆管炎患者 OLT 后存活超过 1 年的最主要致死原因。

### 13.3.2 胰胆管内镜检查

更换 T 形管、T 形管拔除或不慎脱出后所致的持续性胆漏、胆汁淤积性肝病以及胆道出血都是 OLT 后行 ERCP 的一般指征。而胆漏发生可能与胆道吻合口漏、T 形管的置换、移位、脱出等有关。不伴黄疸的胆汁淤积以及无法解释的肝酶升高可能与胆道并发症有关。同时，OLT 后的血管并发症，如门静脉及下腔静脉的梗阻，可能导致门静脉高压复发；肝动脉栓塞常导致缺血性胆道损害并表现为胆道狭窄。在处理 OLT 后胆道并发症时胆道造影术很关键。如果 T 形管在原位，胆道的造影可通过此管完成。否则，需经 PTC 或者 ERCP 完成。虽然 MRCP 可实现无创诊断，但最终需行放射介入及内镜治疗使其成为一种昂贵及较少考虑的选择性诊断方法。

通常情况下，在决定再次手术前，处理 OLT 后胆道并发症多采取放射介入的方法。而近来治疗性 ERCP 越来越多地被用于处理胆总管端端吻合后的胆道异常。同经皮途径相比，内镜方法能提供更安全、更有效、低并发症和低死亡率的治疗。ERCP 是处理胆漏、胆汁瘤和由于结石、淤泥、铸型或狭窄引起的胆道梗阻的首选治疗方法。当内镜方法治疗失败或者胆管吻合方式为胆总管空肠吻合时，经皮途径是第二种选择方法。再次移植的手术指征是通过上述两种途径均治疗无效。

OLT 后 ERCP 的另一指征是手术时在胆道吻合口处放置了胆道支架而需要取出。此外，还有一种极为罕见的情况，即因酒精性肝硬化而行 OLT 的长期存活患者若发生慢性胰腺炎，可能需要内镜介入治疗。

## 13.4 移植供体评估

随着活体肝移植数量的增加，进行最适供体的评估是必须进行的。EGD 可从内镜角度排除门静脉高压，以及检测消化性溃疡疾病，因此可以避免因术后疼痛应用非类固醇类药物而引起消化道出血。术前胆道造影了解胆道解剖关系是至关重要，MRCP 和 ERCP 作为影像学检查手段可有效完成。MRCP 由于其无创性而优于 ERCP，ERCP 有诱发急性胰腺炎的可能。但 ERCP 因其图像更清晰，能显示一些解剖异常的细节，故在显示胆道解剖轮廓上优于 MRCP。

同普通患者进行肝切除一样，供体的段级或亚段级移植物切取术也存在着不可避免的风险，会出现像胆汁瘤、胆漏及胆道狭窄这样的并发症。ERCP在诊断和治疗这些并发症中起非常重要的作用,并且是最适选择。

U. Seitz. P. V. J. Sriran, S. Seewald
F. Thonke, N. Soehendra 著
朱晓丹 张庆 译 沈中阳 王自法 校

## 参考文献


Alexander JA, Brouillette DE, Chien MC, Yoo YK, Tarter RE, Gavaler JS, Van Thiel DH (1988) Infectious esophagitis following liver and renal transplantation. Dig Dis Sci 33:1121–1126

Charlton M, Seaberg E, Wiesner R, Everhart J, Zetterman R, Lake J, Detre K, Hoofnagle J (1998) Predictors of patient and graft survival following liver transplantation for hepatitis C. Hepatology 28:823–830

De Maria N, Colantoni A, Van Thiel DH (1998) Liver transplantation after successful resection of a superficial gastric cancer. Hepatogastroenterology 45:1842–1845

Halme L, Hockerstedt K, Salmela K, Lautenschlager I (1998) CMV infection detected in the upper gastrointestinal tract after liver transplantation. Transpl Int 11:S242–S244

Lemmer ER, Spearman CW, Krige JE, Millar AJ, Bornman PC, Terblanche J, Kahn D (1997) The management of biliary complications following orthotopic liver transplantation. S Afr J Surg 35:77–81

Penn I (1993) The effect of immunosuppression on pre-existing cancers. Transplantation 55:742–747

Poles MA, Martin P (1999) Routine endoscopy in liver transplant candidates: is it indicated? Am J Gastroenterol 94:871–872

Seewald S, Seitz U, Yang AM, Soehendra N (2001) Variceal bleeding and portal hypertension: still a therapeutic challenge? Endoscopy 33:126–139

Selingo JA, Herrine SK, Weinberg DS, Rubin RA (1997) Role of screening colonoscopy in elective liver transplantation evaluation. Transplant Proc 29:2506–2508

Shrestha R, Trouillot TE, Everson GT (1999) Endoscopic stenting of the gallbladder for symptomatic gallbladder disease in patients with end-stage liver disease awaiting orthotopic liver transplantation. Liver Transplant Surg 5:275–281

Soehendra N (1991) Access to the cystic duct: a new endoscopic therapy for gallbladder diseases? Endoscopy 23:36–37

Tabasco-Minguillan J, Jain A, Naik M, Weber KM, Irish W, Fung JJ, Rakela J, Starzl TE (1997) Gastrointestinal bleeding after liver transplantation. Transplantation 63:60–67

Weller DA, DeGuide JJ, Riegler JL (1998) Utility of endoscopic evaluations in liver transplant candidates. Am J Gastroenterol 93:1346–1350

Zaman A, Hapke R, Flora K, Rosen H, Benner K (1999) Prevalence of upper and lower gastrointestinal tract findings in liver transplant candidates undergoing screening endoscopic evaluation. Am J Gastroenterol 94:895–899

# 第 14 章 成人肝脏移植外科技术

## 本章大纲



## 14.1 引言

近三十多年,肝移植已成为终末期肝病患者可以接受的治疗方法。第一例原位肝移植术是 Thomas Starzl 于 1963 年在丹佛完成的,但这次尝试没有成功。肝移植术后患者长期存活在 1968 年首先被报道。在 20 世纪 80 年代早期几项重大进展大大促进了肝移植的发展,即在口服免疫抑制剂、器官保存、外科技术和术后管理(包括各种复杂感染的降低和疾病复发的预防)方面的改进。

现在移植最常见的适应证是终末期肝病,包括病毒性肝炎和滥用酒精引起的肝硬化。其他常见适应证是代谢性或遗传性肝脏疾病和急性肝衰竭。肝移植也是某些肝恶性肿瘤可选择的治疗方法。移植的适应证不断增加,现在大约每十万人中有 50 ~ 70 人需要肝移植。

有限的尸体捐献器官导致了成人肝移植中劈离式肝移植(SLT)和作为新技术的活体肝移植(LDLT)的发展。这些新技术使患者和移植物的长期生存率与常规标准的整个器官移植相似。然而,劈离式肝移植物只是存在技术上的要求,活体肝移植方法还包括了相关的伦理问题。活体捐献的益处包括减少了无功能和功能恢复不良移植物的比率(因为减少了恢复前移植物的创伤和缺血),可以按计划择期手术,降低了等待合适移植物时的死亡率和发病率。与这些优势相对,在这种挽救生命的过程中,供体必须面对可能的风险,排除供体是出于被迫的可能也是困难的。所以,供体的选择标准必须严格遵守医学和心理学标准。

## 14.2 外科技术

### 14.2.1 供体手术

#### 14.2.1.1 全肝移植

尸体肝移植物通常是多器官切取的一部分,包括肾脏、胰腺,心脏和肺脏,它们来自有心跳但是脑死亡的供体。这种手术是按标准、系统化的方法完成的。通常,先进行器官解剖和冷灌注,肝脏是在胸腔器官切取后切取。

为切取腹部器官,做一自剑突至耻骨的腹部正中切口。仔细探查腹腔有无病变后,进一步探查肝脏了解其硬度、色泽和大小。

继而切断肝脏的主要韧带游离肝脏和解剖肝门结构。在腹主动脉下方和门静脉内放置灌注导管。在膈肌下和插入灌注导管远端处横行夹闭腹主动脉后,开始冷灌注。另外,结扎肠系膜动脉,切开腔静脉冲洗出血液。腹腔脏器灌注后(应详细记录所用的各种不同灌注液的规格),切除肝脏及其动脉袖片,应特别注意其解剖结构,这一点非常重要。在冲洗胆管后,在后台上应仔细游离解剖出的血管为吻合做准备。

最后决定供体的肝脏是否适合还要考虑实验室检查结果、供体病史和肝脏的组织学。

#### 14.2.1.2 劈离式肝移植

如上所述,供体的短缺导致了劈离式肝移植(SLT)的发展。这项基本技术就是把供体的肝脏分成两个单独的部分,分别适合两个不同的受者。Broelsch 等在 1990 年报道了第一例 SLT。

开腹后,解剖出血管和胆管结构,确认出小叶分支。将肝管左右支、肝动脉左右支和门静脉左右支从肝中分开。肝左静脉和肝中静脉几乎总是形成共干,将其共干从腔静脉上游离并切断。根据受者的体形大小,沿着肝门部的主要裂隙解剖肝实质,将肝脏分成左右两部分。应尽可能少地解剖肝门部结构,防止胆管局部缺血。右半肝移植物由第一肝段和第五至第八肝段组成,与 Couinaud 原则相一致(图 14.1)。所有的共同结构都留在右半肝移植物上。肝静脉也留在右半肝上,因为静脉回流系统可能存在解剖变异。增加血管的长度便于吻合,血管移植物可以在血管之间做搭桥用。

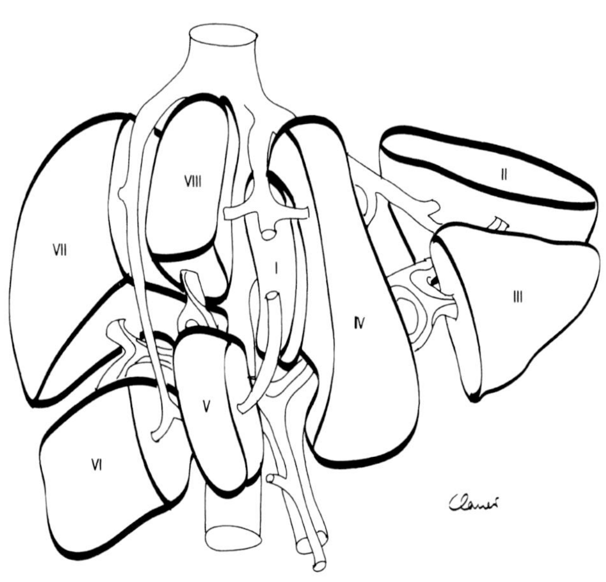


**图 14.1** 根据 Couinaud 原则,肝脏解剖图解。应用减体积移植,如劈离式移植、辅助式原位或异位移植和活体肝段移植。

一般来讲,肝脏劈离既可以后台体外进行,也可作为供体手术中的原位分离技术,而后者则需在可见的严格止血方案下进行。

多年的经验表明,劈离式肝移植的移植物和患者存活率以及总并发症的发生率均与其他移植方法相当。但是由于可以劈离的肝脏数量有限(只有“合格”的肝脏才适合劈离)、移植中心的观点各异(并非每个中心均实行劈离式肝移植)以及其他许多因素影响,劈离式肝移植尚未大规模开展。

### 14.2.2 受体手术

手术时间安排,包括供体切取小组和受体移植小组之间的协调,一定要充分考虑。一定要将冷缺血时间安排至最低。供体器官的修整应当在手术室进行,对供体肝脏的解剖变异、隐性损伤及质量均应充分了解。

在开腹手术之前,如果需要,可以通过股静脉及锁骨下/腋静脉建立静脉—静脉转流。转流可以用 Gott 管将下腔静脉和门脉循环的血流通过锁骨下/腋静脉分流至上腔静脉。转流可以通过 Seldinger 方法穿刺或传统的股静脉及锁骨下静脉切开来建立。然而,并非所有医生均赞同建立静脉转流。

#### 14.2.2.1 肝脏切除

通过双侧肋缘下切口及延至剑突的正中切口打开腹腔,这种切口可以充分探查腹腔并评估病变。既往手术及门脉高压会增加手术难度。分离表面粘连之后,切断左三角韧带及镰状韧带,随后切断肝胃韧带。现在可以仔细探查肝门。需要进一步排除门脉机化血栓及探查有无解剖变异。随后通过打开肝十二指肠韧带表面的腹膜开始分离肝门。尽可能靠近肝门解剖及分离肝动脉、门静脉及总胆管,以便保留足够的长度便于与供体肝脏吻合。首先应当切断肝动脉。其分支血管,如副肝右或肝左动脉,需要仔细分离清楚。随后切断胆囊管及胆总管。在将肝脏完全游离之后,切断门静脉。这一步应当在肝脏完全切除之后进行,因为过早切断有造成门脉及肠系膜静脉系统充血的可能。在将韧带结构去除软组织之后,包括清除疏松结蒂组织、淋巴组织及神经组织,继续游离肝脏。在 PEEP 通气状态下仔细分离肝后下腔静脉,以免形成空气栓塞。这样就可以把肝脏完全从肝后下腔静脉分离下来,使血管留在原位。

如果计划进行全肝原位移植,可以钳夹之后切除一小部分肝后下腔静脉。有些病例中,在这种情况下应用体外静脉—静脉转流可以帮助维持足够的心脏输出量及降低门脉压力(图 14.1)。

对于“背驮式”全肝移植或劈离式肝移植,需要将肝静脉回流至下腔静脉的细小分支结扎切断,保留腔静脉完整。随后在肝脏切除之前血管钳沿下腔静脉长径钳夹,关闭肝静脉回流,但是仍要保证腔静脉回流(图 14.2)。对于这些情况,无需体外静脉—静脉转流。

在肝脏游离、切断门静脉之后切除肝脏。一旦肝脏移除,由于无肝期的凝血功能异常,有时凝血会难以控制。此时各种止血方法可能均有帮助,如结扎止血、电凝止血、氩气电凝止血、药物止血等。

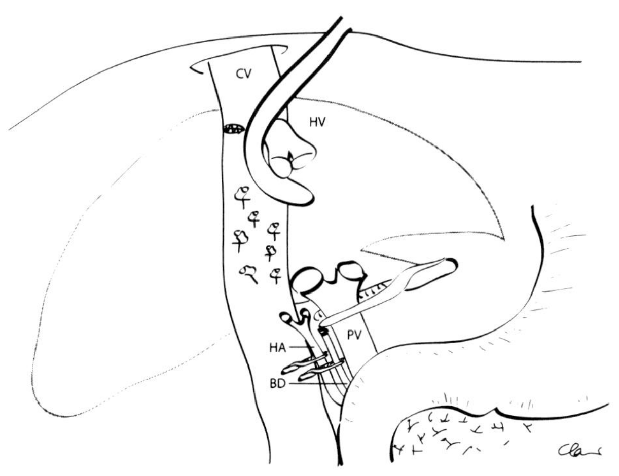


**图14.2**　肝切除术后简图。CV:腔静脉;HV:肝静脉;PV:门静脉;HA:肝动脉;BD:胆道。

#### 14.2.2.2　移植手术

尸体供肝全肝移植保留供体下腔静脉,因此可实施经典移植或背驮式移植(图14.3)。

在经典移植方式中,将移植肝脏置入手术野并维持低温,修整吻合口以便吻合。通常按照下列顺序吻合:肝上腔静脉,肝下腔静脉,门静脉。松开血管钳及重新灌注之后,吻合肝动脉,随后吻合胆道。

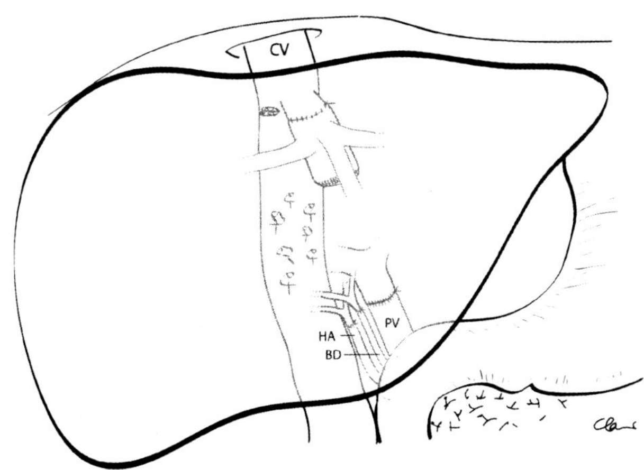


**图14.3**　全肝移植使用保留肝后下腔静脉技术,移植后简图。英文缩写详见图14.2。

静脉吻合:

首先进行肝上腔静脉吻合口的重建。血管腔的两个边角各挂一根缝线(不可吸收缝线,如3-0 Prolene)。两端的缝线把血管腔的周长平分为两半,只有管腔的后半部分需要进行血管腔内的外翻缝合。缝合必须防止吻合口的狭窄,同时保证良好的密闭性,开放血流后无漏血。以相同的方法完成肝下腔静脉吻合口的重建,以蛋白水经门静脉对移植肝脏进行灌注,冲洗肝内的保存液,保存液中含有高钾,可以引发严重的心脏停搏。血管钳钳夹门静脉后,拔除门静脉插管。为了进行门静脉重建,供、受体门静脉端均要进行修剪,保留适当长度进行吻合。以相同的外科技术行门静脉的端端吻合,开放门静脉。在一些特殊情况下,门静脉病理改变或解剖变异,需要特殊的外科技术,如取栓或使用静脉血管搭桥进行肠系膜上静脉与脾静脉汇合处的一系列吻合。

短暂松开肝上腔静脉钳,检查是否漏血。门静脉吻合口在充分充盈后血管缝线打结。肝下腔静脉吻合口放血后血管缝线打结。开放肝下腔静脉及门静脉钳,开始对移植肝脏灌注。

动脉吻合:

恰当的吻合位置和动脉口径的匹配是保证动脉血流良好不可或缺的因素。放大镜下进行操作是完美的外科技术不可缺少的工具。动脉重建通常进行供体腹腔干血管残端与受体动脉端端吻合(间断或连续缝合,如6-0或7-0 Prolene)。吻合口位置决定于供体血管长度及口径,可选择不同的动脉重建方式,如在肝动脉的水平,靠近或在胃十二指肠分支处;在肝总动脉水平,或在最靠近腹腔动脉处进行重建。打开两个血管的分支,可以修整为动脉片,也可以使用供体卡雷尔片(Carrel patch)与受体腹主动脉吻合。吻合完成后移去动脉夹,肝脏开始动脉灌注。

在肝脏劈离和活体肝脏移植中可使用相同技术,但因为没有足够的动脉片,重建需要更高的外科技术。

胆道吻合:

胆道重建之前必须进行彻底的止血,胆道吻合是肝脏移植手术的最后一个步骤。如果受体胆道无病变,而且口径相匹配,则通常使用胆道的端端吻合。使用可吸收线,如6-0 PDS线,间断或连续缝合。供受体胆管保留合适的长度,受体侧胆管残端修剪的尽可能多一些,以保证胆道壁良好的血液供应。放置T形管虽不是通用的方法,但是可在术后早期有助于防止吻合口受压狭窄以及观察胆汁分泌的情况。术后中期,T形管可用于检查是否有吻合口漏(如经T形管胆道造影)。

胆道端端吻合技术简单,而且有利于术后经胆道进行胆道介入诊断和治疗。但是如果受体有胆道疾病或既往有胆道手术史，则需要行胆肠端侧吻合。以 Roux-en-Y 重建，近端空肠保留 40cm 长度。

在部分肝脏移植中，对于劈离式肝移植中带有肝后下腔静脉的右半供肝，手术可以使用经典术式或背驮式肝脏移植；而劈离式肝脏移植使用的左半供肝中（活体或尸体供肝）或活体右半供肝手术中，由于移植物不带肝后下腔静脉，因此只能使用背驮式或相似的术式将肝静脉开口吻合在腔静脉壁上。在进行供肝肝静脉与受体腔静脉端侧吻合术中，受体腔静脉的肝静脉残端需要通过打开血管分隔或扩大腔静腔壁的开口进行成型。吻合完成后开放血管，灌注肝脏，供肝肝下腔静脉端以血管钳封闭。其他吻合口的重建方法与上述标准方法相同。总之，在进行劈离式肝脏移植时，保留一根备用的血管移植物是必要的（图 14.4）。

手术的最后部分：

仔细彻底止血，肝周及肝后放置引流管。逐层关腹，将切口皮缘对齐。

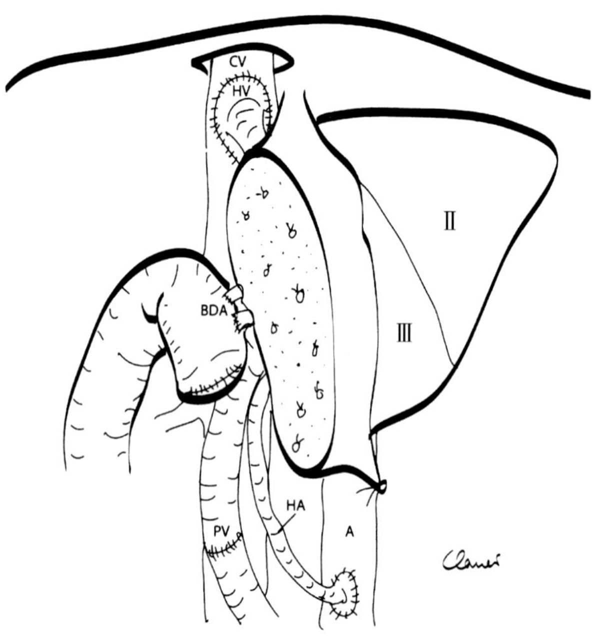


**图 14.4** 劈离式肝脏移植左肝供肝简图。BDA：胆道吻合口；其他英文缩写请参照图 14.2 。

## 14.3 活体肝脏移植

由于尸体供肝的短缺，在过去的十几年中，活体肝脏移植（LDLT）已经成为公认的有效治疗手段，并可降低了移植等待者的死亡率。早期移植技术的进步与发展（体外和原位劈离式肝脏移植）表明把一个肝脏劈离为两个有活力的器官是安全的。在活体肾脏移植成功的条件下，进行活体肝脏移植是必然的想法。首例活体肝脏移植是巴西的 Raia 等于 1989 年报道的，然而，最初的两名受体在围术期由于相关医疗并发症而死亡。在 1990 年第一个成功病例来自澳大利亚 Strong 等报道。受者为 15 个月的儿童，供体为其母亲。在 20 世纪 90 年代早期，Broelsch 等在芝加哥大学成立了第一个关于活体肝脏移植的研究项目，对最初的 20 例病例进行了仔细的观察，相关研究证明了活体肝脏移植对供受体的益处。活体肝脏移植手术数量不断上升，截至到上个世纪末全世界共进行了 1200 多例。今天，在一些移植中心，成人间活体肝脏移植（右半供肝或左半供肝），已经成为一项常规手术。

进行活体肝脏移植，必须慎重考虑伦理因素。选择以及对可能的供者进行全面的评估是活体肝脏移植关键的步骤。作为供者最主要的动机是可以参与到挽救亲属、配偶或朋友生命的过程中，从而心理获得满足。但是作为健康人，供者将暴露于医疗潜在的风险中的事实也不容忽视。因此对供者需要有严格的筛选标准，包括身体因素和心理因素。为了最大限度减轻供者的心理压力，活体肝脏移植首先本着供者自愿的原则。需要知情同意，而且要在两个不同时间点进行，同时提供可以选择的方案作为心理咨询和支持。供者医学评估首先应包括：详细病史和体格检查，血液化验（血型、肝脏功能、肾脏功能、血液学参数、病毒学检查），心、肺功能评估，以及胃肠功能评估。对于不能确定的病例，需要进行肝脏功能的特殊检查和肝脏穿刺活检。

同时，对于所有供者需要进行腹部 CT 或核磁共振成像（MRI）检查，以评估肝脏体积和了解解剖结构。预测切除部分肝脏体积和剩余肝脏体积非常重要。根据文献报道，为避免移植术后肝脏功能不全，所需最小肝脏实质的重量大约为 1g 肝重量对应 1kg 体重。供体体积与标准肝脏体积之比应大于 40%，以避免术后出现严重黄疸或凝血障碍等肝脏功能不全的表现。然而，还应特别注意供者剩余肝脏体积不应少于 30%。

肝脏血管胆道解剖变异或肝脏左、右叶比例失衡应排除在活体肝脏移植供体之外。既要保证供者术后出现肝脏功能衰竭的可能性降至最低，又要防止受者术后出现“小肝综合征”继而出现一系列肝脏功能不全的临床表现。

活体肝脏移植的优点包括：减少了移植肝功能不全的发生率，这是由于供肝在移植前无创伤或缺血性损伤；同时使肝脏移植手术成为可以择期进行的手术。

成人间活体肝脏移植，供体手术是一个右半肝切除术。大部分情况下并不需要血管分离，V-Ⅷ段的解剖结构及血管走行需要仔细分辨，很少有变异情况，这有利于外科分离。为了分辨断面的切线位置，使用术中超声确认在术前 CT / MRI 扫描中看到的静脉位置，可以准确判断肝右和肝中静脉位置。游离出肝动脉及门静脉的左右分支后，完成肝脏的游离。然后，肝左动脉暂时夹闭，门静脉左支供应的肝组织表面分界线以电刀标记，随后以该标记线为分界开始劈肝。右半肝断面解剖很重要，尽可能减少出血和断面出现胆漏的可能性。同时，劈肝过程不能影响肝脏血流，术中通常不需要输血。与尸体肝脏行劈离式肝脏移植相比较，活体供肝右半肝脏血管和胆道所保留的长度均较短，其目的是保证供体主干血管的通畅，保证残留左半肝良好的血供。因此在活体肝脏移植中，进行肝动脉和门静脉重建常常使用血管搭桥。

受体手术与尸体供肝劈离式肝脏移植手术方式相似，通常使用背驮式肝脏移植技术，如前所述（图 14.5）。更多详细的技术细节包括减体积肝脏移植、劈离式肝脏移植和活体肝脏移植，参见第 21 章关于儿童肝移植的外科技术的介绍。

活体肝脏移植和劈离式肝脏移植的实施已经降低了等待移植患者的并发症发生率和死亡率。总体上说，活体肝脏移植手术期死亡率及长期存活率与尸体肝脏移植相一致。而且，已经有单中心大样本研究报道活体肝脏移植在受者生存率和移植物存活率方面均优于尸体肝移植。对于肿瘤患者，在肿瘤早期行肝脏移植有很好的疗效，可以延长患者生存期和无瘤生存期，同时为肿瘤的进一步治疗赢得时间。而且，对于那些禁止或由于社会意识形态不能够开展尸体肝移植的国家（如日本），活体肝脏移植是终末期肝病或急性肝脏衰竭患者的唯一挽救生命的选择。

N. R. Frühauf, M. Malagó, G. M. Kaiser, H. Lang
A. Paul, U. A. Clauer, A. Frilling, C. E. Broelsch　著
王毅　岳扬　译　沈中阳　王自法　校

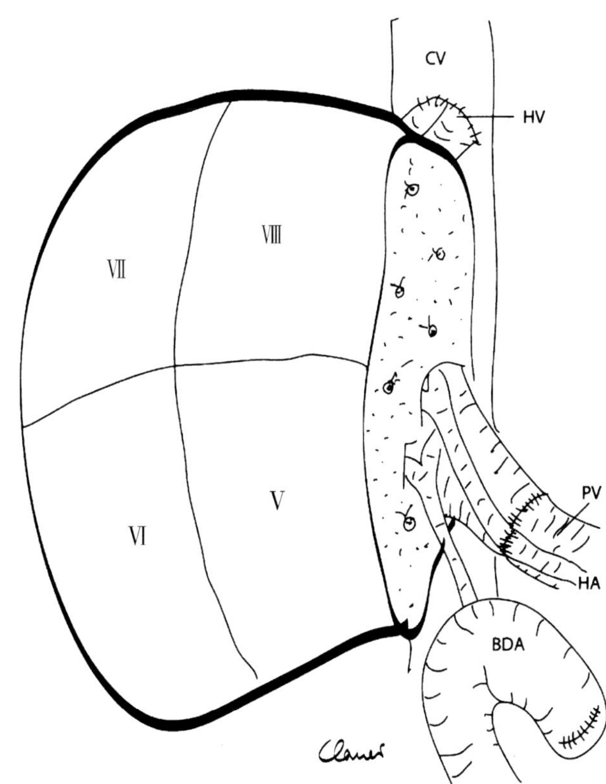


图 14.5　活体右肝叶移植术后简图。英文缩写详见图 14.2。

## 参考文献

Belzer FO, Southard JH (1988) Principles of solid organ preservation by cold storage. Transplantation 45:673–676

Broelsch CE, Lloyd DM (1993) Living related donors for liver transplants. Adv Surg 26:209–231

<reference>Broelsch CE, Emond JC, Whitington PF, Thistlethwaite JR, Baker AL, Lichtor JL (1990) Application of reduced-size liver transplants as split grafts, auxiliary orthotopic grafts, and living related segmental transplants. Ann Surg 212:368–377

Broelsch CE, Whitington PF, Emond JC, Heffron TG, Thistlethwaite JR, Stevens L et al (1991) Liver transplantation in children from living related donors. Ann Surg 214:428–439

Broelsch CE, Burdelski M, Rogiers X, Gundlach M, Knoefel WT, Langwieler T et al (1994) Living donor for liver transplantation. Hepatology 20:49S–55S

Broelsch CE, Malagó M, Testa G, Valentin Gamazo C (2000) Living donor liver transplantation in adults: outcome in Europe. Liver Transplant 6:64–65

Calne RY, Rolles K, White DJ, Thiru S, Evans DB, McMaster P et al (1979) Cyclosporin A initially as the only immunosuppressant in 34 recipients of cadaveric organs: 32 kidneys, 2 pancreases, 2 livers. Lancet 2:1033–1036

Hertl M, Malagó M, Rogiers X, Burdelski M, Broelsch CE (1997) Surgical approaches for expanded organ usage in liver transplantation. Transplant Proc 29:3683–3686

Kiuchi T, Kasahara M, Uryuara K, Inomata Y, Uemot S,

Asonuma K, Egawa H, Fujita S, Hayashi M, Tanaka K (1999) Impact of graft size mismatching on graft prognosis in liver transplantation from living donor. Transplantation 67:321–327

Kiuchi T, Inomata Y, Uemoto S, Asonuma K, Egawa H, Fujita S, Hayashi M, Uryuhara K, Tanaka K (2000) Evolution of living donor liver transplantation in adults: a single center experience. Transplant Int 13 [Suppl 1]:134–135

Krom RAF (1992) The biliary tree – the Achilles tendon of liver transplantation. Transplantation 53:1167

Malagó M, Burdelski M, Broelsch CE (1999) Present and future challenges in living related liver transplantation. Transplant Proc 31:1777–1781

Otte JB (1995) Is it right to develop living related liver transplantation? Do reduced and split livers not suffice to cover the needs? Transplant Int 8:69–73

Pichlmayr R, Ringe B, Gubernatis G (1989) Transplantation einer Spenderleber auf zwei Empfänger: eine neue Methode in der Weiterentwicklung der Lebersegment Transplantation. Langenbecks Arch Chir 373:127–130

Raia S, Nery JR, Mies S (1989) Liver transplantation from live donors. Lancet 2:497

Rogiers X, Malagó M, Habib N, Knoefel WT, Pothmann W, Burdelski M et al (1995) In situ splitting of the liver in the heart-beating cadaveric donor for transplantation in two recipients. Transplantation 59:1081–1083

Rogiers X, Malagó M, Gawad K, Jauch KW, Olaussen M, Knoefel WT, et al (1996a) In situ splitting of cadaveric livers. Ann Surg 224:331–341

Rogiers X, Malagó M, Gawad KA, Kuhlencordt R, Froeschle G, Sturm E et al (1996b) One year of experience with extended application and modified techniques of split liver transplantation. Transplantation 61:1059–1061

Sakamoto S, Uemoto S, Uryuhara K, Kim ID, Kiuchi T, Egawa H, Inomata Y, Tanaka K (2001) Graft size assessment and analysis of donors for living donor liver transplantation using right lobe. Transplantation 71:1407–1413

Schlitt HJ, Neipp M, Weimann A, Oldhafer KJ, Schmoll E, Boecker K, Nashan B, Kubicka S, Maschek H, Tusch G, Raab R, Ringe B, Manns MP, Pichelmayr R (1999) Recurrence patterns of hepatocellular and fibrolamellar carcinoma after liver transplantation. J Clin Oncol 17:324–331

Starzl TE, Demetris AJ (1990) Liver transplantation: a 31-year perspective; parts I, II, III. Curr Prob Surg 17:55–240

Starzl TE, Groth CG, Brettschneider L, Penn I, Fulginiti VA, Moon JB, Blanchard H, Martin AJ Jr, Porter KA (1968) Orthotopic homotransplantations of the human liver. Ann Surg 168:392–415

Strong RW, Lych SV, Ong TH, Matsunami H, Koido Y, Balderson GA (1990) Successful liver transplantation from a living donor to her son. N Engl J Med 322:1505–1507

Testa G, Malagó M, Broelsch CE (1999) Living-donor liver transplantation in adults. Langenbecks Arch Surg 384:536–543

UNOS and the Department of Health and Human Services (1999), Annual Report of the U.S. Scientific Registry for Transplant Recipients and the Organ Procurement and Transplantation Network (www.unos.org)

Weimann A, Schlitt HJ, Oldhafer KJ, Hoberg S, Tusch G, Raab R (1999) Is liver transplantation superior to resection in early stage hepatocellular carcinoma? Transplant Proc 31:500–501

# 第 15 章 正常移植肝脏的影像学

本章大纲



## 15.1 引言

近年来,随着超声(US)、CT 和 MRI 技术的不断发展,在无创性评价肝移植术后血管、胆道和肝实质并发症方面有了很大进步。对于肝移植术后患者的诊断和常规复查通常采用无创的方法,如超声和彩色多普勒超声(CDUS),如果 T 形管用于胆道重建,还要采用肝移植术后第 9 天和第 14 天进行的 T 管胆道造影。当超声难以诊断时,需行螺旋 CT 和 MRI 检查。在本章中,将介绍一些新的检查方法,包括 CT 血管成像、MRI 血管成像和 MR 胆道成像(MRC),这些方法在确诊血管和胆道并发症方面有很大的潜力,并有助于制定进一步的诊断和治疗计划。本章还将总结目前使用的影像学诊断方法,并讨论正常移植肝脏在彩色多普勒超声、T 管胆道造影、CT、MRI、MRC 以及有创的数字减影血管造影中的典型表现。

## 15.2 影像学方法:适应证和限度

### 15.2.1 超声和彩色多普勒超声

超声是一种无创的成像技术,可用于常规评价移植肝功能以及肝移植术后并发症。检查肝脏的最佳体位是仰卧位,最初的 B 超检查可以评价肝实质和胆道的异常和腹腔内积液的情况,以及观察肝动脉、门静脉和肝静脉的开放情况。当出现肝实质梗塞、肝内胆汁瘤和多发节段性胆道扩张等表现时,应高度怀疑肝动脉栓塞造成的移植肝失功能。检查应使用 3 ~ 5MHz 的凸阵或线阵换能器,扇形换能器则用于其他换能器不能扫查的区域。

彩色多普勒超声最初用于观察血管介入治疗后的并发症,包括肝动脉狭窄、肝动脉血栓和静脉血栓。通常彩色多普勒超声检查时,患者采用仰卧位或右前斜位,使用 2 ~ 5MHz 的凸阵或线阵换能器进行扫查。采用这种扫查方法可以测量门静脉主干和肝内分支以及肝动脉和肝静脉的血流。血管彩色多普勒超声检查时,将取样容积放置于关注区域。根据放大后的图像应用多普勒,开始检查时,应按照最高敏感性设定扫描参数,即:较低的频率(2 ~ 3MHz),低通滤波,低脉冲重复频率,以及低扫描角度。检查肝动脉时,应采用小取样容积以排除门静脉的干扰信号。

#### 15.2.1.1 门静脉

门静脉主干的肝外部分长度通常为8 ~ 10cm,直径的个体差异性较大,可由 8 mm 至 14 mm。肝内部分通常包括两个主要分支,即左支和右支,少数患者可以观察到门静脉的三个主要分支。

彩色多普勒超声检查时,换能器最先放置于肝门处,放大关注区域,随后,应用彩色多普勒超声检测门静脉主干的血流。门静脉的正常血流直接流向肝脏,受心跳和呼吸的影响很小(图 15.1)。门静脉血流流速通常在 15 ~ 25cm/s。但流速变异很大,餐后最高正常流速可达 50cm/s。

#### 15.2.1.2 肝动脉

肝动脉与门静脉伴行,肝动脉的检查通常也由肝门区域开始。在将关注区域放大后,可根据典型的动

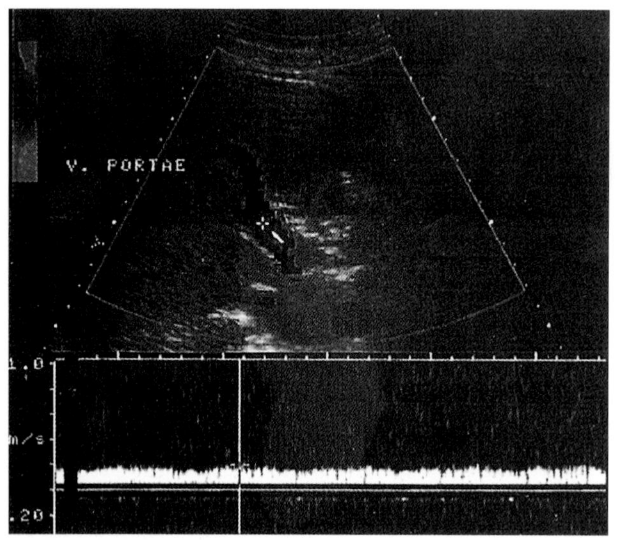


图15.1 超声多普勒频谱显示门静脉血流特异性表现伴轻微的呼吸及心跳节律调制。门静脉流速低的患者，可出现双向血流；但双向血流通常是病理性表现，出现在肝窦压力升高的时候。注意流速可有较大改变，该病例最大流速为20cm/s，而正常最大流速可达50cm/s。（见彩图）

脉信号来识别肝动脉。如果在肝门处没有获得动脉信号，可沿门静脉左右分支重复上面的操作。图15.2显示了典型的肝动脉血流图像，舒张期血流为正向。而在以往的研究中，Propeck 和 Scanlan（1992）评价了160例患者肝移植术后第一天舒张期血流的特点，观察到最初舒张期逆向血流的出现与否在术后肝动脉血栓的发生率方面没有显著性差异。血流速度的评估依赖于接受超声的角度，血流阻力指数（RI）受多种因素影响，包括心输出量、手术吻合方式以及肝动脉和腹腔动脉的情况。因此，血流阻力指数（RI）对于诊断肝动脉血栓的帮助较小。当患者出现肝动脉血栓的临床表现，而彩色多普勒超声检查不能确定时，必须进

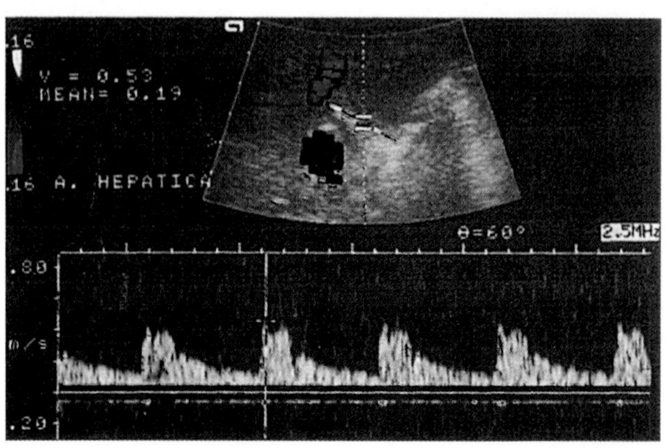


图15.2 正常肝动脉的血流频谱伴正向舒张期血流。但最初的舒张期逆向血流的出现对术后肝动脉血栓的发生没有影响。此外，测定血流阻力指数（RI）并不能帮助确诊肝移植术后患者肝动脉血栓形成。（见彩图）

行进一步的检查，包括CT血管成像或血管造影检查。

#### 15.2.1.3 肝静脉

B超检查中肝静脉表现为低回声，从周边向下腔静脉回声均匀减低。肝静脉通常由三条肝内主要分支组成（肝左、肝中、肝右静脉）；当然也存在一些变异，如肝静脉多于三支或者肝中静脉缺失。尽管原位肝移植术后肝静脉血栓罕见，但是彩色多普勒超声检查必须确定肝静脉血流方向，正常肝静脉波形特征表现为双峰，这符合心房收缩时少量反流的特点（图15.3）。

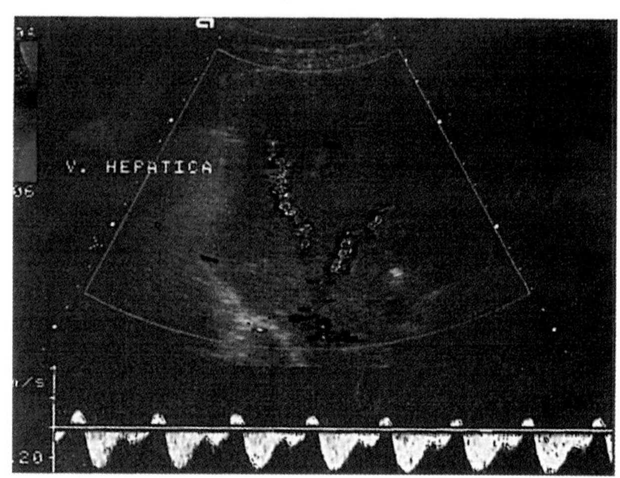


图15.3 心房收缩引起的肝静脉正常三相（W形）波形。注意，肝静脉均匀的波型，（门静脉化）可出现于心脏收缩未传至肝脏的任何时刻（即由于压迫、血栓形成、阻塞和肝静脉瓣膜等所致）。（见彩图）

#### 15.2.1.4 胆道

彩色多普勒超声是显示胆道扩张的非常好的方法。通常，胆道可以清楚地与彩色编码的肝内小血管相区分。胆道通常位于门静脉的前方，但也可位于其后方或绕行。通常肝内胆道直径小于2 mm，肝外胆道直径小于5 mm。胆道并发症包括胆管扩张和肝内积液，出现胆道并发症时应注意检测肝动脉，因为这些并发症可能是由于肝动脉狭窄或肝动脉血栓造成的。

### 15.2.2 T管胆道造影

T管被广泛用于肝移植术中的胆道重建。此外T管也可用来早期评价包括胆漏、胆管狭窄或梗阻在内的胆道并发症。但有些机构已不再使用T管，他们认为不使用T管进行胆道重建，对于肝脏移植更为安全和有效。

T管胆道造影在评价吻合口和胆道树时，需通

过 T 管注射稀释的碘对比剂，以便多角度观察吻合口和胆道树的情况，最后观察对比剂随后的排空情况（图 15.4）。肝移植术后早期的对照研究发现，整个胆道树的显示往往有困难，但可以充分显示所有患者的吻合口情况。此外还应注意，不要把结扎的胆囊管误认为胆漏（图 15.5）。

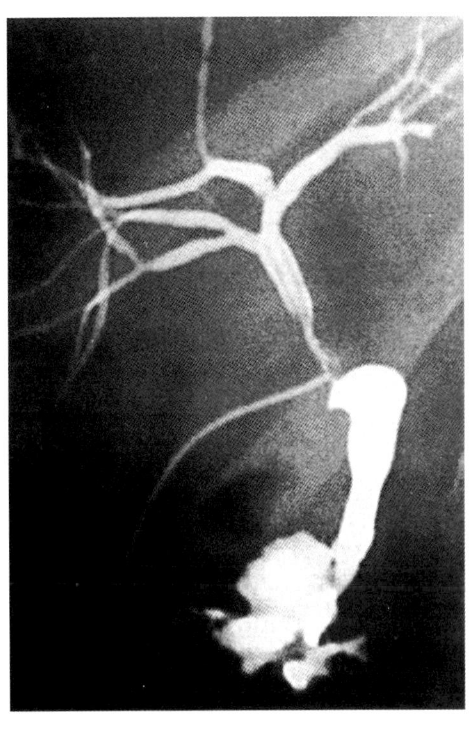

**图 15.4** 59 岁女性患者，患自身免疫性肝炎行原位肝移植术，术后第 7 天的 T 管胆道造影图像。吻合口未见胆漏。肝内胆管不规则。供受者胆管直径不匹配，但对比剂可顺利排空。

### 15.2.3 CT

螺旋 CT 是评价肝脏的理想方法。最新的扫描技术可同时进行从上向下和从下向上两个方向的扫描，并且在肝动脉期和门脉期均可提供很好的对比增强。因此螺旋 CT 已经成为肝脏介入治疗前评估和肝脏移植术后并发症评估的重要诊断方法。

肝脏螺旋 CT 扫描时，屏气状态下双期扫描效果很好。这种扫描方式自肝顶开始，包括平扫（从上向下）和对比增强扫描（动脉期从上向下；门脉期从下向上）。在注射对比剂之前，先进行横断面螺旋 CT 平扫（8 mm层厚，8 mm/s 进床速度，8 mm 重建间隔）。静脉注射碘对比剂后进行增强 CT 扫描，对比剂通过一个 20G 的静脉导管由肘前静脉高压注射。然后在注射对比剂后15 秒开始进行动脉期扫描（对比剂剂量 100mL，注射速度 4mL/s）。层厚为 5 mm，床速为 5 mm/s，重建间隔为 3 mm。静脉期扫描在注射对比剂后 70 秒开始（对比剂剂量 60～80mL，注射速度 1mL/s，层厚 8 mm，床速 8 mm/s，重建间隔 8 mm）。螺旋采集可以对 CT 扫描数据进行最大密度投影（MIP）和三维（3D）图像的重组，因此，不用进行附加扫描就可以得到肝血管影像（图 15.6）。

正常移植肝呈现均匀的实质和血管对比，而且没有高灌注区或低灌注区。但肝脏移植术后一少部

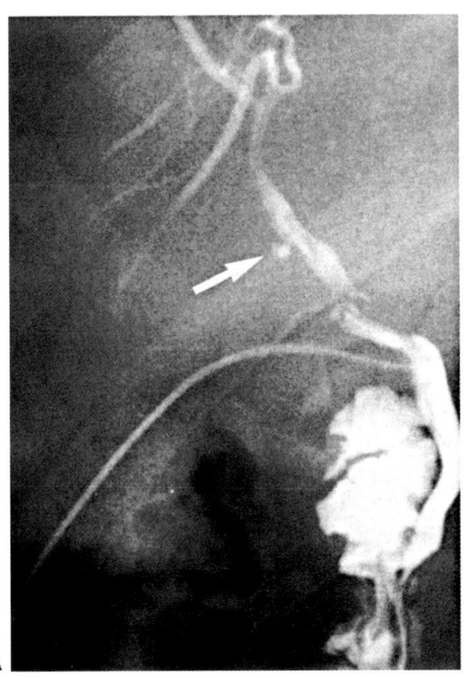


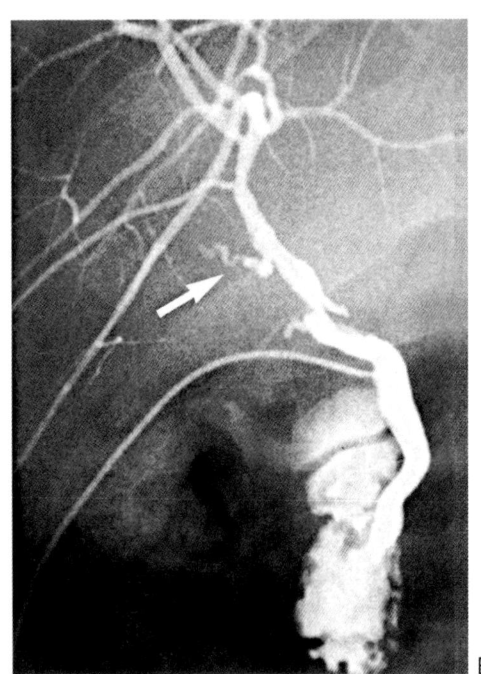


**图 15.5** 原位肝移植术后 14 天的 T 管胆道造影。（A）在初始影像是可见箭头处有一小的圆形对比剂浓集，可能为胆漏；（B）在后期影像上可明确判断该对比剂浓集为供体胆囊管（箭头处）。对比剂排空顺利。

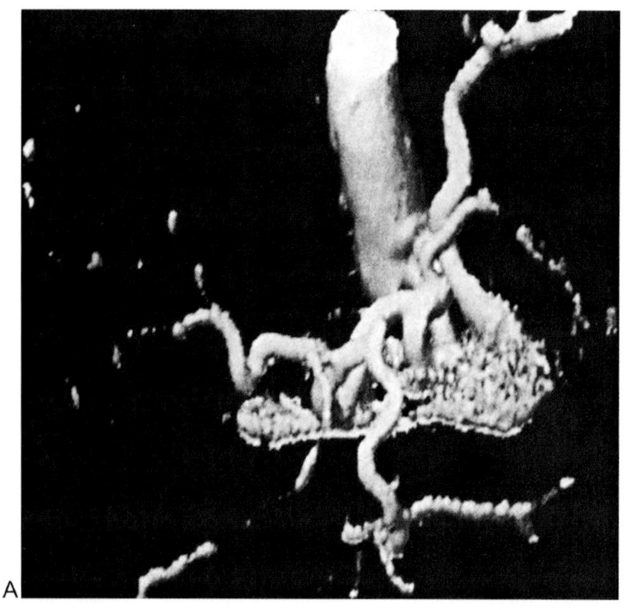

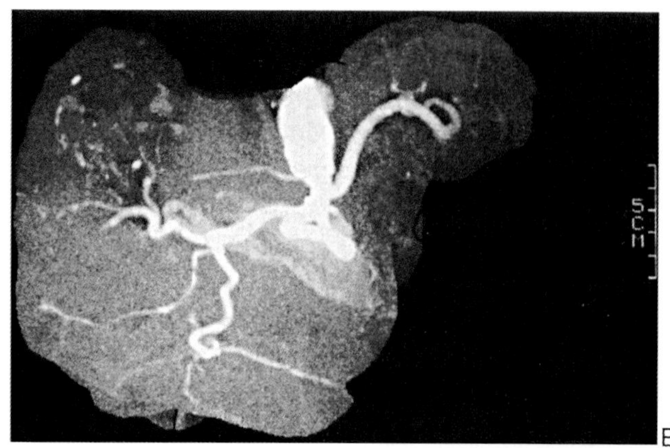

图15.6 增强CT数据的重建图像。(A)三维前外侧面观。(B)内脏动脉的最大密度投影,显示对比规则,无肝动脉血栓形成。

分患者会在动脉期出现一叶肝脏的高灌注,而在门静脉期出现均匀的肝脏增强,但没有任何病理相关性。因此如果没有其他异常情况,则不考虑为病理表现。如果出现肝动脉血栓的任何临床表现或超声提示肝动脉血栓,或者肝脏CT扫描出现其他病理性表现,如胆汁瘤、胆道扩张或脓肿(图15.7),动脉期的强化程度减低则需要进一步行血管造影检查以排除肝动脉血栓形成。

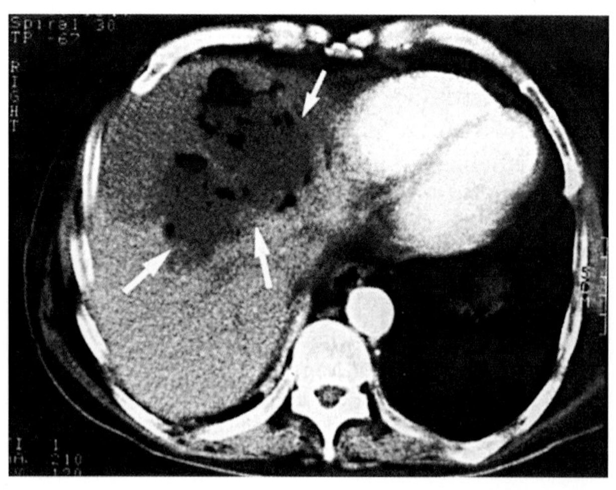

图15.7 肝移植术后肝动脉血栓形成患者的增强CT扫描显示肝脏内有多个形状不规则(箭头所示)伴胆管充气。

### 15.2.4 MRI和MR胆管成像

MR胆胰管成像(MRCP)是一种相对较新的技术,可无创显示胆管树情况,其不需静脉注射对比剂而是通过胆汁和周围组织的高对比进行成像。MRCP技术的依据是重T2加权脉冲成像序列。可以采用多种脉冲序列,如梯度回波序列或快速自旋回波序列。为了获得最佳质量的图像来优化解读扫描结果,根据需要可以采用不同的检查方法,如非屏气呼吸扫描。

自从Wallner等人发表了关于应用MRCP技术检查胰胆管系统的临床报道后,一些研究者又对MRCP用于不同目的的检查进行了评价。不同研究者报道的数据显示,这项技术在评价累及胰胆管的各种异常(包括管道扩张、狭窄和结石)方面具有较高的准确性,近来有报道称,MRCP可成功应用于评价胰胆管疾病,并有很高的准确性。Morimoto等证实,所有胰胆管病患者都存在恶性胆道梗阻和扩张,而且MRCP显示的肝内胆道比经内镜逆行胆道造影(ERC)更完全。总结目前文献中的数据表明,磁共振胆管成像(MRC)对胆道梗阻的诊断率为91%~100%,而且在85%~97%的病例中能够确定梗阻的水平。

据我们所知,目前还没有关于MRI和MRC联合应用与ERC在肝移植术后并发症诊断方面的比较研究。ERC目前被认为是评价胆道病变的首选诊断方法。但是ERC在3%~10%的病例中操作不成功,并且有1%~5%出现胰腺炎或更为严重并发症的风险。如ERC不成功则需要进行经皮经肝胆管造影(PTC)检查。

我们对使用口服阴性对比剂来抑制胃和十二指肠内液体的信号以改善MRC中胆总管图像的情况进行了评价。结果表明,使用MRC可充分显示病变的范围,而MRI则可显示胆道内及其周围组织内的病变位置。这两种方法的联合使用可以准确显示肝脏移植术后胆道系统的问题。

在我们的研究机构中使用1.5T体线圈磁共振装置进行MRI和MRC检查。所有患者均在横断面和冠状面进行三维重T2加权快速自旋回波MRC。

所有 MR 检查均是在患者知情同意后进行的。患者需要空腹至少 4 小时以增加胆囊充盈和胃排空。不需要使用解痉药。

非增强检查包括常规及脂肪抑制的 T2 加权快速自旋回波(TSE)序列,成像参数如下:重复时间 2000 ms,回波时间 90 ms,矩阵 256×256。进行 T1 加权自旋回波(SE)序列时参数为:重复时间 500 ms,回波时间 15 ms,横断面采集矩阵 256×256。视野为 37cm,获得 24 层图像。无间隔成像层厚为 6 mm。

MRC 采用非屏气、呼吸触发、非增强重 T2 加权快速自旋回波序列。成像参数为:重复时间 3500 ms,有效回波时间 1000 ms,反转时间 90 ms,反转角 90°,冠状面采集 2 次,冠状面采集矩阵 142×256,频率编码 100。层厚 3 mm,重叠 1.5 mm。使用呼吸触发技术可减少呼吸运动所产生的伪影。根据患者的意识和呼吸频率,成像时间为 9~11 min。可获得 80 幅冠状面图像。

MRC 也可在口服超顺磁性对比剂 Lumirem 后进行。Lumirem 是一种含有 $Fe_2O_3$ 和 $Fe_3O_4$ 悬浮体的阴性对比剂。它为口服对比剂,并且不被胃肠道吸收。它可以抑制胃和十二指肠内液体信号,使其在 MRC 图像上表现为低信号或无信号。配制 300 mL 的这种对比剂并给患者重新摆位。5 min后开始进行冠状面和横断面扫描。横断面图像矩阵为 100×256,其他成像参数与冠状面参数相同。一共可采集 120 幅图像。平均成像时间为 7.23 min。

对冠状面和横断面 MRC 图像采集的数据进行后处理并用最大信号投影技术进行重构,以产生 13 个投照位的径向旋转图像。层面方向为冠状,与 z 轴方向成 7.5°角。MRI 和 MRC 检查总共大约需要 50min。

判断并评价 MR 图像的形态特征,如有无肿瘤性病变、胆汁淤积和胆道侵润。在 MRC 上对胆道树进行分析,以确定胆道的管径,并发现管内充盈缺损或流空信号,其通常表现为管腔内低信号灶。MR 胆管成像也可用于评价胆道梗阻和扩张的程度和位置。在肝门处即左右肝管汇合处的远端测量胆总管。肝移植术后患者其直径上限为 8 mm。左右肝管直径的上限为 3~5 mm。图 15.8 显示一例胆道侧侧吻合患者的 MRC 最大密度投影图像。

ERC 检查的相关测量值较 MRC 的参数值大 3~4mm。这种测量值的差别是因为 ERC 检查时注射压力大所致。

在一项回顾性研究中我们发现,受检的 41 名患者 100% 成功地进行了呼吸触发、非屏气扫描、重 T2 加权 MRC,并完整显示出肝内外胆道系统的情况。97% 的患者 MRC 检出的信息具有可重复性,而有 3 例患者因既往胆管手术史不能进行 ERC,1 例患者由于发现有十二指肠大乳头而不能进行 ERC 检查。这些患者均进行了 PTC 检查。图 15.9 显示出肝移植术后十二指肠大乳头狭窄的 MRC 最大密度投影和 ERC 图像。

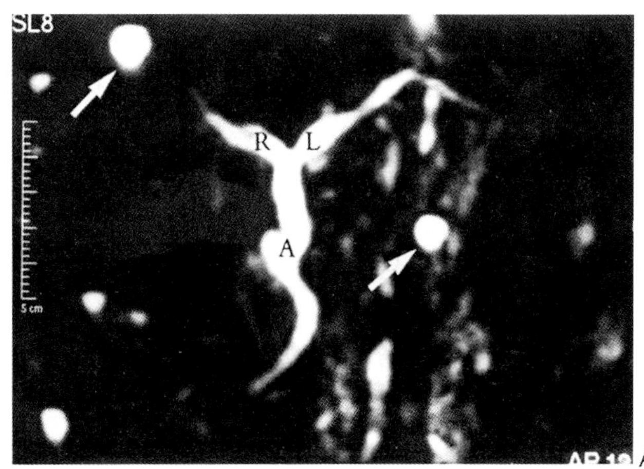


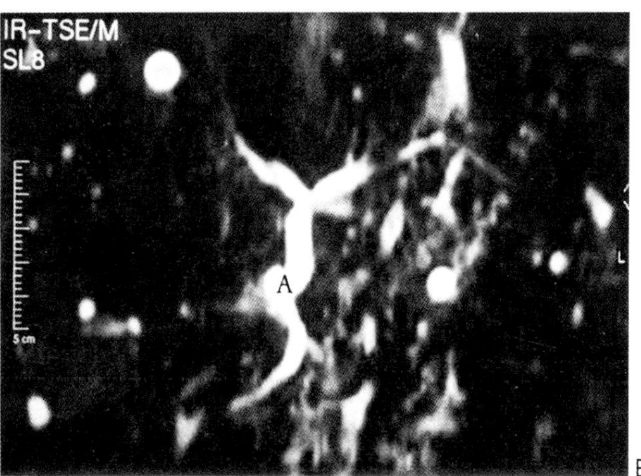


图 15.8　A,B 一例原位肝移植后胆道侧侧吻合(A)患者的磁共振胆管成像(MRC)最大密度投影图像。未见胆漏或梗阻,胆总管及左(L)右(R)肝管均未见异常。在移植肝内可见良性肝囊肿(箭头所示呈高信号强度)。

在技术上 MRCP 依据的是重 T2 加权脉冲成像序列,从而使高信号的胆管和低信号的背景形成最佳对比。最初的 MRCP 研究使用重 T2 加权梯度回波序列,所用的成像参数可产生稳态自由进动(SSFP)信号。Wallner 等于 1991 年最早使用屏气二维采集模式的 SSFP 序列来评价胆管树情况。Morimoto 等通过采集三维数据优化了该序列,改善了胆管与周围组织之间的对比,从而能采集更薄的层面。

其他的研究者曾应用重 T2 加权快速自旋回波(FSE)序列进行 MRCP 检查。FSE 序列较 SSFP 序列有多项优点,包括:高信噪比和对比噪声比,因而更易于薄层扫描;对运动伪影和血流的敏感性较低;对

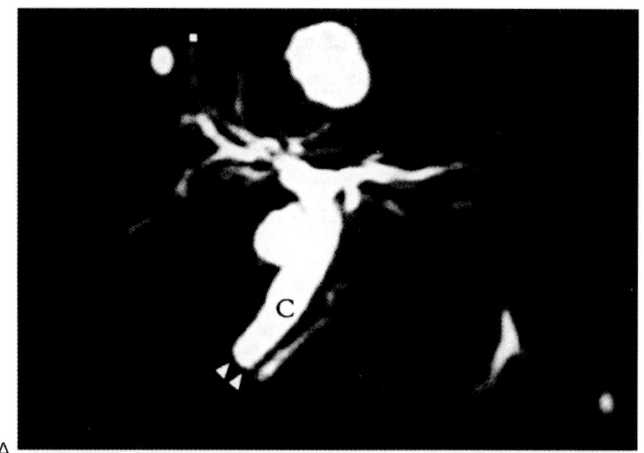


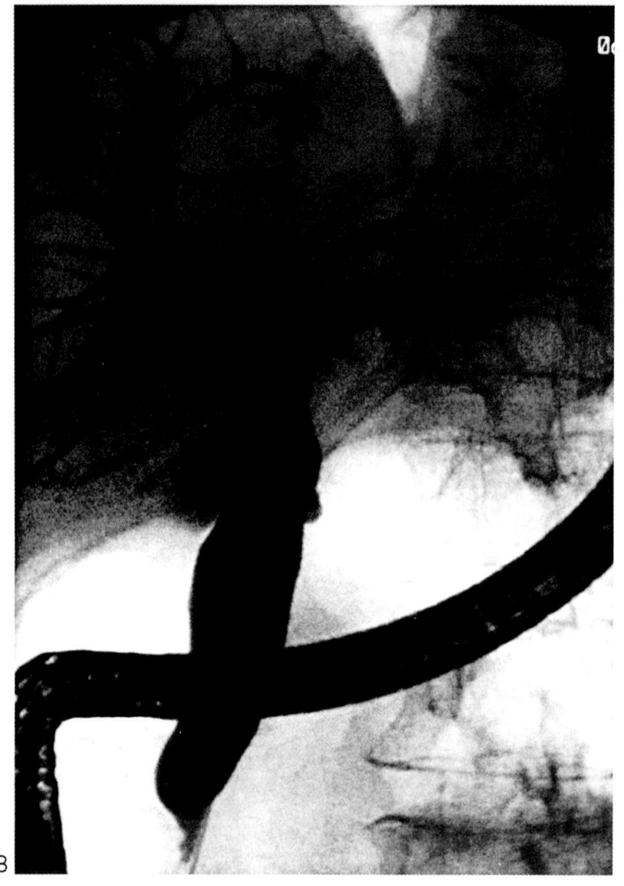


图 15.9 (A)一例73岁女性患者肝移植术后的磁共振胆管成像(MRC)最大密度投影图像,清楚显示因十二指肠大乳头部狭窄(箭头所指)引起的胆总管扩张(C)。(B)同例患者相应的ERC未见进展性病理损害。

磁化率伪影敏感性较低(例如由于手术钳夹或十二指肠内的气体造成的信号丢失)。

根据我们的经验,既往有胆道外科手术或引流操作史的患者不能进行ERC检查。相比之下,即使患者进行过肝空肠造口术,MRC也能清晰显示胆道情况。我们的研究证实,MRC能够清楚地显示出胆道及吻合口的位置。

所有的MRC检查都能充分显示及评估肝内胆道系统的情况。在我们的研究中,MRC较ERC可更好地显示肝内胆管,特别是对于那些高度梗阻或完全梗阻的病例。这是由于ERC检查时肝内胆管对比剂充盈往往不充分(以减小因胆管系统阻塞无法引流造成化脓性并发症的风险)。

MRC的空间分辨率不如ERC,而且不能扩张狭窄的胆道,因此不能对狭窄进行最佳检查;但与ERC和PTC相比,无创操作是它的最大优点。MRC不仅能够显示不同程度的狭窄,而且对外周胆管树的检查也是十分有用的。

ERC最显著的优点在于它能在初步诊断操作的同时开始进行治疗。通常认为ERC是一种相对安全的操作,但在一项多中心的研究报道中显示,其相关的并发症发生率为7%,死亡率为1%。重要的并发症包括脓毒血症、胰腺炎、胃或十二指肠穿孔以及出血。此外,ERC检查对操作者的要求较高,3%~10%的病例会发生插管不成功。严重或完全梗阻处远端的胆管可能显影不足或不显影,因此常需给予镇静剂。

在复杂的肝门部胆管狭窄病例中,综合分析自旋回波T2加权、脂肪抑制T2加权和快速自旋回波T1加权MRI图像上各扩张胆道的关系,有利于制定最佳手术计划或最佳引流方案。这样做可以避免引流或切除萎缩的肝段。此外MRC还可通过对肝内胆管整体评价来排除萎缩的肝段。

总之,MRC是MRI评价胆道系统的重要补充手段。对于临床怀疑胆管病变的患者,MRC可以提供有价值的信息,并可替代诊断性胆道造影等有创性检查。MRC也是随访这类患者的一项有价值的无创性方法。正如前文所述,我们的研究已证实MRC具有诊断肝移植术后病变的能力,而且MRC也是目前可使用的影像学检查方法的一个重要补充。

T. J. Vogl, E. Lopez Hänninen 著
康缨 译 沈中阳 祁吉 校

## 参考文献

Barish MA, Yucel EK, Soto JA, Chuttani R, Ferrucci JT (1995) MR cholangiopancreatography: efficacy of three-dimensional turbo spin-echo technique. AJR 165:295-300

Bismuth H, Castaing D, Traynour O (1988) Resection or palliation: Priority of surgery in the treatment of hilar cancer. World J Surg 12:39-47

Bilbao MK, Sotter CT, Lee TG, Katon RM (1976) Complications of endoscopic retrograde cholangiopancreatography (ERCP): a study of 10.000 cases. Gastroenterologie 70:314-320

Bret PM, Reinhold C, Tourel P, Guibaud L, Atri M, Barkun AN (1996) Pancreas divisum: evaluation with MR cholangiopancreatography. Radiology 199:99-103

Dowsett JF, Polydorou AA, Vaira D, D'Anna, Ashraf M, Croker J, Salmon PR, Russel RC, Hatfield AR (1990) Needle knife papillotomy: how safe and how effective? Gut 31:905-908

Fleischmann D, Ringl H, Schöfl R, Pötzi R, Kontrus M, Henk C, Bankier AA, Kettenbach J, Mostbeck GH (1996) Three-dimensional spiral CT cholangiography in patients with suspected obstructive biliary disease: comparison with endoscopic retrograde cholangiography. Radiology 198:861-868

Hamilton I, Lintott DJ, Rothwell J, Axon ATR (1983) Acute pancreatitis following endoscopic retrograde cholangiopancreatography. Clin Radiol 34:543-546

Kalender WA, Seissler W, Klotz E, Vock P (1990) Spiral volumetric CT with single breath-hold technique, continuous transport and continuous scanner rotation. Radiology 176:181-183

Lenriot J, Le Neel J, Hay J (1993) Cholangio-pancrèatographie rètrograde et sphinctèrotomie endoscopique pour lithiase biliaire. Gastroenterol Clin Biol 17:244-250

Lopez Hänninen E, Vogl TJ, Bechstein WO, Guckelberger O, Neuhaus P, Lobeck H, Felix R (1998) Biphasic spiral computed tomography for detection of hepatocellular carcinoma before resection or orthotopic liver transplantation. Investigative Radiology 33(4):216-221

Morimoto K, Shimoi M, Shirakawa T, Aoki Y, Choi S, Miyata Y, Hara K (1992) Biliary obstruction: evaluation with three-dimensional MR cholangiography. Radiologie 183:578-580

Nolten A, Sproat IA (1996) Hepatic artery thrombosis after liver transplantation: temporal accuracy of diagnosis with duplex US and the syndrome of impending thrombosis. Radiology 198:553-559

Propeck PA, Scanlan KA (1992) Reversed or absent hepatic arterial flow in liver transplants shown in duplex sonography: a poor predictor of subsequent hepatic artery thrombosis. AJR 159:1199-1201

Randall HB, Wachs ME, Somberg KA, Lake JR, Emond JC, Ascher NL, Roberts JP (1996) The use of the T tube after orthotopic liver transplantation. Transplantation 61:258-261

Reinhold C, Bret P (1996) Current status of MR cholangiopancreatography. AJR 166:1285-1295

Reinhold C, Guibaud L, Genin G, Bret PM (1995) MR cholangiopancreatography: comparison between two-dimensional fast spin-echo and three-dimensional gradient-echo sequences. J Magn Reson Imaging 4:379-384

Reuther G, Kiefer B, Tuchmann A (1996) Cholangiography before biliary surgery: single-shot MR cholangiography versus intravenous cholangiography. Radiology 198:561-566

Rieger R, Wayand W (1995) Yield of prospective, noninvasive evaluation of the common bile duct combined with selective ERCP/sphincterotomy in 1.930 consecutive laparoscopic cholecystectomy patients. Gastrointest Endosc 42:6-12

Robledo R, Muro A, Prieto ML (1996) Extrahepatic bile duct carcinoma: US characteristics and accuracy in demonstration of tumors. Radiology 198:869-873

Sheng R, Ramirez CB, Zajko AB, Campbell WL (1996) Biliary stones and sludge in liver transplant patients: a 13 year experience. Radiology 198:243-247

Soto JA, Yucel EK, Barish MA, Chuttani R, Ferruci JT (1996) MR Cholangiography after unsuccessful or incomplete ERCP. Radiology 199:91-98

Takehara Y, Ichijo K, Tooyama N, Kodaira N, Yamamoto H, Tatami M, Saito M, Watahiki H, Takahashi M (1994) Breathhold MR cholangiopancreaticography with a long-echotrain fast spin-echo sequence and a surface coil in chronic pancreatitis. Radiology 192:73-78

Taourel P, Bret PM, Reinhold C, Barkun AN, Atri M (1996) Anatomic variants of the biliary tree: diagnosis with MR cholangiopancreatography. Radiology 199:521-527

Thoeni RF, Fel SC, Goldberg HI (1990) CT detection of asymptomatic pancreatitis following ERCP. Gastrointest Radiol 15:291-295

Verran DJ, Asfar SK, Ghent CN, Grant DR, Wall WJ (1997) Biliary reconstruction without T tube in liver transplantation: report of 502 consecutive cases. Liver Transpl Surg 3:365-73

Vogl TJ, Lopez Hänninen E, Bechstein WO, Schumacher O, Neuhaus P, Felix R (1998) Biphasic spiral computed tomography versus DSA for evaluation of arterial thrombosis after orthotopic liver transplantation. Invest Radiol 33(3):136-40

Wallner BK, Schumacher KA, Weidenmaier W, Friedrich JM (1991) Dilated biliary tract: evaluation with MR cholangiography with a heavily T2-weighted contrast-enhanced fast sequence. Radiology 181:805-808

# 第 16 章 肝脏移植的并发症

本章大纲



## 16.1 引言

肝移植是一项技术含量很高的手术。明显的门静脉高压或既往上腹部手术史都能使受体肝脏切除手术极具挑战性。供体或受体解剖结构特殊以及小儿肝移植、劈离式肝移植或亲体肝移植时，血管吻合也会成为问题。尽管随着手术数量的增加积累了大量经验，使手术死亡率显著降低，但在这种复杂手术后仍会发生的几种技术性并发症，对移植物和患者产生不利的影响。近来，介入放射治疗学的发展已经从根本上改变了这些并发症的解决方法。

本章讲述肝移植的并发症及其预防和处理，并将讨论外科手术及介入放射治疗的可能性和适应证。文中观点均以作者在 Bologna 进行的 400 例肝移植经验和最新文献资料为基础。

## 16.2 移植物血肿或破裂

移植物包膜破裂可因供体切取过程中韧带撕裂中损伤所造成。如果在移植物切除后再植入手术中发现以上损伤，必须用纤维蛋白胶处理，若损伤较深，需进行仔细缝合。再灌注后，由于水肿和移植物非常脆弱，缝合会更加困难并可导致创面扩大。我们对于大而深的移植物被膜下破裂，采用 Vicryl 织片包裹，一侧沿肝右三角韧带附着部缝合，另一侧缝合于胆囊窝和肝镰状韧带附着部。移植物的格里森系统下血肿不用切开，这类血肿与常见的肝脏外伤后血肿一样可在数周内自愈。

## 16.3 体积过大的同种移植物与关腹困难

采用体积过大的移植物在腔静脉吻合时可造成严重技术困难。腹壁施加的压力和关闭腹腔处的肋弓都可能导致肝脏外周的叶段缺血，造成移植物不可逆性损伤。腹压增加还可能导致门静脉或肝静脉梗阻。来自体重超过受体 20kg 的供体移植物，如果在移植前不进行移植物减体，则不能应用。再灌注后移植物和小肠可出现显著水肿，会影响关腹。此时通常采用一种 Dacron 织片来辅助关闭腹腔，否则需延迟关腹直到肝脏或小肠水肿缓解。对这种情况也可以临时做皮肤单层缝合。

## 16.4 手术后出血

手术后出血可源自手术切开创面、血管吻合口或凝血机制障碍。

来自引流管的持续性出血，若伴有血流动力学缺陷并需要输血，则是急诊再手术的指征。再次剖腹探查时，有必要全面检查肠系膜以上区域、血管吻合口和移植物表面，以明确是否存在移植物被膜破裂或来自供肝修整手术中未可靠缝合的小静脉分支（如膈静脉）的渗血。另一个常见的出血部位是右侧肾上腺区域。

## 16.5 动脉并发症

动脉并发症,包括狭窄、血栓形成和后期的假性动脉瘤形成,是肝移植术后最常见的血管并发症。据报道,肝移植手术后肝动脉血栓形成发病率成人为3.5%,小儿为9.15%,相应的死亡率分别是40%~50%。

动脉吻合术是肝移植术中特别精细的操作。供体切取或肝移植手术中的技术缺陷或过分操作都能导致吻合口狭窄、扭曲或内膜剥脱。供肝获取过程中应注意识别供体副肝动脉或替代肝动脉,因为手术台肝动脉重建时,上述情况会增加并发症的风险。

受体肝动脉的解剖变异,特别是出现从肠系膜上动脉发出粗大的肝右动脉干,提示肝总动脉发育不全,不宜直接吻合。强烈建议对这类病例采取肾脏上方主动脉与供体髂动脉血管吻合:主动脉侧面钳夹并将血管移植物以5-0 Prolene连续缝合行端侧吻合,然后横穿结肠系膜,在胰腺前方、胃窦后方形成潜行隧道,再将血管移植物经隧道与肝动脉端端吻合(图16.1)。胰腺后方隧道或采用腹腔上动脉吻合一般少用,如果受体脾动脉足够粗,偶尔也可用来做吻合。

有一个病例,在供体没有可用于吻合的动脉血管的情况下,我们采用人造血管成功进行了吻合。

必须识别并纠正肝动脉吻合口狭窄或扭曲。对于松开动脉夹后出现痉挛的动脉,动脉周围注射盐酸罂粟碱可能有效。如果在动脉吻合口塑形过程中已经出现动脉痉挛,直接给予肝素冲洗或延长抗凝药应用时间可以防止继发性血栓形成。

肝动脉血栓形成根据其发生时间可以有不同的临床表现。动脉早期血栓表现为胆汁分泌停止、发热和反映细胞坏死的酶学指标急剧升高。复式超声可以迅速做出诊断(敏感性超过80%),但需经动脉造影确诊。除非能立即识别并得到处理,否则早期血栓可以导致移植物坏死和衰竭,需要再移植。动脉后期血栓发生在移植后数月,通常导致胆总管和肝内胆管炎性狭窄伴脓毒血症,并可能形成肝内脓肿,再次肝移植是唯一的治疗手段。偶尔肝动脉后期血栓只引起胆管局限性狭窄,并不造成细胞坏死或感染。这可能与血栓形成系渐进性过程,使得侧支循环形成有关。我们观察到2例这种特殊情况的患者,并对其进行了胆肠吻合处理。

早期对动脉吻合后的狭窄甚至梗阻做出诊断,

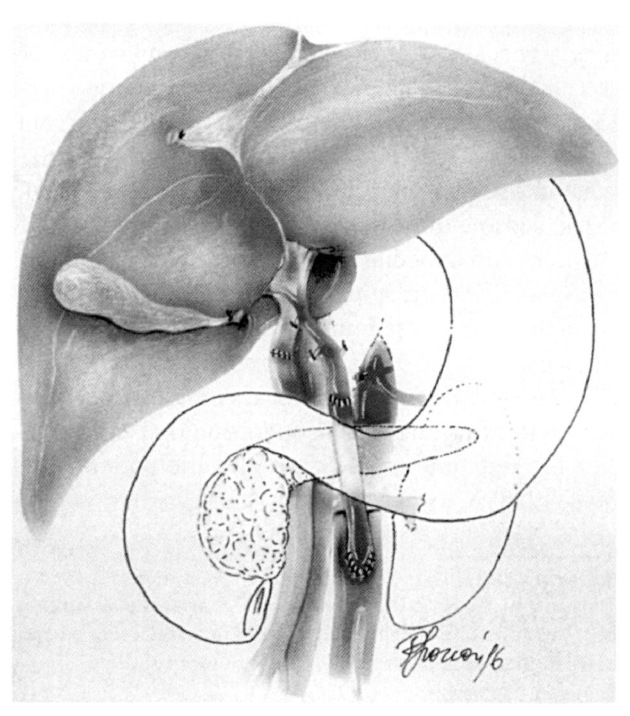

图16.1 采用供体髂动脉作为动脉血管:移植物血管与肾脏下方主动脉吻合,隧道在胃窦后方通过结肠系膜,并于供体肝动脉吻合。[From Mazziotti A, Cavallari A (1997) Techniques in liver surgery; with permission of Greenwich Medical Media, London, UK](见彩图)

有助于成功地急诊施行移植物再次血管重建或经皮血管成形术,从而避免了再次肝移植。

最近两年,我们中心利用复式多普勒超声对移植物肝动脉血流进行了系统性筛查。在术后1天、7天、14天常规进行复式超声检查,若移植时检测到存在发生动脉并发症的危险因素,则在术后早期要每天进行一次超声检查。超声首先探查肝门处,随后是靠近右肝门静脉分叉处和左肝Rex隐窝中部的肝实质。根据患者的体重采用3.5或SMHx探头。若多普勒信号持续(至少两次检查,期间间隔6小时)或显著降低(提示血栓即将形成),常规行腹腔血管造影检查(图16.2)。

肝移植术后迅速识别和纠正肝动脉梗阻可挽救移植物和患者。再次血管重建的效果取决于动脉梗阻发生至出现肝实质不可逆缺血性损伤或胆道病变的时间。

对新近发生的肝动脉血栓,可采取再次血管重建:重新吻合,如果受体肝动脉血流不十分令人满意,则需在肝动脉与主动脉间行血管架桥术。急诊血管重建可使移植物和受体总体生存率达到80%左右。

对未完全梗阻的吻合口狭窄,可行经皮腔内血管成形术。文献显示,这种病例经充分扩张获得满意的肝动脉血流后疗效可维持稳定。继发性胆道损伤再次发生的风险与血管成形术的时机有关。现已证实,肝动脉内膜剥脱是经皮血管成形术的一个可能的并发症,并可能最终导致假性动脉瘤形成。

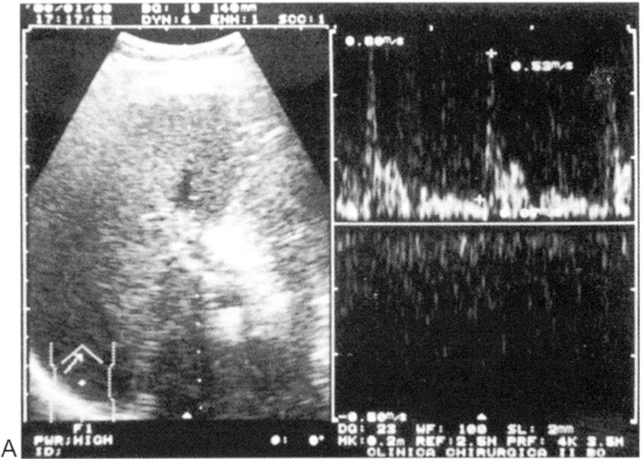


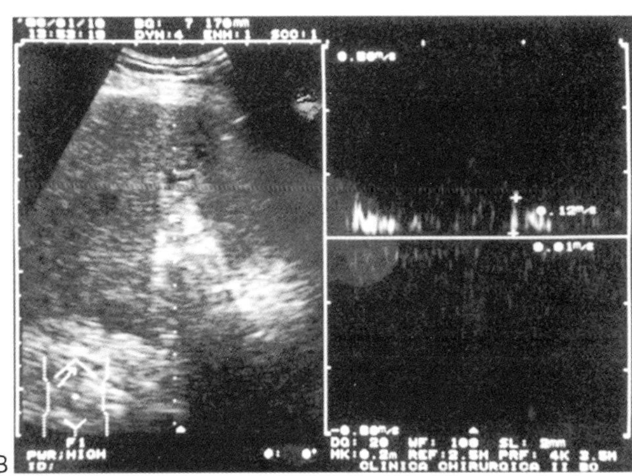


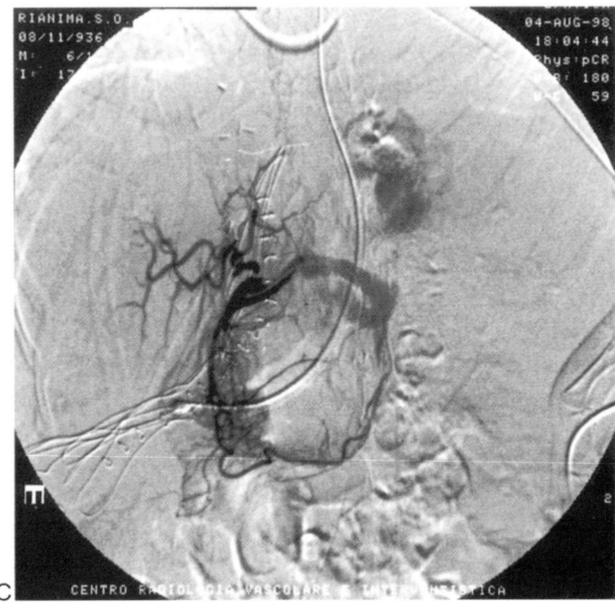


图 16.2 (A)移植术后第一天检测的正常肝动脉多普勒信号。(B)移植术后第三天复式多普勒超声显示舒张期血流消失和收缩期流速降低。(C)选择性移植物动脉造影证实肝动脉狭窄。

对于较长的肝动脉狭窄有时可行血管成形术并放置支架,如图 16.3 所示。

在我们的研究所,356 例肝移植患者中共观察到 28 例发生了动脉并发症。并发症种类及其发生率(括号内)如下:

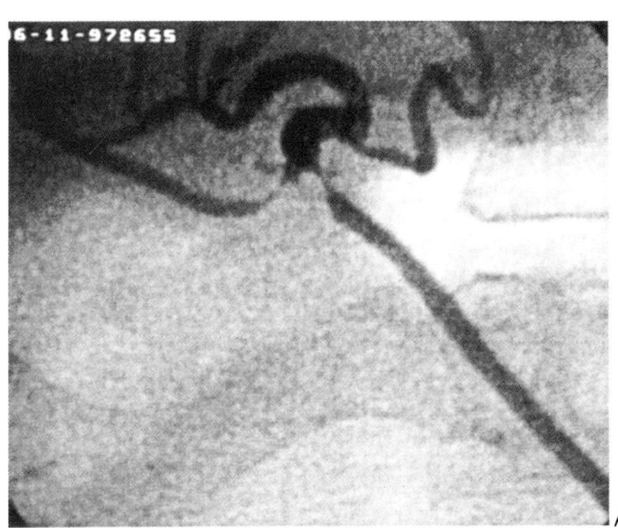


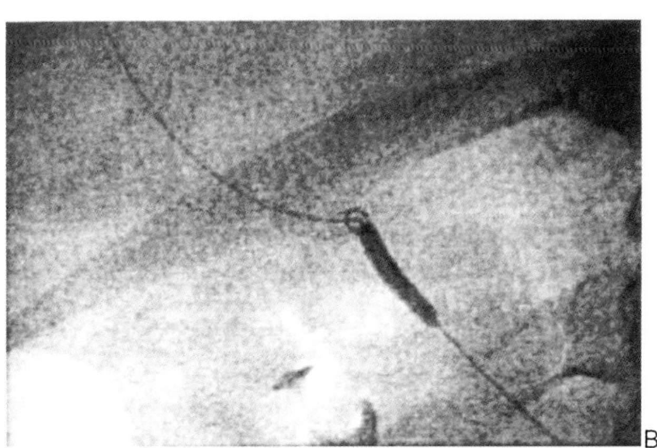

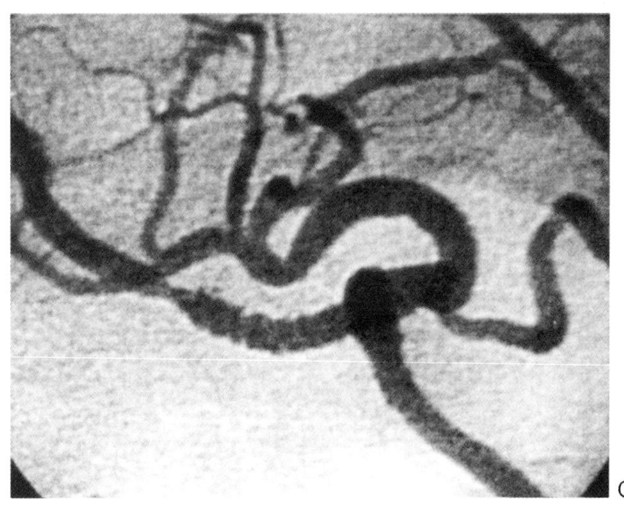

图 16.3 选择性移植物动脉造影成像显示移植物肝动脉和髂动脉血管之间吻合口狭窄(A)。球囊导管扩张并放置 Gianturco 可张开金属支架(B)使吻合口恢复足够开放度(C)。

大的肝动脉血栓形成:14 例(3.9%)
副肝右动脉血栓形成:1 例(0.2%)
肝动脉狭窄:7 例(1.9%)
肝动脉扭曲:2 例(0.5%)
肝动脉假动脉瘤形成:2 例(0.5%)
脾动脉瘤形成:2 例(0.5%)
肥大脾动脉自肝动脉窃血:1 例(0.2%)

10 例肝动脉血栓形成患者再次进行了肝移植,其中3 例手术后死亡。另有1 例患者刚发现副肝右动脉血栓形成即死于心脏功能衰竭。3 例患者一经血管造影确诊立即行急诊手术重建肝动脉(距出现临床症状仅数小时)。其中1 例患者出现移植肝功能衰竭,并再次肝移植,另外2 例患者移植物功能恢复;然而,后2 例患者中的1 例随后出现胆总管和肝内胆管树持久性损害。2 例后期肝动脉血栓形成患者出现胆总管缺血性狭窄,但移植肝功能未受损害:这些患者经肝管室肠 Roux-en-Y 吻合术后至今已存活2 年余,情况良好(图16.4)。

肝动脉狭窄一般首先采取保守治疗:4 例患者重新血管吻合(其中1例随后不得不再次行肝脏移植),

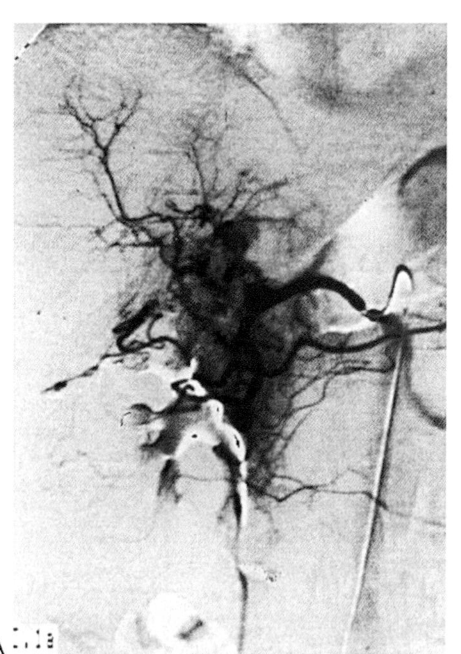
A

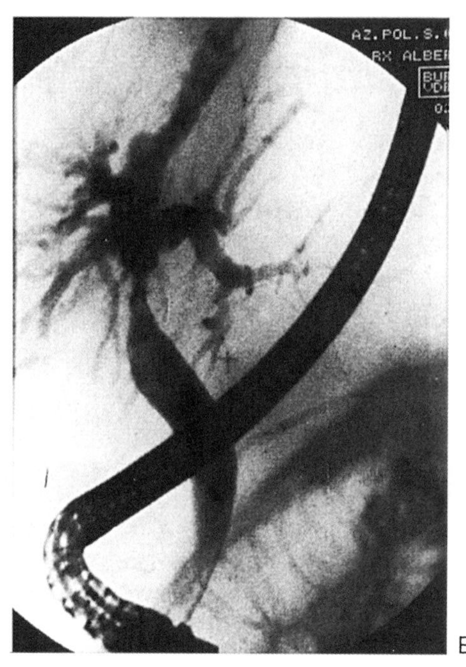

B

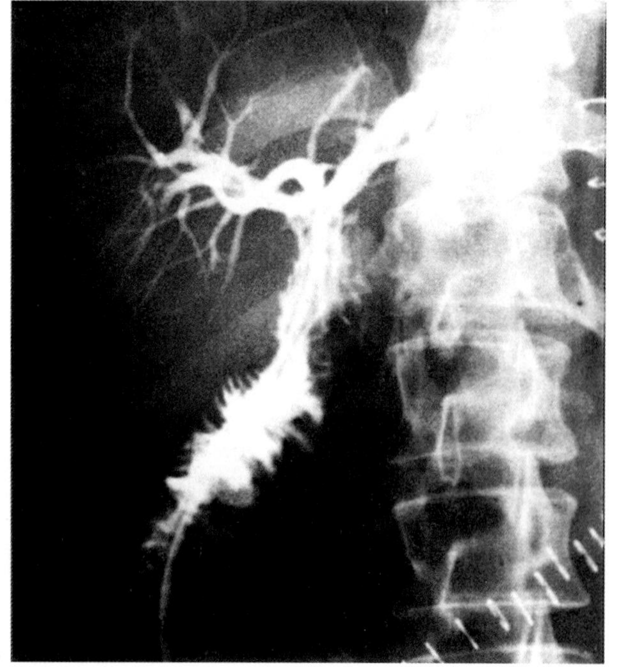
C

图16.4 (A)肝移植术后9 个月,逆行胆管造影显示胆道吻合口狭窄。(B)肝动脉造影证实肝动脉吻合口血栓形成,并且通过侧支血管床,移植物再血管化。(C)肝总管室肠吻合术后于吻合口放置支架,行胆管造影,证实胆肠吻合口通畅。[From Mazziotti A, Cavallari A (1997) Techniques in liver surgery; with permission of Greenwich Medical Media, London, UK]

2 例经皮放置支架（其中 1 例后来再次进行了肝移植），1 例行经皮腔内血管成形术。

肝动脉扭折可以通过重新吻合成功解决。假性动脉瘤均需手术处理，由肥大的脾动脉导致的盗血综合征可行经皮栓塞术治疗。

## 16.6 腔静脉吻合口狭窄

上腔静脉吻合口闭塞是肝移植后的罕见并发症，估计发生率在 1% 左右。但其后果却很严重：移植物流出道梗阻导致顽固性腹水、下肢水肿、蛋白丢失性肠病和移植物进行性功能衰竭。

复式超声可以检测到肝静脉无相差血流。腔静脉造影是必不可少的检查，以明确狭窄的位置、长度和严重程度，并根据狭窄两侧压力阶差评价其与血流动力学相关性（图 16.5A）。

肝上腔静脉吻合口狭窄可以发生在经典肝移植，也可发生在背驮式肝移植。我们小组的一项随机调查对比了背驮式肝移植和经典静脉转流肝移植，发现两种术式的腔静脉并发症发生率没有显著性差异。在我们研究所全部肝移植患者中，经典肝移植吻合腔

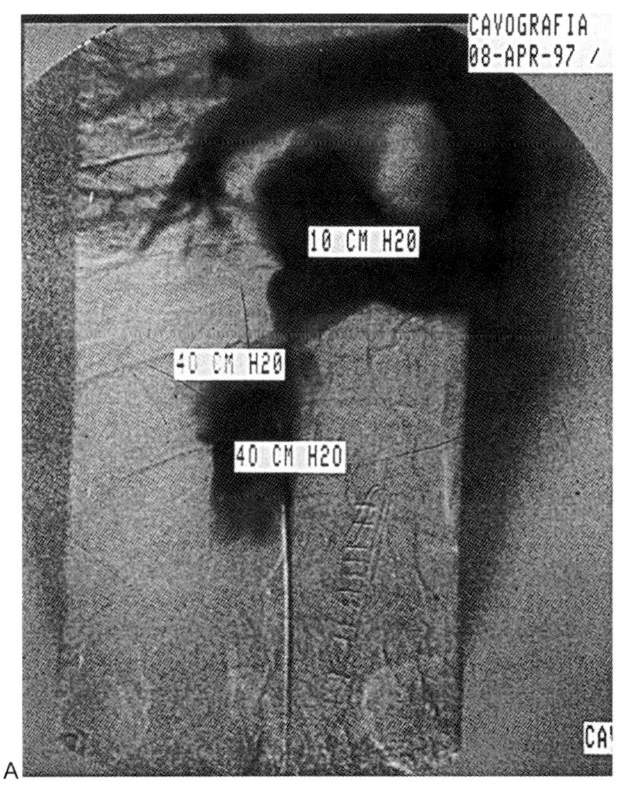


A

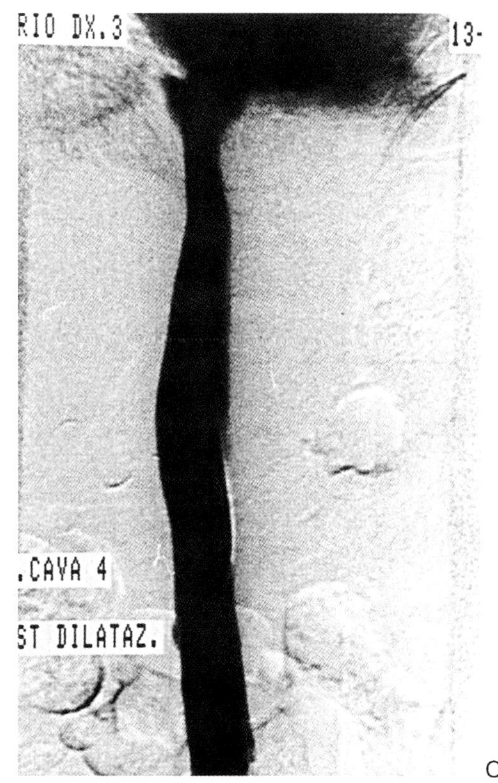


C

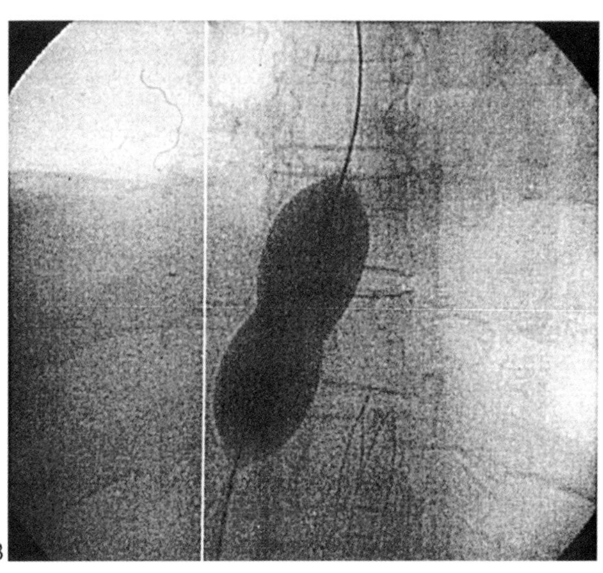

B

图 16.5　腔静脉造影显示原位肝移植术后腔静脉吻合口狭窄，并经跨狭窄部位压力阶差测量证实（A）。球囊导管（B）成功地将狭窄段扩张（C）。

静脉并发症发生率为1.7%(4/228),而背驮式肝移植吻合方式腔静脉并发症的发生率为2.9%(5/172)。

背驮式肝移植静脉流出道梗阻可能是由于供体肝上腔静脉与受体肝上静脉袖片口径不匹配造成的。我们尝试在矢状位夹持肝静脉根部和肝左静脉时包括一部分腔静脉,以便吻合口足够大。Belghiti等在1992年建议在受体腔静脉和供体腔静脉之间做侧侧吻合以避免吻合口狭窄或扭曲。

解决这类并发症的传统方法是再次肝移植。由于充血移植肝体积显著增大(如巴-希综合征中所见),以及需要在更接近头侧离断受体肝腔静脉以便重新进行腔静脉吻合,使得再次肝移植复杂程度增加。

一例背驮式肝移植后早期发生腔静脉吻合口狭窄的患者,主要表现为腹水无肝功能不全征象,我们采用Stieber等1997年提出的技术,成功地将移植物腔静脉远侧盲端与受体肝后下腔静脉吻合(图16.6)。该患者手术后已生存8个月,情况良好。

介入放射学方法,如球囊血管成形术或放置可扩张金属支架,对于肝移植术后腔静脉并发症的治疗极具吸引力。现在已经有个案报道或小样本临床研究。当球囊血管成形术因为弹性回缩而失败时,采用金属支架处理因扭曲或扭折引起的狭窄似乎是最佳选择。

A

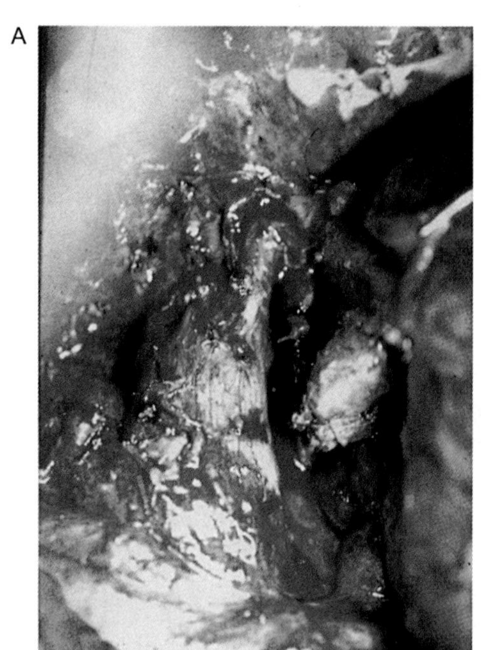

B

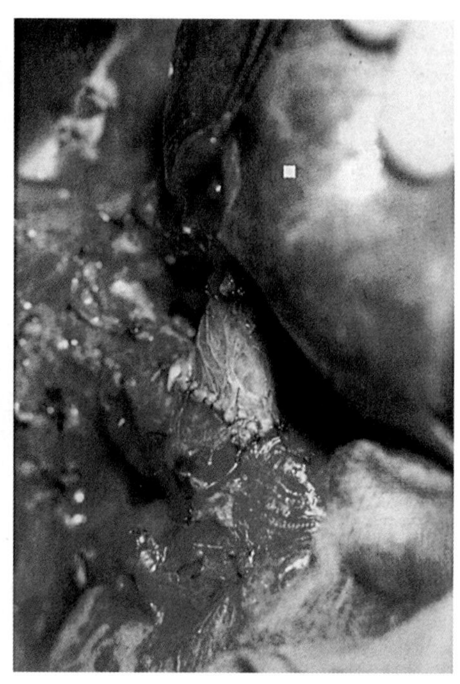

**图16.6** (A)将肝脏移离至左侧便可清楚分辨狭窄的背驮腔静脉吻合口(上)和移植肝脏肝下腔静脉盲端(下)。(B)肝下腔静脉盲端与肝后下腔静脉实行端侧吻合,以恢复移植物流出道。(见彩图)

我们的一组9例肝移植术后腔静脉狭窄的患者中,1例死于多器官功能衰竭,2例再次肝移植(其中1例死于多器官功能衰竭,另1例至今生存良好),1例按如上面所述行腔静脉—腔静脉吻合。5例接受了介入放射学治疗,均经球囊血管成形术对狭窄进行了令人满意的扩张(图16.5)。

## 16.7 门静脉栓塞狭窄

肝移植术后门静脉相关并发症比动脉和胆道吻合口相关并发症要少见。报道的门静脉狭窄的发生率在小儿肝移植和成人肝移植中均不足1%。

儿童肝段移植中观察到数例门静脉狭窄。这些并发症的罹患因素包括:术前已经存在的自发性门体分流改变了门静脉血流,受体儿童门静脉发育不全,儿童肝移植或亲体肝移植中门静脉口径减小。术前已存在的受体门静脉血栓形成和移植手术中的血栓切除术似乎不是门脉狭窄的高危因素。

若受体门静脉发育不全,可以在脾静脉汇入门静脉处做吻合,或利用一段间置血管移植物架桥于肠系膜上静脉。如果门静脉血流不足是由于较大的自发性分流引起,则必须确定分流血管的解剖并离断之。最常见的自发性分流是在胃左静脉水平,该血管在胰腺上缘清晰可见;自发性分流也常见于脾静脉与左肾静脉之间。其自发性脾肾静脉分流难以识别,其位于腹膜后脾脏下极与肾上腺廊之间,分离时更加困难。如果肝移植过程中已经发现门静脉血流不足,建议首先通过肝动脉灌注肝脏。

门静脉吻合口狭窄或血栓形成的临床表现多种多样,包括同种移植物功能不全、肠道吸收不良造成的腹水(我们曾在一例儿童肝移植有过类似报道)以及门静脉高压导致的食管静脉曲张。术前有自发性脾肾分流的门静脉血栓形成患者可能没有临床症状,仅仅是偶尔主诉轻度肝性脑病,控制饮食即可缓解,我们曾有 1 例类似患者,肝移植术后已生存了 8 年。复式超声可以检测到门静脉狭窄(图 16.7)。但完善的诊断需行腹腔血管造影,后者可以明确狭窄的部位和范围、侧支循环的形成情况,或术前已存在的自发性分流(图 16.8)。

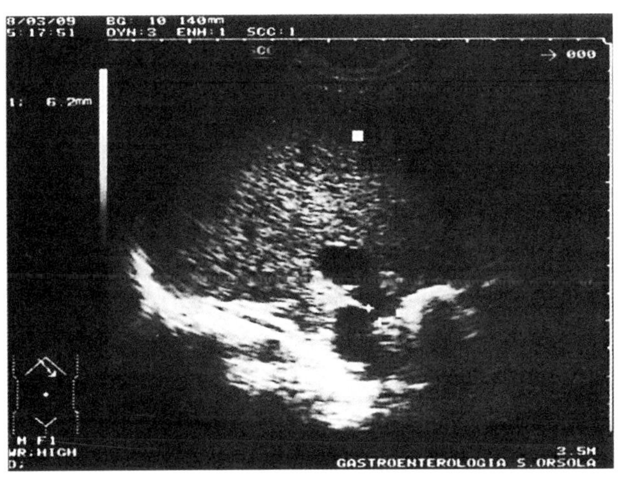


图 16.7　复式多普勒超声显示门静脉狭窄。

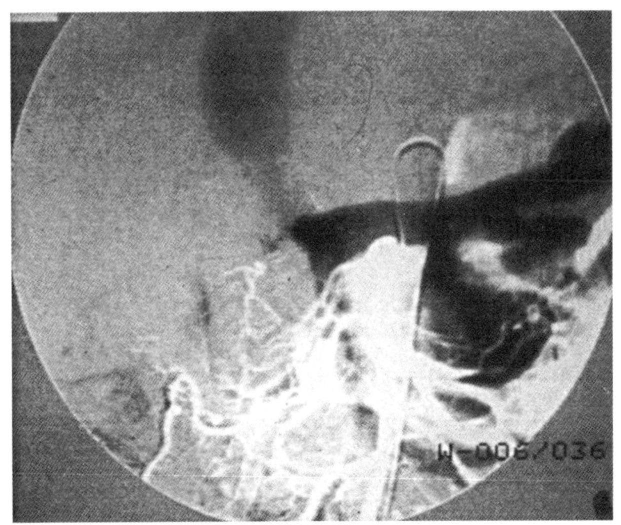


图 16.8　腹腔血管成像静脉期可见门静脉血栓形成和自发性脾肾分流。

推荐的门静脉血栓形成的治疗包括外科血栓切除术、如有门体分流行离断术、经皮肝穿刺门静脉血管成形术,以及出现移植物功能衰竭时再次肝移植。

经皮血管成形术已经被成功地应用于儿童和成人肝移植术后门静脉血栓形成的治疗,但在成人肝移植中的应用少于儿童。采用经皮途径可以扩张狭窄的门静脉,同时可阻断导致门静脉低灌注的术前已存在的脾肾分流。Azoulay 等在 1993 年报道了扩张术良好的远期疗效。在一项对 11 例亲体肝移植患者的最大临床分组研究中, 8 例成功进行了经皮扩张,平均随访 6.1 个月;另外 3 例因发生后期门静脉血栓形成不能进行经皮扩张。后期的再狭窄可以用其他经皮途径的治疗手段处理。

在我们的研究中,观察到 2 例门静脉血栓形成,1 例门静脉狭窄(累计发生率 0.8%)。1 例门静脉血栓形成患者前面已经提到,另 1 例行外科血栓切除术后死于多器官衰竭。发生门静脉狭窄的儿童肝移植受者施行了经皮肝实质血管成形术,术后至今已经生存 1 年余,至今门静脉血流正常(图 16.9)。

## 16.8　胆道并发症

20 多年前胆道系统即被较早开展肝移植的外科医生视为手术的关键环节,至今,胆道仍然是肝移植并发症的主要来源。事实上,有 7% ~20% 的患者发生胆道并发症,如胆漏形成、T 管脱落、结石形成导致胆道梗阻,或吻合口或非吻合口狭窄。

胆管吻合时的技术不当、瘢痕形成、胆总管根部缺血、供体与受体胆总管直径不匹配、T 管放置部位不当、移植物保存损伤、肝动脉血栓形成都是胆道并发症发生的主要原因。慢性排斥反应也可导致后期缺血损伤,造成狭窄。

采取胆道侧侧吻合而不放置 Kehr 管似乎并不能降低肝移植术后胆道并发症的发生率。在我们中心,常规采用胆总管端端吻合并放置 T 管,但原发性硬化性胆管炎患者和先前接受过胆道手术的受体例外,对这两类患者采取胆肠吻合。术后第 2 周及术后 6 个月拔除 T 管之前常规经 T 管行胆管造影。28 例发生胆道并发症,累计发生率为 7.8%,分述如下:

胆总管狭窄:18 例(6 例与动脉缺血相关)

胆瘘:6 例

吻合口裂开:2 例

T 管脱落:2 例

T 管胆管造影是早期诊断胆道并发症的首选方法,其次是超声和多普勒检查动脉吻合口。如怀疑

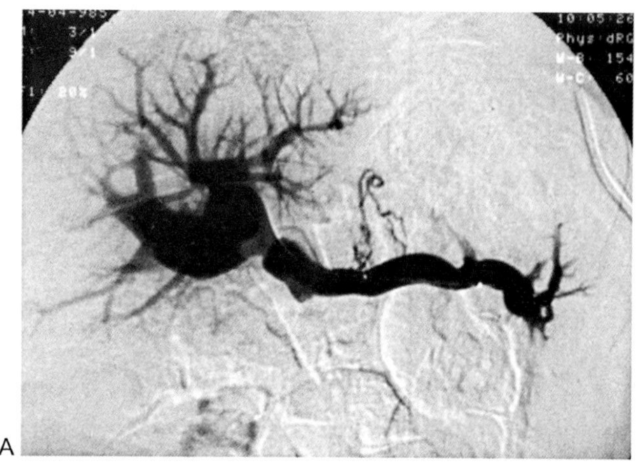

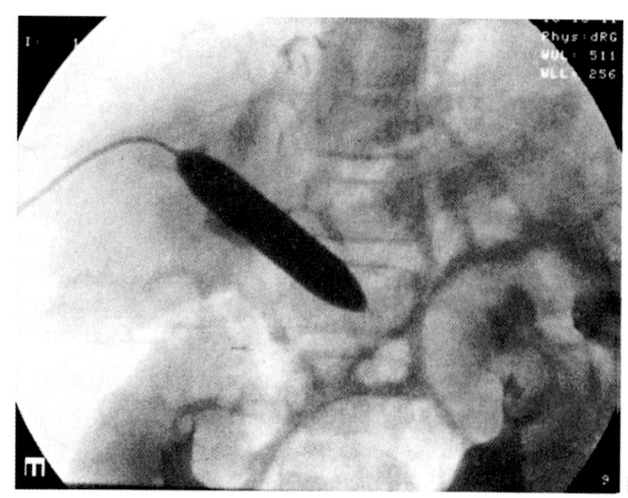

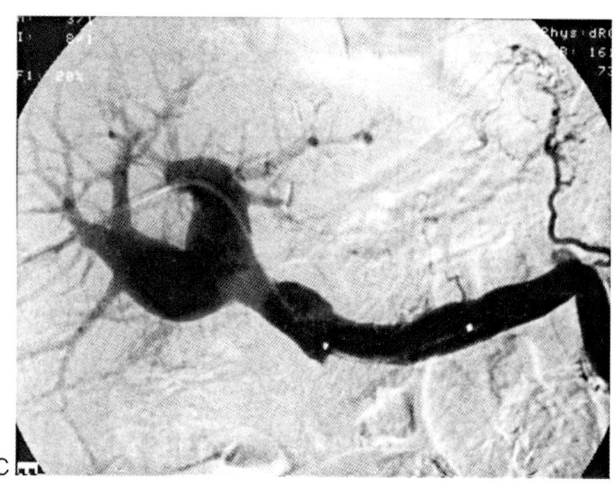

图 16.9 经肝门静脉血管造影证实门静脉狭窄的存在(A),球囊血管成形术(B)扩张门静脉,效果令人满意(C)。

有动脉缺血性疾患存在需行选择性动脉造影。

### 16.8.1 胆漏

轻微的胆漏可以通过移植手术中放置的腹腔引流管自愈。这类病例中T管必须保持开放2~3周。更长时间的持续性胆漏需行腹腔镜处理。很多患者在拔除T管时由于存在胆漏会出现一过性腹痛,常在24~48小时内缓解,建议对这类患者进行严密观察并预防性应用抗生素。我们未遇到T管拔除后发生胆汁性腹膜炎需手术引流的情况,但其他学者有相关报道。

### 16.8.2 胆道梗阻

胆道梗阻是肝移植术后最常见的胆道并发症,可以发生在供体胆道、受体胆道或胆道吻合口。

供体胆道并发症包括缺血性胆道损害和肝动脉栓塞引起的更加复杂的损害。受体胆管并发症包括乳头狭窄、结石形成和胆管扭曲或T管过粗导致的梗阻。

吻合口狭窄与技术缺陷、胆总管残根缺血(供体胆总管残根尤其容易在进行吻合时发生缺血)、瘢痕形成或胆管残根过长导致吻合口扭曲有关。肝功能允许的情况下,经皮穿刺扩张是首选的治疗方法。有数宗报道显示扩张处理后6个月高达80%的患者、5年有高达70%的患者胆道保持通畅。Hintze等1997年的一项大样本的研究报道了类似的结果:胆道并发症患者中,66%经内镜成功治疗,29%需要外科手术治疗,5%先经内镜治疗再在全身情况改善后进行手术治疗。狭窄范围局限且没有纤维化的(纤维化使得胆道壁僵硬)患者内镜治疗似乎更容易获得成功,为确保远期疗效,内镜下治疗通常需反复进行。

金属支架和塑料假体比较,后者在植入过程中更具韧性也更容易更换,因此被越来越多地应用于胆道良性狭窄和肝移植术后胆道并发症的治疗。然而,已有的文献资料尚不足以推出确切的结论,因此,采用何种类型材质的支架主要根据外科医师的经验。

经皮穿刺治疗的效果受狭窄成因的影响。对瘢痕形成导致的吻合口回缩、变窄而引起的吻合口狭窄，经皮穿刺疗效最好。

经皮穿刺或内镜扩张吻合口狭窄扩张度不够或疗效无法维持长期稳定，或对于这些侵入性治疗依从性差是外科手术的适应证。对这些病例首选胆肠 Roux-en-Y 吻合。我们观察了 12 例与动脉并发症无关的胆道狭窄患者：6 例接受外科手术治疗（其中 1 例系尝试经皮穿刺扩张失败）；3 例经内镜治疗；1 例经皮穿刺治疗；2 例为亚临床患者（常规经 T 管胆管造影发现胆管狭窄，无临床症状）长期随访无需特殊处理。

除了上面已经讨论的肝动脉并发症引起的胆道狭窄外，严重的慢性排斥反应和供体保存时损伤也可观察到肝内胆道狭窄。所有这些损害均以胆道上皮广泛性碎裂为特征。肝内胆管狭窄常常发生在胆管分叉处或某条长的移植物胆管，通常伴有胆泥形成，使经皮穿刺治疗无效。这些病例甚至胆肠吻合都不能奏效，再次移植是唯一的解决途径。

A. Cavallari，A. Mazziotti，M. Vivarelli　著
邹卫龙　译　沈中阳　王自法　校

## 参考文献


Abad J, Hidalgo EG, Cantarero JM, et al. (1989) Hepatic artery anastomotic stenosis after transplantation: treatment with percutaneous transluminal angioplasty. Radiology 171:661-662

Abbasoglu O, Levy MF, Vodapally MS, Goldstein RM, Husberg BS, Gonwa TA, Klintmalm GB (1997) Hepatic artery stenosis after liver transplantation. Incidence, presentation, treatment and long term outcome. Transplantation 63:250-255

Althaus S, Perkins JD, Solters G, Glickerman D (1996) Use of wallstent in successful treatment of IVC obstruction following liver transplantation. Transplantation 61:669-672

Azoulay D, Castaing D, Ahchong K, Adam R, Bismuth H (1993) A minimally invasive approach to the treatment of stenosis of the portal vein after hepatic transplantation. Surg Gynecol Obstet 176:599-601

Belghiti J, Panis Y, Sauvanet A, Gayet B, Fekete F (1992) A new technique of side to side caval anastomosis during hepatic transplantation without inferior vena cava occlusion. Surg Gynecol Obstet 175:270-272

Berger H, Hilbertz T, Zuhlke K, Forst H, Pratschke E (1993) Balloon dilatation and stent placement of suprahepatic caval anastomotic stenosis following liver transplantation. Cardiovasc Intervent Radiol 16:384-387

Bilbao JI, Arias M, Herrero JI, et al. (1995) Percutaneous transhepatic treatment of post transplant portal vein thrombosis and a preexisting spontaneous splenorenal shunt. Cardiovasc Intervent Radiol 18:323-326

Boillot O, Sarfati PO, Bringier J, Moncorge CI, Houssin D, Chapuis Y (1990) Orthotopic liver transplantation and pathology of the inferior vena cava. Transplant Proc 22:1567-1568

Born P, Bruhl K, Rosch T, Ungeheuer A, Neuhaus P, Classen M (1996) Long term follow-up of endoscopic therapy in patients with post-surgical biliary leakage. Hepatogastroenterology 43:477-482

Brouwers MA, de Jong KP, Peeters PM, Bijleveld CM, Klompmaker IJ, Slooff MJ (1994) Inferior vena cava obstruction after orthotopic liver transplantation. Clin Transpl 8:19-22

Calne RY (1976) A new technique for biliary drainage in orthotopic liver transplantation utilizing the gall bladder as a pedicle graft conduit between the donor and the recipient common bile ducts. Ann Surg 184:605-609

Colonna JO Jr (1996) Technical problems: biliary. In: Busuttil RW, Klintmalm GB (eds) Transplantation of the liver. Saunders, Philadelphia, pp 617-625

Colonna JO Jr, Shaked A, Gomes AS, et al. (1992) Biliary strictures complicating liver transplantation. Incidence, pathogenesis, management and outcome. Ann Surg 216:344-350

Dousset B, Legmann P, Soubrane O, Chaussade S, Couturier D, Houssin D, Calmus Y (1997) Protein-losing enteropathy secondary to hepatic venous outflow obstruction after liver transplantation. J Hepatol 27:206-210

Drazan K, Shaked A, Olthoff KM, et al. (1996) Etiology and management of symptomatic adult hepatic artery thrombosis after orthotopic liver transplantation (OLT). Ann Surg 62:237-240

Durham JD, LaBerge JM, Altman S, Kam I, Everson GT, Gordon RL, Kumpe DA (1994) Portal vein thrombolysis and closure of competitive shunts following liver transplantation. J Vasc Interv Radiol 5:611-618

Flint EW, Sumkin JH, Zajko AB, Bowen A (1988) Duplex sonography of hepatic artery thrombosis after liver transplantation. AJR 151:481-483

Fujimoto M, Moriyasu F, Someda H, et al. (1995) Recovery of graft circulation following percutaneous transluminal angioplasty for stenotic venous complications in pediatric liver transplantation: assessment with Doppler ultrasound. Transpl Int 8:119-125

Funaki B, Rosenblum JD, Leef JA, et al.(1995) Portal vein stenosis in children with segmental liver transplants: treatment with percutaneous transhepatic venoplasty. AJR 165:161-165

Hintze RE, Adler A, Veltzke W, Abou-Rebyeh H, Felix R, Neuhaus P (1997) Endoscopic management of biliary complications after orthotopic liver transplantation. Hepatogastroenterology 44:258-262

Jovine E, Mazziotti A, Grazi GL, et al.(1997) Piggy back versus conventional technique in liver transplantation: report of a randomized trial. Transpl Int 10:102-112

Jovine E, Mazziotti A, Ercolani G, Grazi GL, Masetti M, Pierangeli F, Cavallari A (1998) Prosthesis jump graft: an unusual arterial reconstruction in liver transplantation. Transplantation 65:288-290

Klein AS, Savader S, Burdick JF, et al. (1991) Reduction of morbidity and mortality from biliary complications after liver transplantation. Hepatology 14:818-823

Langnas AN, Marujo W, Stratta RJ, Wood RP, Shaw BW (1991a) Vascular complications after orthotopic liver transplantation. Am J Surg 161:76-82

Langnas AN, Marujo W, Stratta RJ, Wood RP, Li S, Shaw BW (1991b) Hepatic allograft rescue following arterial thrombosis. Role of urgent revascularization. Transplantation 51:86-90

Letourneau JG, Castaneda-Zuniga WR (1990) The role of radiology in the diagnosis and treatment of biliary complications after liver transplantation. Cardiovasc Intervent Radiol 13:278-282

Mazzaferro V, Esquivel CO, Makowka L et al. (1989) Hepatic artery thrombosis after pediatric liver transplantation: a medical or surgical event? Transplantation 47:971-977

Mazziotti A, Cavallari A (1997) Technical problems and complications of liver transplantation. In: Mazziotti A, Cavallari A (eds) Techniques of liver surgery. Greenwich Medical Media, London, pp 287-304

Mondragon SR, Karani J, Heaton ND et al. (1994) The use of percutaneous transluminal angioplasty in hepatic artery stenosis after transplantation. Transplantation 57:228-231

Neuhaus P, Blumhardt G, Bechstein WO, Steffen R, Platz KP, Keck H (1994) Technique and results of biliary reconstruction using side-to-side choledochocholedochostomy in 300 orthotopic liver transplants. Ann Surg 219:426-433

Nolten A, Sproat IA (1996) Hepatic artery thrombosis after liver transplantation: temporal accuracy of diagnosis with duplex US and the syndrome of impending thrombosis. Radiology 198:553-559

Orons PD, Zaiko AB (1994) Interventional procedures in the management of liver transplant complications. In: Cope C (ed) Current technique in Interventional Radiology. Current Medicine, Philadelphia 1994, pp 1.12-1.19

Orons PD, Zajko AB, Bron KM, Trecha GT, Selby RR, Fung JJ (1995) Hepatic artery angioplasty after liver transplantation: experience in 21 allografts. J Vasc Interv Radiol 6:523-529

Pfammatter T, Williams DM, Lane KL, Campbell DA Jr, Cho KJ (1997) Suprahepatic caval anastomotic stenosis complicating orthotopic liver transplantation: treatment with percutaneous transluminal angioplasty, wallstent placement or both. AJR 168:477-480

Raby N, Karani J, Thomas S, O'Grady J, Williams R (1991) Stenoses of vascular anastomoses after hepatic transplantation: treatment with balloon angioplasty. AJR 157:167-171

Recordare A, Bellusci R, Gaiani S, Cavallari A, Gozzetti G (1993) Early thrombosis of the portal vein after orthotopic liver transplantation. A case report. Min Chir 48:425-430

Rieber A, Brambs H-J, Lauchart W (1996) The radiological management of biliary complications following liver transplantation. Cardiovasc Intervent Radiol 19:242-247

Rollins NK, Sheffield EG, Andrews WS (1992) Portal vein stenosis complicating liver transplantation in children: percutaneous transhepatic angioplasty. Radiology 182:731-734

Rose BS, Van Aman ME, Simon DC, Sommer BG, Ferguson RM, Henry ML (1988) Transluminal balloon angioplasty of infrahepatic caval anastomotic stenosis following liver transplantation: case report. Cardiovasc Intervent Radiol 11:79-81

Shaw BW Jr, Iwatsuki S, Starzl TE (1984) Alternative methods of arterialization of the hepatic graft. Surg Gynecol Obstet 164:491-494

Sheng R, Orons PD, Ramos HC, Zajko AB (1995) Dissecting pseudoaneurysm of the hepatic artery: a delayed complication of angioplasty in a liver transplant. Cardiovasc Intervent Radiol 18:112-114

Sherman S, Shaked A, Cryer HM, Goldstein LI, Busuttil RW (1993) Endoscopic management of biliary fistulas complicating liver transplantation and other hepatobiliary operations. Ann Surg 218:167-175

Simo G, Echenagusia A, Camùnez F, Quevedo P, Calleja IJ, Ferreiroa JP, Banares R (1995) Stenosis of the inferior vena cava after liver transplantation: treatment with Gianturco expandable metallic stents. Cardiovasc Intervent Radiol 18:212-216

Stieber AC, Gordon RD, Bassi N (1997) A simple solution to a technical complication in "piggyback" liver transplantation. Transplantation 64:654-655

Todo S, Makowka L, Tzakis AG, et al. (1981) Hepatic artery in liver transplantation. Transplant Proc 19:2406-2411

Todo S, Makowka L, Tzakis AG, et al. (1987) Hepatic artery in liver transplantation. Transplant Proc 19:2406-2411

Tzakis AG, Todo S, Starzl TE (1989) The anterior route for arterial graft conduits in liver transplantation. Transplant Int 2:121-124

Yanaga K, Lebeau G, Marsh JW, et al. (1990) Hepatic artery reconstruction for hepatic artery thrombosis after orthotopic liver transplantation. Arch Surg 125:628-631

Ward EM, Kiely MJ, Maus TP, Wiesner RH, Krom RA (1990) Hilar biliary strictures after liver transplantation: cholangiography and percutaneous treatment. Radiology 177:259-263

Zajko AB, Campbell WL, Bron KM, Lecky JW, Iwatsuki S, Shaw BW, Starzl TE (1985) Cholangiography and interventional biliary radiology in adult liver transplantation. AJR 144:127-133

Zajko AB, Campbell WL, Lodgson GA, Bron KM, Tzakis A, Esquivel CO, Starzl TE (1987) Cholangiographic findings in hepatic artery occlusion after liver transplantation. AJR 149:485-489

Zajko AB, Claus D, Clapuyt P, et al. (1989) Obstruction to hepatic venous drainage after liver transplantation: treatment with balloon angioplasty. Radiology 170:763-765

Zemel G, Zajko AB, Skolnick ML, Bron KM, Campbell WL (1988) The role of sonography and transhepatic cholangiography in the diagnosis of biliary complications after liver transplantation. AJR 151:943-946

# 第 17 章 肝脏移植术后并发症的影像表现

本章大纲



## 17.1 引言

肝移植手术范围广泛，因此可发生两种不同类型的并发症：首先是直接与器官移植本身有关的并发症，如排异；其次是大手术后常见的并发症。根据移植的类型（全肝或部分肝移植，尸体或活体供肝，辅助异位或原位）及受体的年龄（儿童或成人），不同并发症的出现可能以及发生率也不同。而且，与肝移植的原发病如原发性硬化性胆管炎、原发性胆汁性肝硬化或乙/丙型肝炎相关的并发症也可发生。

接受肝移植的患者由于而免疫抑制剂的使用而免疫功能受损，因此可出现无症状和非典型性感染情况。这种患者也可出现非典型影像学表现，例如如同在免疫耐受患者中所见的脓肿几乎没有邻近组织反应。

另一方面，也可出现非病理性改变，这种改变需与需要治疗的真正并发症相鉴别。例如，由于移植过程中肝门淋巴管破坏而导致的淋巴源性水肿在CT 上表现为血管周围低密度影，这种表现需与扩张的胆管相鉴别。

与肝移植相关的主要并发症在表 17.1 中列出。下文将描述并讨论这些并发症的影像表现，与原发病或相关的具体术式无关。

表 17.1 肝移植主要并发症发生率

| | 总体 | 成人 | 儿童 |
|---|---|---|---|
| 肝动脉栓子 | 5% ~15% | 4% ~12% | 达 42% |
| 肝动脉狭窄 | 5% ~30% | 11% | |
| 胆道并发症 | 3% ~25% | | |

## 17.2 腹部

对于移植后的腹部影像学检查，超声是首选的检查技术。然而，由于病情严重的患者出现肠管扩张以及对超声检查操作者技术的依赖性，通常需要进一步行 CT、血管造影或 MRI 检查。

### 17.2.1 腹水

腹部手术后常可见到腹腔内液体的积聚，并可持续数周。如果有感染的症状和体征，腹水可能是由于细菌性腹膜炎形成。如果积液伴有淋巴结增大和血清 LDH 升高，需要排除结核的腹部表现（通常为继发性）或非典型性分枝杆菌(如细胞内分枝杆菌)感染。有时也可见到网膜或腹部其他位置的肉芽肿性肿块(图17.1)。静脉血管并发症如门静脉血栓以及静脉流出道阻塞也可导致腹水。

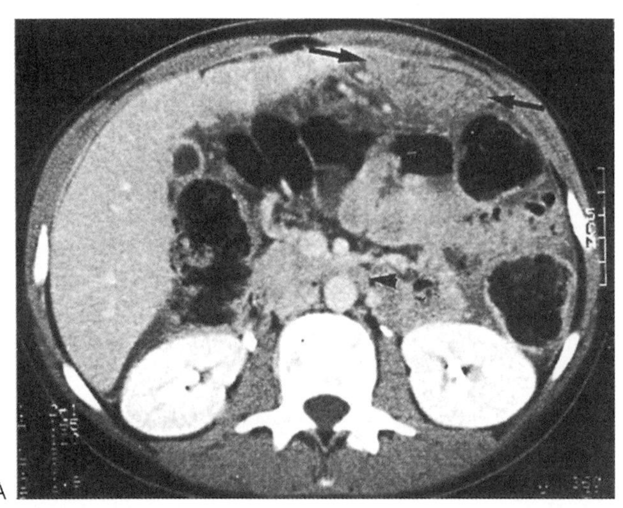
A

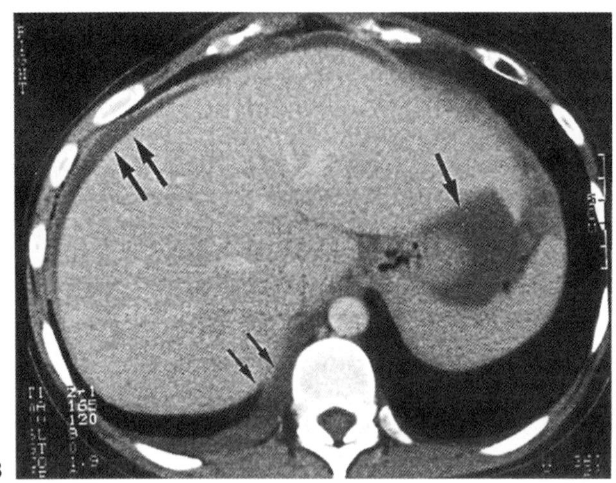
B

图 17.1 腹部结核患者原位全肝移植术后的上腹部横断面CT图像显示腹水和肉芽肿样假瘤。

### 17.2.2 脓肿

脓肿是腹部手术后最常见的感染并发症。主要的部位是膈下和肝下。在许多肝移植术后脓肿的病例中,脓肿的影像表现与其他患者的脓肿表现一样。表现为实性成分的低回声区周围有低回声或高回声带,伴或不伴有气体积聚。在CT图像上表现为环状强化的液体密度影,其内可见分隔或气体(图17.2和图17.3)。如上文提到的,在免疫抑制的患者,可能不出现周围强化,因为这种强化表现为炎性肉芽肿反应。需要注意的是在免疫抑制的患者中,WBC计数可能仅有轻度升高。因此,与免疫功能正常患者的常规肝胆手术不同,免疫抑制的患者,在证实为其他疾病之前,出现任何伴有感染的症状和体征的液体积聚都要考虑脓肿的可能性。

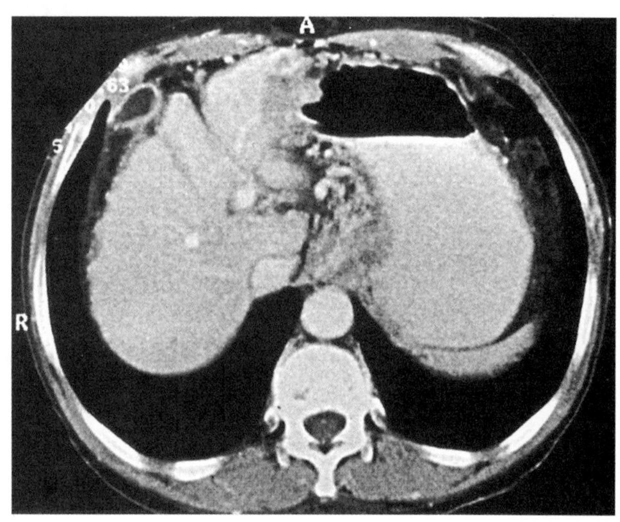


图 17.2 膈下区增强CT图像。可见邻近肝脏Ⅳ段肝表面有一小脓肿,典型的环状强化代表肉芽组织。

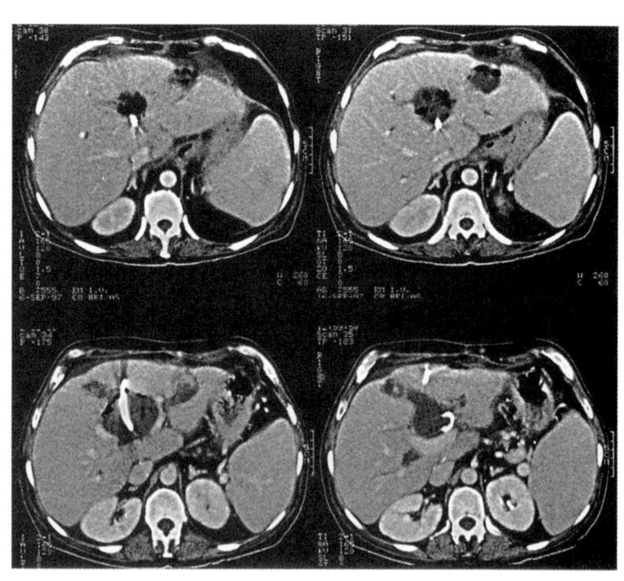

图 17.3 肝脏强化CT图像。原位肝移植术后,肝内可见两个液体密度影病灶伴有气泡,表明有肝内脓肿由于免疫抑制没有边缘强化。较大的中央病灶已行经皮穿刺引流。

### 17.2.3 不均匀灌注

如果在静脉注射对比剂后的早期或晚期采集图像,在CT和MRI上常见灌注不均的表现(图17.4和图17.5)。肝动脉或门静脉的灌注减少均可导致剩余血管的代偿性高灌注。静脉引流不当可导致部分或全部肝实质晚期不规则强化。如果这种强化不伴有实验室检查的改变(转氨酶或胆红素升高)并且

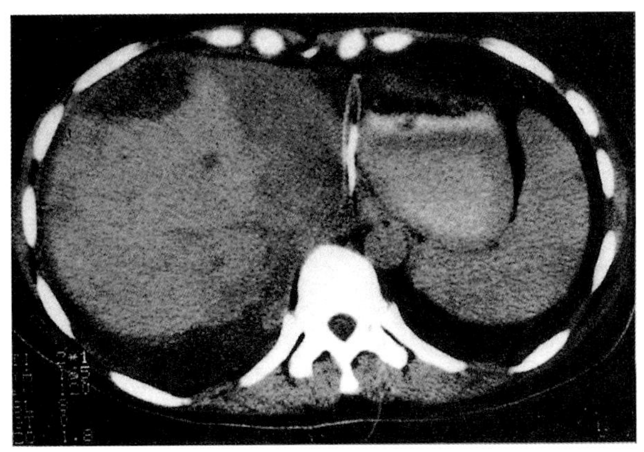

**图 17.4**　劈离式右半肝移植(Ⅳ～Ⅷ段)后肝脏的横断面 CT 平扫，可见整个Ⅳ段低密度影分界及Ⅴ段包膜下脓肿。

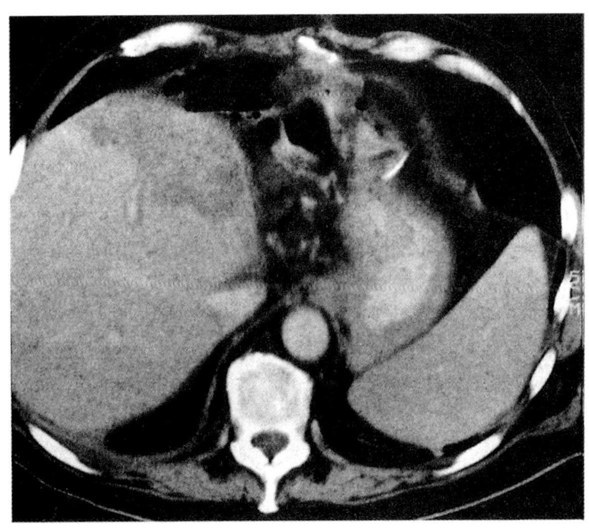

**图 17.5**　和图 17.4 为同一例患者，静脉注射对比剂后，Ⅳ段低密度分界区和Ⅴ段外侧部显示更明显。未见胆管扩张，表明肝动脉灌注没有完全破坏。

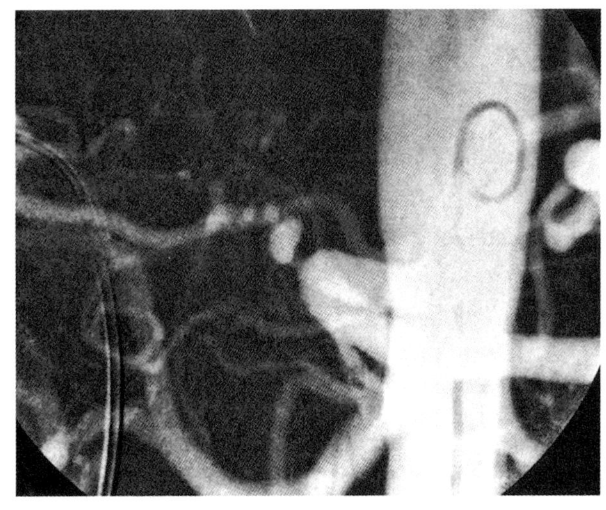


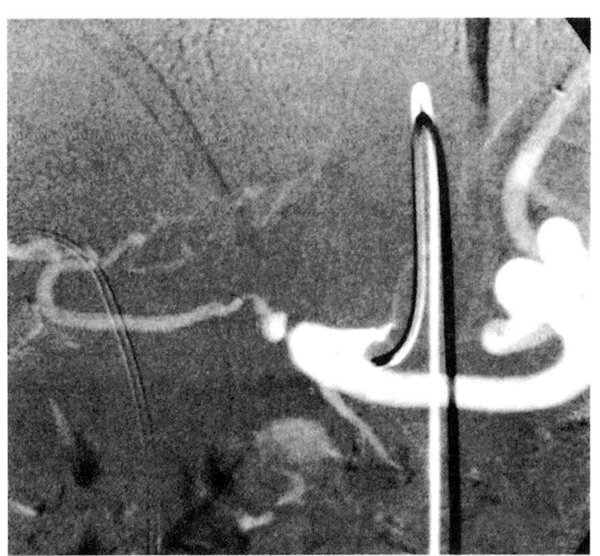


**图 17.6**　主动脉(A)和腹腔干动脉(B)造影清楚显示肝移植术后肝动脉明显狭窄。两个原因引起肝动脉低灌注，使转氨酶升高：吻合口严重狭窄和移植肝动脉第一部分夹层。

超声上灌注正常，不需要行进一步检查。此外，还可能因动脉或门静脉血栓、静脉流出道阻塞或急性排异反应所致。

### 17.2.4　血管狭窄和阻塞

血管并发症是肝移植后最常见也是最严重的并发症。动脉血栓或吻合口狭窄较门静脉并发症更常见(图 17.6 和图 17.7)。特别是部分肝移植术后，在考虑其他血管问题之前，应首先排除静脉流出道阻塞的可能。

如果转氨酶水平升高，需要进行肝血管复式超声检查。如果超声设备允许，应使用脉冲复式技术显示可能类似于连续性中断的肝动脉扭折或卷曲。灌注信号明显减弱或缺失、阻力增加(没有舒张期血流，而为持续的收缩期血流)、血流方向逆转以及静脉结构中血流速率下降或灌注减少都强烈提示血管并发症，需要立即进行治疗。数字减影血管造影(DSA)是确定狭窄和侧支形成程度以及排除需要血管介入治疗(例如经皮经腔血管成形术或溶栓术)的金标准。由于持续的脾肿大造成的脾窃血作用可能类似于动脉狭窄，因此需要行主动脉造影和腹腔干造影(也可行肝 X 线照相)，以便显示侧支以及阻塞的确切部位。门静脉的开放可通过间接的脾和肠系膜门静脉造影评价。

血管造影及超声检查前应准确了解移植后腹腔内血管的位置。应详细阅读手术报告，并与手术组的成员讨论其影像表现，因为动脉吻合口的变异常

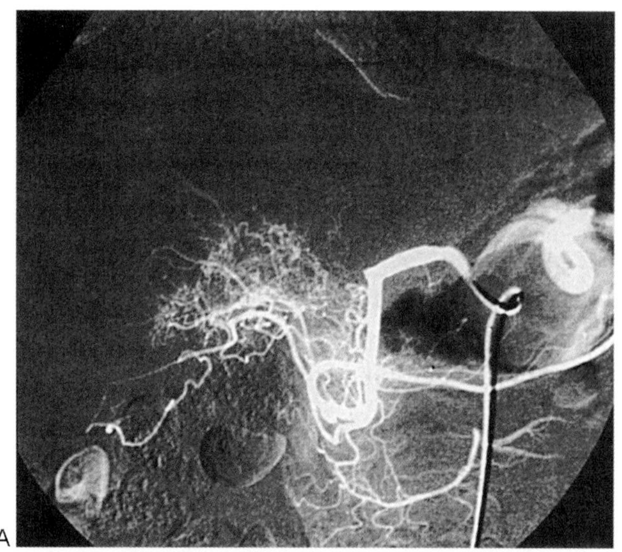


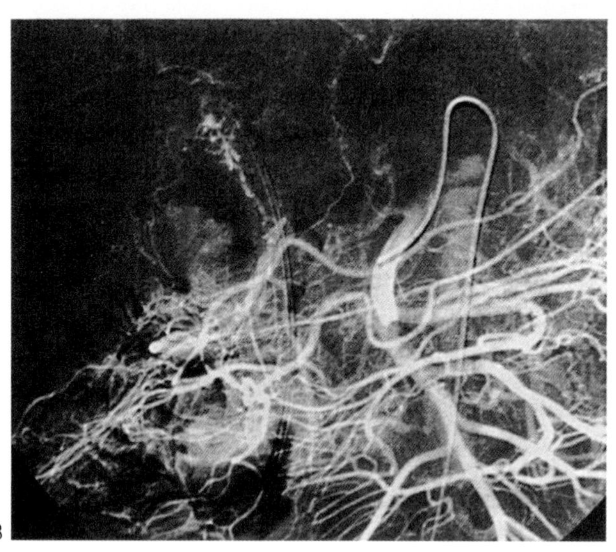


图17.7 急性肝动脉栓塞的典型表现是肝动脉完全堵塞。仅可见少量肝内动脉分支(由胃十二指肠动脉的吻合支供血)。如图(B)所示,少量再灌注也可源于肠系膜动脉的吻合支。

见,并可累及与主动脉或胃十二指肠动脉甚至使用动脉移植物与髂动脉的吻合。门静脉的解剖也可由于手术发生改变:间位或胰腺下方吻合会对没有经验的放射医生造成混淆。

门静脉血栓可通过全身性溶栓或经颈静脉及经肝局灶溶栓进行治疗(图17.8)。

血流动力学相关的静脉狭窄罕见,但在下腔静脉(图17.9)和门静脉(图17.10)均可发生。复式超声是显示这些狭窄最简易的方法,如果计划行介入治疗,应直接进行血管造影检查。

MRI用于检测移植后血管狭窄存在争议。首先,病情严重的患者(如移植后短时间内,大多数血管问题在这时出现),其血液循环时间延长,导致患者对比增强MRA信号降低,使动脉早期和静脉晚期图像质量下降。

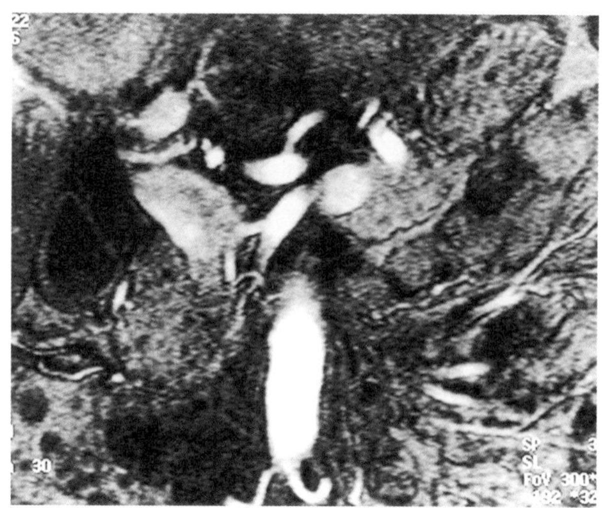

图17.8 门静脉栓子的MRA表现。在此3D GRE MRA冠状面重组图像中,门静脉内中的充盈缺损代表血栓。

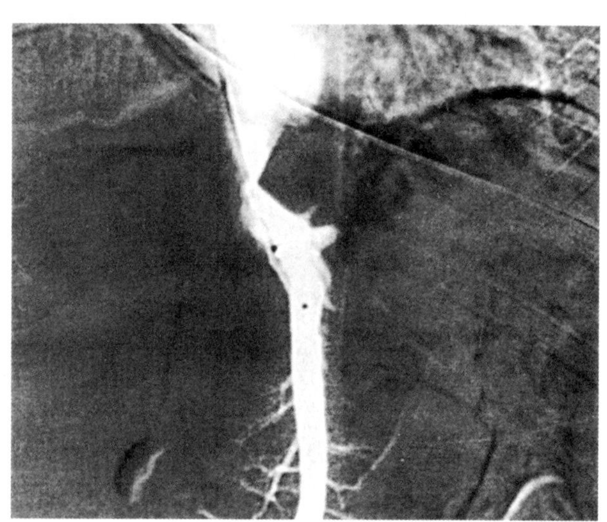

图17.9 在下腔静脉肝内段注射对比剂后显示下腔静脉吻合部位有80%~90%狭窄。

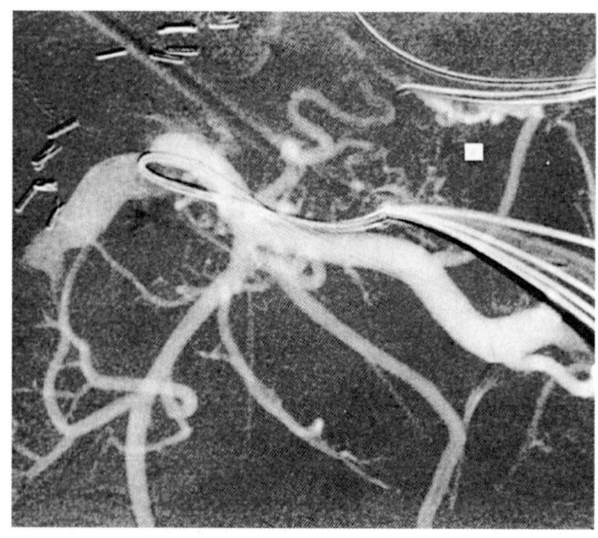

图17.10 DSA证实左侧劈离式肝移植后门静脉吻合口狭窄。剑突下经皮经肝入路将导管导入肝内门静脉周围分支,导管襻处可见狭窄影像。

其次,MRA 通常会高估狭窄程度,因此经常需要动脉造影来证实病理改变(图17.11)。第三,MRA 不能显示肝实质灌注情况。第四,目前 MRA 空间分辨率太低。第五,病情严重者不能屏气 20～25s,而行 MRA 及屏气 MRI 检查必须屏气。所以,尽管在病情稳定的患者中,MRA 有将横断位 MRI 和 MRCP 相结合的优势,但对于发现血管问题不如超声易于操作。对于已知对对比剂(碘)过敏的患者,MRA 可作为首选的检查方法。

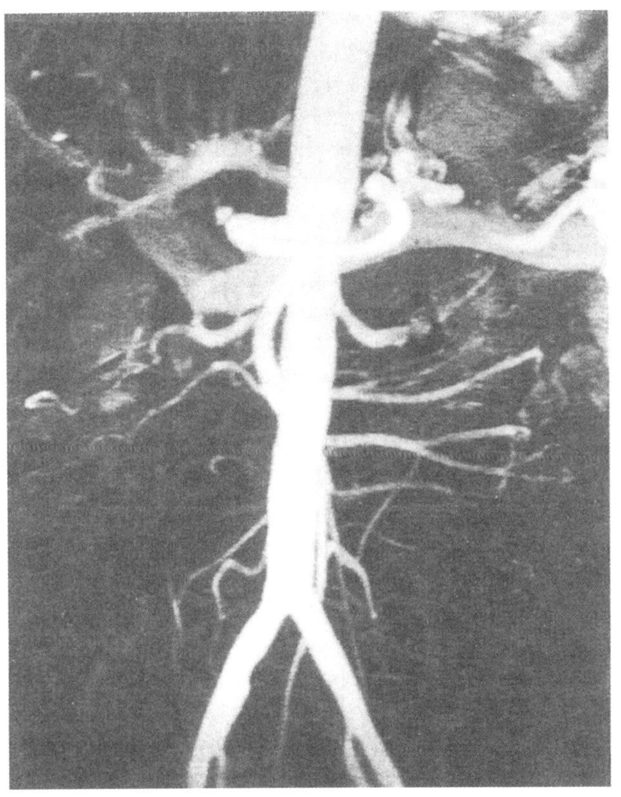

图 17.11　MRA 常高估狭窄情况。MRA 动脉期清楚显示肝动脉狭窄,然而(如普通血管造影)既不能显示狭窄后夹层也不能显示保留肝组织动脉灌注(也可见图 17.6 B)。

### 17.2.5　排异

没有与排异有关的特异性影像学征象。然而,一些改变与轻度或重度排异有关。CT 或 MRI 上不均一的肝实质密度或信号可能是由于小动脉阻塞造成的早期排异反应征象。在暴发性排异中,可看到大范围坏死肝实质的破坏及持续的门静脉和肝静脉血流(图 17.12)。

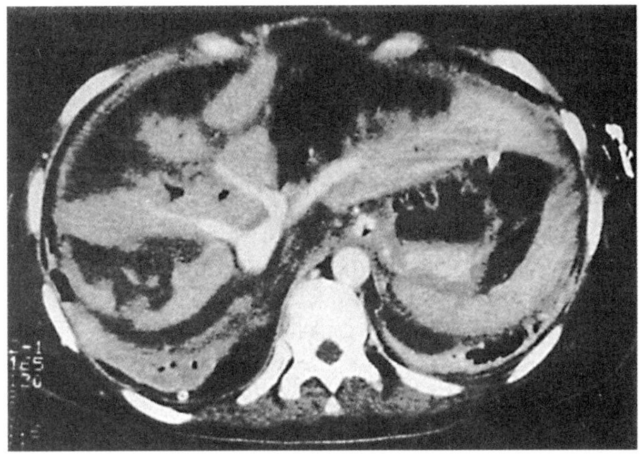

图 17.12　肝移植术后暴发性排异的 CT 表现。肝静脉清晰可见,而整个肝实质内有明显坏死。可见气体密度影。

### 17.2.6　胆汁淤积

胆汁淤积可发生于肝移植后的早期或晚期阶段。胆总管胆总管吻合术后 T 管的阻塞或者吻合口的狭窄或阻塞会导致急性胆汁淤积(图 17.13)。动脉灌注减少及其造成的胆管坏死是早期胆汁淤积的另一个常见原因。在晚期,慢性排异或胆道消失综合征也会导致胆汁淤积,需经活检证实或排除。PSC (图 17.14)或肝炎的复发可能与高胆红素血症有关,将在后文讨论。

A

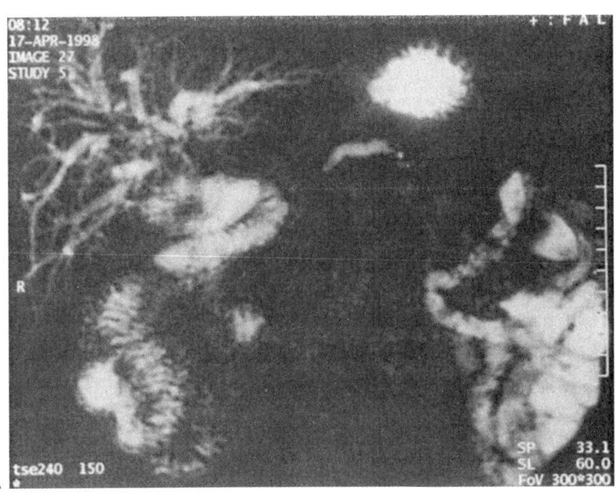


B

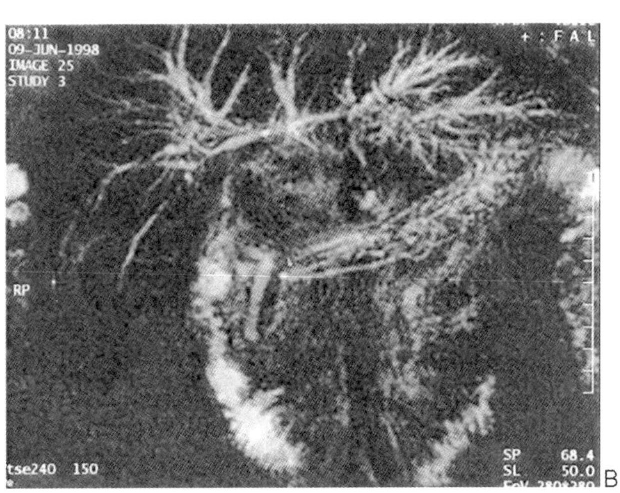


图 17.13　两例胆肠吻合狭窄导致胆汁淤积。MRCP 清楚显示肝内胆管扩张,B 图显示残余的胰腺段胆总管仍通畅。

肝移植患者中有两种类型的胆汁淤积。部分肝实质内的局灶性胆汁淤积可能由局部胆管坏死或肝内结石造成(图17.15和图17.16)。MRCP是首选的主要成像手段。对于结石患者,ERC既可用于诊断也可用于治疗(图17.17)。弥漫性胆汁淤积最常伴发有直接胆总管胆总管吻合术或胆总管空肠吻合术后的吻合口狭窄。在二次吻合或介入性经皮扩张之前应排除位于左右肝管分叉部的结石(图17.18)。

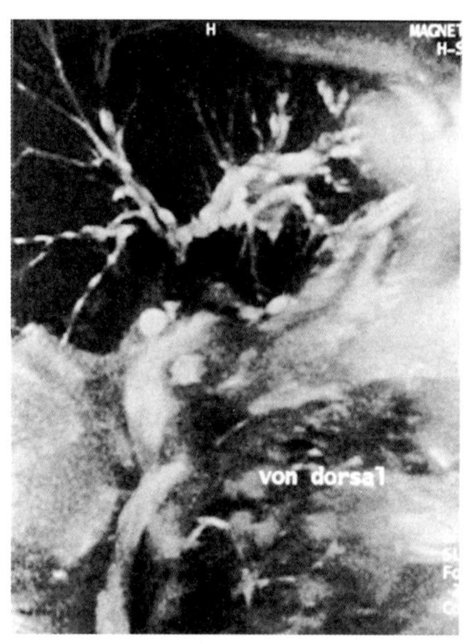


图17.14 该例为合并有原发性硬化性胆管炎(PSC)的肝硬化患者在进行肝移植时行胆肠吻合,已证实PSC复发。同肝移植前一样,可见局限性狭窄与扩张。

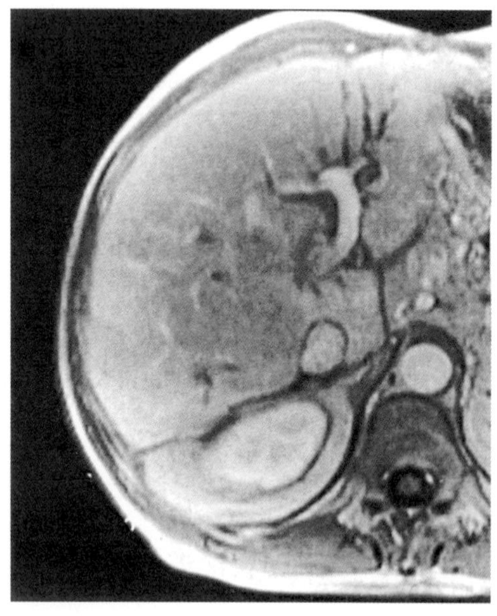

图17.15 一例由于肝动脉低灌注所致胆管坏死患者,静脉注射对比剂后T1WI(GRE) MR图像显示左半肝叶局限性胆汁淤积和轻度血管周围项圈征。

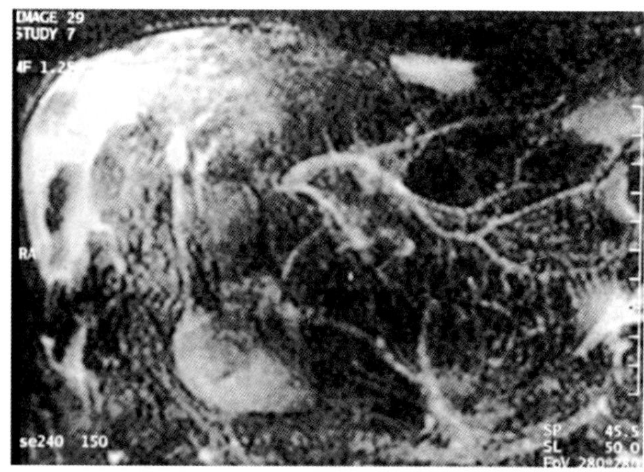


图17.16 行整个左叶(Ⅱ-Ⅳ段)劈离式肝移植患者的MRCP图像。由于动脉灌注降低,Ⅳ段胆管已坏死,因此在MRCP上无显示。

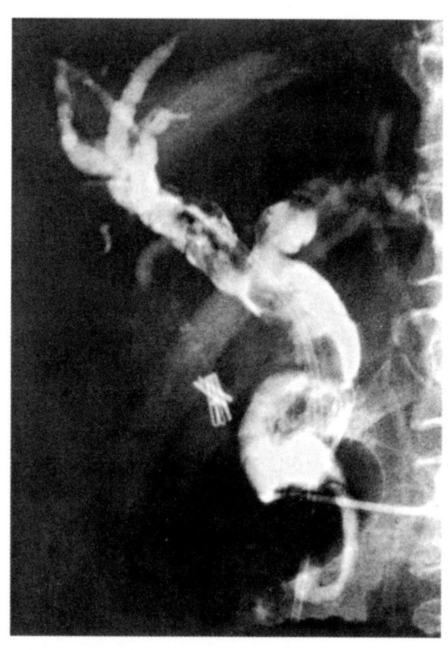

图17.17 由于吻合口梗阻,内镜置入支架后,ERC显示扩张的肝总管内有明显充盈缺损。充盈缺损提示为胆道出血的血凝块。

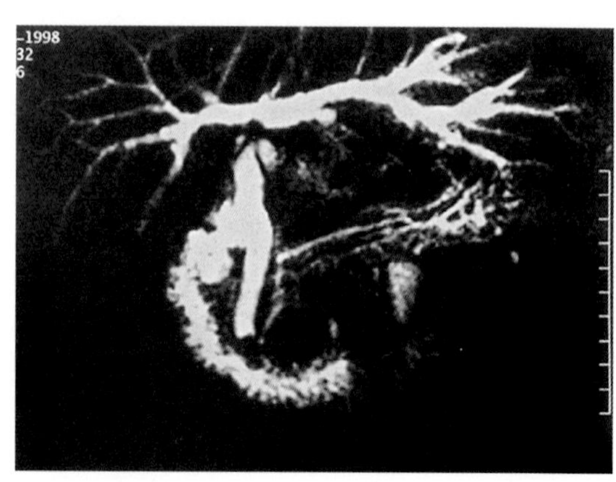

图17.18 RARE MRCP图像,肝总管分叉处低信号影是由小的结石引起的。

### 17.2.7 胆管炎

同样没有特异性影像技术可提供胆管炎的确切证据。超声检查中唯一提示胆管炎的表现是在感染出现临床症状和体征或胆红素水平升高时可见胆管扩张或囊肿和小脓肿。在 CT、MRI 以及 MRCP 上,可更好地显示胆管炎(图 17.19)。这些技术可检测完全或节段性胆管扩张、囊肿和脓肿。此外,胆管壁有病理性强化,表现为伴随胆道的高密度(强化 CT)或轨道状高信号(T1WI MRI 强化图像)。

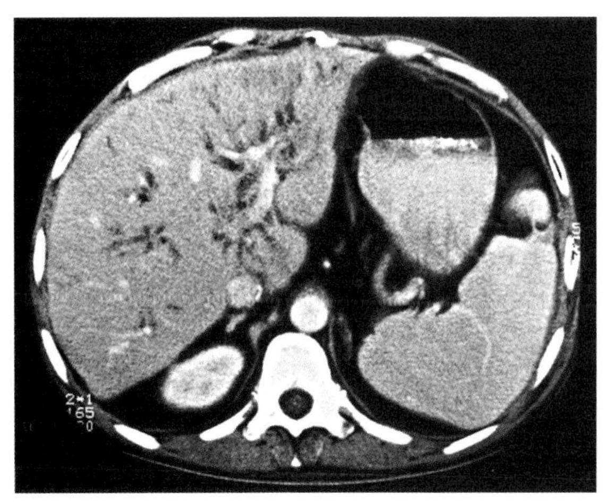

图 17.19　胆管炎患者的移植肝 CT 表现,可见轻度胆管周围强化和胆管扩张。

### 17.2.8 胆漏

以往,部分肝移植后由于胆管的破坏,在移植肝的切缘常可见胆汁聚集。现在,由于肝移植手术技术的巨大进步,胆汁的聚积现象已经罕见。超声或 CT 均可诊断(图 17.20)胆汁聚积。在大多数病例中,为排除脓肿或重复感染,需进行诊断性穿刺或引流。

### 17.2.9 持续性脾肿大和脾梗死

据文献报道,肝移植后门脉高压导致的脾肿大可持续一年或者更久。在临床上,有两种情况可能与这种脾肿大有关,即脾功能亢进和脾窃血综合征。

脾梗死是肝移植的一个常见的早期并发症,是由于移植过程中动脉血流下降引起的。而晚期脾梗死是肝移植的罕见并发症。

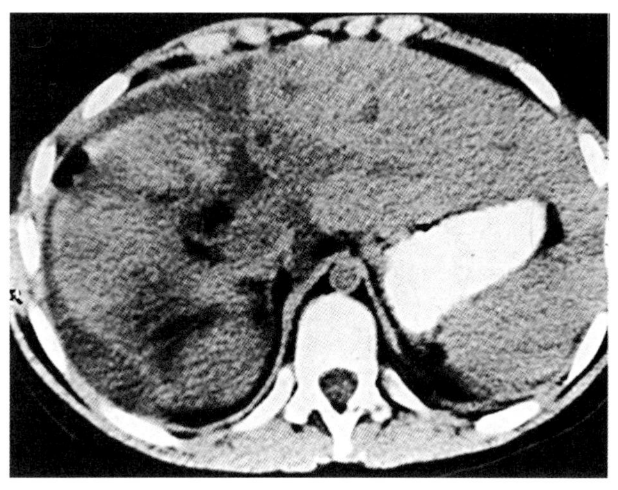

图 17.20　左外侧段辅助肝移植患者的 CT 平扫,在移植肝脏和受体本身肝脏之间明显可见液体聚积,证实为胆汁瘤。

### 17.2.10 原发性器官衰竭

原发性器官功能不良是移植科医生面临的一个主要的问题。在所有的影像方法上,肝大体形态正常,所有部位的灌注(动脉、门静脉和静脉引流)均良好。因此,其早期阶段以任何影像方法检查都不能发现异常改变。

### 17.2.11 肝出血

在肝移植过程中,肝出血可能是由于凝血因子减少、大量输血以及术中肝损伤所致。在这种情况下,包膜下血肿是最常见的表现。CT 或超声可以清楚地确定典型的病灶。另外需要进行随访以确定介入/手术或保守治疗哪种治疗最为适合(图 17.21)。

### 17.2.12 基础疾病的复发

#### 17.2.12.1 肝炎

移植肝再感染肝炎病毒(乙、丙、丁)是一个很严重的问题,曾用各种药物来预防这种再感染。和普通肝炎一样,没有特异性影像表现可以证实或排除此类肝炎。CT 或 MRI 可出现肝实质的不均一表现或轻微的血管周围改变,但为非特异性(图 17.22)。

#### 17.2.12.2 肿瘤

虽然移植前存在的肝细胞癌或移植中偶然发现的肿瘤(如胆管癌)常发生肝外转移(如肺转移),但移植后在免疫抑制状态下病程会更严重,因此在随

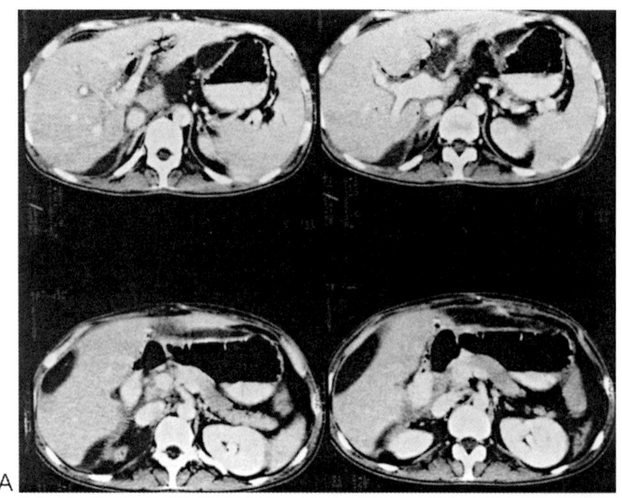

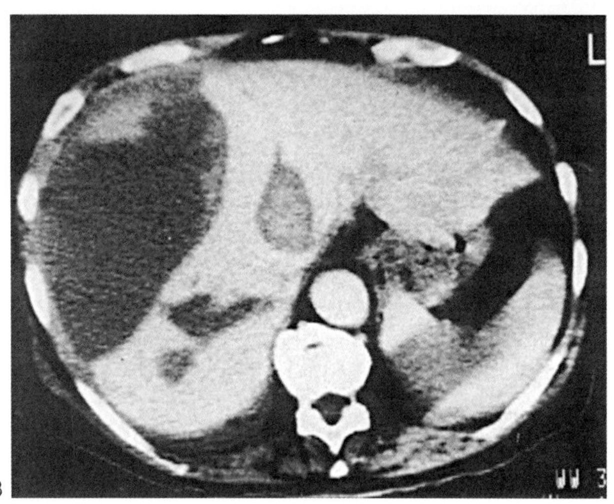

图 17.21 肝包膜下血肿,表现为卵圆形低密度影伴肝实质压迫。如为急性出血,则表现为更致密血凝块局限性沉积或红细胞聚积(B)。

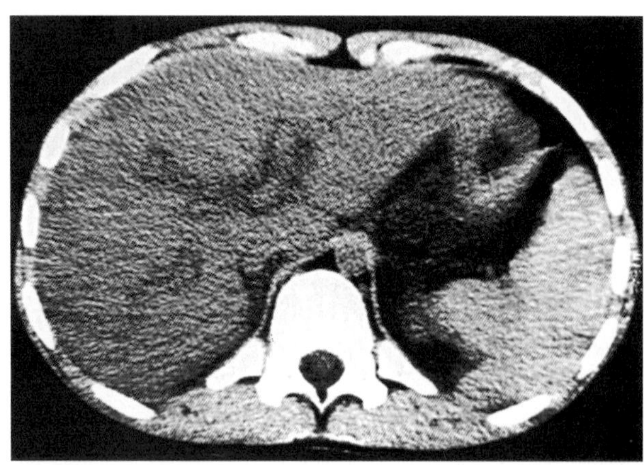

图 17.22 肝移植术后乙型肝炎复发,CT 表现为肝实质密度轻度不均匀。注意血管周围项圈征,提示移植术后淋巴水肿或肝炎的非特异性征象。

访此类患者中应及时除外局部肿瘤复发。显示肿瘤最理想的检查方法同检查原发性肝肿瘤中使用的方法相似:CT 动脉门静脉造影(CTAP)或动态增强 MRI +/-超顺磁性氧化铁颗粒(SPIO)。

#### 17.2.12.3 PBC 和 PSC/自身免疫性肝炎

免疫抑制状态下自身免疫性胆管炎的复发罕见,但也曾有过报道。MRCP 是首选的检查方法(图 17.14)。确诊的典型表现为局部胆管扩张及节段性狭窄。对于鉴别诊断,需排除其他可能导致节段性胆管狭窄的原因,如动脉灌注减少(脾窃血、肝动脉狭窄)或慢性胆管炎。

#### 17.2.12.4 其他原因的肝硬化

如果肝移植后继续摄入或暴露于肝毒性物质,可复发毒性和酒精性肝硬化。这种情况的影像学表现与原发病相同(参见第 8 章)。

#### 17.2.12.5 肝淋巴瘤

肝或其他器官移植后期均可发生淋巴瘤。淋巴瘤可发生于肝外(更为常见)或肝内。如果发生于肝内,在 CT 及超声上很难区别正常肝组织与肿瘤。正如图 17.23 所示,平扫 CT 是观察该病变最常用的技术。活检可证实病变的起源。

## 17.3 胸部

肝移植后大多数胸部并发症是与移植过程本身无紧密联系的非特异性术后并发症。尽管如此,这些并发症仍较常见。

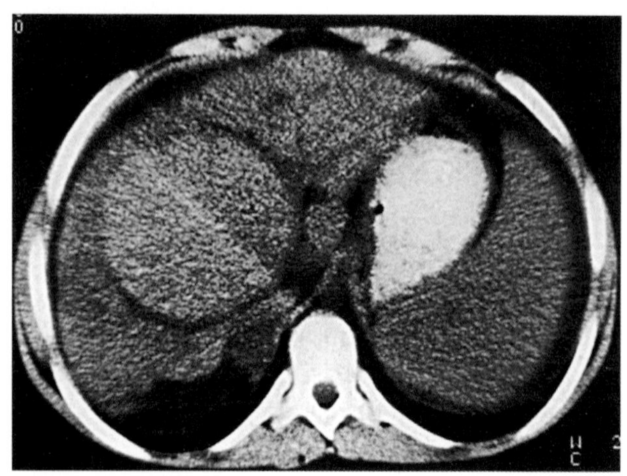

图 17.23 原位肝移植术后 6 年的 CT 平扫图像,肝实质内可见一边界清楚略高密度的病灶,周围可见低密度环。活检证实为非霍奇金淋巴瘤。

### 17.3.1　肺炎

对于所有在 ICU 接受治疗的患者,肺炎是移植术后最严重的威胁,且为造成早期死亡的主要原因。仰卧位胸片可做出诊断,实验室检查结果和支气管镜可证实诊断。

### 17.3.2　胸腔积液和脓胸

肝移植后由于膈肌的激惹,通常可见右侧胸腔积液。保守治疗可解决这些问题。如果发生重复感染,CT 显示脓胸效果最佳。即使没有特征性周边强化,出现密度大于水(10 ~ 30HU)的局限性的卵圆形液体密度影时,应怀疑为脓胸。可在超声或 CT 引导下进行积液穿刺,以证实重复感染。此时需行介入引流,对一期脓胸可取得成功。

### 17.3.3　肺动脉血栓栓塞

肺动脉血栓栓塞是一种非特异性的术后并发症。螺旋 CT 对比增强可做出诊断。用多层螺旋 CT 或超声可同时显示潜在的下肢静脉血栓。只有当不能行螺旋 CT 检查时才行灌注通气闪烁显像或肺动脉 DSA 检查。

### 17.3.4　转移性病变

在 HCC 或 CC 正常病程中肝外转移(偶然在肝内发现)不常见。然而由于免疫抑制,肝移植后肺转移是肿瘤进展的常见表现(图 17.24)。

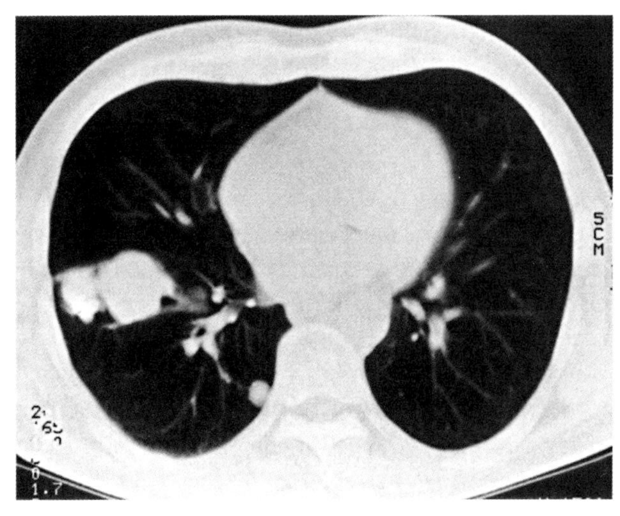


图 17.24　胸部 CT 扫描肺窗显示肺转移瘤,该病例为切除的肝脏中偶然发现的 HCC 并侵及门静脉分支(T4 期)。

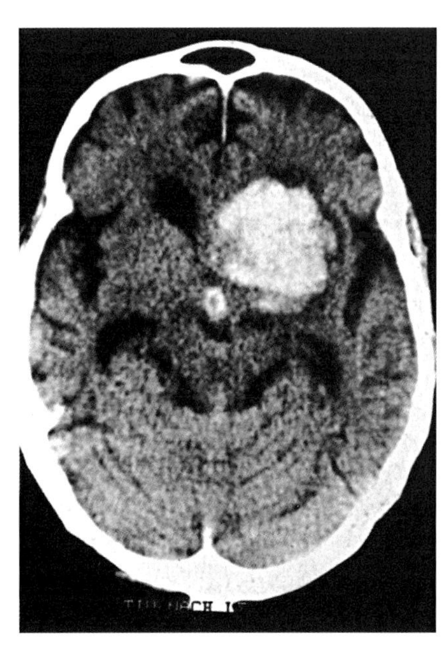

图 17.25　脑 CT 横断面图像。左侧基底节区高密度灶代表脑内出血,是移植术后早期由于凝血异常引起的。

## 17.4　中枢神经系统

在一些可能发生于中枢神经系统的并发症中,仅有两种情况需要在此阐述。

由于凝血因子受损和血压不稳,移植过程中或术后早期可发生出血(图 17.25)。这类患者的临床病程有不利因素。一些病例中,活检时可偶然发现动静脉畸形或动脉瘤。出血必须通过 CT 加以证实并应与类似于中枢神经系统形态变形的代谢疾病相鉴别。

通常,脑桥中央溶解症较为罕见,但是与其他情况相比其在肝移植后更常见。眼球运动功能受损及吞咽困难是典型的临床表现。需要由 MRI 检查脑桥中脱(神经)髓鞘作用以进行诊断。

## 17.5　罕见并发症和总体评价

文献中几乎对每种和肝脏移植有关的可能的术后并发症均有报道。一般来说,移植术后任何类型的感染均可发生。如前所述,因移植后患者采用免疫抑制治疗,感染的病因及表现均不典型。

肝移植有几种血管吻合方式。因此可发生不同形式的血管并发症,包括真性或假性动脉瘤、静脉狭窄、血管漏及大量出血。

肝移植术后并发症较严重。为避免移植器官失败或患者死亡，必须进行准确和正确的诊断。因此必须应用最高标准的诊断技术。以下列出的是满足诊断最基本标准的成像技术。

超声：彩色复式超声、脉冲复式超声和谐波成像。

CT：双期螺旋 CT，层厚 5mm，螺距 1.5，进行对比剂注射；双期螺旋 CTAP。

MRI：1.5T 相控阵线圈，MRA（快速 GRE 对比增强 3D）和 MRCP（如 RARE 距阵 256 × 512，层厚 3mmHASTE +/ - MIP），动态三期屏气增强扫描（如 GRE，VIBE），SPIO 屏气/不屏气 TSE 或 GRE T2 加权 +/ - 脂肪抑制。

血管造影：高分辨（距阵 512 × 1024 DSA），自动高压注射器，4/5F 导管经股动脉穿刺行主动脉、腹腔肝血管造影（俯卧 +/ - 侧位），间接脾和肠系膜门静脉造影和直接选择性肝动脉造影（俯卧位 +/ - 斜位）。

G. Krupski 著

沈文 译 祁吉 校

## 参考文献

Cauquil P, Caillet H, Brunet AM, Segal V, Verdier JP, Cauquil M, Delaunay S, Ajavon Y, Tessier SP (1994) Liver transplantation, vascular complications, role of imaging, percutaneous therapeutic possibilities. Ann Radiol Paris 37:342–348

Cherukuri R, Haskal ZJ, Naji A, Shaked A (1998) Percutaneous thrombolysis and stent placement for the treatment of portal vein thrombosis after liver transplantation: long term follow up. Transplantation 65:1124–1126

Chezmar JL, Redvanly RD, Nelson RC, Henderson JM (1992) Persistence of portosystemic collaterals and splenomegaly after orthotopic liver transplantation. AJR 159:317–320

Dalen K, Day DL, Ascher NL, Hunter DW, Thompson WM, Castaneda-Zuniga WR (1988) Imaging of vascular complications after hepatic transplantation. AJR 150:1285–1290

Dourakis SP, Alexopoulou AA, Hadziyannis SJ (1998) Splenic infarction as a late complication of liver transplantation. Eur J Gastroentol Hepatol 10:805–808

Dupuy D, Castello P, Lewis D, Jenkins R (1991) Abdominal T-findings after liver transplantation in 66 patients. AJR 156:1167–1170

Fisher LR, Henley KS, Lucey MR (1995) Acute cellular rejection after liver transplantation: variability, morbidity and mortality. Liver Transplant Surg 1:10–15

Guckelberger O, Bechstein WO, Langrehr JM, Kratschmer B, Loeffel J, Settmacher U, Neuhaus R, Lopez-Haenninen E, Venz S, Vogl TJ, Neuhaus P (1999) Successful recanalization of late portal vein thrombosis after liver transplantation using systemic low dose recombinant TPA. Transplant Int 12:273–277

Krupski G, Maas R, Bücheler E, Broelsch CE (1992) Liver changes after partial hepatectomy. Hepatology 16:281A

Malassagne B, Soubrane O, Dusset B, Legmenn P, Houssin D (1998) Extrahepatic portal hypertension following liver transplantation: a rare but challenging problem. HPB Surg 10:357–363

Nghiem HV, Tran K, Winter TC III, Schmiedl UP, Althaus SJ, Patel NH, Freeny PC (1996) Imaging of complications in liver transplantation. Radiographics 16:825–840

Parients D, Urvoas E, Riou JY, Tammam S, Husson B, Bihet MH, Horvath E (1994) Imaging of complications of liver transplantation in children. Ann Radiol Paris 37:372–376

Peh WC, Olliff SP (1993) The role of the radiologist in liver transplantation. Ann Acad Med Singapore 2:688–695

Rode A, Durcef C, Adham M, Delaroche E, Berthoux N, Bizollon T, Baulieux J (1998) Influence of systematic echodoppler arterial survey on hepatic artery thrombosis after liver transplantation in adults. Transplant Int 11 [Suppl 1]:292–295

Stevens SD; Heiken JP, Brunt E, Hanto DW, Flye MW (1991) Low attenuation periportal collar in transplanted liver is not reliable CT evidence of acute allograft rejection. AJR 157:1195–1198

Venook AP, Ferrell LD, Roberts JP, Emond J, Frye JW, Ring E, Ascher NL, Lake JR (1995) Liver transplantation for hepatocellular carcinoma: results with preoperative chemoembolization. Liver Transplant Surg 1:242–248

# 第 18 章 肝脏移植的介入技术

本章大纲



## 18.1 引言

为了保持移植肝脏功能的正常，必须保证移植肝脏动脉灌注和静脉引流充足以及胆道引流通畅。在保证各血管和胆管吻合口通畅的同时应避免渗漏的发生。近年来肝脏移植成功率的提高有赖于外科手术技巧的改善，特别是吻合技术的改善是十分重要的。

下列并发症的发生与手术技术相关，即下列相关系统流量不足、狭窄和闭塞：

——胆道系统

——动脉，即肝动脉

——门静脉

——下腔静脉

标准的影像检查方法（经 T 管注射对比剂胆道造影、超声、CT 血管成像、磁共振血管成像和数字减影血管造影）用于诊断各吻合口的相关并发症。进一步的检查方法包括经内镜逆行胆道造影或经皮经肝胆道造影。

对于移植肝血管并发症的介入治疗方法与目前应用于其他血管狭窄、血量不足和闭塞的介入治疗方法是相同的。同样，是否放置经皮胆道引流也与初始手术方式无关。其指征和处理方法与肝脏切除等非移植手术基本相同。

本章主要是对肝移植术后最常见的吻合口并发症和其他并发症的发生率、临床体征和介入治疗方法进行描述，另外也涉及相关手术治疗方法以及治疗指征的差别。关于影像诊断也仅涉及与了解介入治疗相关的内容。

## 18.2 血管并发症

### 18.2.1 肝动脉闭塞和狭窄

2%~15% 的肝移植患者可能会发生肝动脉闭塞。其危险因素包括：血流量不足（主要由于腹腔干动脉狭窄、盗血综合征或供体血管纤细），手术技术问题（减体肝移植、血管扭曲、血管内膜损伤、缺血时间延长），血流变化不规律，凝血障碍性疾病，供体器官重量不足，移植的是体重低于 10kg 的婴儿肝脏，严重的排异反应和免疫学问题。临床表现取决于其发生于术后的时间。其表现包括：移植肝脏功能衰竭，伴有败血症的肝脓肿，胆管坏死，以及肝脏酶学指标升高。如果肝动脉闭塞发生在术后较长时间，患者也可以无任何临床症状。

肝移植术后早期发生肝动脉闭塞应考虑再次肝移植。其他可供选择的治疗方法包括血栓清除术和局部溶栓治疗。随着术后肝动脉闭塞发生时间的延迟,需要进行再次肝移植治疗的患者也随之减少。在发生肝动脉闭塞的患者中,由于动脉灌注被阻断而继发出现的胆道并发症是其最主要的临床特征。这些胆道并发症需要对脓肿进行引流,胆管狭窄需进行内窥镜治疗或胆肠吻合重建。虽然通过治疗可达到临床症状的缓解,但最终难以达到完全治愈。

肝动脉狭窄既可以发生于动脉吻合口的近端,也可发生于吻合口或吻合口远端的供体血管(图18.1A)。其临床体征与肝动脉闭塞相同,但程度通常较轻。其治疗方法与前述相同。

由于早期诊断对于治疗疗效十分重要,所以一旦发现可疑的肝动脉问题则应立即进行螺旋CT或血管造影检查。血管成形术(PTA)是治疗肝动脉狭窄的一种有效方法,其初步结果还是令人满意的(图18.1)。利用同轴导管系统将亲水导丝引入狭窄血管段,然后以低断面球囊导管进行扩张。通常选用3~4mm直径的球囊导管。已有通过植入内支架成功进行治疗的个案报道。故这种治疗方法可作为发生内膜撕裂或PTA治疗无效时的替代治疗方法。肝动脉血栓形成同样也需要进行血管重建治疗,并可使大约50%的移植物得到挽救。动脉内局部溶栓治疗由于导致术后出血的风险较大,因此不作为标准的治疗方法。不过也曾见成功的个例报道。

### 18.2.2 门静脉狭窄和血栓形成

肝移植术后门静脉并发症与肝动脉并发症相比临床危害性较低,其发生率约为2%~3%。门静脉血栓形成导致门静脉阻塞往往伴有临床症状,而单纯门静脉狭窄由于很多患者无任何临床表现,因此多数病例不能被及时发现。临床上可出现门静脉高压或移植肝脏的功能衰竭。但在诊断门静脉高压时应注意鉴别那些移植术前就存在的曲张的

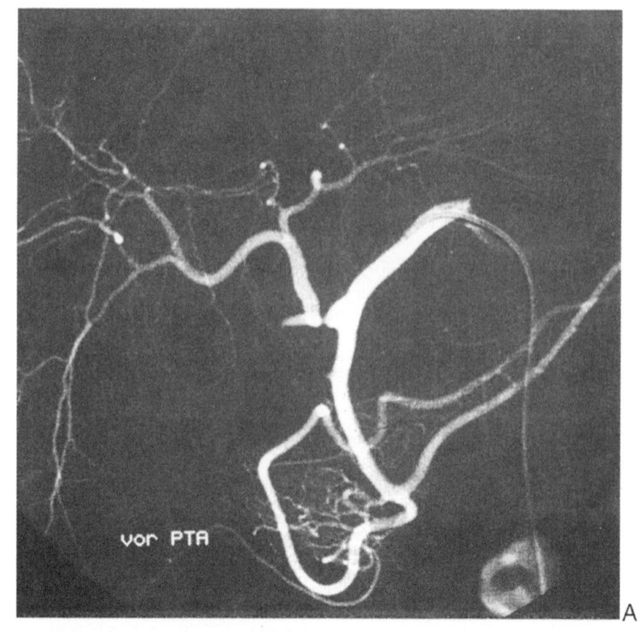


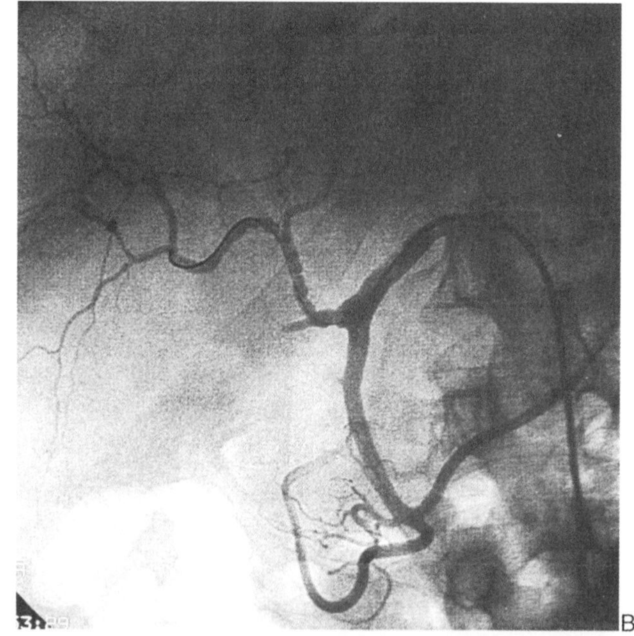


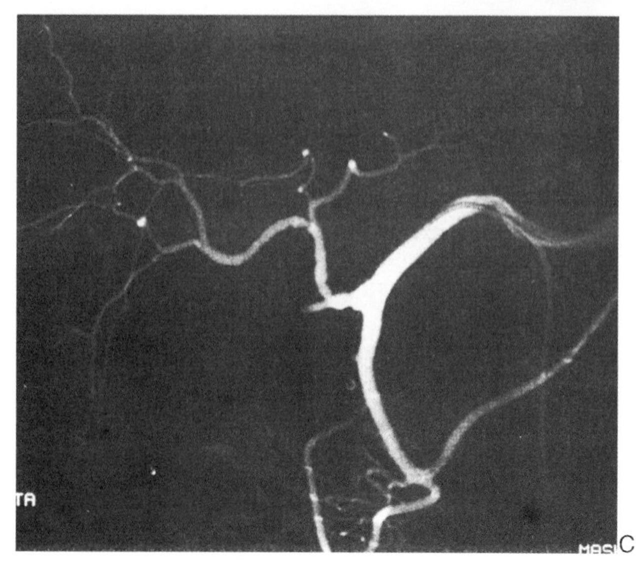


**图18.1** 肝移植术后肝动脉吻合口狭窄的PTA治疗。(A)选择性肝动脉造影显示紧靠胃十二指肠动脉分支远端肝动脉呈线样狭窄。(B)使用微导管通过狭窄段,正在对狭窄段进行球囊扩张。(C)PTA治疗后肝动脉造影显示肝总动脉管壁不规则但未见残存狭窄。

门静脉侧支血管。这些曲张的侧支血管可通过经皮栓塞治疗。

门静脉狭窄和血栓形成通常采用彩色复式超声检查进行诊断，另外也可以选择螺旋 CT 血管成像或磁共振血管成像进行诊断。采用经皮穿刺门静脉的左右分支分叉部对门静脉进行血管再通治疗。保证穿刺部位位于肝内是十分重要的。通常选用 CT 作为导引设备，也可利用超声作为导引设备。通常用于经皮经肝胆道造影的是一组微创穿刺器械。如果使用 CT 作为导引设备，通过证实导丝进入脾静脉或肠系膜上静脉将有利于导管的正确定位。然后送入一个鞘组。沿导管鞘将猪尾巴导管送至脾静脉与肠系膜上静脉交汇部，并可进行血管造影（图 18.2A）。通过直接门静脉造影可准确判定血管狭窄的部位和程度。治疗方法包括球囊扩张（图 18.2）、放置内支架和溶栓治疗。治疗结束后，回撤鞘管时遗留在肝实质内的穿刺通道可使用纤维蛋白进行封堵。但需注意的是不要将这些纤维蛋白送入门静脉系统。

### 18.2.3　下腔静脉狭窄

肝移植术后下腔静脉狭窄很少见。下腔静脉肝上吻合口和肝下吻合口均可发生狭窄。在背驮式肝移植中，下腔静脉狭窄既可以是吻合口狭窄也可以是远端压迫造成的狭窄。供体与受体下腔静脉管径的不匹配不要误认为下腔静脉狭窄。对可疑下腔静脉狭窄进行压力测量有助于做出诊断。下腔静脉吻合口狭窄或血栓形成严重时会导致移植肝功能不良、腹水或水肿以及肾功能不良。下腔静脉并发症发生率通常约为 1%，是在肝移植术后血管并发症中发病率最低的。可对狭窄进行球囊扩张，对于扩张治疗后压力梯度仍持续存在的病例可采用内支架治疗。手术修补也是可供选择的治疗方法并有成功治疗的报道。然而下腔静脉肝上吻合口狭窄的患者常会发生不可逆的肝功能衰竭，需要进行再次肝移植治疗。就移植肝和患者的存活而言，这些并发症属于最严重之列。

## 18.3　胆道并发症

胆道并发症是肝移植术后除动脉并发症以外最常见的并发症。胆道并发症累及部位包括三个区域：受体胆道，胆道吻合口，供体胆道。受体胆道系统的肝内胆道和肝外胆道均可受累。

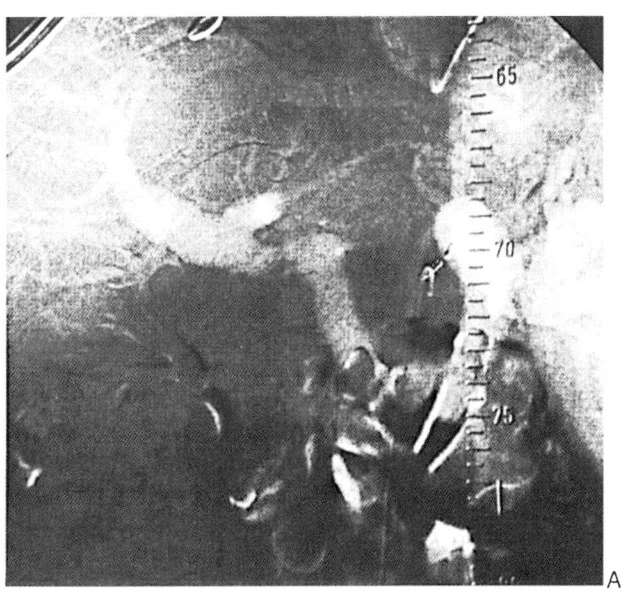


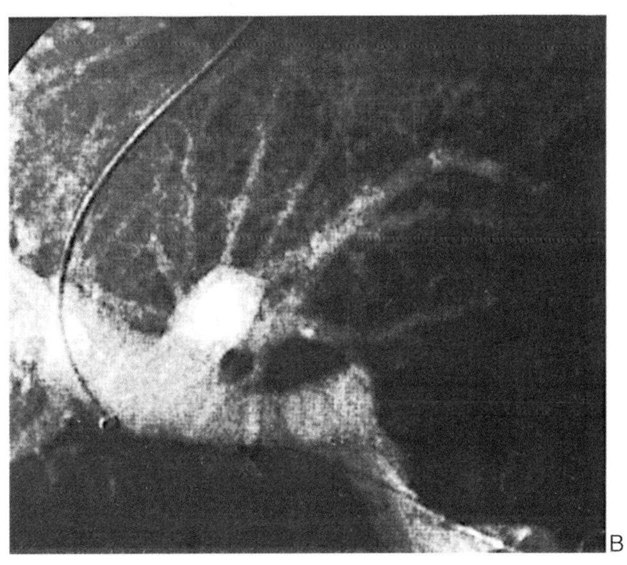


**图 18.2**　经肝穿刺入路 PTA 治疗门静脉狭窄。（A）经皮经肝入路门静脉造影显示门静脉局限性狭窄。（B）PTA 治疗后门静脉造影显示门静脉直径恢复一致。

Vater 乳头狭窄是受体胆道最常见的并发症。多数患者常于肝移植术前就存在此问题，只是在移植术后才出现临床症状。然而也有患者可能是由于手术造成去神经支配而导致 Vater 乳头狭窄。胆道吻合部位的并发症多与手术吻合技术相关。据 Neuhaus 报道，胆道端端吻合要比胆道侧侧吻合发生狭窄的程度重。术中插入的 T 形引流管通常进入到吻合口下方 1cm 处的胆管内。其上臂留置于肝门处的胆道内。因动脉吻合口功能不良导致的许多胆道并发症均不可忽视。由于肝移植术后肝动脉分支是胆道系统的唯一血供，所以一旦出现动脉血供不足就会引发胆汁引流障碍。缺血性胆道损伤是供体胆道最常见的并发症。根据Neuhaus和Hintze的研究可将其分为Ⅰ型（肝外胆道受累）、Ⅱ型（肝内胆道受累）和Ⅲ型（肝内外胆道均受累）三种类型。其病变与肝动脉闭塞造成的胆道病变表现类似，很多因素与其有关，包括供体器官的保存问题和供体运输期间灌注的影响。

当手术中将T形引流管插入到吻合口附近的胆道内时，诊断胆道梗阻的难度并不大。这些T形引流管可用于注射对比剂使肝内外胆道显影。除了经T形引流管注射对比剂之外，也可以在术后进行经皮经肝胆道造影和经内镜逆行胆道造影。

胆道并发症的治疗方法包括扩张、植入内支架和手术重建（Roux-en-y吻合和再次肝移植）。胆道并发症的预后取决于其致病因素。缺血造成的胆道并发症预后较差。肝内胆管狭窄是胆道并发症的一个亚型，不仅可见于局部缺血而且可见于原发性硬化性胆管炎的复发。

### 18.3.1　肝移植术前胆道疾病的引流治疗

肝移植术前，可对已存在的Vater乳头狭窄进行治疗。但由于此时其往往无任何临床症状，所以通常在术后进行治疗。原发性硬化性胆管炎应于术前明确诊断，而MRI即可满足诊断需求，所以不一定需要行有创检查（图18.3）。对于可疑胆管细胞癌的患者术前是否需要进行细胞学检查还存在争论，但一般不作为常规检查。

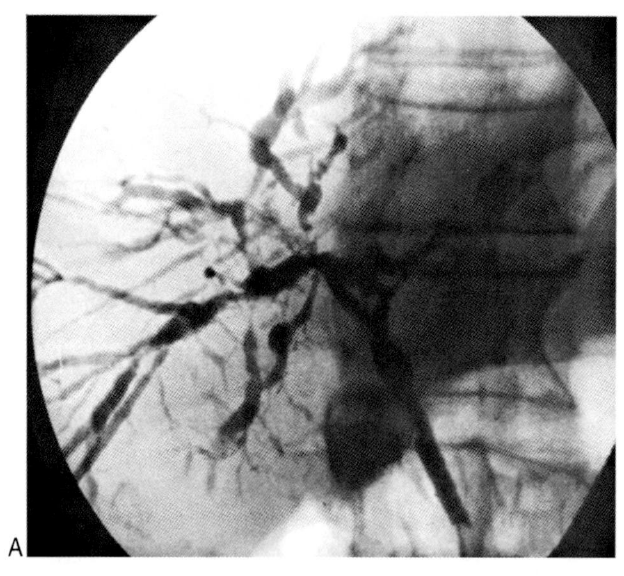


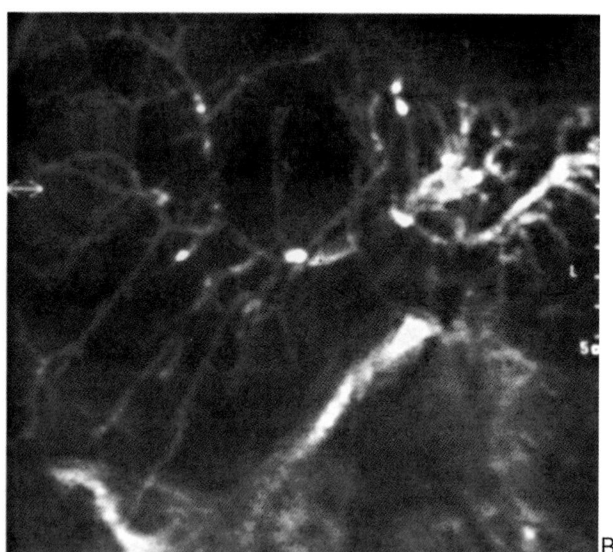


图18.3　普通胆道造影检查和MRI胆道成像检查。（A）原发性硬化性胆管炎的普通胆道造影显示肝内胆道多发狭窄。（B）移植术后MR胆道成像确诊为化脓性胆管炎。

### 18.3.2　胆漏

胆漏最常见于肝移植术后早期。发生于胆道吻合口的胆漏可能与手术技术有关（图18.4），通常预后较好。胆漏也可发生于肝内，其主要原因是胆道缺血或原发性硬化性胆管炎。通常采取胆汁瘤引流治疗，此外还可以通过经皮经肝穿刺或经内镜对胆道系统进行引流。胆汁瘤的治疗包括胆汁瘤引流和对胆漏的修补。如果胆漏发生在肝脏切面或胆囊部位，修补则会十分困难。对于此类患者采取胆道的内外引流是首选的治疗方法。

### 18.3.3　胆道吻合口狭窄

肝移植术后胆道吻合口狭窄在T管拔除后才会出现临床症状。可通过经皮经肝穿刺入路或经内镜入路采取球囊扩张或内支架进行治疗（图18.5）。多数情况下，当单独扩张治疗效果不满意时，可采取留置多个支架进行治疗。另外手术治疗也是一种治疗选择。可采取胆肠吻合，即狭窄段胆管切除并直接与肠道吻合。

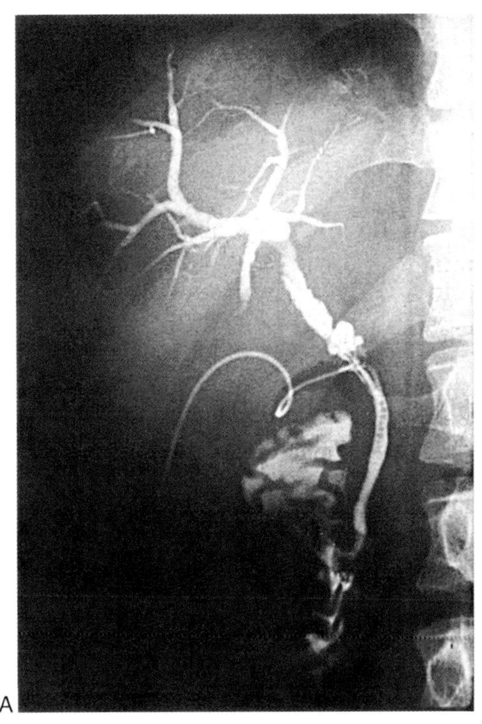


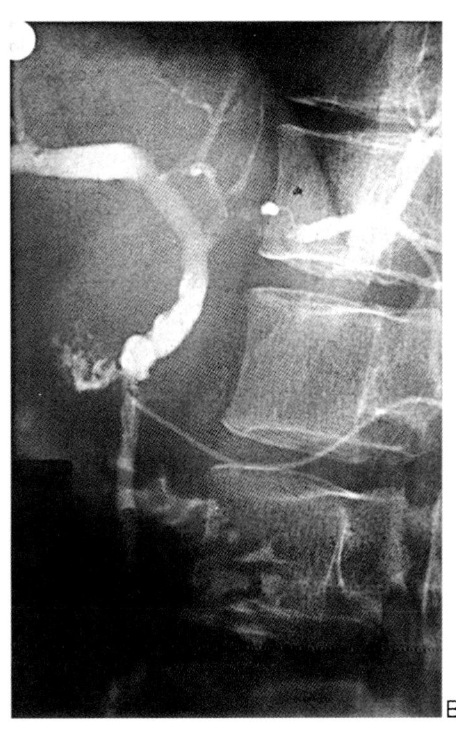


**图 18.4**　经留置 T 管胆道造影检查。(A)在前后位胆管造影上，很难发现胆瘘造成的对比剂外溢。(B)侧位则可清楚显示对比剂的外溢。手术造成的位于胆道吻合口附近的胆瘘，预后良好。

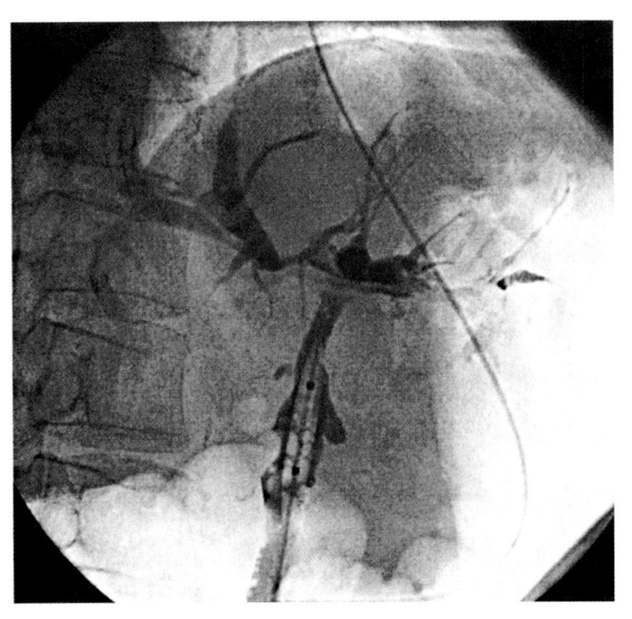

**图 18.5**　胆道吻合口狭窄的治疗。图中显示的是利用球囊导管对胆道吻合口狭窄进行扩张。

### 18.3.4　Vater 乳头狭窄

如上所述，Vater 乳头狭窄通常于肝移植术前就存在，只是在肝移植术后才出现临床症状。无论是否为肝移植患者，均可通过乳头切开进行治疗。

## 18.4　动脉瘤

### 18.4.1　脾动脉瘤

在等待肝移植的患者中，脾动脉瘤的发生率为25%。发病率高的原因有两个：肝硬化和并发的门静脉高压。另外，慢性肝脏疾病本身也会导致脾动脉瘤的发生率增加（患有慢性肝脏疾病患者中脾动脉动脉瘤发生率为10%）。脾动脉瘤存在破裂的可能性，一旦破裂其死亡率为25%。另外，肝移植术后动脉血流流动状态的改变，也会增加脾动脉瘤破裂的可能性。根据脾动脉瘤的大小和位置，其检出率可有不同。彩色多普勒超声、CT、MRI 和数字减影血管造影均可对脾动脉瘤做出诊断。大多数脾动脉瘤位于脾门区，但也可以像胰腺动脉瘤一样位于实质内。发生于实质内的动脉瘤由于脾实质同样会强化而导致诊断困难。移植术前发现脾动脉瘤可通过介入方法进行治疗，因此有利于下一步的肝脏移植。脾动脉瘤发生破裂后，幸存的患者会形成动静脉瘘。但多数情况下，当脾动脉瘤破裂引发出血性休克时，要求即刻进行手术治疗。

### 18.4.2 肝动脉瘤

供体和受体肝动脉均可能发生动脉瘤。发生于供体肝动脉的动脉瘤在术前评估中经常被漏诊。发生于受体肝动脉的动脉瘤通常是由于真菌感染造成的，只有当出血或出现血性胆汁时（动脉瘤穿孔进入胆管）才会出现症状。发生于受体的肝动脉瘤通常采取手术治疗，但有时手术修补肝动脉会很困难。手术中可采取肝管空肠吻合术以预防胆道缺血。

### 18.4.3 肝实质内动脉瘤

肝实质内动脉瘤是肝脏活检后的一种少见的并发症，可伴发动静脉瘘或胆瘘。可以通过栓塞治疗恢复肝脏正常灌注。

## 18.5 腹腔积液的引流

手术后肝周积液并不少见。在不需要治疗的积液中应加以关注的是肝门区淋巴水肿。即使很小的积液也应当早期诊断并经皮穿刺进行治疗。对于通过经皮穿刺证实的小的血清肿或血肿，可延时进行引流治疗。除血肿要等到完全液化后才进行引流治疗外，其他的积液应当尽早进行引流治疗。引流时应当选用尽可能粗大的引流管。在放置引流管时通常应注意将有侧孔的一段导管完全留置于积液中，以避免将脓液等漏入腹腔或腹膜腔。

腹水可以通过超声引导下放置的 Tenckoff 导管进行抽吸。

## 18.6 肝移植术前的介入治疗

由于供体器官的缺乏，患者等待移植的时间可能比预期的生存期还长。尽管都是针对可能危及患者生命的疾病进行治疗，但没有一种治疗方法可以帮助患者生存至能够进行移植治疗的时间。对于胆道引流阻塞的患者，需要重新进行胆管复通或者胆道引流；对于伴有肝硬化的肝细胞癌患者，则可以进行经皮或者经血管的肿瘤治疗；对于门静脉高压的患者，则可以通过经颈静脉肝内门腔静脉分流术进行治疗。

### 18.6.1 肝移植术前肝细胞癌的介入治疗

患者在进行肝移植术前评价时，可能会发现肝细胞癌。另一方面，肝脏移植对于肝细胞癌患者也是一种达到治愈的治疗方法。不论哪一种情况，肝细胞癌都需进行治疗。在此，我们有必要强调一下含铁对比剂增强 MRI 检查。如果在肝移植术前常规应用含铁对比剂增强 MRI 检查，则可以明显提高肝细胞癌的检出率。对于明显局限性（具有包膜）的肝脏肿瘤，可采用经皮穿刺介入治疗（图 18.6）。可采用各种治疗方法，包括酒精注射、射频消融或激光诱导升温治疗（LITT），但根据我们的经验，LITT 的性价比和长期治疗效果最佳。

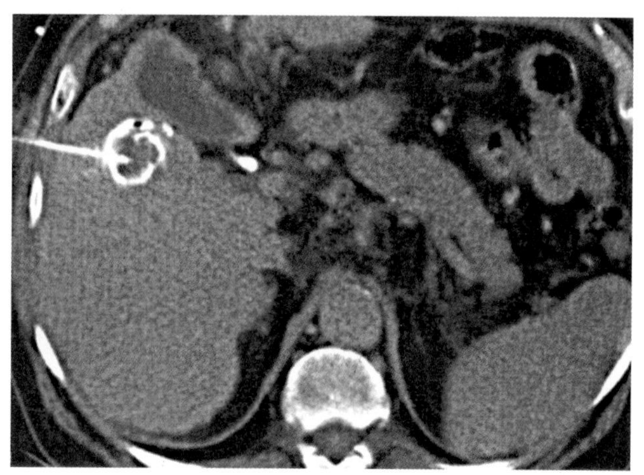

图 18.6 通过酒精注射治疗肝细胞癌。穿刺针针尖位于低密度肝细胞癌病灶内；注射酒精与碘油混合液之后，可见局限性肿瘤的环形充盈。注射 3 次后，患者 AFP 恢复正常。

虽然有多种经皮介入治疗方法可供选择，但经血管介入治疗往往仅限于伴有腹水或肿瘤呈弥漫性生长的患者。对于伴有腹水的患者经皮进入硬化的肝脏总会有出现不可控制出血的危险。如果对伴有腹水患者采用经皮介入治疗时，一定要用纤维蛋白封堵肝内穿刺道。与前几年的观点不同，目前认为单纯化疗栓塞治疗的疗效不佳。用$^{131}$I 碘化油经动脉进行栓塞治疗，是将核医学与介入治疗相结合的一种治疗方法，其优点是可将与碘化油混合的发射 β 射线的$^{131}$I 制剂应用于肿瘤内部。在注射后的数天内可用闪烁造影来控制肿瘤内的摄取量。

### 18.6.2 经颈静脉门体静脉分流术

在维持等待肝移植患者生存的各种治疗方法中，不能不提到经颈静脉门体静脉分流术（TIPS）。今天，移植术前进行 TIPS 治疗不会对肝脏移植产生技术上的影响。

## 18.7 活体肝移植

几年前，活体肝移植开始应用于临床。使用活体器官进行移植治疗术前需要进行更详尽的影像学检查，以便把供体的手术危险性降至最低。单纯依靠影像学检查就可以对血管的解剖进行详细的了解（特别是肝中静脉的变异）并可对肝脏的体积进行定量测量。评估肝脏脂肪含量时需要行肝脏活检。移植术后的一些特异性表现对介入放射治疗极为重要。对于活体肝移植供体，劈离肝脏断面的对比增强并非少见，但不会伴有并发症。

胆管吻合口狭窄可导致肝管结石形成。肝脏切面边缘常见胆汁瘤形成，可按常规方法进行引流治疗。受体术后可出现亚急性肝包膜下出血，通过引流也容易进行治疗。部分肝移植术后供体可能出现一些并发症，如胆漏、门静脉血栓形成、肺不张和胸腔积液、肠梗阻。

由于活体肝移植供体的一般情况好于其他进行肝脏手术的患者，所以术后也很少出现并发症。一旦出现，其治疗方法与前述相同。

## 18.8 小结

肝移植作为高技术的治疗方法，通常只能在那些已经形成了肝移植诊疗规范并严格执行的医疗中心开展。术前除超声检查外，还必须结合其他对检查医生依赖性不大、结果更直观、容易理解的影像检查方法。通常采用 MRI 检查，包括磁共振血管成像和磁共振胆胰管成像。MR 检查可对诸如脾动脉瘤和异常分流道这样的疾病做出诊断。术后，超声检查不是最理想的影像检查方法。术后出现胆汁引流停止或减少的情况而超声检查又无异常发现时，应立即进行 CT 或血管造影检查。术后出现积液，如果排除了淋巴水肿（腹水）则需行针吸活检检查。胆汁积聚或积脓需立即进行有效的引流（使用大直径的导管）。劈离式肝移植并发症的治疗常常会出现关于入路选择的问题，通常由放射科医生和外科医生共同决定治疗的入路，特别是经皮经肝入路的选择。胆道并发症是肝移植术后最常见的并发症，如果术中留置了 T 管，则诊断很容易。肝移植术后早期影像检查和治疗通常会慎重选择较安全的方法，但也可能因此而延误病情，所以放射科医生特别是胃肠道放射医生在病情需要时应考虑选择一些有创的检查方法和治疗方法。

N. Hosten, C. Weigel, M. Kirsch
R. E. Hintze, U. Settmacher 著
陈光 译　祁吉 校

### 参考文献


Abad J, Hidalgo EG, Cantarero JM, Parga G, Fenandez R, Gomez M, Colina F, Moreno E (1989) Hepatic artery anastomotic stenosis after transplantation: treatment with percutaneous transluminal angioplasty. Radiology 171:661 662

Althaus SJ, Perkins JD, Soltes G, Glickerman D (1996) Use of a wallstent in successful treatment of IVC obstruction following liver transplantation. Transplantation 61:669–672

Ayalon A, Wiesner RH, Perkins JD, Tominaga S, Hayes DH, Krom RAF (1988) Splenic artery aneurysms in liver transplant patients. Transplantation 45:386–389

Berger H, Hibertz T. Zuhkle K, Frost H, Pratasche E (1993) Balloon dilatation and stent placement of suprahepatic caval anastomosis following liver transplantation. Cardiovasc Intervent Radiol 16:384–387

Berger H, Steiner W, Zachoval G, Zülke C, Anthuber M (1994) Percutaneous transhepatic embolization of a spontaneous mesocaval shunt after liver transplantation. Eur Radiol 4:479–482

Berger H, Stabler A, Kunzfeld A, Zulke C, Anthuber M, Kramling HJ (1997) Interventional radiologic procedures in postoperative complications after liver transplantation. Radiologe 37:205–210

Campbell WL, Sheng R, Zajko AB, Abu-Elmagd K, Demetris AJ (1994) Intrahepatic biliary strictures after liver transplantation. Radiology 191:735–740

Cauquil P, Caillet H, Brunet AM, Segal V, Verdier JP, Cauquil M, Delaunay S, Ajavon Y, Tessier JP (1994) Transplantation hepatique, complications vasculaires, place de l'imagerie, possibilités thérapeuiques percutanées. Ann Radiol (Paris) 37:342–348

Dodd GD III, Memel DS, Zajko AB, Baron RL, Santaguida LA (1994) Hepatic artery stenosis and thrombosis in transplant recipients: Doppler diagnosis with resistive index and systolic acceleration time. Radiology 192:657–661

Fulcher AS, Turner MA (1999) Orthotopic liver transplantation: evaluation with MR cholangiography. Radiology 211:715–722

Guckelberger O, Bechstein WO, Lanrehr JM, Kratschmer B, Loeffel J, Settmacher U, Neuhaus R, Haenninen, Venz S, Vogl TJ, Neuhaus P (1999) Successful recanalization of late portal vein thrombosis after liver transplantation using systemic low-dose recombinant tissue plasminogen activator. Transplant Int 12:273–277

Hernandez G, Ramirez P, Munitiz V, Pinero A, Robles R et al (1999) Incidence and management of biliary tract complications following 300 consecutive orthotopic liver transplants. Transplant Proc 31:2407–2408

Hidalgo EG, Abad J, Cantarero JM (1989) High dose intraarterial urokinase for the treatment of hepatic artery thrombosis in liver transplantation. Hepatogastroenterology 36:524

Langnas AN, Marujo W, Stratta RJ, Wood RP, Li S, Shaw BW (1991) Hepatic allograft rescue following arterial thrombosis. Transplantation 51:86–90

Lopez RR, Benner KG, Ivancev K, Keeffe EB, Deveney CW, Pinson CW (1992) Management of biliary complications after liver transplantation. Am J Surg 163:519–524

Nghiem HV, Tran K, Winter TC, Schmiedl UP, Althaus SJ, Patel NH, Freeny PC (1996) Imaging of complications in liver transplantation. Radiographics 16:825–840

Olliff SP, Pain JA, Karani JB, Mowat AP, Williams R (1991) Percutaneous transhepatic dilation of late portal vein stenosis following orthotopic liver transplantation. J Intervent Radiol 6:29–31

Orons PD, Zajko AB (1995) Angiography and interventional procedures in liver transplantation. Radiol Clin North Am 33:541–558

Orons PD, Zajko AB, Bron KM, Trecha GT, Selby RR, Fung JJ (1995) Hepatic artery angioplasty after liver transplantation: experience in 21 allografs. J Vasc Intervent Radiol 6:523–529

Patenaude YG, Dubois J, Sinsky AB, Oudjhane K, Patriquin HB, Miron MC, Garel L, Grignon A, Decarie JC, Filiatrault D (1997) Liver transplantation: review of the literature, part 1. Anatomic features and current concepts. Can Assoc Radiol J 48:171–178

Raby N, Karani J, Thomas S, O′ Grady J, Wiliams R (1991) Stenosis of vascular anastomosis after hepatic transplantation: treatment with balloon angioplasty. Am J Radiol 157:167–171

Safadi R, Eid A, Ilan Y, Goldin E (1999) The role of ERCP in biliary complications after liver transplantation. Transplant Proc 31:1897–1898

Sheng R, Campbell WL, Zajko AB, Baron RL (1996) Cholangiographic features of biliary strictures after liver transplantation for primary sclerosing cholangitis: evidence of recurrent disease. AJR 166:1109–1113

Sheng R, Sammon JK, Zajko AB, Campbell WL (1994) Bile leak after hepatic transplantation: cholangiographic features prevalence, an clinical outcome. Radiology 192:413–416

Stein M, Rudich SM, Riegler JL, Perez RV, Link DP, McVicar JP (1999) Dissection of an iliac artery conduit to liver allograft: treatment with an endovascular stent. Liver Transpl Surg 5:252–254

Torras J, Llado L, Figueras J, Ramos E, Lama C (1999) Biliary tract complications after liver transplantation: type, management, and outcome. Transplant Proc 31:2406

Turrion VS, Alvira LG, Jimenmez M, Lucena JL, Nuno J et al (1999) Management of the biliary complications associated with liver transplantation. Transplant Proc 31:2392–2393

Turetschek K, Schima W, Stift A, Schober E, Dock W, Mostbeck G (1997) Diagnostic imaging after liver transplantation. Radiologe 37:197–204

Zemel G, Katzen BT, Becker GJ, Benenati JF, Sallee S (1991) Percutaneous transjugular portosystemic shunt. JAMA 266:390–393

# 第 6 部分

# 小儿肝脏移植

# 第 19 章 小儿肝脏移植的适应证与病理总论

本章大纲



## 19.1 引言

过去 10 年,原位肝移植已经成为治疗急慢性终末期肝脏疾病的重要手段之一。儿童肝移植疗效远远好于成人肝移植,10 年存活率超过了 70%(图 19.1)。不只是生存率,目前人们更多关注的是移植后的儿童生活质量的提高。每年需要进行肝脏移植的儿童大约占到新生儿人群的 1/1 000 000 ~ 2/1 000 000。

关于辅助检查在儿童肝移植领域的作用,在诊治患儿时需要牢记儿童与成人肝移植至少存在 4 个主要不同。

首先,适应证不同。成人肝移植的主要适应证是病毒引起的肝硬化或酒精性肝硬化,而儿童肝移植的适应证中,胆汁淤积性肝病占到 76%,其次是肝脏代谢性疾病占到 10%,急性肝功能衰竭占到 9%(图 19.2)。其次,疾病的自然病程不同。成人每年有 2%~4% 的人由最初的慢性肝炎发展成肝硬化,可持续大约 5 年时间,而患胆汁淤积性肝病的儿童发展为慢性终末期肝病只需要数周到数月的时间(图 19.3)。第三个不同为 10%~15% 的肝外胆道闭锁患儿合并有血管畸形,包括下腔静脉发育不良、奇静脉半奇静脉不连续、十二指肠前门静脉症、无脾综合征或多脾综合征以及多脾伴有各种心血管、膈畸形和内脏转位等。这些血管畸形并不是肝脏移植的禁忌证,但术前需要明确诊断,因为这些畸形可能影响到供体器官的准备,尤其是血管方面的准备。

许多肝脏代谢障碍方面的病例,其临床表现与爆发性肝功能衰竭相似。一些患儿出现昏迷等颅内压升高的急性表现,这就意味着在诊断明确之前就必须行肝脏移植,但术前需要行头颅影像学检查排除脑水肿的存在,从而确定患者能够进行肝移植手术。

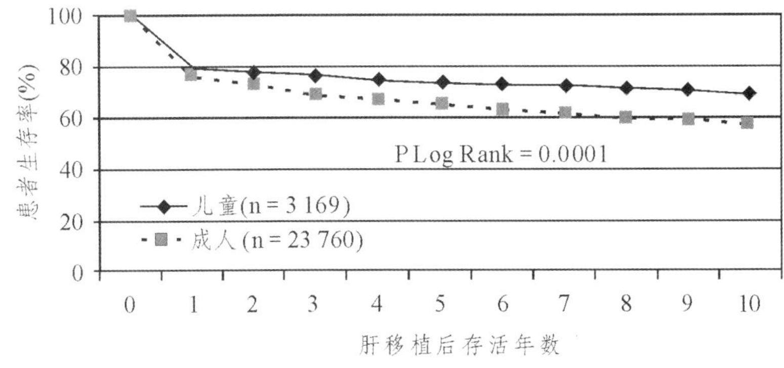


**图 19.1** 统计分析计算出的 16 岁以内儿童肝移植和成人肝移植的术后生存率。

在儿童肝移植外科方面应注意一些具体问题。由于50%的儿童肝移植患者体重多在10kg以下,年龄多在2岁以内(图19.4),儿童肝移植外科手术技术与成年人肝移植相比有其特殊性,体现在活体肝移植、劈离式肝移植、减体积肝移植和全肝肝移植方面(图19.5)。创新的技术如劈离式肝移植和活体肝移植其优势是满足儿童供肝需求的同时没有减少成人肝移植的数目。减体积肝移植在无其他供肝来源的情况下,只适合用于新生儿。适当地使用这些移植方法,已经将等待手术患儿的死亡率几乎降为零(图19.6)。这些技术需要术中和术后超声监测。

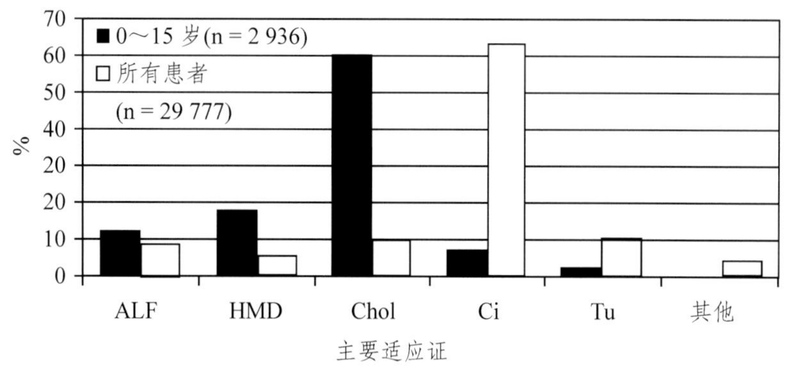


图19.2　0~15岁儿童肝移植和成人肝移植适应证对比。ALF:急性肝功能衰竭;HMD:肝脏代谢性疾病;Chol:胆汁郁积;Ci:肝硬化;Tu:肿瘤。

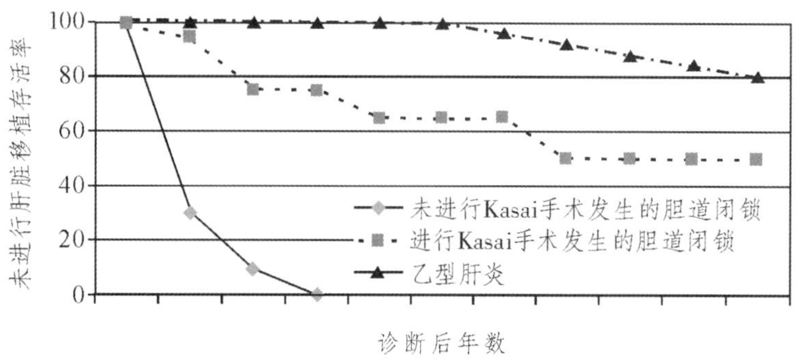


图19.3　胆道闭锁(BA)和乙型肝炎(HBV)自然病程的差别。

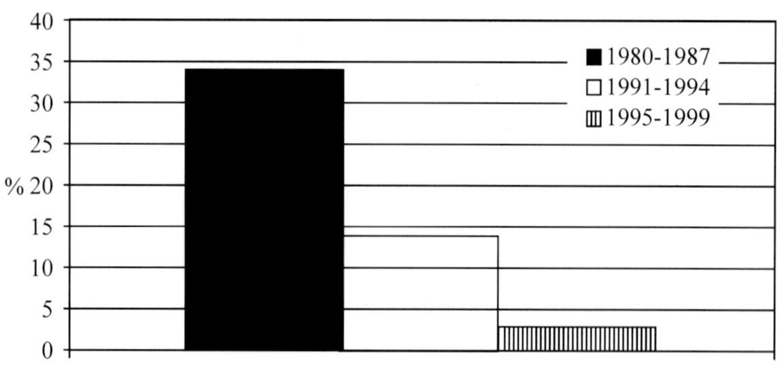


图19.4　Hamburg大学附属医院1991年到2000年期间234例行肝移植的16岁以内患儿所占比例。

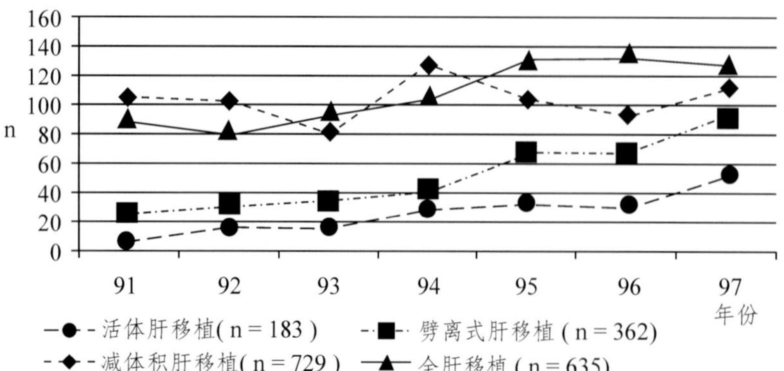


图19.5　1991~1997年间儿童肝移植领域开展的新的外科技术。LRLTX:活体肝移植(n = 183);Split:劈离式肝移植,包括使用左外叶和右叶或者左叶和右叶(n = 362);Red. size:减体积肝移植,使用部分肝脏,剩余废弃(n = 729);Full Size:全肝移植(n = 635)。

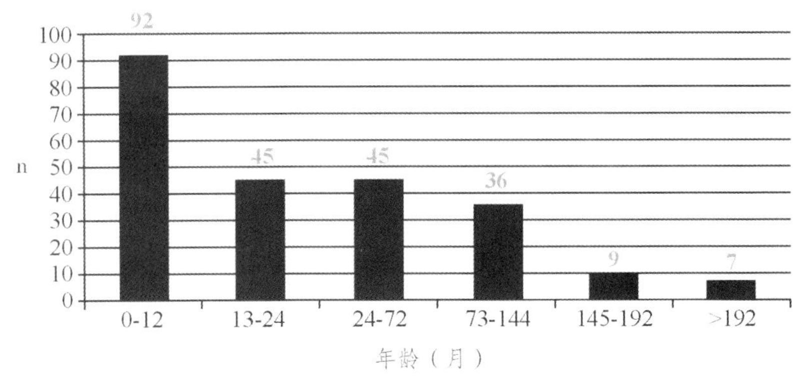


图 19.6 1980—1987，1991—1994 和 1995—1999 三个时间段等待肝移植期间死亡率变化。

除此之外，儿童肝移植各种适应证中还涉及放射和超声方面的特殊检查，以下将详细叙述。

## 19.2 疾病

### 19.2.1 肝外胆道闭锁

肝外胆道闭锁病因仍然不明确，其发生率为每年约 0.01%。主要表现为肝脏进展性的淤胆病变，在 4 ~ 10 周内发展成胆汁性肝硬化。形态学上，肝内胆管小管增生而肝外胆管发生纤维化，甚至出现胆道消失现象。实验室指标包括谷氨酰转肽酶（gGT）达到 300U/L、高血清脂蛋白 X 和高胆固醇水平。术前影像学检查必须注意如下事项：

首先了解肝脏硬化的情况，包括是否合并胆管囊肿，以及门静脉的畅通、直径及血流方向（表 19.1）。大约 90% 的肝外胆道闭锁患儿实施 Kasia 手术，其中包含肝门肠吻合手术，用于将胆汁引流到小肠。尽管实施了手术，但仍有 66% 的患儿在 6 岁以内发生肝硬化失代偿（图 19.3）。

表 19.1 诊断及相关的影像学问题

| 诊断 | 血管异常 | 肝外表现 | 肝内异常 |
|---|---|---|---|
| 肝外胆道闭锁 | 十二指肠前门静脉症 | 无脾综合征或多脾综合征 | 胆管囊肿 |
| | 下腔静脉发育不良 | 肝肺综合征 | 再生节结 |
| | 奇静脉半奇静脉不连续 | 肝肾综合征 | 肝硬化 |
| | 侧支循环 | | |
| PFIC1 - 3 型 | 侧支循环 | 1 型慢性腹泻 | 3 型肝硬化基础上胆管硬化 |
| Alagille 综合征 | 颅内动脉发育不全 | 肺动脉高压和动静脉分流 | 纤维化 |
| | 肺动脉狭窄 | | 肝内胆管减少 |
| | 侧支循环 | 肾动脉狭窄 | |
| 新生儿肝炎综合征 | 门静脉发育不全 | 颅内钙化 | 肝硬化 |
| | 静脉曲张 | 视网膜炎 | 肝硬化 |
| 肝脏代谢性疾病和肝硬化 | 无 | 大脑水肿：尿素循环障碍急性 Wilson 病，呼吸链疾病 | 肝硬化 |
| | | 核黄疸：Crigler - Najjar 综合征 | |
| | | 肺阻塞：$\alpha_1$ 抗胰蛋白酶缺陷 | |
| | | 心肌病：3，4 型糖原贮积病；新生儿血色素沉着症；呼吸链疾病 | |
| 急性肝功能衰竭 | 肝脏高灌注 | 脑水肿 | 肝脏体积异常 |
| | | 视神经水肿 | |
| | | 肾衰竭 | |
| 再次肝移植 | 门静脉阻塞 | 脑水肿 | 脓肿形成 |
| | 肝动脉狭窄 | 肝肺综合征 | 胆管炎，胆管消失，肝硬化 |
| | 侧支循环 | 肝肾综合征 | |

PFIC：进展性家族性肝内胆汁淤积。

其次,了解与血管异常相关的情况,例如下腔静脉发育不良合并奇静脉半奇静脉不连续和十二指肠前门静脉症。一些患儿的肝静脉直接汇入右心房。这种解剖异常通常合并有其他肢部异常(例如内脏转位、无脾或多脾综合征)或者左右叶大小几乎相等的蝶形肝脏。上述异常通常需要特殊的手术前准备,例如供体保留足够长的血管。

第三,了解门静脉侧支循环情况,因为有发生静脉曲张性出血或门静脉大量血从肝脏引流的可能,可导致高氨血症和肝性脑病。对这些患儿,只有在结扎胃或肝门脾侧支循环之后才能建立正常的术后门静脉血流。仔细进行复式超声检查可提供附加的预后信息。

### 19.2.2 进展性家族性肝内胆汁淤积(PFIC 1,2 和 3 型)

在诊断移植中心这种疾病是需要进行肝移植的第二位最常见疾病。这种疾病也统称为 Byler 病。该家族性疾病的病因近来被认定为胆盐输出泵缺陷(PFIC 1 型和 2 型)或磷脂转运蛋白缺陷(PFIC 3 型)。对于 PFIC 1 和 2 型的病例,毒性胆盐会造成肝细胞损害,导致巨细胞性肝炎和感染后迅速发生的肝细胞坏死。由于需要用胆盐来冲洗掉胆管上皮绒毛边缘的 gGT,PFIC 1 和 2 型的特征表现为血浆中活性 gGT 低浓度。相反,PFIC 3 型患者则是由于胆道失去了磷脂保护导致胆管损伤。由于胆汁酸排泄未发生紊乱,这些患者表现为活性 gGT 血浆浓度升高。超声检查需要评估 PFIC 1 和 2 型中的胆囊结石病和胆管结石症,以及 PFIC 3 型中类似于硬化型胆管炎的胆道狭窄情况。关于此类患者使用磁共振胆管成像(MRC)替代内镜逆行胰胆管造影(ERCP)仍存在争议。只有少数实验室可以通过分子生物学检测来诊断该病,因此家族性胆汁郁积性肝脏疾病患者的 PFIC 1 和 2 型主要依靠 gGT 血浆浓度降低、胆汁酸血浆浓度升高和胆固醇血浆水平降低的生化表现来做出临床诊断。而 PFIC 3 型患者则没有典型的生化改变,其血清 gGT、胆固醇和胆汁酸只有中等程度升高。

### 19.2.3 Alagille 综合征

Alagille 综合征是一种常染色体显性遗传性疾病,表现为不同组织来源的畸形,包括骨骼、血管、心脏、肝内胆道和眼睛方面的畸形。人类基因组工程显示蛋白 JAG1 与这些组织的分化相关。蛋白 JAG1 缺乏可导致上述畸形。而其表现型则会有相当大的变化。婴儿时该病类似于肝外胆道闭锁,主要表现为肝内胆管缺少的各种后遗症。典型的肝病面容、蝶形椎骨和外周肺动脉狭窄直到生命后期才会出现。重要的临床表现为颅内动脉发育不良,约 14% 的发病患儿会发生颅内出血。肝功能衰竭发生率只有 20%,而有 60% 的患儿会死于因肺动脉高压引起的右心功能够衰竭(表 19.1)。由于通过分子生物学检测 JAG1 蛋白来诊断该病较困难,因此诊断至少要依靠两个主要症状的临床表现(肝内胆道缺少、外周肺动脉狭窄、蝶形椎骨及角膜后胚胎环)和一个次要症状的临床表现(先天性心脏缺陷,肾功能障碍、II 型高脂血症和重型纤维脂肪瘤以及精神发育和生长迟缓)。

### 19.2.4 新生儿肝炎综合征

新生儿肝炎综合征的形态学特征表现为巨细胞性肝炎,多数病例原因不明。发病率与肝外胆道闭锁相当并可伴有肝内胆道缺少。生化指标无特殊性,只有转氨酶和 gGT 中度升高。诊断主要依靠肝脏活检结果。甚至大多数病例病因不明。影像学检查主要评估患儿肝硬化后遗症的严重程度,如门静脉高压、门静脉血流、脾脏侧支血流以及肝功能失代偿的体征包括腹水和伴发的胸膜积液(表 19.1)。

### 19.2.5 肝硬化和肝脏代谢性疾病

对 6 岁左右的患儿应考虑多个不同系列的肝脏疾病。慢性活动性自身免疫性肝炎、原发性硬化性胆管炎以及各种肝脏代谢性疾病,如 Wilson 病、$\alpha_1$ 抗胰蛋白酶缺陷、对 NTBC(硝基 - 三氟醚 - 古柯碱 - 环己二醇)治疗无效的 1 型遗传型酪氨酸血症、1 型高草酸尿和 1 型 Crigler - Najjar 综合征,这些疾病都需要考虑到。这些疾病的特征性生化标记可有不同,其范围从自身免疫性标记到各种成像技术和典型的生化表现,如低血浆铜蓝蛋白、尿中高铜排放量、血浆中低 $\alpha_1$ 抗胰蛋白酶浓度、尿中琥珀酰丙酮或草酸的分泌量以及血中未结合型胆红素浓度升高。对这些患儿来说,影像学检查的作用是发现肝硬化或结节转化甚至肝细胞癌,以便了解门静脉、肝动脉和肝静脉的血流情况。慢性肝功能衰竭可导致肺部动静脉分流,进而引起低氧血症和肺动脉高压(表 19.1)。这些并发症都比较严重,必须进行评估确定其是否会成为肝移植的禁忌证。对于自身免疫性硬化性胆管炎和原发性硬化性胆管炎患儿还需要做进一步的影像学检查来明确诊断。对使用磁共振成像在多大程度上能代替诊断性 ERCP 尚存在争议。

出现结节性转化并怀疑为肝细胞癌时需要做超声或 CT 引导下穿刺活检明确诊断。

### 19.2.6 急性肝功能衰竭

急性肝功能衰竭可发生于任何年龄的患儿,但主要发生于 2 岁以内的儿童。对于这些患儿首要任务是尽快进行诊断性检查并明确是否合并有并发症,如脑水肿、肾功能衰竭、肺水肿和心肌病。应该对肝脏体积的变化进行随访测量。50% 以上的患儿未能发现基础疾病。对于新生儿和幼儿,需考虑肝脏代谢性疾病,其可表现为急性肝功能衰竭,这类疾病包括 1 型酪氨酸血症、1c 型尼曼 - 皮克病、呼吸链紊乱和有机酸形成紊乱。

使用有创颅内压测量探头难以评估脑水肿造成的严重灌注损伤,因为在植入测量探头前需要使用大量冰冻血浆来纠正凝血功能紊乱,这会进一步增加颅内压力。非侵入性检测方法就显得非常重要,包括对颅内动脉血流进行监测以及通过眼眶超声对视神经直径进行测量。使用多普勒超声和超声心动图测量肾脏血管的血流情况可提供有关继发性肾衰竭和心脏衰竭的有用信息。

通过临床检查很难评估不可逆性大脑损伤,因为患者处于机械通气和镇静状态。颅内压力大于 40mmHg,检测到颅内动脉舒张期有反向血流或者没有血流,以及视神经扩展到 4.5mm 以上,都表明需要重新考虑肝移植治疗。根据笔者经验,有这些表现的患儿肝移植后将会发生脑死亡。因此这些影像学检查有助于避免供体器官的浪费。

## 19.3 再次肝移植

对于原发性无功能或者持久的原发性功能不良的移植物,以及由于病毒感染或者血管或胆道并发症而发生衰竭的移植物,可能需要行再次移植。这些患者的影像学检查任务与急性肝功能衰竭或肝硬化相同。但仍需要注意一些细节。早期行再次肝移植通常需要排除严重的活动性全身感染。这只能由内科医师把关。但术后早期发生的血管并发症较严重,需要尽快发现并处理。由于术中多普勒检查已成为笔者所在中心的常规检查,因此对门静脉或肝动脉扭转或血栓形成所引起的这些并发症,已经能够成功地进行外科修补(图 19.7)。后期的门静脉或肝静脉梗阻可通过多普勒超声加以诊断。对门静脉梗阻病例可通过 meso-Rex 分流来避免其进展为严重的门静脉高压,即用自体或同种血管架桥来建立肠系膜上静脉至脐静脉隐窝的分流。这项操作需查明肠系膜上静脉和脾静脉血流通畅。对于某些患者来说,多普勒超声并不能明确上述血管的通畅性,因此需要进行 MR 或 CT 血管成像或者行脾门静脉造影。肝移植后 6 周可应用介入性血管造影来扩张引起顽固性腹水和胸水膜积液的肝静脉梗阻。这项操作可以通过颈静脉或者经皮经肝 Seldinger 术式来进行。

对于发生肝内或肝外胆道并发症的病例,经皮肝脏穿刺胆管造影术有助于鉴别动脉灌注并发症发生后出现长距离胆管梗阻的患者。这种并发症需要外科处理。只有吻合口狭窄的病例才可以尝试使用经皮介入胆管造影及球囊扩张。

前面提到的影像学检查主要是为了避免再次肝移植。对于门静脉或肝动脉血流障碍手术修补失败

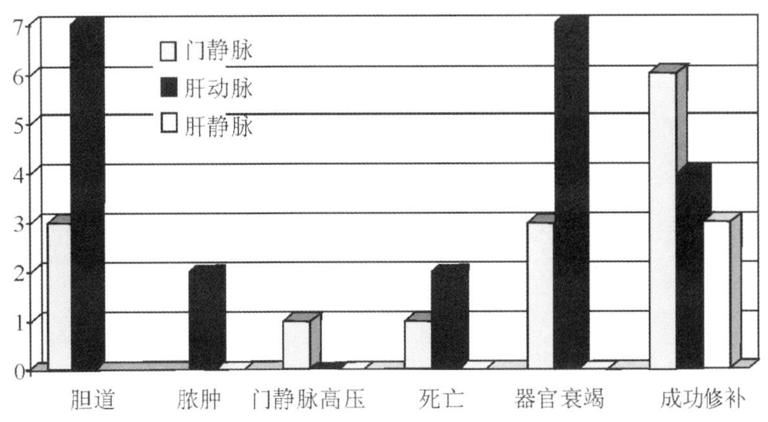


图 19.7 采用术中多普勒超声来检测和修补血管灌注问题。

的病例或者发生慢性感染或排斥的患儿，再次肝移植将是将难以避免的。这些患者需查明中央静脉和门静脉血流通畅，有些病例还需要查明肝动脉血流通畅。上述这些因素会严重影响外科术式的选择以及血管重建准备。

## 19.4 总结和结论

胆汁淤积型和代谢性疾病是儿童肝移植的主要适应证。这些疾病的自然病程较成人更容易发展成终末期肝病。其影像学评估主要是明确肝脏的血供以及发现与其相关的解剖变异。显然，要成功实施儿童肝移植来治疗终末期肝病，需要外科、儿科以及辅助检查科室的密切配合。

M. Burdelski 著

范宁 译 沈中阳 王自法 校

### 参考文献


Beath SV, Brook GD, Kelly DA, et al (1995) Quality of life after pediatric liver transplantation. Liver Transplant Surg 6:429–435

Burdelski M (1995) Current concepts in diagnosis and therapy of pediatric liver diseases. J Hepatol 23 [Suppl]:45–48

Burdelski M, Rogiers X (1999) Liver transplantation in metabolic disorders. Acta Gastroenterol Belg 62:300–305

Burdelski M, Nolkemper D, Ganschow R, et al (1994) Liver transplantation in children: long-term outcome and quality of life. Eur J Pediatr 158:S34–S42

Burdelski M, Ganschow R, Breivik I, et al (2000) Indication for liver transplantation in children. In: Petar J (ed) Eur Congress IHPBA, Budapest 1999. Monduzzi, Bologna, pp 97–108

Burdelski M (1996) Clinical relevance of familial cholestatic disorders in infancy and childhood. In: Broelsch CE, Burdelski M, Rogiers X (eds) Cholestatic liver diseases in children and adults. Kluwer Academic, Dordrecht, pp 31–36

Choulot JJ, Gautiers M, Eliot N, et al (1979) Les malformations associées à l'atrésie des voies biliaires extra-hépatiques. Arch Fr Pédiatr 36:19–24

De Vree JML, Jacquemin E, Sturm E, et al (1998) Mutations of the MDR3 gene cause progressive familial intrahepatic cholestasis. Proc Natl Acad Sci USA 95:282–287

ELTR (1998) ELTR report. Paul Brousse Hospital

Ganschow R, Nolkemper D, Helmke K, et al (2000) Intensive care management after pediatric liver transplantation. A single-center experience. Pediatr Transplant 4:273–279

Harps E, Ganschow R, Nolkemper D, et al (1996) Lebertransplantation bei akutem Leberversagen im Kindesalter (abstract). Transplantationsmedizin 8:544

Helmke K, Burdelski M, Hansen H-C, et al (2000) Detection and monitoring of intracranial pressure dysregulation in liver failure by ultrasound. Transplantation 70:392–395

Kardorff R, Klotz M, Melter M, et al (1999) Prediction of survival in extrahepatic biliary atresia by hepatic Duplex sonography. J Pediatr Gastroenterol Nutr 28:411–417

McBride KE et al (1998) Clinical features of the Alagille syndrome: Frequencies and relation to prognosis. J Pediatr Gastroenterol Nutr 26:580 (abstract)

Oda T, Elkahloun AG, Pike BL, et al (1997) Mutations in the human Jagged 1 gene are responsible for Alagille syndrome. Nat Genet 16:235–242

Rogiers X, Malago M, Gawad K, et al (1996) In-situ splitting of cadaveric livers. The ultimate expansion of a limited donor pool. Ann Surg 224:331–334

Shneider BL (1999) Genetic cholestasis syndromes. J Pediatr Gastroenterol Nutr 28:124–131

Sloof MJH (1995) Reduced size liver transplantation, split liver transplantation and living related liver transplantation in relation to donor organ shortage. Transpl Int 8:65–68

Sokal E, Gleghorn G, Da Silveira TR, et al (2000) Working group on liver and intestinal transplantation in children. Report of the working groups 2000. In: Sokol RJ (ed) 1st world congress of pediatric gastroenterology, hepatology and nutrition, pp 154–170

Stein JE, Vacanti JP (1994) Biliary atresia and other disorders of the extrahepatic biliary tree. In: Suchy FJ (ed) Liver disease in children. Mosby, St Louis, pp 426–442

Stenger AM, Burdelski M, Izbicki JR, et al (1999) Extrahilar mesenteric left portal shunt for portal venous obstruction. Dtsch Gesellsch Chir Kongressbericht 1242–1244

Strautnieks SS, Kajalwalla AF, Turner MS, et al (1998) Identification of a locus for progressive familial intrahepatic cholestasis (PFIC2) on chromosome 2q24. Am J Hum Genet 61:630–633

Weissberg JI, Andres LL, Smith LL, et al (1984) Survival in chronic hepatitis B. Ann Intern Med 101:613–616

# 第 20 章 小儿肝脏移植受体的影像学

本章大纲



## 20.1 引言

儿童患者中,有许多疾病可以引起肝脏的不可逆性损害,最终需要进行原位肝移植(OLT)。在进行 OLT 之前,需要进行详细的影像学检查。对儿童进行手术前的影像学检查时,很多中心使用超声等方法,并结合 X 线检查。如果腹部超声检查发现问题,如显示血管畸形,则需应用 MRI 进行进一步检查。只有遇到特殊的病情需要详细检查时才使用其他的影像学方法。

在儿科中,超声检查特别重要,这主要是因为它可以在床旁进行,不需要镇静剂也没有放射性。如果需要,很容易进行重复检查,而且费用相对便宜。另外,应用不同的多普勒技术可以检查血管内血流情况,这种方法既无创也不需要使用对比剂。

小肠和结肠胀气会限制超声检查的应用,使其难以显示完整的肝门结构,尤其是在 Kasai 手术(肝门空肠吻合术)后。下面的资料来源于 150 个儿童患者的 200 例 OLT。

## 20.2 腹部超声

对于急性或慢性肝衰竭患儿,在 OLT 术前评估时总是要进行腹部超声检查。其中包括实质器官的实时超声、彩色编码超声或能量超声的血管显影以及血流速度测定。

### 20.2.1 实时超声

对于任何肝脏疾病,腹部超声检查都是必要的。其适用于单次检查也适用于疾病有进展征兆时的系列检查。尽管在急性肝衰竭时往往很难获得有价值的病理超声表现,但慢性肝病的变化能很容易被观察到。手术时机的选择受客观病变表现(如门静脉血流逆转)的影响。初始检查应明确肝病的程度和并发症。依据脾肿大或门腔静脉分流形成的程度和腹水可以推断疾病的持续时间以及是否有其他器官受累或畸形。对于急性肝衰竭患者,OLT 之前应明确有没有出现颅压增高。正常的颅内血流灌注是进行 OLT 的必要条件,如果在再灌注期出现颅内附加升高必须进行相应治疗。

### 20.2.2 多普勒超声技术

应该避免直到手术中才发现血管异常或者畸形。因此与器官的影像学检查类似,应同时观察肝脾血管以及腹主动脉和下腔静脉。

首先研发了彩色编码超声(CCI)和随后的能量

超声(PAM),使多普勒超声检查效果得到了提高。这些不同的多普勒技术的应用,对于儿童肝移植的评价具有重要的意义。其检查时间较短,不会使单次检查时间超过20分钟。

通过分析各血管不同的血流谱可以得到客观的数据。使用多普勒原理测定峰值血流速度取决于射束角度。因此,必须确保多普勒发射束角度在0°~60°之间,使其不影响血流速度计算的准确性。此外,当射束角度过小时,记录的流速图会出现失真。在这种情况下可能会低估舒张期血流值。但是对于肝脏血管,用足够的扫描完全可以得到近乎理想的射束角度值。为了描述动脉血流情况,需要使用不同的指数,如Pourcelot阻力指数和搏动指数。利用这些指数可以通过收缩期-舒张期的振幅计算出最大收缩期血流。这两种指数的不同源于资料的抽取和计算中的差异。根据计算动脉血流速度的文献报道,有几个指数应用较多,特别是Pourcelot阻力指数和搏动指数应用更广泛,而阻力指数应用最广泛。下文中将讨论阻力指数[RI=(s-e)/s;式中s=收缩期峰值血流速度,e=舒张末期峰值血流速度]。根据RI概念可以推断,当舒张期血流增加时,RI降低,反之亦然。不应单独使用RI值来评价器官的灌注情况。还应该考虑血流波形和峰值血流。如果血压和血细胞比容正常,则只需比较动脉血流和RI值。

在引入CCI之前,识别门静脉、肝动脉和肝静脉耗时相对较长。因为管径较小的血管(如肝动脉)不一定能观察到其整个长度,所以很难找到一个正确的射束角度。CCI改善了这种情况。但是作为一个独立的方法,它只能显示血流方向。另外它还可以估计某一器官或器官某一部分中的血管数量。这样就可以发现到血管形成过度或血管形成不足。

如果肝动脉和门静脉距离很近,则会观察到彩色血流的重叠,所以很难将两者区分开。这时PAM有助于将二者区分开。PAM可产生与血管造影一致的图像。这是因为与CCI相比PAM的灵敏度更高。而且,PAM不依赖于血管—射束角度。其不足之处和局限性在于呼吸和运动会产生的伪影,尤其是年幼儿童。在个别病例中,甚至可观察到血管的外形。然而需要强调的是,用这种方法不能确定血流方向;它只能显示能量,不过有血流存在就会有能量。

## 20.2.3 肝脏

### 20.2.3.1 正常检查结果

通常,肋骨下超声扫描或对角肋骨间超声扫描可以全面有效地观察所有年龄患者的肝脏。肝脏实质具有较好的均质性。在下腔静脉上方,可以看到肝门及其血管。当检查低幼儿童时,实时超声几乎不能看到肝门处孤立的肝动脉。一般情况下,若不采用其他多普勒技术只能通过屏住呼吸才能分辨出肝动脉。在肝门处,通常在门静脉的左边可发现肝动脉。肝动脉的直径是个关键数值,因为它随心动周期而变化,而且图像的储存缺乏合适的触发点。不使用CCI时,无法观察肝脏外周的肝静脉分支。这儿的“外周”是指位于肝脏表面下的区域,大约有15mm深。

实时超声可以成功地观察所有儿童的门静脉。在肝门附近可以通过邻近的网硬蛋白和胶原引起的回声带来确定门静脉。在肝脏外周,几乎找不到这种回声带。移植前应该在肝门前部位来测定门静脉的直径。这是供者和受者门静脉进行手术吻合的部位。直径约为4mm通常可以进行安全的吻合。进食前后可以观察到门静脉直径的变化,但是对于儿童其与手术不相关。

肝脏分叶可以解剖学定位各条肝静脉。通常在肋骨下横断面上,可以看到3支星状血管,在到达横膈时彼此靠近。左边和中间的肝静脉相连形成单根静脉干,然后汇入下腔静脉。在与该静脉干几乎相同的水平,右侧肝静脉进入下腔静脉。在胸骨旁纵向剖面上,可以看到下腔静脉在肝内的走行。因为肝静脉的直径通常会有很大变化,所以就评价而言,测量肝静脉直径并非十分重要。这些变化是由于患者成长过程中的生理发育不同而造成的。任何关于肝脏疾病对静脉腔限制程度的估算都是不确定的。必须排除下腔静脉梗阻和肝静脉的异位连接。

应该使用实时超声来测定门静脉和肝静脉的直径,因为它们和活体实际值最接近(表20.1)。CCI的测定值通常比原位管径值要大。

正常多普勒检查结果。使用彩色多普勒检查肝门,通常可见一短段肝动脉呈细小的带状血管(图20.1)。

表20.1 37例不超过10岁儿童的门静脉、脾静脉、肝静脉、下腔静脉和主动脉的平均值、中位数和标准差

| | 门静脉(mm) | 脾静脉(mm) | 肝静脉(mm) | 下腔静脉(mm) | 主动脉(mm) |
|---|---|---|---|---|---|
| 平均值 | 6.8 | 4.3 | 4.4 | 7.6 | 8.9 |
| 中位数 | 6.3 | 3.8 | 3.8 | 5.9 | 7.5 |
| 标准差 | 2.6 | 1.9 | 1.8 | 4.4 | 3.7 |

由此可导出血流速度范围(表 20.2 和表 20.3)。如果肝动脉和门静脉只能一起被看到,则记录的最大血流范围是不正确的,因为这两个血管在测量时会相互影响。应该在肝动脉、肝门和肝脏外周的不同部位测定血流速度。如果血流正常,肝脏外周的 RI 要比肝门附近低。不要忘记,食物摄入(即空腹和进食后状态)会影响血流速度。肝动脉收缩期血流速度的平均值在餐后会降低。

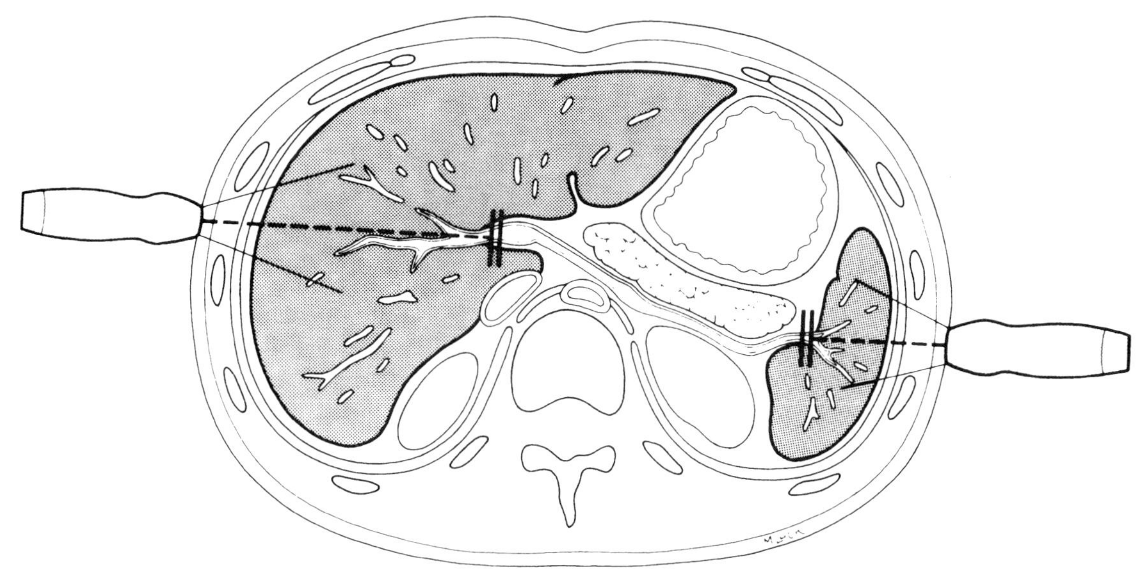

图 20.1 检测门静脉和肝动脉血流图以及脾静脉和动脉的血流时超声探头的位置。

表 20.2 10 岁以下儿童肝、脾动脉的血流速度(n=37)

| | 肝动脉(cm/s) | | | 脾动脉(cm/s) | | | 肝动脉(cm/s) | 脾动脉(cm/s) |
|---|---|---|---|---|---|---|---|---|
| | 收缩期 | 舒张期 | 舒张末期 | 收缩期 | 舒张期 | 舒张末期 | RI | RI |
| 平均值 | 44.8 | 21.1 | 13.0 | 52.6 | 40.9 | 18.3 | 0.70 | 0.65 |
| 中位数 | 44.9 | 20.8 | 11.6 | 52.2 | 29.5 | 17.5 | 0.70 | 0.66 |
| 标准差 | 13.4 | 7.9 | 5.1 | 13.3 | 37.7 | 8.9 | 0.05 | 0.07 |

表 20.3 10 岁以内健康儿童门静脉、脾静脉和肝静脉的血流速度(n=37)

| | 门静脉(cm/s) | | 脾静脉(cm/s) | | 肝静脉(cm/s) | |
|---|---|---|---|---|---|---|
| | 最大值 | 最小值 | 最大值 | 最小值 | 最大值 | 最小值 |
| 平均值 | 18.7 | 14.4 | 16.9 | 11.9 | 39.8 | 2.1 |
| 中位数 | 17.6 | 12.8 | 16.2 | 12.0 | 32.7 | 5.4 |
| 标准差 | 5.5 | 5.3 | 4.0 | 3.6 | 20.6 | 18.7 |

门静脉的 CCI 可以提供血流方向的基本线索。多普勒超声通常可显示流向肝脏方向的波状血流型式(图 20.2)。但记录结果常受到呼吸伪影的不利影响。门静脉的外周血流图和中心处是相似的。血流型式和门静脉主干的血流图的高度取决于管腔部位以及来自脾静脉、肠系膜下静脉和肠系膜上静脉的血供。摄食是测定峰值血流速度的另一个相关因素。摄食 30 分钟后,门静脉血流增加。门静脉血流和血压无关。但是如果腹内动脉的舒张末期血流测量不到的话,门静脉血流速度会降低。

在检查健康儿童时,彩色编码超声图上色彩质量改变表明肝静脉血流方向随呼吸而改变。波形图上的可见轮廓显示出两相或三相脉动血流型式(图 20.2)。横膈的呼吸运动或心脏收缩对肝静脉血流有明显影响。肝静脉血流型式也受心脏活动的明显影响。在正常情况下,肝脏外周的波形和下腔静脉附近类似。然而,外周的血流速度却低得多。

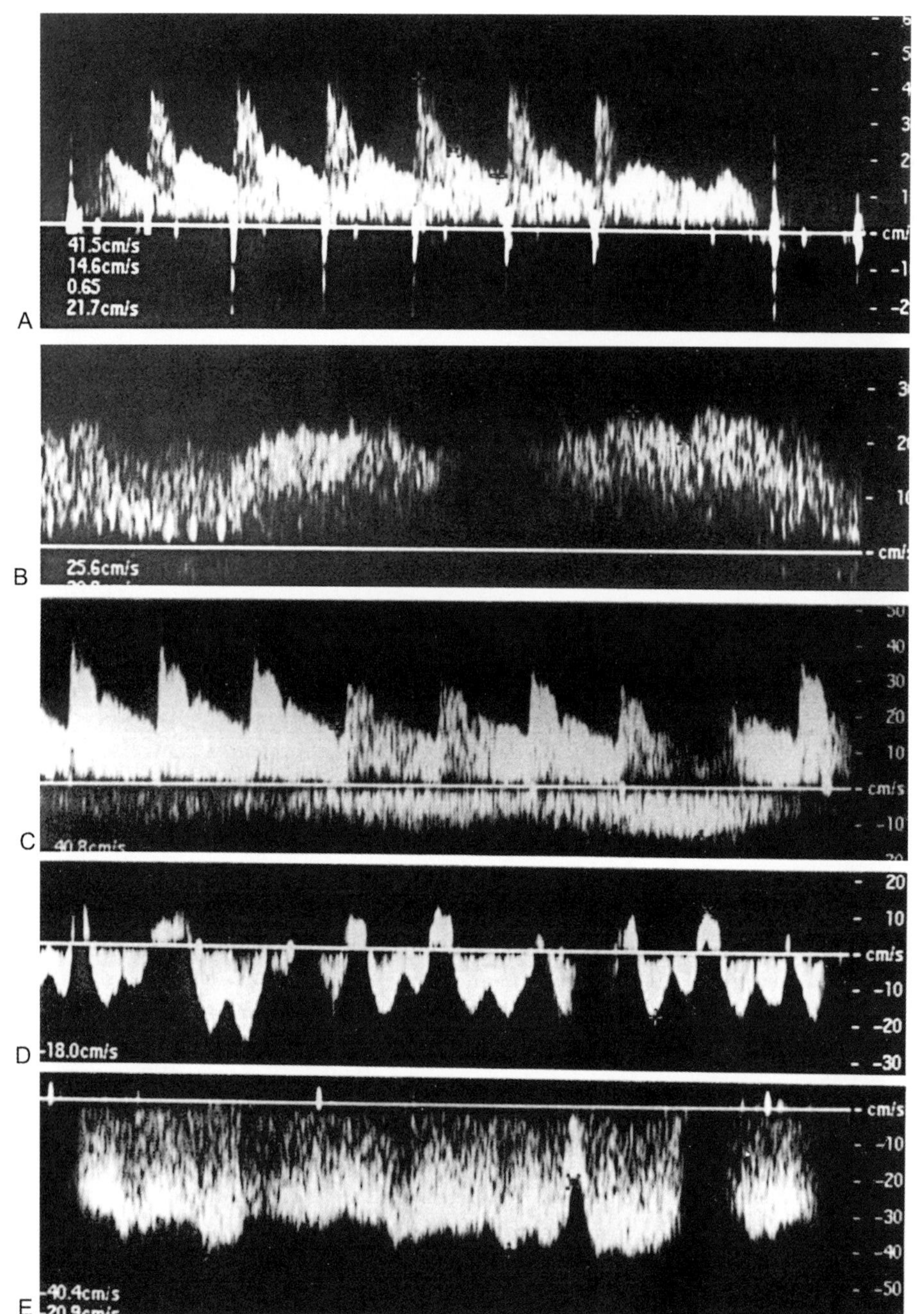


图20.2 一名8岁女孩因腹痛进行检查时的正常波形。RI为0.65时显示的肝动脉正常波形。这个波形和脾动脉的血流波形相一致(A和C)。门静脉和脾静脉血流均为波状。脾静脉的血流速度低于门静脉。这是一种典型表现(B和C)。波形D和E是肝静脉主干典型的血流波形。该波形可以为两相或三相。

#### 20.2.3.2 病理状态检查结果

##### 20.2.3.2.1 急性肝脏衰竭

感染、蕈中毒、药物毒性和代谢紊乱等都可以导致急性肝脏衰竭。鉴别诊断必须考虑到Wilson病或自身免疫性肝炎等不明慢性疾病导致的急性代偿失调。慢性疾病中,还有脾增大伴侧支循环。

急性肝脏衰竭的早期症状很轻微。第一个阶段器官会肿大。同时,肝脏的回声生成会减弱。这种变化超声很难发现,因为回声生成受个体体形的影响。通常,在急性肝脏衰竭时,应比较同一个体的病肝和健康肾脏的回声强度。在第二个阶段会出现脂肪变性,并伴有不均匀的回声生成增加和回声增强(图20.3)。观察胆囊会有助于诊断。在感染状态,可观察到胆囊壁增厚。有时可以看到少量液体。30%的急性肝炎病例,可检测到肝门处淋巴结肿大。未观察到脾脏体积的明显增大。

病理状态多普勒检测结果。在早期阶段,肝门血管中心记录的血液图通常与正常结果相比只有微小变化或没有变化。随着病情进展,收缩期血流速度会增加,而舒张期血流速度会降低。通常,当脂肪变性加重时,外周动脉血流会变窄,导致RI值增大(图20.3)。如果肝脏疾病继续恶化,会导致外周静脉血流型式改变,使其越来越像带状。

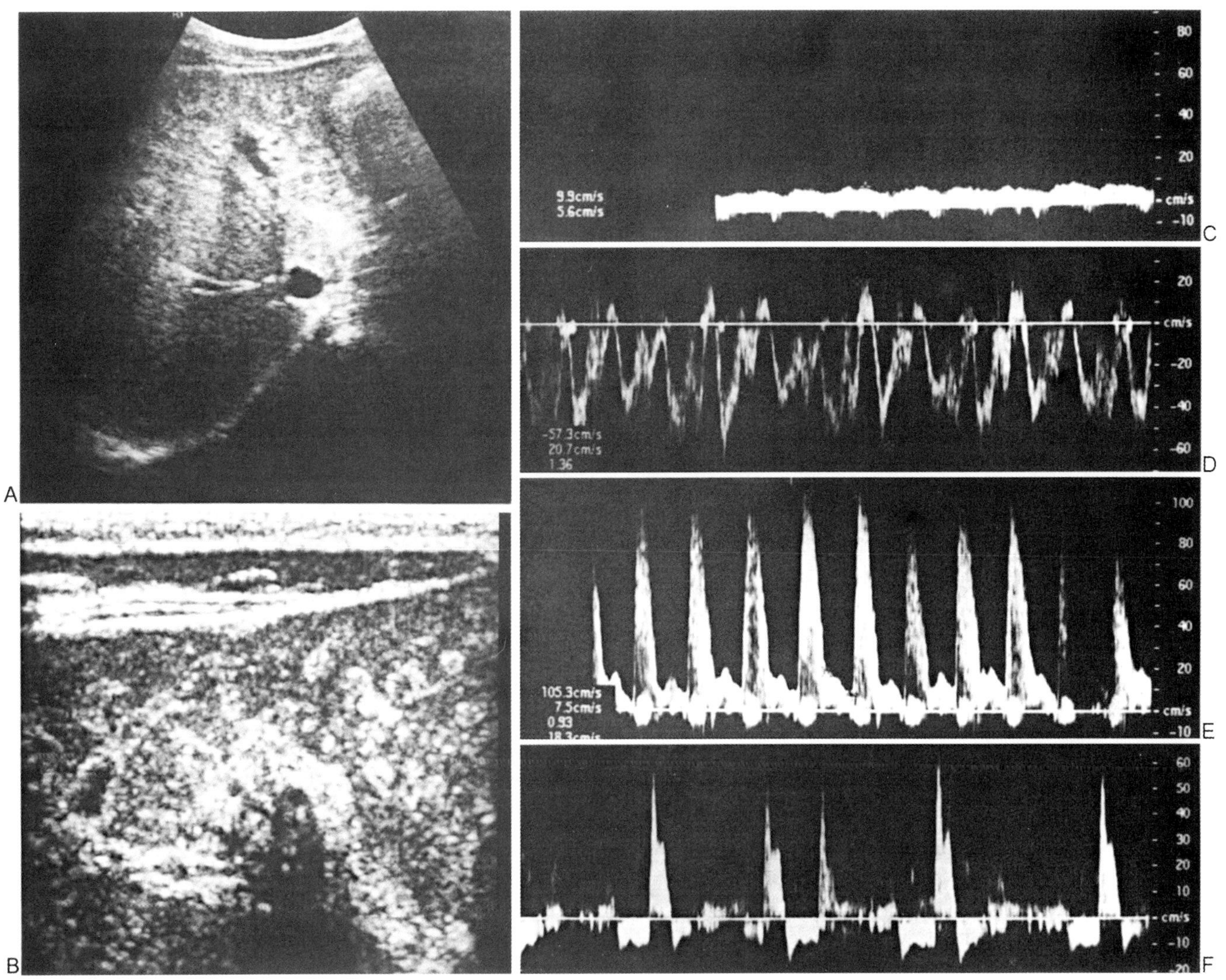


**图 20.3**　不明原因的急性肝衰竭(2 岁男孩)。肝脏及其表面的回声生成不规则(A)。使用 10MHz 探头进行高分辨率检查时背侧信号明显较弱。肝脏左叶和右叶均可见。小范围改变提示有明显的肿胀(B)。血流相显示在门静脉主干周边有血流信号(C)。在进入下腔静脉附近的肝静脉各个分支可以测到典型的三相血流波(D)。肝门处肝动脉的收缩期血流明显升高。舒张末期血流降低(E)。6 小时后动脉血流改变,收缩期峰速血流速度降低且整个舒张期血流逆行(F)。

门静脉主干的血流量可以在相对较长的时间内维持在正常范围内。肝脏外周的器官肿胀伴有肝门处血流通路的灌注减少。然后检测到的门静脉血流速要比脾静脉低。在这个阶段可以推断侧支循环系统将会形成。

### 20.2.3.2.2　慢性肝脏衰竭

大约 50% 的慢性肝脏衰竭儿童患有肝外胆管闭锁。既然无法用超声来检测健康婴儿和幼儿的胆道,也就不可能用这种方法来诊断胆管闭锁。可以确定肝内大胆管的囊样扩张,如卡罗利综合征(图 20.4)。卡萨伊手术后可以发现肝内囊肿。另外,肝外胆管闭锁不可能出现胆管囊肿形成。

出生后不久,超声通常不能给出明确的病理结果。必须考虑到肝外胆管受压(如先天性胆总管囊肿)(图 20.5 和图 20.6)。随后必须观察胆囊,测定进食前后的胆囊。如果胆囊缺失或者仅仅是发育不全和进食后不收缩,则必须考虑肝外胆管闭锁。胆管闭锁有不同的类型。肝外胆管闭锁患者的解剖学变异包括:78% 是肝外胆管全部受累,15% 是胆囊未闭,7% 累及远端胆总管,所以对这种疾病超声造影的作用很小。闭合可以位于胆囊管前方或其远端,所以仅有一个小而僵硬的胆囊即可断定为肝外胆管闭锁。肝脏活检是接下来必须进行的诊断步骤。证实胆囊有收缩性并不能排除胆管闭锁。因此对于未确诊病例,进行肝胆管顺序闪烁显影是一项有效的功能检查项目。根据 Kasai 于 1987 年的报道,应该尽早进行肝外胆管闭锁诊断,因为只有在出生后头两个月内进行肝门胆肠吻合术才能获得成功。

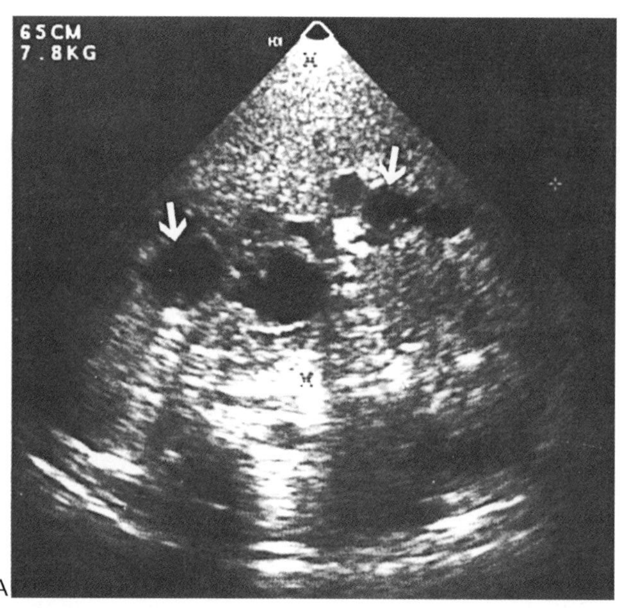


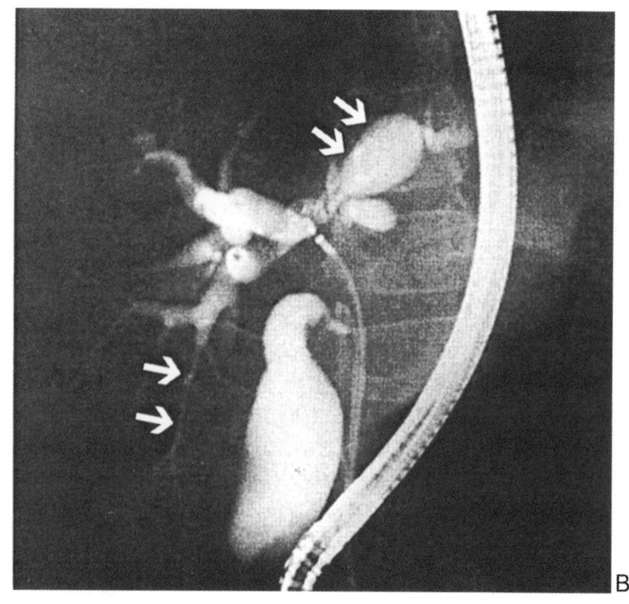


**图20.4** 卡罗利综合征(7个月男孩)。超声检查显示肝内胆管串珠状扩张(箭头所示)。有明显的肝硬化(A)。内镜下逆行胰胆管造影术后,注射的对比剂流入到扩张的胆管(箭头所示)。肝外胆管外形明显,有正常的管径(箭头所示,B)。

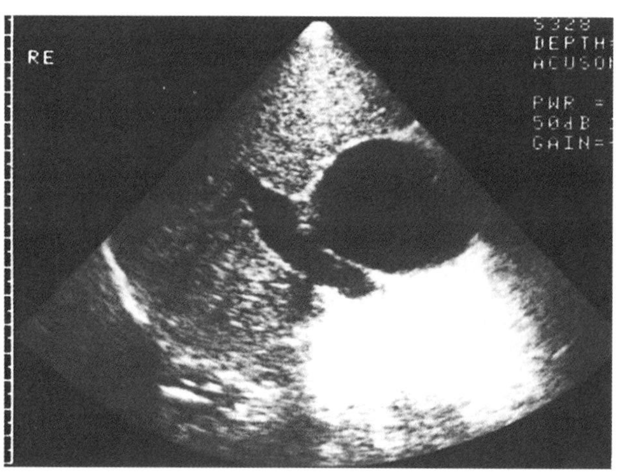


**图20.5** 大的胆总管囊肿(10岁女孩)。受到压迫后胆总管扩张。

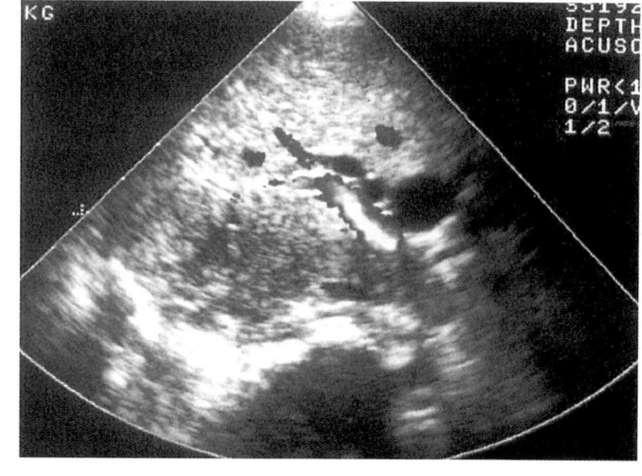


**图20.6** 胆总管囊肿伴胆总管扩张(4岁半女孩)。实质不均匀。通过CCI很容易区分胆管和门静脉。(见彩图)

肝外胆管闭锁、肝内胆管发育不全和进行性家族性肝内胆汁淤积之间的鉴别主要依靠临床化验结果和组织学检查。病情发展迅速的胆汁淤积性肝硬化是婴儿胆汁淤积性病变的主要特征。患有慢性终末期肝病的大龄儿童则表现有不同类型的基础疾病,如自身免疫性肝炎、硬化性胆管炎、隐原性肝硬化。但是不可能对所有这些疾病确定出特异性超声特征表现。通常,这些疾病都伴有弥漫性肝硬化症状。在初始阶段,可以观察到门静脉周围回声生成明显增加。再生阶段可引起肝脏体积明显增大,而硬化阶段则导致肝脏萎缩(图20.7)。应该严格按照以下标准来检查肝脏:

1. 通过测定长度、宽度和深度来确定肝脏体积(图20.8)。
2. 肝脏表面有无起伏或隆起。
3. 肝尾侧角的变化,从正常的45°到更大的角度。
4. 肝实质非均质性,伴有弥漫性分布的或局部再生。
5. 显示有功能性的胆囊。
6. 肝脏血管的直径和长度。
7. 血流类型的变化。

先天性胆道畸形会出现一些特殊问题,因此需明确有无其他腹内异常或先天性综合征。可以观察到肝脏结构和位置的不同,例如内脏逆转或内脏移位。手术前必须明确无脾或多脾综合征伴血管畸形,例如下腔静脉间断、不对称性延续、十二指肠前门静脉症等(图 20.9 ~ 图 20.11)。

不管是这些综合征中的哪一种,其形态和位置的异常都是作为手术矫正脐突出或腹裂的后遗症而形成的。在这些病例中,不一定会存在血管异常。可能发生血管受压,从而引起肝叶萎缩。

病理状态多普勒检查结果。应使用 CCI 或 PAM 来检测肝动脉、门静脉和肝静脉的长度。了解肝脏动脉血供的变异对于血管吻合过程是有用的(图 20.9和图 20.11)。尽管如此,由于上空肠和结肠内的气体干扰,多普勒方法无法达到血管造影术的精度。在个别病例中,严重发育不全的肝动脉舒张期血流速度明显低于脾动脉。尽管门静脉血流减少,但很少观察到肝动脉的代偿性增生。

一旦发现蝶状肝脏或多脾,都必须考虑十二指肠前门静脉症(图 20.11)。门静脉在肝脏外周的迂曲分支是慢性肝病的一个体征。观察到肝脏血管系统有些减少。在慢性肝病中,肝中央静脉完全梗阻很少见。

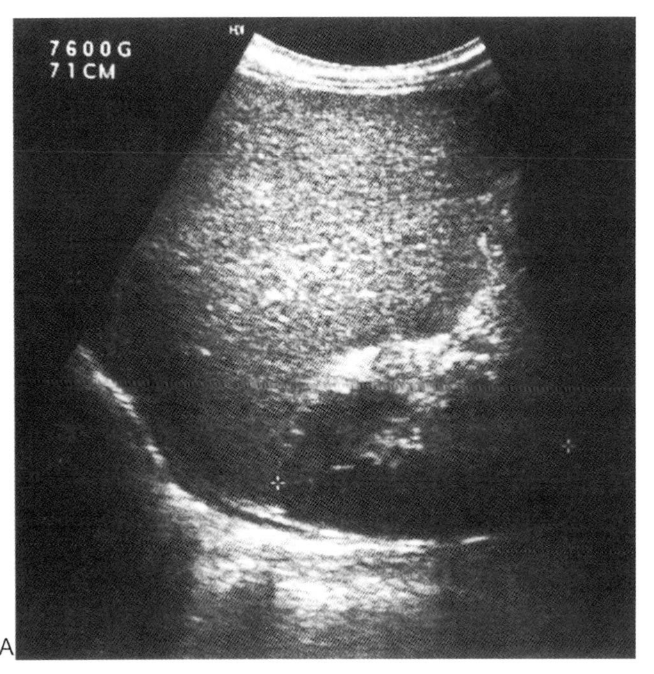


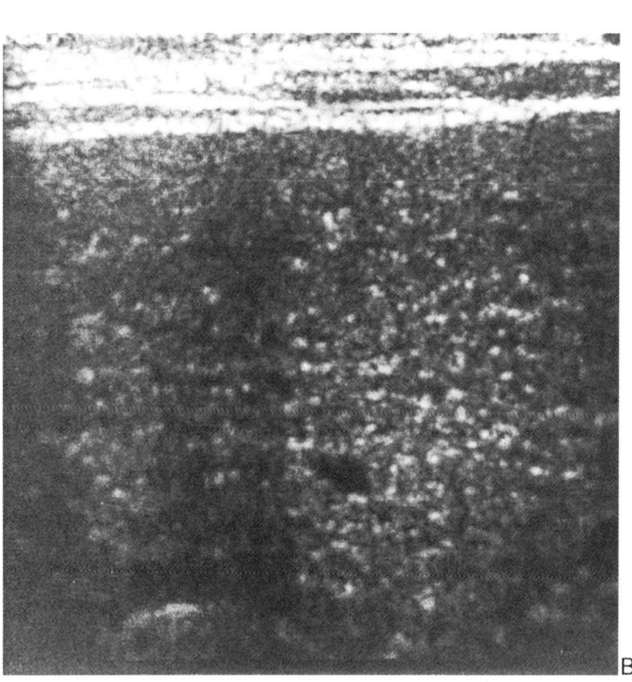


**图 20.7**　肝内胆管闭锁导致的肝硬化(1 岁 3 个月女孩)。肝脏回声不均匀。肝肋缘弯曲(**A**)。高分辨率的肝脏超声(10MHz 探头)可以更清楚地看到肝实质回声不均匀(**B**)。

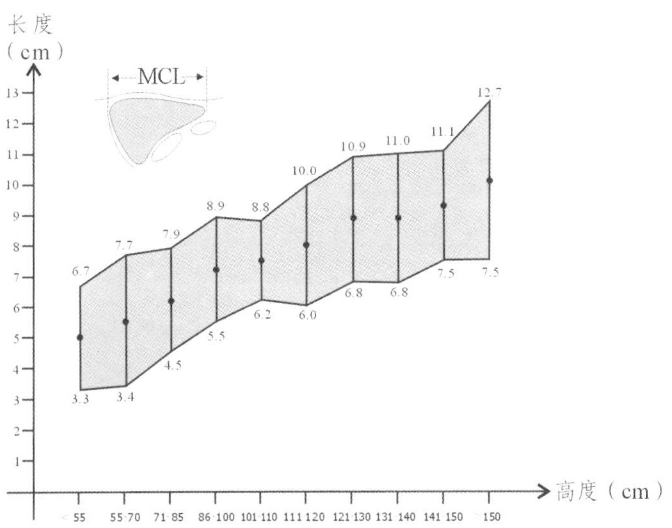


**图 20.8**　健康儿童肝脏高度和长度的相关性。沿锁骨中线(MCL)测量。平均值 ± 2SD。

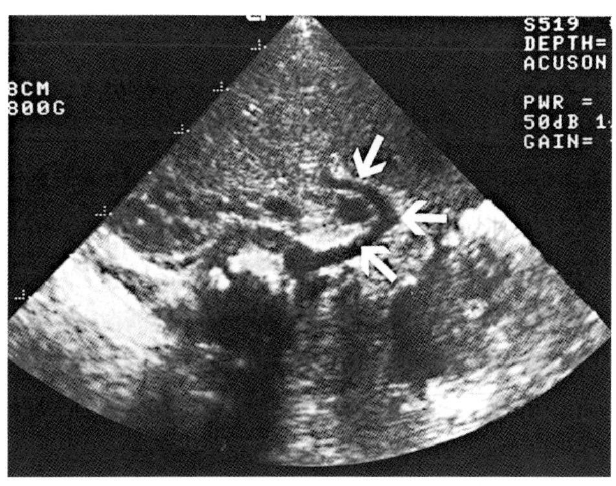


**图 20.9**　胆管闭锁患者动脉血管畸形(3 岁儿童)。切面超声显示肝动脉(箭头所示)在脾静脉处弯曲,然后向肝门走行。

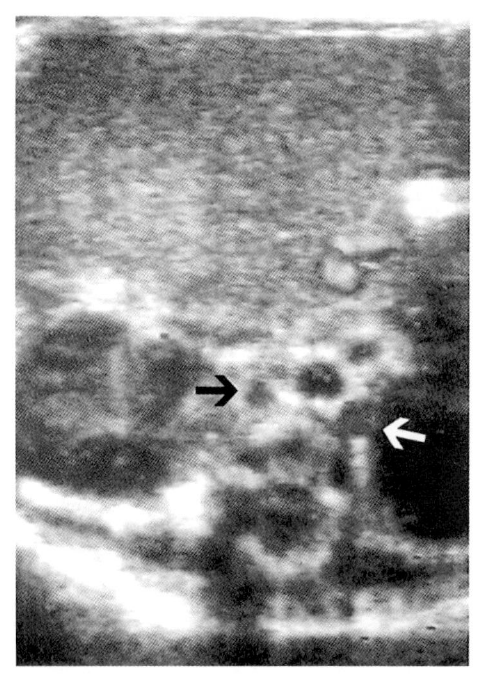

**图20.10** 无脾综合征(8岁女孩)。半奇静脉(箭头所示)在主动脉的左边。下腔静脉的狭窄段在右边(箭头所示)。肝内下腔静脉也闭锁。(见彩图)

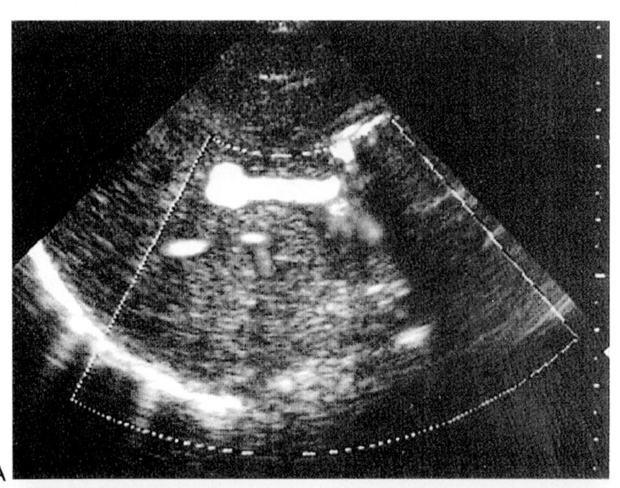

A

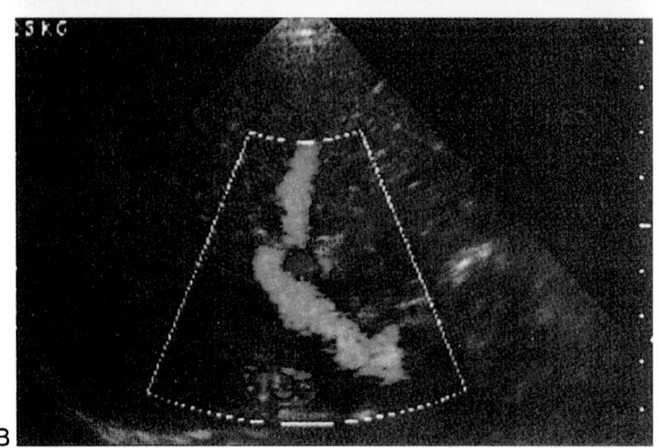

B

**图20.11** 肝外胆管闭锁合并多脾综合征(3个月女孩)。PAM显示在门静脉水平穿过十二指肠。这是十二指肠前门静脉症典型的表现(**A**)。通常,CCI显示门静脉流经肝脏边缘下方,然后升高并进入肝脏(**B**)。(见彩图)

随着肝病的加重,更加难以描述肝静脉。如果肝脏较小且硬化,肝静脉管径通常较小。它们会向横膈移位,并迂曲走行。通常只能使用彩色编码超声才可能识别(图20.12)。尽管如此,在此阶段很难确定肝静脉引流是进入下腔静脉还是直接进入右心房。肝移植时,需要采用不同术式来进行肝静脉流出道的重建。在慢性肝病的终末期,肝脏血流已完全紊乱。

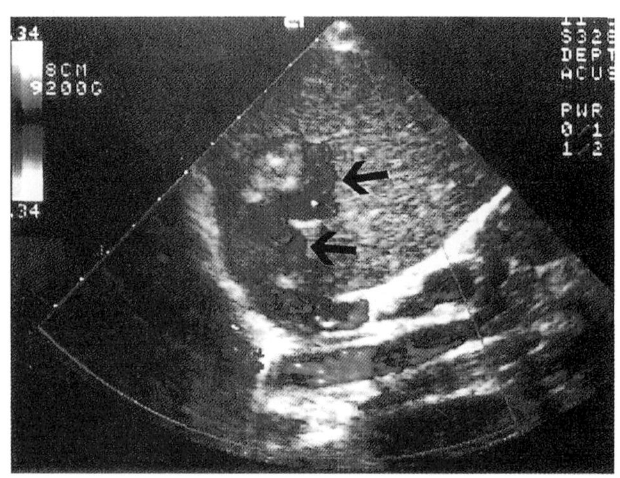


**图20.12** 胆管闭锁患者的肝静脉变形(2岁女孩)。随着肝硬化的加重,肝静脉的位置会改变(箭头所示)。另外,这些血管的管径也会发生改变。(见彩图)

采用头尾纵向扫描,可观察直接流入下腔静脉的非典型性肝静脉。在这些病例中,必须确定下腔静脉的肝内部分是否有相应的血供或者该血管是否发生了梗阻。如果尾状叶肥大且下腔静脉受压,则更难判断(图20.13)。在这种情况下,使用PAM会有帮助。如果下腔静脉阻断,则应寻找奇静脉。这个管径较小的静脉通常位于腹主动脉附近。

有时只能从右侧腹股沟处(股静脉),或者从右腿的一条静脉进行腔静脉造影术来确定。从左侧使用造影剂会导致错误的诊断,因为造影剂可能会从腰部静脉丛流出。

周围组织的弹性也会对肝动脉和门静脉的血流谱产生明显的影响。因为肝脏纤维化和硬化会增加实质的阻力,因而会严重影响血流谱。肝动脉和门静脉都会受累。在早期阶段,肝动脉和门静脉的血流受代偿性影响。在发生血流速度降低和门静脉内血流方向改变的同时,在肝动脉主干处的管径会出现代偿性增大,以及收缩期流速增大而舒张期流速降低。结果使RI大约升高至1.0。在肝内梗阻的终末期会出现舒张期逆向血流(图20.14)。由于肝脏

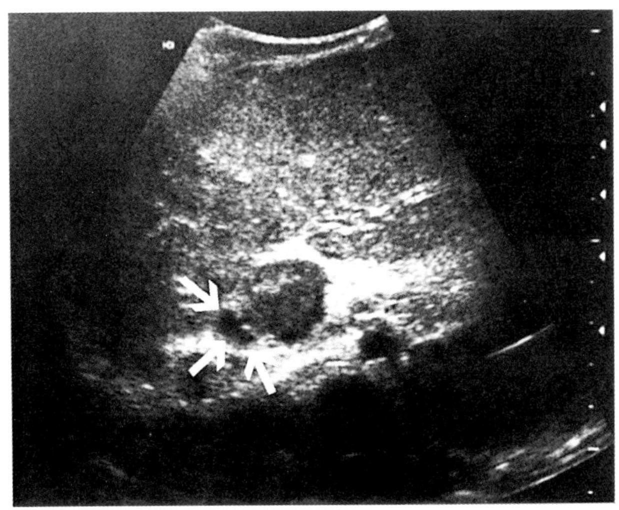

图 20.13 肝硬化伴肝尾叶肥大(1 岁男孩)。肝脏呈现明显的硬化征象。肝尾叶的增生导致下腔静脉流向改变和受压(箭头所示)。

的恶化不一致,因此在不同部位可发现不同的血流型式或 RI 值(图 20.15)。中心 RI 值可反映出不同外周部位血流状态的总和。

肝病晚期,门静脉主干的血流速度降低。流向肝脏的血流首先减少,随着疾病的进展,最终全部为流出肝脏的血流(图 20.16 和图 20.17)。血液由肠系膜上静脉、胃左静脉、肠系膜下静脉或者脾侧支血管流出。然而必须注意的是,除了肝硬化的终末期外,肝脏不同部位导致肝内分流的各种血流共同构成了肝脏净血流。

肝实质缺乏弹性不仅导致肝动脉和门静脉血流改变,而且还引起肝静脉血流波形改变。在肝外段血管,血流波形与此部分相似,但是局部区域比主干部位差。在组织弹性改变时,首先造成下腔静脉入

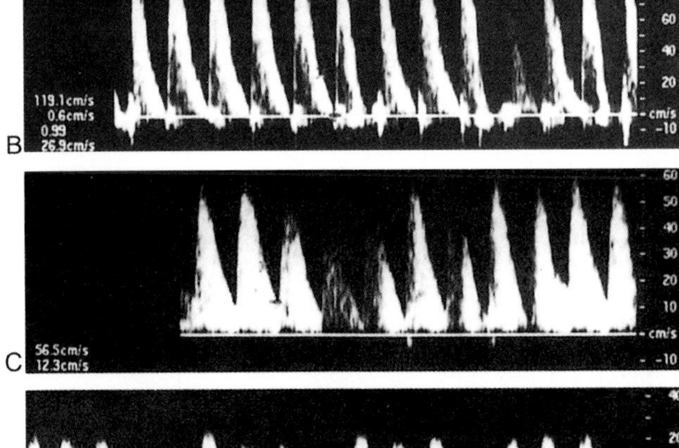


图 20.14 肝外胆管闭锁(2 岁男孩)。切面超声显示病肝上有几个囊样肿块(A)。由于肝病及占位性囊肿,在肝脏的不同部位出现不同的血流:在肝门处很难检测到舒张末期血流。相反,收缩期峰值流速血流约 120cm/s(B)。囊样肿块周围血流几乎正常(C)。在肝实质的其他部位,舒张末期血流逆转(D)。

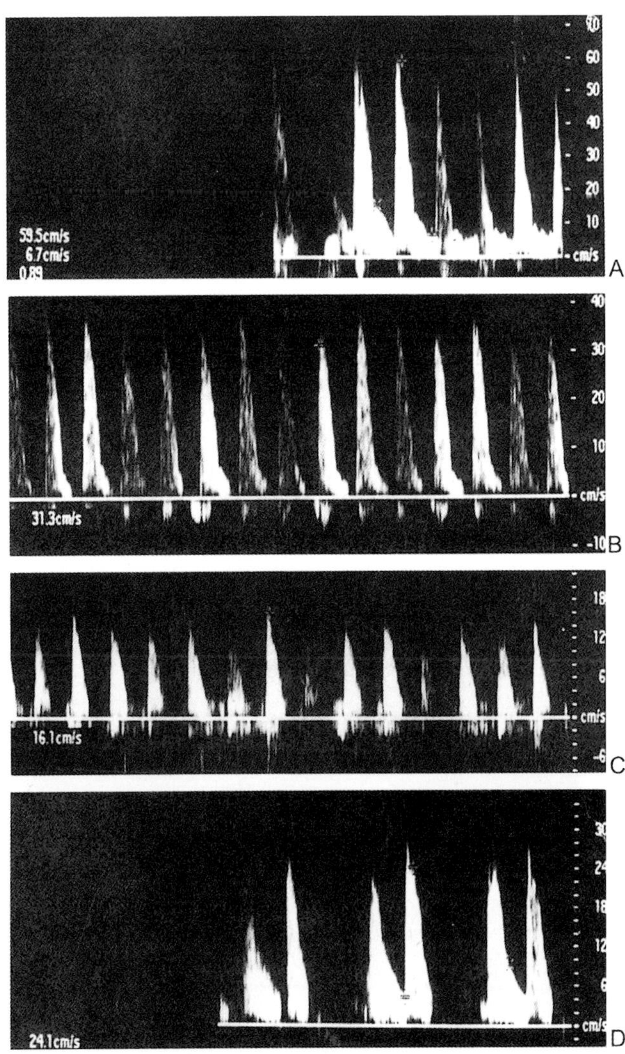


图 20.15 胆管闭锁导致的肝硬化(1 岁 6 个月男孩)。在肝门附近可测到舒张期血流。RI 约为 0.9(A)。在肝外周的某些部位没有舒张末期血流(RI:1.0;B,C)。在其他区域,可以检测到舒张末期血流,RI 比肝门处好(RI:0.82; D)。

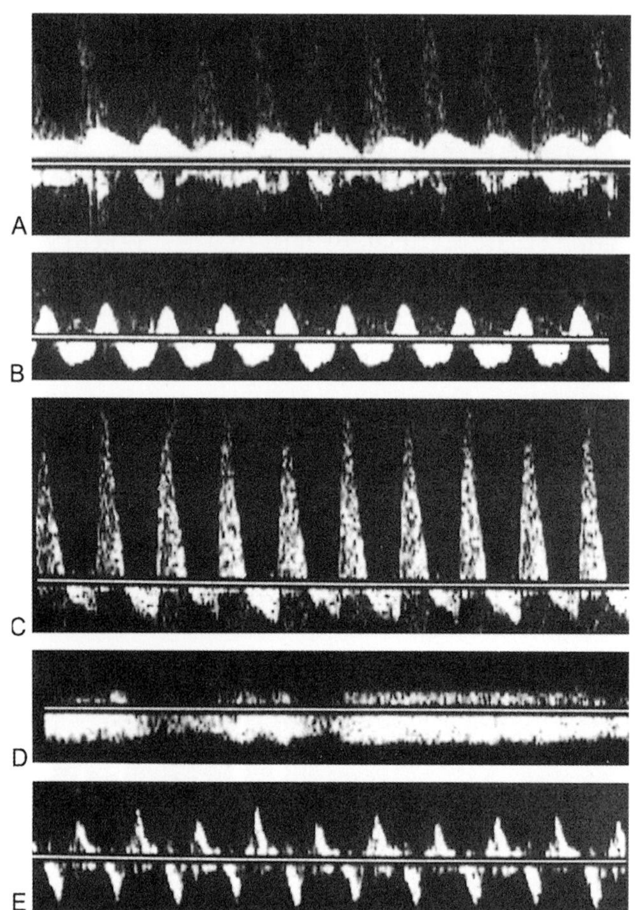


图 20.16 胆管闭锁(2岁女孩)。此前这个孩子做过 Kasai 手术,随后肝脏血流信号持续减弱。后期检查显示肝动脉和门静脉的血流方向正常。RI 为 0.9,比正常值高。门静脉血流呈波状但已经减少(A)。然而约 2 个月后门静脉血流便呈波动状(B)。大约又过了一个月后,肝动脉整个舒张期血流逆转(C)。此时门静脉完全为离肝血流(D)。肝静脉血流呈三相,正向和负向血流均为针状(E)。

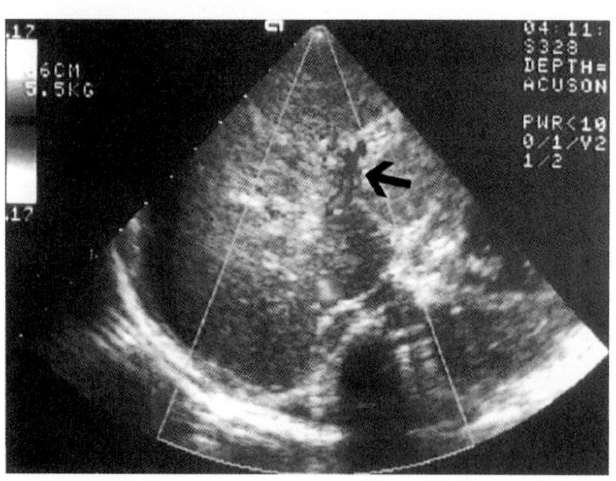


图 20.17 门静脉发育不全(1岁女孩)。肝脏回声强度不均质。门静脉蓝色编码表明小管径血管出现血流逆转(箭头所示)。经手术证实,门静脉发育不全。(见彩图)

口处三相波形的缺失(如果存在的话)。接着会持续恶化直至只有最小的带状波形或者最好的是能保留起伏状波形。这表明右心房血液反流不再影响肝静脉血流。

### 20.2.4 脾

#### 20.2.4.1 正常结果

门静脉高压对脾有继发影响。因此需要对其进行超声检查,尤其是在 OLT 术前。通常,超声检查脾较容易,最好选择背外侧扫描,位置选在第 10 肋间处,背部腋线的左侧。脾产生的回声通常是均匀的。和肝脏相比,脾的回声较弱。

脾是椭圆形至锥形器官。它可以位于左肾旁或左肾上。但是,体积增大并不仅限于纵向长度的增大。因此还必须从内外侧方向对脾进行检查。为了诊断脾体积增大,必须测量脾的长度、宽度和厚度(图 20.18)。为了使随访条件最优化,必须正确选择和规定扫面方位,即:纵向扫描能很好观察肾脏,而横向扫描能观察脾门。尽管对扫描方位进行了标准化,但是测量结果相差 1cm 左右仍属正常。

必须在横切面对脾门及其动脉和静脉进行检查。虽然婴儿的脾静脉直径能用实时超声成功地进行测定,但是却很难测定脾动脉。应该记住的是,由于动脉直径和心脏周期有关,因此比较动脉直径时必须依据同一血流周期进行的测量结果(表 20.1)。

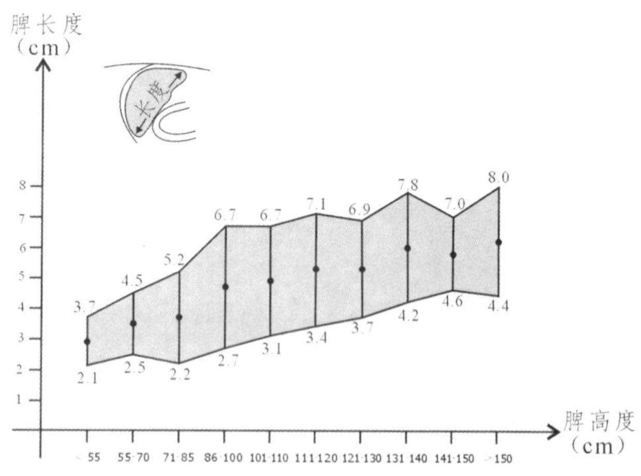


图 20.18 健康儿童脾高度和长度的相关性。平均值 ±2SD。

正常的多普勒检查结果。通常动脉和静脉的峰值血流速度应该在脾门外测定(表 20.2 和表 20.3)。如果把脾门置于横切位,当把射束角度调到最佳时,则可以使用 CCI 在纵向位观察血管(图 20.1)。如果动脉和静脉彼此非常靠近，通常只能在描绘出动脉和静脉的波形后才能识别多普勒信号（图 20.2）。然而必须考虑到这种描绘方法并非总能记录到最大峰值血流速度。通过比较所记录的脾动脉和肝动脉的 RI 值和波形，可以评价肝病的程度。脾静脉血流呈现出起伏状至带状特征。

#### 20.2.4.2 病理检查结果

在急性肝衰竭时，脾脏并不明显增大。患有慢性肝病的儿童，脾往往会增大。在这种情况下脾的回声强度会有所改变，但没有任何附加的临床意义。脾肿大时，脾动脉和静脉的直径常会增大。脾静脉迂曲提示有门静脉高压。应通过 CCI 进行检查。

偶尔可发现孤立的囊肿，但临床意义不大。如果对囊肿的性质有疑问，需进行随访检查，甚至进行手术干预。

有时可在脾门处发现副脾。副脾和原脾的回声生成相似。大多病例中，副脾的直径大于 1cm。对 OLT 进行评价时，如果术中需要切除脾脏则必须寻找有无副脾。脾切除后，副脾将独自发挥脾的功能。

多脾或者无脾提示患有心脏疾病或有其他伴发畸形，如腔静脉发育不全、不对称性连续、对称肝和十二指肠前门静脉症。还有一些其他的指征提示患有心脏疾病，如肠旋转不良、永存左侧上腔静脉以及双侧肺均为两叶。文献中描述的另一个并发症为脾梗死。异位脾难以鉴别。这时需行闪烁显像。

病理状态多普勒检查结果。伴有流入阻力增高（RI 值较高）的肝病，最终将导致脾灌注改变。此时脾动脉血流增加，而门静脉血流减少且最终出现脾静脉血流减少。因此使脾压升高且脾脏增大。随着病程的进展，往往会出现高动力状态动脉血流。常会出现收缩期血流增加而舒张期血流很少受到影响。RI 通常保持在正常范围内（表 20.2）。

如果脾增大的时间较长，也会发展成脾功能亢进。此时毛细血管床增加而脾血流阻力开始降低。收缩期和舒张期血流均会增加，因此 RI 会明显降低。结果会出现继发性“盗血现象”，使流过脾的血流量增加。超声可见的另一个明显指征是脾动脉和脾静脉的管腔直径增大。开始时静脉血全部流出脾外，后期出现阻力增大，并可在脾门处检测到不同流速的明显支。

### 20.2.5 门静脉高压和门腔静脉分流

#### 20.2.5.1 门静脉高压

门静脉高压的病因分肝前、肝内和肝后 3 种类型，也可能有交叉型。大多数儿童在 OLT 术前存在有肝内阻滞。肝内阻滞时的实时超声改变以及对血流的相关影响在本章后面详述。

通常，肝前血流阻滞儿童中最常见的阻滞（图 20.19）。这种闭塞是由于门静脉血栓造成的，门静脉血栓的原因有：①脐静脉插管，②晚期脐炎，③脾切除术后出现门静脉周围感染使肠系膜静脉区发生血管异常，④肿瘤引起的压迫，⑤高凝血综合征。

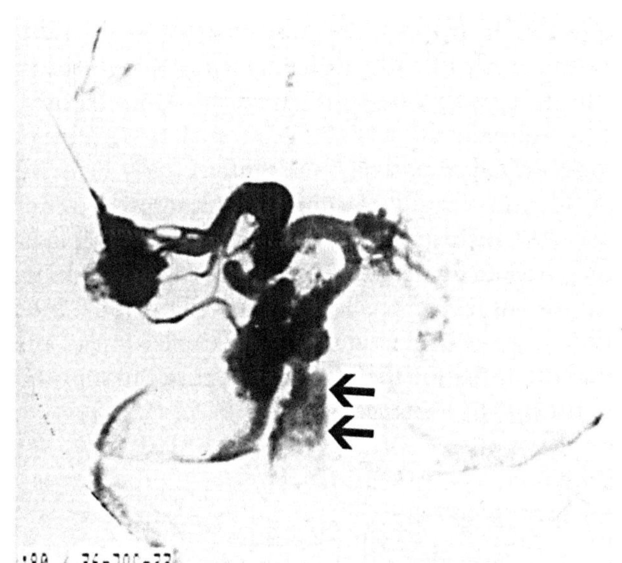

**图 20.19** 肝前阻滞（16 岁女孩）。直接脾门静脉造影显示对比剂主要从脾静脉流出。可以看到胃底和食管区的血管曲张（箭头所示）。只有非常少量的对比剂到达肝内门静脉分支。

门静脉血栓形成后，肝门处开始形成侧支。这条肝门旁分路可维持肝门的血液循环。通常超声可显示由多条小管径血管造成的肝门回声增强（图 20.20）。血流图显示静脉血流速度降低，一般低于 10cm/s。肝内门静脉分支常有类似的血流速度。在肝脏外周附近，流速可降低至大约 3cm/s 可出现经肝动脉的代偿性血供。

空洞样变形患者的治疗选择依症状而定，可采用硬化疗法或分流术。也可以通过肠系膜门静脉分流术（Meso-Rex 分流术）从生理上来防止梗阻的发生。分流成功可使门静脉高压降至正常，并可改善肝内血液灌注。进行这项手术时必须进行脾门静脉造影，以观察肠系膜上下静脉和脾静脉。直接脾门静脉造影的另一个优点是可以测定门静脉压力和观察侧支循环。

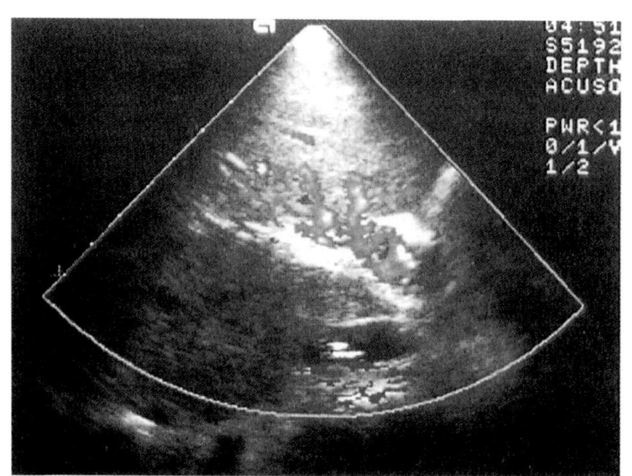

图 20.20 导致空洞样变形的门静脉血栓形成(7岁半女孩)。肝门本身可产生回声。迂曲的血管流着门静脉血。(见彩图)

肝后阻滞在儿童中很少发生。一般是由于肝静脉或下腔静脉区引流缺陷造成的。引流缺陷可由肿瘤压迫或肿瘤破裂造成,例如成神经细胞瘤或下腔静脉最上部的Wilms瘤。在血流动力学有明显改变的缩窄性心包炎中也可发现同样的情况。在一条主要肝静脉中偶见先天性蛛网状组织也曾有报道。大多数机械性梗阻可用超声清楚地看到。当许多静脉闭塞时,更难以证实是静脉闭塞症还是极其少见的巴-希综合征。有缺陷的静脉流出道可导致肝脏肿大和腹水形成。多普勒可显示门静脉分支和肝静脉本身血流减少。

#### 20.2.5.2 门腔静脉分流

当超声或CCI显示门静脉高压时,需要寻找侧支循环或分流系统的征象。在OLT中,了解血流动力学上必不可少的侧支循环是非常重要的。在再灌注过程中,结扎脾侧支血管和左侧胃静脉可以改善不足的门静脉血流。

#### 20.2.5.3 实时超声中的分流现象

应采用实时超声来寻找侧支循环。通常先从肝门处开始检查。由肝内血留阻滞引起的门静脉高压会导致门静脉直径增大。但是只有到形成有效的侧支循环之后才会这样。这种自发性分流的形成在婴儿和幼儿中可能要比成人快。在这个年龄组中,门静脉直径增大较少见。相反在肝内阻滞时,门静脉宽度正常或变窄则提示有侧支循环。

根据Patriquin等于1985年的报道,在各种类型的肝阻滞中,通过用超声测量小网膜的厚度都可评估静脉曲张。另外,使用纵向扫描还可以测定左肝叶和腹主动脉之间的间距。如果小网膜的直径是主动脉直径的1.7倍,则存在静脉曲张。然而,患有肝硬化的患者使用超声检查这个区域常会有困难,因为其上叠加有充气的肠道结构。肥胖症引起的脂肪沉积、类固醇治疗和腹部淋巴结病都会导致小网膜体积增大。

自发性门腔静脉直接分流可使下腔静脉血供明显增加(图20.21)。这会导致下腔静脉在分流处的上方管径增大(图20.22)。另外,也可以直接看到血管迂曲。这些侧支血管通常属于冠状胃食管静脉系统。可以在左肝叶下方或者脾门处发现这些扩张的血管(图20.23)。通常,约90%的冠状胃食管血管曲张可被正确查出。

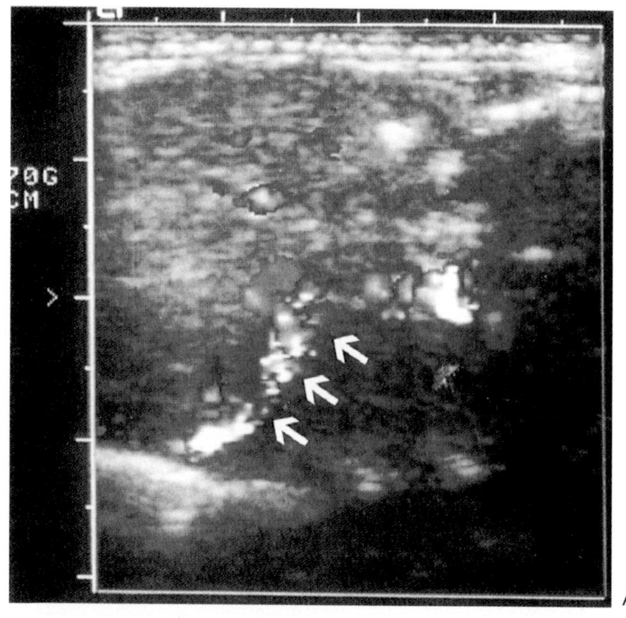


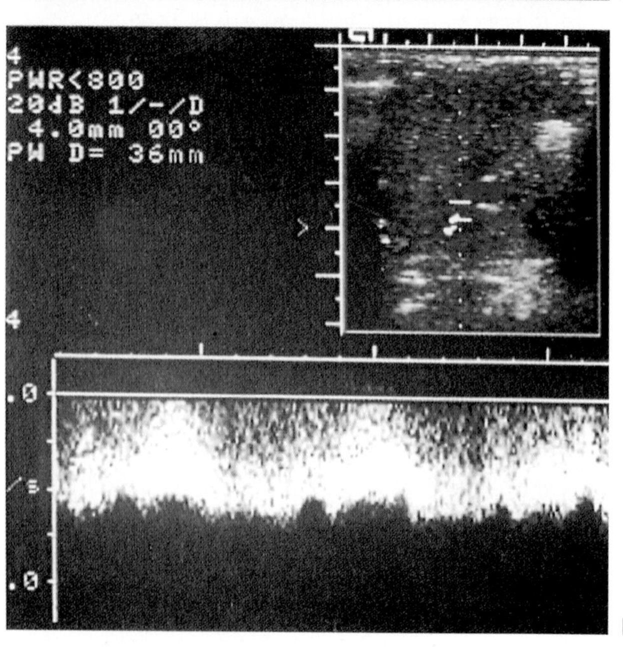


图 20.21 血色素沉积症伴先天性门腔静脉分流。病肝内回声明显不均匀。在门静脉和下腔静脉之间有分流相连(箭头所示,A)。分流的血流为波状,流速超过50cm/s(B)。(见彩图)

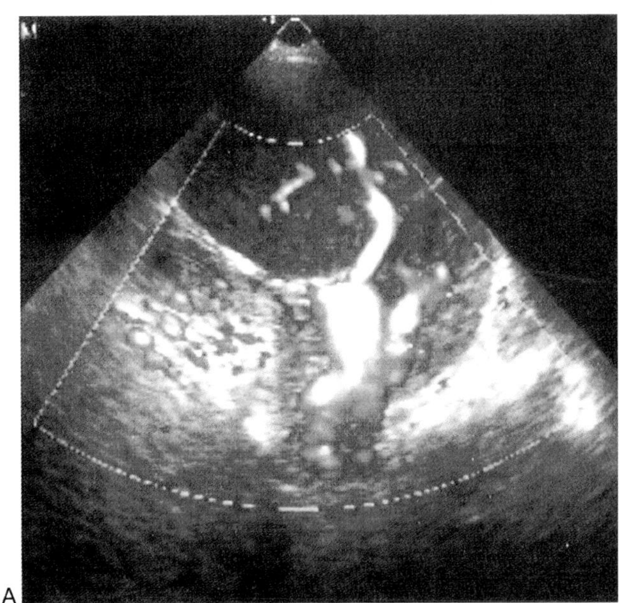
A

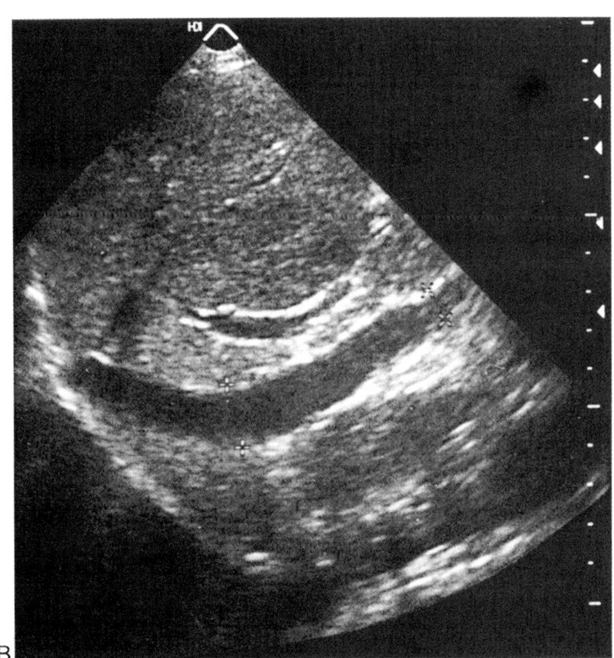
B

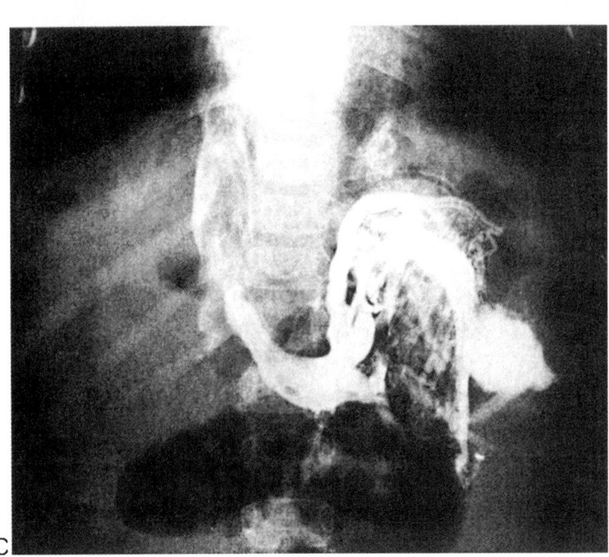
C

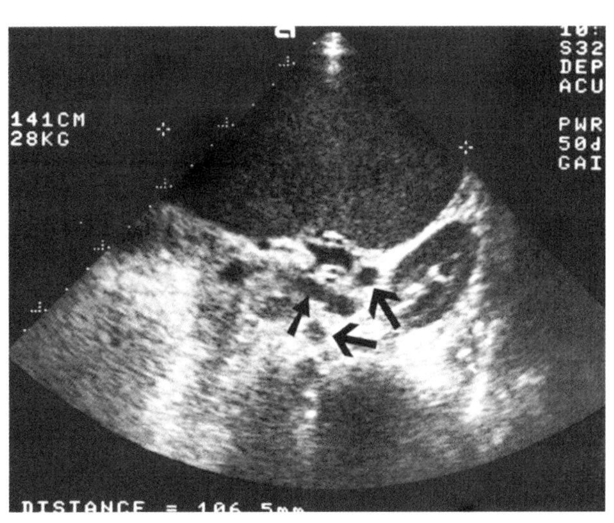


图20.23 胆管闭锁伴侧支循环(11岁男孩)。横切面扫描。脾脏的深度大约为10.7cm。脾门处有许多血管迂曲，提示有侧支循环(箭头所示)。

只要发现脐周静脉曲张,都应该测定脐静脉的管径。该血管从门静脉左支发出,经过圆韧带到达腹壁。纵向和横切面超声都可以看到该血管。

#### 20.2.5.4 自发性分流和彩色编码超声

多普勒能够为自发性门腔静脉分流提供进一步的间接线索。在正常条件下,脾静脉和门静脉的血流速度和血流类型相差不多(表20.2),门静脉的血流通常比脾静脉快一些。

当肝脏内阻力明显增加时,肝动脉和门静脉内流向肝的血流会减少。相反,流向脾脏的血液通常保持不变甚至有所增加。每当门静脉压力升高(正常为4~$15cmH_2O$,2.94~11.03mmHg)时,就会发生脾内梗阻。如果病情继续发展,则会出现脾静脉和门静脉之间血流不一致。脾静脉的流速增加且明显高于门静脉。慢性终末期肝病患者的脾静脉流速可比门静脉高数倍。这种现象是由于血液经胃左静脉和肠系膜下静脉由门静脉流入侧支造成的(图20.19和图20.24)。通常只能用CCI或PAM检查脾门才可以看到侧支的形成。此时可在脾门侧表面上可以看到血管迂曲。

图20.22 肝硬化患者自发性脾肾分流(8岁女孩)。PAM显示脾门和相邻的左肾。管径增粗的脾静脉流向肾静脉(A)。在肾静脉水平,可以看到下腔静脉的远端(0.9cm)和近端(1.7cm)的管径有明显差异。近端腔静脉扩张是由于自发性脾肾分流引起的体积肿大所致(B,+号所示)。脾门静脉造影术显示更加清晰(C)。肾静脉排出后,腔静脉管腔扩大。门静脉压力为$25cmH_2O$(18.38mmHg)。(A见彩图)

肝病的进一步恶化首先会导致门静脉血流振动,然后在门静脉产生离肝的逆向血流。必须仔细检查其血流方向。少数病例中离肝血流是经门静脉腔静脉分流或脾肾静脉分流引流的(图 20.25)。其余患者中,门静脉血引流入肠系膜下静脉,形成具有明显出血的痔(图 20.24)。在更罕见的病例中,它可导致脾静脉的胰后部位血流逆转。在这种病例中,一些血液会通过肠系膜下静脉引流。如果出现这种情况,在儿童粪便中会反复发现相当量的血液。

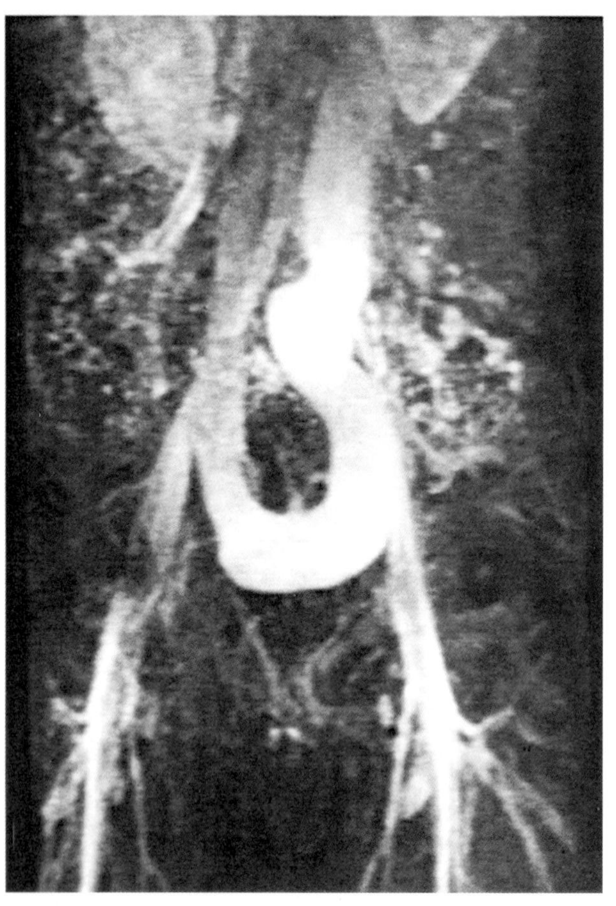

图 20.24 门静脉血栓形成(5 岁半男孩)。MR 血管成像显示扩张的肠系膜下静脉分流到下腔静脉。

彩色编码超声可用来评价自发分流的形成(图 20.26)。可以通过比较左肾和右肾静脉的血流波形来证实分流的存在,此时左侧血流明显增多。如果脾肾分流不是发生在肾门附近,而是靠近肾静脉血进入下腔静脉的入口处,则很难被检测。

当肝病严重时,在 Kasai 手术后有时可以在腹内粘连部位发现明显的分流。识别出这些侧支的存在可以避免在手术中发生大量出血。

门体循环分流一般不会突然形成,一般会有两条预先形成的血管,可持续存在或者迅速再通。存在有静脉导管和脐静脉,它们在胎儿的血液循环中起着重要作用。

在出生后的最初几天,用超声或者借助 PAM 可以看到脐静脉的肝内部分、脐静脉隐窝和静脉导管。通常在产后 10 天内可以检测静脉导管的血流图。到出生后第 14 天,超过 95% 的静脉导管便已功能性关闭。然而在解剖学上 2~3 周后才会真正关闭。其后,如果静脉导管的直径保持在 4 mm 左右,而且血流速度和门静脉相似,则需考虑肝内阻滞。有时,静脉导管不关闭是由于右侧先天性心脏病所致。在这种病例中,血管直径和血流速度与产后正常状态相同。

当有明显的肝内阻滞时,甚至会在生命晚期出现脐静脉再通(图 20.27)。脐周静脉曲张是侧支形成的临床征象。

## 20.2.6 胰腺

为了在于手术融合之前明确胰腺的形态和回声生成性。应在 OLT 术前进行胰腺的影像检查。而且还需要明确脾静脉的血流状况。为了显示胰管的不规则性,需使用高频扫描仪来检查胰腺。

### 20.2.6.1 正常的检查结果

飞镖形的胰腺位于肝左叶正下方。其回声强度和肝脏相似,但可见点状弥漫性回波和条状回波区。有时可通过实质中心有两条平行线穿过来辨认胰管。直径超过1.5 mm则认为是病理性的。

正常的多普勒检查结果。脾静脉的胰后段以及脾静脉与肠系膜上静脉的融合处容易显影。脾静脉胰后段的血流速度和脾门处相似。在这个区域也可以看到腹腔干。

### 20.2.6.2 病理状态检查结果

在慢性肝病中,只有大约 70% 的病例容易将胰腺和腹壁区分开。在这些病例中,肝脏相对较小,其间常介入有充气的胃或肠袢。最好从左侧位检查胰尾,因为胰尾通常靠近扩大的脾。

据笔者在 Hamburg 中心的经验目前尚不能确定影响 OLT 的一些重要病理表现。实质肿胀、胰管扩张、假性囊肿、回声增强和钙化都是其病理表现,需要行实验室检查和其他影像学方法,如腹部 X 线检查(钙化)、CT 或内镜下逆行胰胆管造影。

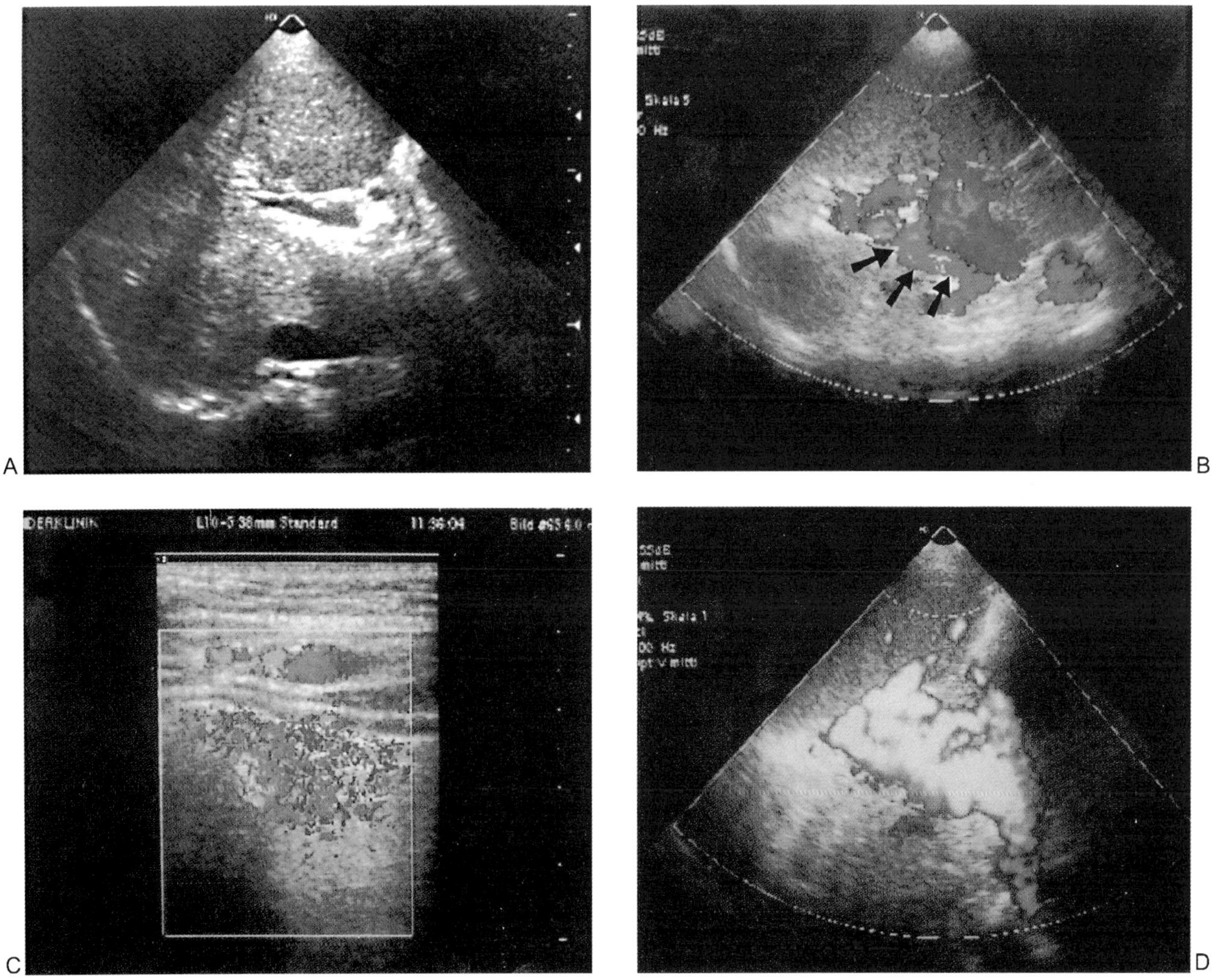

图 20.25　慢性乙肝患者的肝实质变性(12 岁女孩)。肝病伴门静脉右侧分支稍微变窄(A)。经脐静脉形成侧支循环(B)。脾门处清晰可见脾动脉增粗(箭头所示)(C)。也可清楚地看到脾静脉血流(蓝色所示),沿着肾方向引流入肾静脉。尽管 PAM 无法区分动脉和静脉,但可清晰显示侧支的弯曲走行(D)。脾门静脉造影可检测脾肾分流。尽管有自发性分流,门静脉压力仍可达 $26cmH_2O$(19mmHg)。(见彩图)

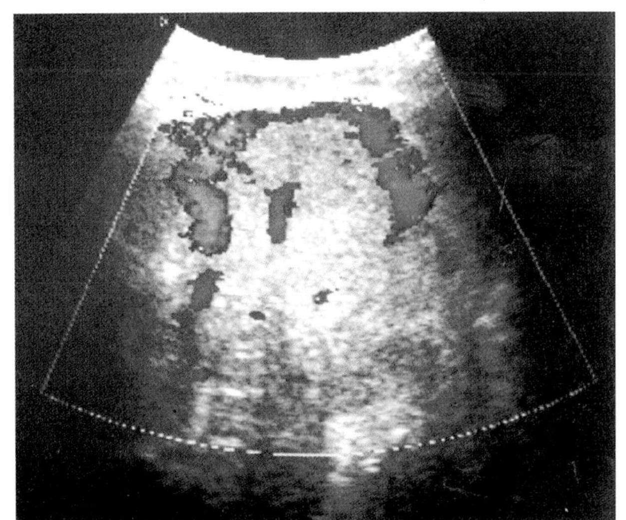

图 20.26　肝硬化导致肝内侧支循环形成(8 岁半女孩)。肝脏纵向扫描可见实质不均匀。经胃部冠状静脉已形成侧支循环。该血管流经肝脏表面,然后进入肝脏和一条肝静脉汇合。(见彩图)

病理状态多普勒检查结果。如果怀疑有分流形成,检查脾静脉的逆流是非常重要的。在胰后部位,也可能检测到腹腔干的变异。

## 20.2.7　肾脏和膀胱

为了检测畸形、尿路梗阻或者由毒性引起的或由肾前肾功能衰竭导致的肾灌注损伤,需要在 OLT 术前进行肾脏和膀胱的检查。对于急性肝病,如果怀疑是中毒引起的,检查肾脏就具有特殊重要的意义。功能性可逆转的肾病(肝肾综合征)可以和增殖性或代偿失调性肝硬化相伴发生。如果该病是单独发生的,超声检查肾脏是正常的。只有当存在有肿胀征象时才可检测到其他并发症,如急性肾功能衰竭。代偿失调性肝硬化合并血压下降会导致灌注减少,并会影响排泄。与 Alagille 综合征相伴

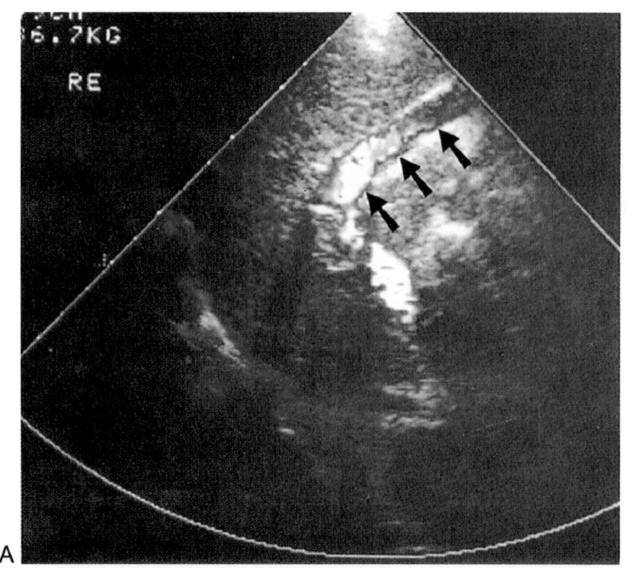


A

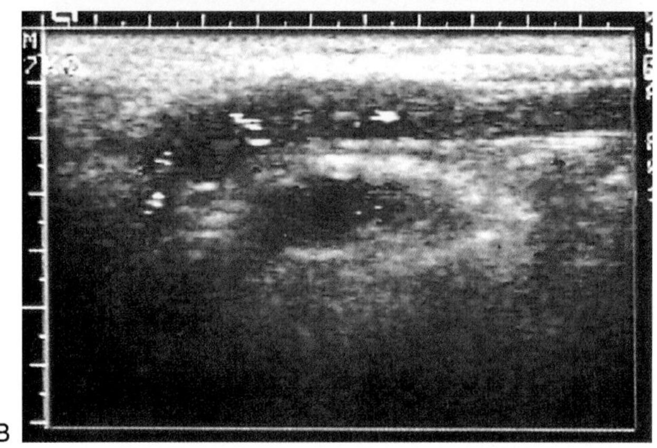

B

图20.27 脐静脉再通(16岁女孩)。尽管血流正常通过门静脉,但是几乎不进入病肝的实质(A),而是大部分流入再通的脐静脉(A和B;箭头所示)。(见彩图)

发生的肾功能异常也曾有描述,此时还可出现肝脏代谢失调,如高草酸尿和糖原贮积病。当检查婴儿或幼儿的肾脏时,应该仔细检查肾上腺区域,以便排除出血或成神经细胞瘤。通常,从腹侧或背侧使用扇形扫查器,可在不同角度容易对肾脏进行检查。

#### 20.2.7.1 正常检查结果

肾脏的回声强度随年龄而改变。在出生后的前半年内,肾脏产生的回声比肝脏强。胎儿的各肾叶均可显示,而且肾髓质锥体呈圆形无回声区。随后,肾皮质的回声强度减弱,只有中心复合体可产生回声。年轻的成年人肝脏和肾脏的回声强度相似,但肾皮质的回声强度比肝脏低。肾脏的扩胀与体重、身高和患者年龄有关。

膀胱应该在充盈状态检查。膀胱壁通常可明显显像。膀胱壁的直径取决于充盈状态。

正常的多普勒检查结果。在肾门水平的横切面上,可以在比较好的角度记录血流图。收缩期峰值血流速度为40~60cm/s。RI值在0.6和0.75之间。静脉血流为起伏状或带状,流速可达到10cm/s以上。肾脏血管的多普勒超声检查应在侧位或背侧位进行。

#### 20.2.7.2 病理状态检查结果

OLT术前所有提示有病变的表现都必须经过实验室检查或进一步的影像学检查来验证。肾脏畸形如马蹄肾和异位肾通常对随后进行的操作没有影响。更重要的是确定是否存在肾积水其或肾囊肿或者是否有肾实质改变。累及肾实质的疾病有感染、代谢紊乱(包括钙化)和动脉灌注障碍。膀胱的病理表现包括膀胱壁病变,如憩室或膀胱炎。另外在膀胱中偶尔还可见细胞、结石、血块或输尿管囊肿。

病理状态多普勒检查结果。CCI在检测脾肾分流中起到极其重要的作用(参见第20.2.5小节)。借助PAM,可以在受肾动脉狭窄影响的一侧看到肾小球灌注减少。此外还可见收缩期血流减少和RI升高。

### 20.2.8 腹水

超声检查腹腔内的游离液体比其他临床检查方法更容易。如果在OLT术前超声显示有腹水,则必须查明是否有门静脉闭塞,以及腹水中是否有其他细胞成分的任何征象。

腹水可能聚集的最重要部位是膀胱周围间隙(Douglas窝)、莫里森邻近、外周间隙和网膜囊。

Dinkel等于1984年在猪体进行的试验证实,在仰卧位可检测出膀胱旁有10~20mL液体。在肝周可见30mL以上的液体。有60mL的液体在肠袢自由流动。在婴儿和幼儿中大体可推断有这类检查结果。

还必须判断液体是否不产生回声或者是否含有反射回声的成分。无回声液体应被视为单纯渗出液,例如在充血性心力衰竭或各种肝脏阻滞的代偿失调时。检测到液体中所含的反射回声成分,还需要做进一步检查,以确定是出血还是感染。

对这些病例必须进行详细的检查来检测隔膜(图20.28)。感染性腹水患者不能进行OLT。

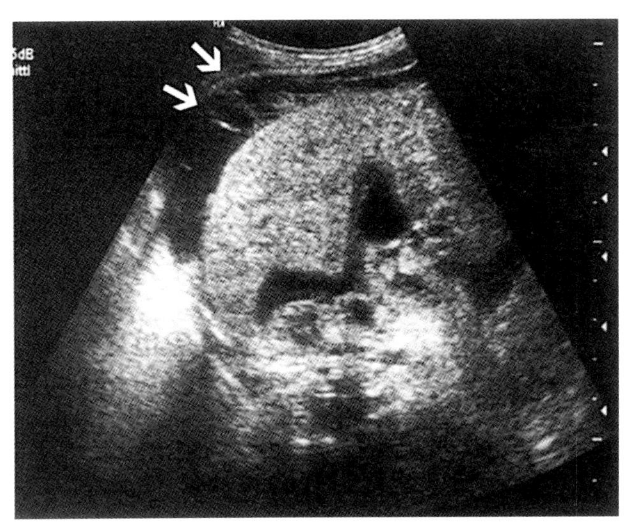

图 20.28　Byler 病伴肝硬化(2 个月男孩)。在病肝上可检测到囊性肿块。肝周腹水及感染后的隔膜(箭头所示)。

## 20.3　脑部超声

脑部超声是检查婴儿和新生儿脑部的最佳方法。同样,脑部超声也可用于检查重症监护室内不能去做 MR 或 CT 扫描的较大儿童和成人。急性肝衰竭患者在进行OLT术前评价时,必须排除或检测出血或颅内压失调。慢性终末期肝病患者在进行 OLT 术前评价时,有以下症状表示需要检查大脑:怀疑有畸形、怀疑出血或水肿以及室息的继发病变。通常在实时模式下使用 5MHz 扇形扫描器在大囟门处检查新生儿和婴儿的脑部。3MHz 扇形扫描器最适合年幼患者的经颅超声。年长患者的颅骨变厚,因此需要使用 2MHz 的扇形头来进行经颅超声检查。

### 20.3.1　正常检查结果

对于年长儿童和成人,使用超声详细检查脑实质效果不佳。但是使用经颅超声可以成功地显像和测量大多数患者的脑室系统。由于此射束下的入射角经过校正,因此可以更好地确定脑室壁。

术前检查可以提供有关大脑状况的更多信息。术后检查较为复杂。首先必须检查脑室系统的正确位置,寻找有无回声强度异常的区域。此时还应该评价脑脊髓液(CSF)系统的结构,以便说明为何左脑室往往较宽。在正常情况下脑腔和半球宽度的比值(脑室 - 半球指数)为 0.25 ~ 0.33。第三脑室的宽度随年龄而变(表 20.4)。健康儿童的半球间裂直径可有很大不同。

表 20.4　脑水肿时发生脑池和脑室变窄。超声检查时尤其可见第三脑室,而且要定期对其进行检查。这儿列出了三个年龄组的正常第三脑室(3V)测量结果。A 组是 1 岁以内的儿童,B 组为 2~14 岁的儿童,C 组是 16~30 岁之间的青少年和成人

| | 脑室指数 | A 组 | | B 组 | C 组 |
|---|---|---|---|---|---|
| | | 3V 轴向测量值(mm) | 3V 冠向测量值(mm) | 3V 轴向测量值(mm) | 3V 轴向测量值(mm) |
| 平均值 | 0.28 | 3.3 | 3.5 | 4.9 | 5.1 |
| 中位数 | 0.29 | 3.4 | 3.6 | 5.0 | 5.1 |
| 标准差 | 0.02 | 0.8 | 0.9 | 0.8 | 0.8 |

有时可在含 CSF 的裂沟(没有病理表现)的额切面测量到最大值达 6~7mm。半球间裂应该在颅顶骨处测量。在这个区域,任何超过 5 mm 的值均应视为病理性。在正常条件下,脑实质和颅骨在超声影像上是不应该分离的。

正常多普勒检查结果。对于不超过 18 个月的儿童,多普勒超声检查借助 PAM 可以再现所有的基底动脉并测定血流速度。在这个年龄段还可能检测到更小的血管。脑内静脉和静脉窦通常显示为波状或带状血流图。

经颅超声也可以显示大脑中动脉并测量血流速度而不考虑年龄。

进行评价时,必须确定舒张期血流的方向及其血流速度。RI 值在 0.55 和 0.75 之间应现为正常。新生儿的 RI 在 0.80 左右也属正常。

### 20.3.2　病理状态检查结果

一般来讲,囊性结构是无回声的;新鲜血液可产生回声。随后(在此后 10~21 日内)血肿的回声强度持续减弱,最后留下一个无回声缺损区。局部脑室扩张是由于循环障碍(可有出血也可无出血)所致。急性缺氧或局部缺血后,脑实质影像会变得模糊呈不均匀斑点状。随着病情的进展,脑实质变成粗粒状(图 20.29)。

临床上诊断脑萎缩并不依据头围偏小。如果侧脑室壁不规则,则可判断为脑萎缩。脑室宽度比正

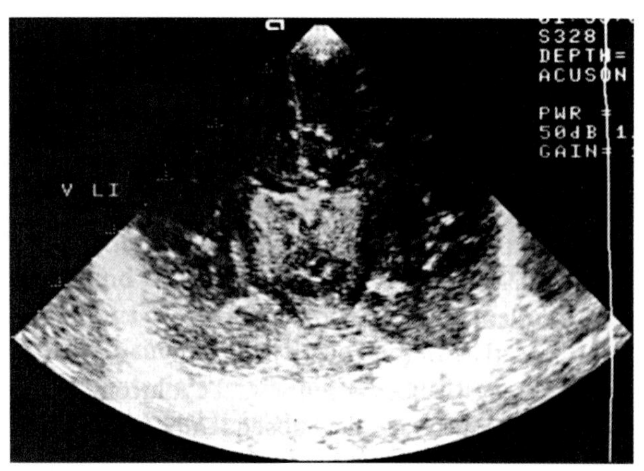


图20.29 慢性肝衰竭患者的新生儿肝炎(3个月男孩)。入院后患儿反应能力差强人意,故进行了脑部超声。超声显示因脑水肿和窒息所致两侧丘脑回声明显增强。

常稍值大,但颞角没有扩大。第三脑室可比正常值宽。通常基底腔和半球间隙会明显扩大。压力引发的脑积水脑室宽度,包括颞角均扩大。

颅内压的突然升高导致脑室扩大。试图通过测定新生儿和婴儿第三脑室的直径来估计颅内压往往具有不确定性。在这个年龄,第三脑室的腔隙通常相对较窄。2岁以上儿童的数据是比较可靠的。在这个年龄,经颅超声显示第三脑室的直径在3mm以下,则视为狭窄。在这种情况下,如果脑室指数低于0.25,则认为是颅内压升高。虽然这些脑室指数的临界值对儿童和成人是有充分依据的,但第三脑室的直径却不能简单地由儿童推断成人。从学龄期以后,第三脑室的最低临界值均为4mm。

病理状态多普勒检查结果。随着器官衰竭的进展,需要进行OLT的患者会出现脑水肿,继而出现颅内压升高。为了评价大脑灌注情况,应该尽可能多地检查颅内的大血管。年龄较大的儿童、青年人甚至中年人通常都要检查大脑中动脉。

当脑内压升高时,舒张期血流明显减少,导致RI增大。一旦RI超过0.8而脑室缩小,就会出现脑水肿。RI大于0.85时不能进行成功OLT。这时静脉血流减少,不再呈现波状。如果脑水肿加重,起初将无法测出舒张末期的血流,随后也将无法测出全舒张期的血流。有时也无法检出静脉窦的血流。当在全舒张期可以检测到逆行血流时,也就不会有有效的大脑灌注。在这种病例中,应记录右侧和左侧颈内动脉的血流。如果这些血管的结果一致,则可以判断有不可逆的灌注损伤。

## 20.4 眼部超声

对于急性肝衰竭患者,必须确定其颅内压是否升高,因为颅内压升高有导致继发性脑损伤的危险。进行性颅内压代偿失调往往会导致致命的结果。能识别这种病变的时间区间往往非常短,超过这段时间就不再可能置入硬膜外压力探头了。而且伴随由于急性或终末期肝衰竭伴有血液凝固不良,因此这种传感器的使用常比较困难。而且偏位所带来的技术问题也会引起不确定性。应在颅内压开始升高前1~2天对眼底进行检眼镜检查,以确定是否有视神经乳头水肿。为了更可靠地描述颅内压状况,需要记录以下参数:脑室宽度和大脑中动脉的血流参数。

眼部超声可以得到因脑水肿引起的颅内压升高的更多相关信息。进行眼部超声时需要将高分辨率的扫描器(10MHz)放置在闭合的眼睑上。

### 20.4.1 正常检查结果

首先,检查眼球后面的视神经。视神经出现在眼后脂肪组织中,呈无回声带。在视神经入口后方约3mm处测量视神经及视神经鞘(ONSD:视神经鞘直径)的直径。出生后4年内,由于髓鞘形成ONSD会逐渐增大;之后将保持恒定,不过个体见会有差异(图20.30)。

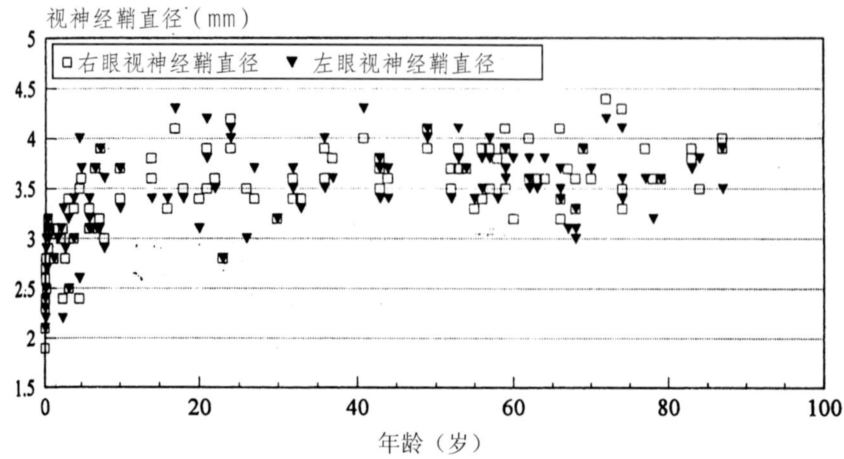


图20.30 1~87岁患者的视神经鞘直径值(n=160)。另外,每个病例都测定了双侧视神经鞘直径。4岁内的儿童随着髓鞘形成,视神经鞘直径会逐渐增大。之后,该直径将保持恒定。

正常的多普勒检查结果。使用 CCI 和 PAM 可以成功地再现见于是视神经内的视网膜动脉和静脉的血流并由此可导出血流图。收缩期血流速度约为 10cm/s；RI 的范围是0.6~0.8。婴儿的舒张末期血流速度可能非常低，但不是病理性的。静脉血流图为波状，速度约为 5cm/s。

### 20.4.2 病理状态检查结果

当脑内压升高时，ONSD 会增大，其原因如下：像大脑的各个部位一样，视神经周围包绕有蛛网膜下间隙和脑膜。当存在水肿和颅内压升高时，包括视神经的蛛网膜下间隙在内的贮备腔内 CSF 将会转移。

5 岁以上的患者，ONSD 大于 5mm 将被确认为病理性。由于个体间有差异，ONSD 为4.5~4.9时应被视为疑似病例，需要进行短期监测。直径更大的话就需要行适当的治疗(图 20.31)。5 岁以下的儿童很难评价。在这个年龄组，ONSD 大于 4.0mm 将视为病理性。

病理状态多普勒检查结果。视网膜静脉和动脉的血流测量结果不足以确定脑内灌注情况。经过颈外动脉的侧支循环，包括颅内血液增加时，会在上述血管内产生血流阻力。通过颈外动脉调节血供后，RI 升高，静脉血流减少且呈现带状。

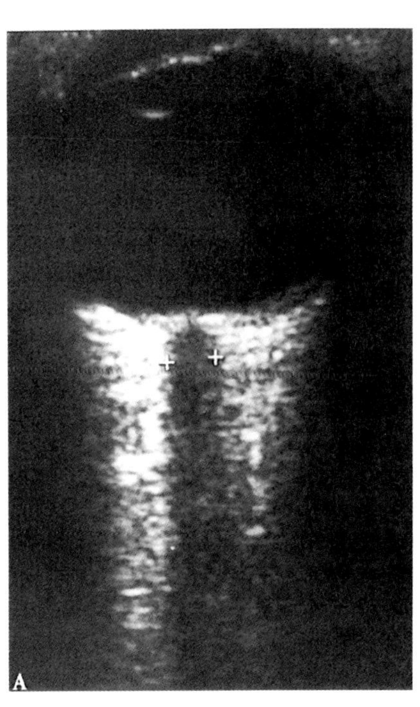


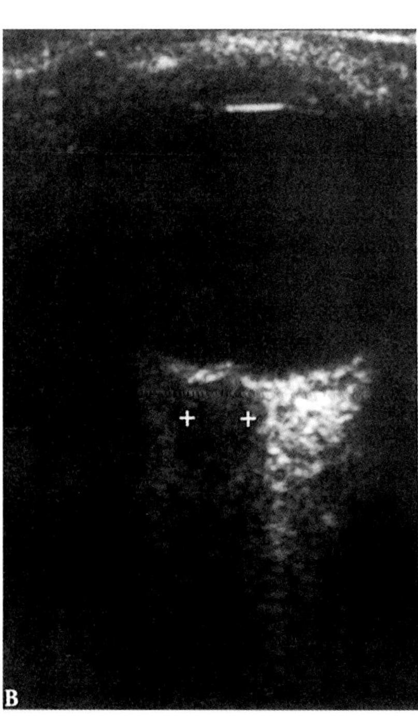


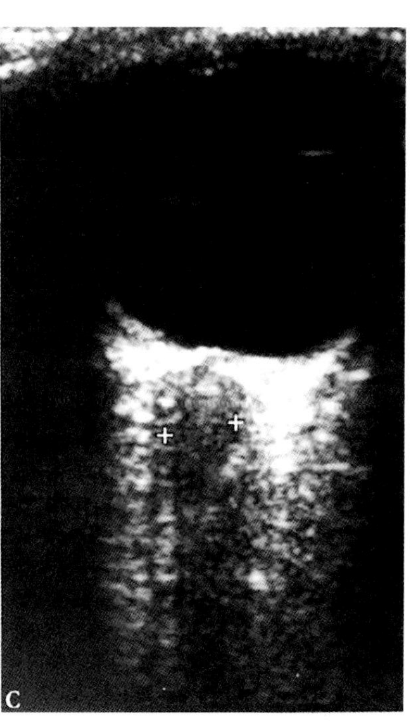


图 20.31　急性肝衰竭(2 岁男孩)。为了监测脑水肿的进展情况，进行了眼部超声和 ONSD 测定。入院时视神经直径正常，为 3.6mm (A)。6 小时后视神经鞘直径增加到 4.3mm(B，+号所示)。此时出现脑室变窄，提示有脑水肿。脑动脉血流图正常。又过了 6 小时，脑水肿加重，视神经鞘直径达 5.1mm(C，+号所示)。脑动脉舒张期血流仍然可以监测到。这时成功地进行了肝移植。

## 20.5 X 线检查

在进行 OLT 术前评价时，需进行胸腔和手骨的 X 线扫描，以检查慢性肝衰竭对胸腔内器官和骨骼系统的影响。这些扫描结果还可以显示出现在伴发综合征的组织结构内的病变情况。如果怀疑有其他器官的畸形，也应对其进行 X 线检查。对个别病例，也可以进行各种改进型 CT 或血管造影和 MR 血管成像。

### 20.5.1 胸腔

胸腔 X 线检查应包括矢状位和侧位。在矢状位 X 线上可在心脏后方看到各椎体。

在急性肝衰竭早期阶段预期不会有特殊的病理表现。只有当随着时间的推移多个器官受到影响时才会出现病理表现。在出现肝脏肿大和严重腹水的慢性肝衰竭患者的胸腔 X 线片上常可见横膈向上移位。在该病晚期，位于膈肌之上的心脏将会增大。肺血管的数量常会成倍增加。这种心血管系统表现是由于外周肺形成多条分流以及表现高血流动力循环中动脉阻力下降所致。每当因肝硬化而发生右心肥大时,有时会产生不明原因的原发性高血压。在何种条件下会发生分流或右心高血压目前尚不清楚。手术前建议进行心脏超声检查。

如20.2.4节中所述,应特别留意先天性心脏病或肺异构现象,以便全面检测潜在综合征的程度。必须检查骨骼情况,因为椎体的任何畸形(蝶形椎)均是Alagille综合征的指征。

### 20.5.2 骨骼

先天性胆管闭锁或者慢性肝衰竭可能引起肝原性骨病,其表现出骨质疏松、骨软化症或二症混合的典型特征。一些罕见的病例中,远端前臂骨甚至会出现佝偻病样改变。

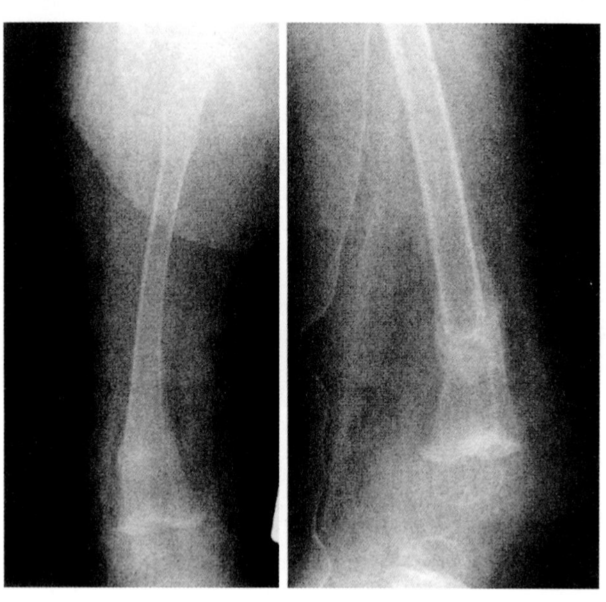

**图20.32** 肝内胆管闭锁(2岁男孩)。无创伤骨折。骨量明显减少。骨折的恢复缓慢,但是不会形成假关节。

由于受到影响的大多数患儿为婴儿,随着活动的增加和病情的进展,发生骨折的数量越来越多(图20.32)。移植后的康复过程将持续几个月,即使在康复后仍报道有较高的骨折危险性。另外,慢性胆管闭锁患儿一般会有骨发育迟缓(图20.33)。

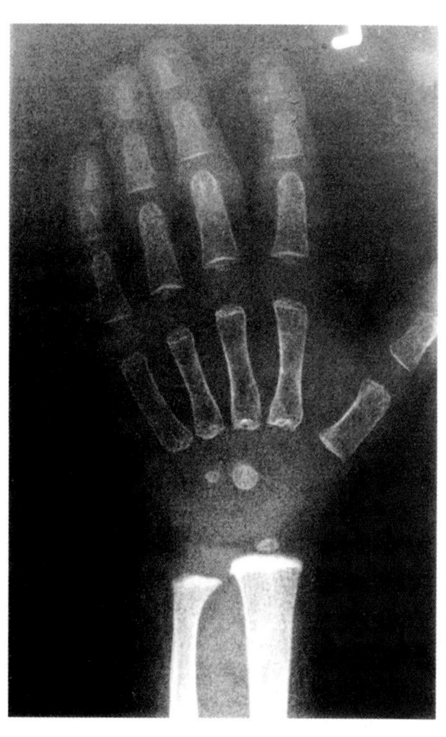

**图20.33** 肝外胆管闭锁患儿的手骨骨量减少(2岁半男孩)。存在有严重的脱矿质作用和骨骼发育迟缓。骨龄大约为1岁4个月。

K. Helmke 著
唐缨 任秀昀 译 沈中阳 祁吉 校

## 参考文献

Abramson SJ, Treves S, Teele RL (1982) The infant with possible biliary atresia: evaluation by ultrasound and nuclear medicine. Pediatr Radiol 12:1-5

Alagille D (1987) Liver transplantation in children - indications in cholestatic states. Transplant Proc 4:3242-3248

Alagille D, Borde J, Dommergues JP (1970) Atresie complète des voies bilaires extrahèpatiques. Guèrison chirurgiale avec douze ans de recul. Arch Franc Pediatr 27:85-91

Babcock DS, Patriquin H, LaFortune M, Dauzat M (1996) Power Doppler sonography: basic principles and clinical applications in children. Pediatr Radiol 26:109-115

Bisset GS III, Strife JL, Balistreri WF (1990) Evaluation of children for liver transplantation. AJR 155:351-356

Brunelle F,Estrada A, Dommergues JP, Bernard O, Chaumont P (1986) Skeletal anomalies in Alagille's syndrome. Radiographic study in eighty cases. Ann Radiol (Paris) 29:687-90

Caroli J,Soupault R, Kossakowski J, Plocker L, Paradowska F (1958) La dilatation polykystique congénitale des vois biliaires intra-hépatique: essai de classifica-tion. (Congenital polycystic dilatation of the intrahepatic bile ducts; attempt at classification.) Semin Hop Paris 34:488-495

Dinkel E, Lehnard, Tröger J, Peters H, Dittrich M (1984) Sonographic evidence of intraperitoneal fluid. An experimental study and its clinical implications. Pediatr Radiol 14:299-303

Dittrich M, Milde S, Dinkel E, Baumann E, Weitzel D (1983) Sonographic biometry of liver and spleen size in childhood. Pediatr Radiol 13:206-211

Feuerlein W, Dilling H (1967) Das Echo-Encephalogramm des 3. Ventrikels in verschiedenen Lebensaltern. Arch Psychiatr Z Ges Neurol 209:137-147

Galanski M, Ringe B (1992) Radiologic diagnosis before and

after liver transplantation. Radiologe 32:241–247
Gentil-Kocher S, Bernard O, Brunelle F, Hadchouel M, Millard JN, Valayer J, Hay JM, Alagille D (1988) Budd-Chiari syndrome in children: report of 22 cases. J Pediatr 113:30–38
Gibson RN, Gibson PR, Donlan JD et al (1989) Identification of a patent paraumbilical vein by using Doppler sonography: importance in the diagnosis of portal hypertension. AJR 153:513–516
Goyal AK, Pokharna DS, Sharma SK (1989) Effects of a meal on normal and hypertensive portal venous system: a quantitative ultrasonographic assessment. Gastrointest Radiol 14:164–166
Gyldenstedt C (1977) Measurements of normal ventricular system and hemispheric sulci of 100 adults with computed tomography. Neuroradiology 14:183–192
Helmke K, Hansen HC (1996a) Fundamentals of transorbital sonographic evaluation of optic nerve sheath expansion under intracranial hypertension. I Experimental study. Pediatr Radiol 26:701–705
Helmke K, Hansen HC (1996b) Fundamentals of transorbital sonographic evaluation of optic nerve sheath expansion under intracranial hypertension. II Patient study. Pediatr Radiol 26:706–710
Helmke K, Winkler P (1987) Ultrasonic measurement of the normal intracerebral ventricular system in the first year of life. Monatsschr Kinderheilkd 135:148–152
Hoffman HD, Stockland B, von der Hayden U (1987) Membranous obstruction of the inferior vena cava with Budd-Chiari syndrome in children: a report of nine cases. J Pediatr Gastroenterol Nutr 6:878–884
Karrer FM, Hall RJ, Lilly JR (1991) Biliary atresia and the polysplenia syndrome. J Pediatr Surg 26:524–527
Kasai M (1987) Treatment of biliary atresia with special reference to hepatic porto-enterostomy and its modifications. Prog Pediatr Surg 6:5–52
Levine OR, Harris RC, Blanc WA, Mellins RB (1973) Progressive pulmonary hypertension in children with portal hypertension. J Pediatr 83:964–972
Lilly JR (1988) Surgery of biliary atresia and management of pediatric hepato-biliary disease. National Institute of Health, Washington DC, pp 93–95
Littlewood-Teele R, Chrestman-Share J (1991) Ultrasonography of infants and children. Saunders, Philadelphia, pp 405–461
McDermott WV, Stone MD, Bothe A Jr, Trey C (1984) Budd-Chiari syndrome. Historical and clinical review with an analysis of surgical corrective procedures. Am J Surg 147:463–467
Naeye RL (1960) Primary pulmonary hypertension with coexisting portal hypertension. Circulation 22:376
Nebesar RA, Kornblith PL, Pollard JJ, Michels NA (1969) Celiac and superior mesenteric arteries. A correlation of angiograms and dissections. Little Brown, Boston
Oestreich AE, Sokol RJ, Suchy FJ, Heubi JE (1983) Renal abnormalities in arteriohepatic dysplasia and nonsyndromatic intrahepatic biliary hypoplasia. Ann Radiol (Paris) 26:203–209
Patriquin H, Tessier G, Grignon A, Boisvert J (1985) Lesser omental thickness in normal children: baseline of detection of portal hypertension. AJR 145:693–696
Rosenbaum DM, Korngold E, Littlewood-Teele R (1984) Sonographic assessment of renal length in children. AJR 142:467–469
Rydell R, Hoffbauer FW (1956) Multiple pulmonary arteriovenous fistulas in juvenile cirrhosis. Am J Med 21:450–460
Seidenberg J, Kluge E, Rodeck B, Burdelski M, von der Hardt H (1992) Hypoxemia in infants with biliary atresia: the role of airway obstruction. J Pediatr Gastroenterol Nutr 15:171–177
Shadle CA, Scott ME, Ritchie DJ, Seliger G (1982) Spontaneous splenic infarction in polysplenic syndrome. J Comput Assist Tomogr 6:177–179
Sherlock S (1968) Diseases of the liver and biliary system, 4th edn. Blackwell, London
Siegel MJ (1995) Pediatric sonography, 2nd edn. Raven, New York, pp 115–178
Tavill AS, Wood EJ, Kreel L et al (1975) The Budd-Chiari syndrome: correlation between hepatic scintigraphy and the clinical, radiological, and pathological findings in nineteen cases of hepatic venous outflow obstruction. Gastroenterology 68:509–518
Tolia V, Dubois RS, Watts FB Jr, Pervin E (1987) Renal abnormalities in paucity of interlobular bile ducts. J Pediatr Gastroenterol Nutr 6:971–976
Wagner S, Gebel M, Lange P, Schmidt FW (1991) Bedeutung von Leberhiluslymphknoten bei chronischen nichtmalignen Lebererkrankungen. Klin Wochenschr 69 [Suppl 23]:88
Weitzel D, Dinkel E, Dittrich M, Peters H (1984) Pädiatrische Ultraschalldiagnostik. Springer, Berlin Heidelberg New York
Whitington PF (1996) Chronic cholestasis of infancy. Pediatric Clinics of North America 43:1–26
Winkler P, Helmke K (1990) Major pitfalls in Doppler investigation with particular references to the cerebral vascular system, part I. Sources of error, resulting pitfalls and measures to prevent errors. Pediatr Radiol 20:219–228
Winkler P, Helmke K, Mahl M (1990) Major pitfalls in Doppler investigations, part II. Low flow velocities and color Doppler applications. Pediatr Radiol 20:304–310

# 第 21 章 小儿肝脏移植的外科技术

本章大纲



## 21.1 引言

肝移植已经成为治疗成人和儿童终末期肝病的有效方法。1963 年 Starzl 完成了人类第一例肝移植,患者是一位 3 岁的儿童。但直到上个世纪 70 年代后期儿童肝移植才常规应用到临床。随着免疫抑制治疗方案的改进、器官保存方法的进展以及对肝脏病理生理的逐步认识和了解,使早期成人肝移植逐步走向标准化。同时肝脏手术已经从过去的禁区、高风险变成如今的标准化、可预测的治疗模式。该手术领域引人注目的发展也给儿童肝移植带来莫大的好处。移植术后重症监护的提高以及治疗感染性并发症和预防原发病复发方面的改进也使儿童肝移植获益匪浅。从而使肝移植适应证扩大到危重病患儿和急性肝功能衰竭婴儿。胆道闭锁已不再是重复行 Kasai 手术的适应证。小儿肝病专家已经了解并证实,肝移植,尤其是儿童肝移植,不应一拖再拖,因此他所建议对选定的病例应及早实施手术。长期以来,儿童肝移植的主要障碍是缺乏合适的供体。在新的儿科肝移植技术出现以前,体积相匹配的全肝移植是标准术式,结果使等待肝移植的儿童死亡率高达 35%。就年龄而言,由于终末期肝病在各年龄段的发病率不同,因此使需要小体积供肝的小婴儿和需要体积相匹配供肝的大儿童之间的关系不成比例。小儿科患者肝移植中体积匹配的这一迫切问题,使尸体肝减体移植技术应运而生,其不利之处是减少了可用于成人肝移植的供肝数量。劈离式肝移植技术使有限的供体得到了充分的利用,再加上活体肝移植技术提供了供体的第一个来源,从而成为现代儿童肝移植的基础。

## 21.2 手术适应证和禁忌证

大约每 10 000 名新生儿中就有 2 名因肝病而最终需选择肝移植。跟成人不同,婴儿和儿童肝移植的手术适应证主要是非复发性疾病(胆道异常或代谢性疾病)包括:

——胆汁淤积性疾病,如:

- 原发性胆道闭锁——常累及肝外胆道;
- Byler 病——进行性家族性肝内胆汁淤积;
- Alagille 综合征——家族性肝动脉发育异常。

——代谢性肝病,如:

- $\alpha_1$ 抗胰蛋白酶缺乏症;
- Wilson 病——铜代谢异常;
- Crigler-Najjar 综合征——葡萄糖苷酰转移酶缺乏。

——其他疾病,如:

- 肝脏肿瘤,如肝母细胞瘤和纤维板层型肝细胞癌;
- 巴 - 希综合征——肝静脉血栓形成;
- 病毒性肝炎。

儿童肝移植的禁忌证主要包括：严重败血症，不可逆性神经症状，有临床症状的心脏缺陷和其他严重的先天性缺陷、肺（血管）分流，肝外恶性肿瘤，以及可接受其他方法治疗的病例。血管异常、家庭或环境条件差以及精神异常者则属于相对禁忌证。

## 21.3 手术技术

儿童肝移植的基本手术技术跟成人全肝移植相似。大多数小儿受体体重小于20kg，因此所需肝脏体积小于300~400mL。

婴儿和儿童由于解剖学结构相对较小，需要采用特殊的外科技术和手术器械，而且为达到更好的血管吻合，还需要采用显微外科技术。由于受体还会生长发育，因此吻合口应采用非常细的可吸收线缝合，缝合方式同不可吸收线，可用间断缝合或半壁缝合。

由于缺乏合适的供体，特别是较小的儿童，从而迫使外科医生开发了新的肝移植技术，包括各种肝段移植术。在决定用哪个肝段进行肝移植时要考虑多项判断标准。根据Malagó等1995年的研究，供体体重不能超过婴儿受体体重的10倍。最重要的是所用尸体肝段的实际体积，但它只能在修肝台或取肝手术台上靠肉眼观测。一般很难预测移植段的大小，特别是左肝外叶。尤其重要的是，如果超过上面提到的供受体体重比极限，常会导致移植物灌注不良。

## 21.4 供体手术

获取供肝已经是一项很普通的手术，常常跟其他移植器官一并取出。儿童和成人供体的整肝获取方法相似。基本技术包括：游离肝脏并断离其周围韧带，解剖肝门部组织直至腹腔干和下腔静脉。用低温保存液灌注腹腔内脏器后，将肝脏及其他要获取的脏器按照其解剖结构逐一切取下来。在修肝台上充分游离各血管蒂以备吻合。术中可观察到多种解剖变异。

决定供肝是否适合移植要经过外科医生的检查，同时还要依据实验室化验结果以及供体的病史、血流动力学参数、肝脏组织学结果，偶尔还要做供肝的肝功能化验。

### 21.4.1 供肝切取技术

获得一个质量良好的肝脏之后，可通过将肝脏分成肝叶或肝段得到多个肝移植物。其所以能这样分解是由于肝脏解剖结构是分段的。一个完整的肝脏可通过解剖切除术分成更小的一些功能单元。可获得的移植肝段包括完整右半肝（Ⅴ、Ⅵ、Ⅶ、Ⅷ±Ⅰ段）、完整的左半肝（Ⅱ、Ⅲ、Ⅳ段）、扩大的左半肝（Ⅰ、Ⅱ、Ⅲ、Ⅳ段，带肝中静脉）、左外叶（Ⅱ、Ⅲ段）以及扩大的右半肝（Ⅰ、Ⅳ、Ⅴ、Ⅵ、Ⅶ、Ⅷ段）。适用的外科技术包括减体积尸体肝移植（RLTX）、劈离式肝移植（SLTX）和活体肝移植（LRTX）。前两种术式用的是尸体供肝，后者用的是活体供肝。

只有劈离式肝移植（SLTX）和活体肝移植（LRTX）能节省或增加供肝数量，而减体积肝移植（RLTX）中未使用的肝脏部分将被废弃。

### 21.4.2 减体积肝移植

减体积尸体肝移植是首先用来解决儿童肝移植中供受体体积不匹配的外科技术。据报道，第一例减体肝移植是1975年由Starzl进行的。最初的结果并不理想，但随着技术的提高和经验的积累，其效果已令人满意，与全肝移植不相上下。上世纪80年代初期，Bismuth和Broelsch率先报道了第一批病例。

按如前所述取下成人尸体肝脏之后，先按全肝移植所用的技术做移植前准备。在修肝台上将肝脏浸泡在低温器官保存液中，周围放置碎冰屑，修剪掉包绕在肝脏周围的组织。游离肝门结构并保留。切除肝脏组织的过程跟活体肝叶切除术非常类似。先切开肝包膜，然后游离肝实质，将肝脏体积减至与受体相适合的大小（左肝叶），对儿童来说通常为Ⅱ、Ⅲ段，即左肝外叶。按照肝门上术式切肝：将包含血管和胆道的glissonian鞘与肝实质分离，保留其肝外组织。将切去的肝组织弃掉。

按照Couinaud的8段分类法，减体积后的肝脏通常包括有左外叶，但也可包括整个的左半肝或右半肝。减体积肝移植一般不使用扩大的右半肝。

在所有减体积肝移植中都是使用成人尸体的完整肝脏。早期曾证实，该技术在减少婴儿和儿童患者术前死亡率方面非常有效。但由于供体肝源紧张，该技术目前仅用于某一叶肝脏有外伤或全肝体积过小而不能行劈离式肝移植的特殊情况。

### 21.4.3 劈离式肝移植

由于减体积肝移植使成人肝移植的数量相对减

少,因此劈离式肝移植逐步应用到临床。1989 年 Pichlmary 等报道了第一例劈离式肝移植。它是将一个完整的尸肝分成大小合适的两个部分,受体一般是成人和小个子成人或成人和儿童。1990 年, Broelsch 等报道了成人劈离式肝移植的首批病例。从此,随着亲体肝移植原位劈肝技术的提高,劈离式肝移植也迅速发展起来。

### 21.4.4 体外劈肝

在劈离式肝移植早期,都采取体外劈肝技术,也就是在修肝台上劈肝。仔细解剖血管和胆道结构,辨认左右分支。将左胆管、左肝动脉和门静脉左支与右侧相对应的结构分离下来并保留主干。肝左、中静脉往往会合成共干。游离共干或肝左静脉并使其与腔静脉分离。按照受体大小,将肝实质沿主肝门解剖,分成左右两部分。对于较小的受体,通常在镰状韧带平面解剖肝实质,取其左外叶(Ⅱ、Ⅲ段)。尽量不要过多游离肝门结构以防止胆道缺血。

右半肝通常包括Ⅴ-Ⅷ段。所有的共同结构都归属于右半肝,而且由于肝后下腔静脉的静脉回流可能有解剖变异,最初也将其保留在右半肝。但最近作者更偏爱将肝后下腔静脉留在左半肝,以稳定其流出道并将Ⅰ段留给较小的左肝。另一种术式是将肝后下腔静脉沿纵行一分为二,两端成袖片状,以便与受体腔静脉做侧-侧吻合。

劈离式肝移植的早期效果不如减体积肝移植或全肝移植。失败的原因有多种,如:由于在修肝台上花费过长的时间劈肝而造成缺血时间延长,Ⅳ段部分坏死,肝动脉血栓形成,胆道并发症。为避免这些并发症而采取的技术改进包括:剪短胆道以保证良好的血供,对下腔静脉行长段切开术代替过去的将左肝静脉直接吻合到受体的左肝静脉残端上。

经过几年的实践,劈离式肝移植术的并发症总体发生率并不高于其他类型的肝移植术,在欧洲,供肝存活率和受体存活率与其他同期进行的肝移植相比已没有统计学差异。

### 21.4.5 原位劈肝

体外劈肝最主要的缺点是由于台下劈肝时间延长而造成冷缺血时间延长,从而可能引起移植肝失功。Rogiers 等于 1995 年最早报道了原位劈离式肝移植。该技术将活体供肝获取技术反过来应用于脑死亡而有心跳的供体上。

解剖分离肝十二指肠韧带后,游离肝动脉左支。解剖分离门静脉,游离至其分叉处,横断通往Ⅰ和Ⅳ段的短静脉。于 glissonian 鞘外游离肝左静脉。紧靠镰状韧带右侧解剖分离肝实质。平脐位离断胆总管。最后钳夹肝动脉、门静脉分支和左肝静脉并横断。立即对左肝外叶降温并放在修肝台用器官保存液进行灌注。只取下左外叶(Ⅱ、Ⅲ段),并要避免右肝叶及其血供受到损伤以及血流动力学紊乱。接下来的取肝步骤跟标准取肝一样。移植右肝叶与全肝移植类似,并应尽量减小血管或胆道并发症的发生率。由于整个手术过程都在供体有心跳的情况下进行,所以Ⅳ段的灌注情况和肝断面的止血情况可在取肝过程中确定。如果将横断切线保持在镰状韧带附近,预计能减少胆道并发症的发生。

并不是所有的尸体供肝都能做原位劈肝。其前提条件包括:血流动力学稳定,ICU 停留时间短,良好的渗透压和水电解质平衡,通气良好,年龄小于 40 岁。临床实践中,边缘供体应排除在外,包括脂肪肝或有解剖异常的肝。

与体外劈肝相比,原位劈肝的缺点包括:劈肝过程过长(平均 1.5~2 小时),手术的技术要求更高,左肝段的植入难度大,类似于活体肝移植。

## 21.5 活体肝移植

最近劈离式肝移植已明显缓解了儿童供体紧缺的局面。体外劈肝特别是原位劈肝的成功证明,把一个肝脏劈成两个存活能力的部分是安全可行的。最后要介绍的是活体肝脏移植,这跟活体肾移植类似。

1988 年 Raia 首先报道了两例在巴西进行的活体肝移植,但两个受体均因内科并发症而死亡。后来 Strong 在澳大利亚报道了一例患儿成功地进行了活体肝移植,用的是其母亲的左半肝。通过仔细的伦理学讨论后,Broelsch 和同事们于 1991 年在芝加哥大学为活体肝移植制定了第一个规划。他们完成了首批 20 例经伦理委员会严格审查后确定下来的活体肝移植手术,从而证实了这种术式价值以及它给供受体带来的潜在益处。

除了遇到劈离式肝移植术的技术困难以外,活体肝移植还面临着额外的伦理方面的问题。活体肝移植的优点包括:由于没有创伤和缺血时间短而降低了供肝原发性无功或功能不良率，能选择安排手术时间，减少了受体在等待合适供体期间的并发症和死亡率。供体能积极参与拯救自己孩子的生命，这对他们的心理是极大的满足。但另一方面，供体本身也存在有手术风险以及某些难以消除的强迫因素要求对供体的选择上必须严格和慎重。为了减轻这方面的压力，最好在受体等待尸体供肝期间（早期）就选择合适的供者，让供受者都有充足的时间考虑。应优先对选定病例实施手术，已经同意捐献器官者必须要有两个不同时间点做出是否决定做尸体肝移植还是活体肝移植的知情同意声明，包括有关心理咨询和心理支持。

供体手术需求不涉及血管分离下行左肝外叶切除术。这也是肝移植最小的供体，适用于年龄非常小的患儿。Ⅱ、Ⅲ段的解剖和血管结构界限明确且很少出现变异，因此便于手术分离。沿镰状韧带切取左外叶切面非常小，因此出血少且创面胆漏发生率低。而且由于切取过程中肝脏的血流没有中断，因此通常不需要输血。手术技术跟原位劈离式肝移植基本一样。活体左右半肝移植多用在个头相对较大的受体。

目前全世界共完成700余例左外叶活体肝移植，移植物1年存活率为83%（1997年活体供体登记记录）。有经验的单中心所发表的结果更加理想。

在一些大的儿童肝移植中心，活体肝脏移植和劈离式肝移植技术联合应用几乎能全部消除儿童在等待肝移植期间的死亡率。

## 21.6　受体手术

### 21.6.1　受体肝切除

腹部切口在婴幼儿取双肋下切口，而大龄儿童则采用传统的“Mercedes”切口。许多儿童在肝移植术前有过其他腹部手术史，处理起来相对困难一些。必须仔细止血并结扎静脉侧支循环。如果以前有过Kasai手术史，应游离和保护空肠袢以便后期进行胆道引流。在肝十二指肠韧带骨骼化后，应通过分离左右三角韧带和处理肝后下腔静脉继续游离肝脏。由于供体没有带腔静脉，因此要保留受体的腔静脉，以便将供体的肝静脉与受体的腔静脉做端侧或背驮式吻合。由于供受体腔静脉口径间的差异，在全肝移植或劈离式肝移植中常采用背驮式吻合。

由于儿童能很好耐受短期的腔静脉闭塞，因此目前很少使用体外静脉－静脉转流。在一些肠系膜门静脉系统严重充血的特殊病例中，需行门腔静脉临时分流以降低门静脉内的压力。

### 21.6.2　肝移植过程

全肝移植物和减体积肝移植物可保留供体的下腔静脉，因此多采用经典原位或背驮式肝移植技术。

采用经典原位肝移植时，要把整个供肝置入手术区内，并保持低温状态，准备好血管袖以备吻合。特殊情况下需要准备自体或异体血管以便使吻合血管获得足够的长度。首先吻合肝上下腔静脉（5.0或4.0 PDS线）。缝合必须保证闭合严密以防再灌注时出血。吻合完肝下下腔静脉后（6.0或5.0 PDS线），经门静脉灌注白蛋白液以冲洗掉存在肝内的高钾保存液，以防止再灌注后引起严重的心律失常。

目前最常应用的背驮式肝移植，需进行端侧或侧侧腔静脉吻合。门静脉常采用端端吻合（5.0或6.0 PDS线）。如果受体门静脉很细，最好在受体脾静脉和肠系膜上静脉会合处与供体门静脉之间进行吻合。动脉吻合采用可吸收的血管线（7.0或8.0 PDS线）行间断缝合，一般在再灌注之后进行。可采用端端吻合术吻合至受体动脉残端或用Carrell补片直接跟受体腹主动脉吻合。采用外科显微技术缝合效果更理想。门静脉和肝动脉吻合位置适当以及肝脏大小相匹配是确保移植肝脏良好血流的前提。止血后，最后一步操作是胆道吻合，应按照受体大小和此前是否经历过手术（如Kasai手术）来决定行肝管空肠吻合还是行胆总管对口吻合术。非常小的患儿由于其胆总管的口径过细常常需要行肝管空肠Roux-en-Y吻合。

在劈离式肝移植中，无论是左肝叶还是右肝叶，只要带肝后下腔静脉，一般采用经典原位或背驮式肝移植。而不带肝后下腔静脉的供体，则只能做背驮式肝移植，将供体的肝静脉侧向吻合到受体的腔静脉。在将供体肝静脉跟受体腔静脉做端侧吻合前，应修剪供体肝静脉口，切除可能存在的隔膜，同时扩大供受体吻合血管的口径以防止流出道梗阻。其他管路的吻合与上述基本一致。

## 21.7　结论

随着儿童肝移植新技术的发展，目前已经基本上消除了肝病患儿在等待肝移植过程中的死亡率，同时也扩大了婴儿和儿童肝移植的临床应用并逐步形成了标准化模式。实际上目前已经没有婴儿接受全肝移植。这些新技术对成人肝移植也产生了深远的影响，目前劈离式肝移植和活体肝移植也逐步应用到成人患者。

M. Malagó，N. R. Frühauf，C. E. Broelsch 著
李威 译 沈中阳 王自法 校

## 参考文献


Azoulay D, Astarcioglu I, Bismuth H, Castaing D, Majno P, Adam R et al. (1996) Split-liver transplantation. Ann Surg 224:737–748

Belzer FO, Southard JH (1988) Principles of solid organ preservation by cold storage. Transplantation 45:673–676

Bismuth H (1982) Surgical anatomy and anatomical surgery of the liver. World J Surg 6:3–9

Bismuth H, Houssin D (1984) Reduced size orthotopic liver graft in hepatic transplantation in children. Surgery 95:367–72

Broelsch CE, Lloyd DM (1993) Living related donors for liver transplants. Advances in Surgery. Surgery 26:209–231

Broelsch CE, Neuhaus P, Burdelski M et al. (1984) Orthotope Lebertransplantation von Lebersegmenten bei Kleinkindern mit Gallengangsatresieen. Orthotopic transplantation of hepatic segments in infants with biliay atresia. In: Koslowski L (ed) Chirurgisches Forum '84 F. Experim U. Klinische Forschung. Springer, Berlin Heidelberg New York

Broelsch CE, Emond JC, Thistlethwaite JR, Whitington PF, Zucker AR, Baker AL et al. (1988) Liver transplantation, including the concept of reduced-size liver transplants in children. Ann Surg 208:410–420

Broelsch CE, Emond JC, Whitington PF, Thistlethwaite JR, Baker AL, Lichtor JL (1990) Application of reduced-size liver transplants as split grafts, auxiliary orthotopic grafts, and living related segmental transplants. Ann Surg 212:368–377

Broelsch CE, Whitington PF, Emond JC, Heffron TG, Thistlethwaite JR, Stevens L et al. (1991) Liver transplantation in children from living related donors. Ann Surg 214:428–439

Broelsch CE, Burdelski M, Rogiers X, Gundlach M, Knoefel WT, Langwieler T et al. (1994) Living donor for liver transplantation. Hepatology 20:49S–55S

Broelsch CE, Rogiers X (1996) Hepatic transplantation: special issues. In: Carter D, Russell RCG, Pitt HA, Bismuth H (eds) Hepatobiliary and pancreatic surgery. Chapman and Hall Medical, London, pp 82–92

Calne RY, Rolles K, White DJ, Thiru S, Evans DB, McMaster P et al. (1979) Cyclosporin A initially as the only immunosuppressant in 34 recipients of cadaveric organs: 32 kidneys, 2 pancreases, 2 livers. Lancet 2:1033–1036

Collins GM, Bravo-Shugarman M, Terasaki PI (1969) Kidney pres rvation for transplantation: Initial perfusion and 30 hour ice storage. Lancet 2:1219

De Ville de Goyet J (1995) Split liver transplantation in Europe – 1988 to 1993. Transplantation 59:1371–1376

Hamburg UKE (1997) The International Living Donor Liver Registry

Krom RAF (1992) The biliary tree-the Achilles tendon of liver transplantation. Transplantation 53:1167

Malagó M, Rogiers X, Broelsch CE (1995) Reduced-size hepatic allografts. Annu Rev Med 46:507–512

Otte JB, De Ville de Goyet J, Sokal E et al. (1990) Size reduction of the donor liver is a safe way to alleviate the shortage of size-matched organs in pediatric liver transplantation . Ann Surg 211:146–157

Pichlmayr R, Ringe B, Gubernatis G (1989) Transplantation einer Spenderleber auf zwei Empfänger: eine neue Methode in der Weiterentwicklung der Lebersegment Transplantation. Langenbecks Arch Chir 373:127–130

Rogiers X, Malago M, Habib N, Knoefel WT, Pothmann W, Burdelski M et al. (1995) In situ splitting of the liver in the heart-beating cadaveric donor for transplantation in two recipients. Transplantation 59:1081–1083

Rogiers X, Malago M, Gawad KA, Kuhlencordt R, Froeschle G, Sturm E et al. (1996a) One year of experience with extended application and modified techniques of split liver transplantation. Transplantation 61:1059–1061

Rogiers X, Malago M, Gawad K, Jauch KW, Olaussen M, Knoefel WT et al. (1996b) In situ splitting of cadaveric livers. Ann Surg 224:331–341

Starzl TE, Demetris AJ (1990) Liver transplantation: a 31-year perspective; parts I–III. Current problems in surgery. Surgery 17:55–240

Strong RW, Lynch SV, Ong TH et al. (1990) Successful liver transplantation from a living donor to her son. N Engl J Med 322:1505–1507

Tanaka K, Uemoto S, Tokunaga Y, Fujita S, Sano K, Yamamoto E et al. (1994) Living related liver transplantation in children. Am J Surg 168:41–48

Yamaoka Y (1996) Experiences of 120 microsurgical reconstructions of hepatic artery in living related liver transplantation. Surgery 119:20–26

# 第 22 章 小儿肝脏移植术中术后的超声评估

本章大纲



## 22.1 引言

小儿原位肝移植术在超声检查方面有特殊的要求。

对于较大的儿童受者,腹腔有足够的空间容纳右肝叶移植物(图22.1)。但是对于较小的儿童和婴儿,移植物体积必须与有限的腹腔内空间的大小相匹配。在大多数移植中心,50%以上的待移植受者为新生儿、婴儿和10kg以下的小儿受者。只有通过采用创新技术才能使等待移植者的死亡率保持在可接受的范围内,例如采用活体肝移植、原位和离体劈离式肝移植及少量的减体积肝移植术(图22.2)。在亲属活体供肝移植时,准备、切除和移植的为亲属的左外叶肝脏。这一技术也应用于劈离式肝移植。

实施血管吻合时必须使用显微外科技术。由于成人与小儿血管大小的不匹配,术后血流紊乱和随之而来的血栓等并发症的危险性显著增加。鉴于这些特殊情况,术中和术后行彩超检查是极其重要的。根据我们的经验,再灌注后即刻在无菌状态下进行超声检查是极其有帮助的。这种检查有助于发现主要的血管问题,如肝动脉或门静脉有无扭转。第二次检查于关腹后在手术室或重症监护室进行。此次检查有助于确认是否存在因关腹后腹内压增高或者移植物位置不当所导致的血管受压情况。在术后7天内,根据血流参数情况,至少每日进行1次常规超声检查。

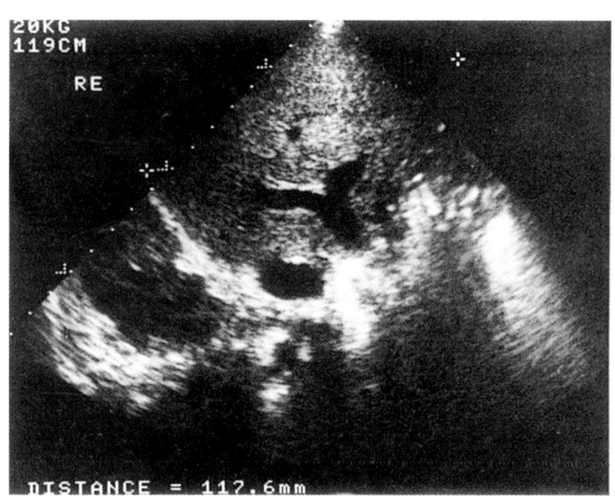


图22.1 肝右叶移植后的位置(10岁男孩)。肝脏及新肝门均在正常位置。新肝门边缘处可见充气的肠袢。

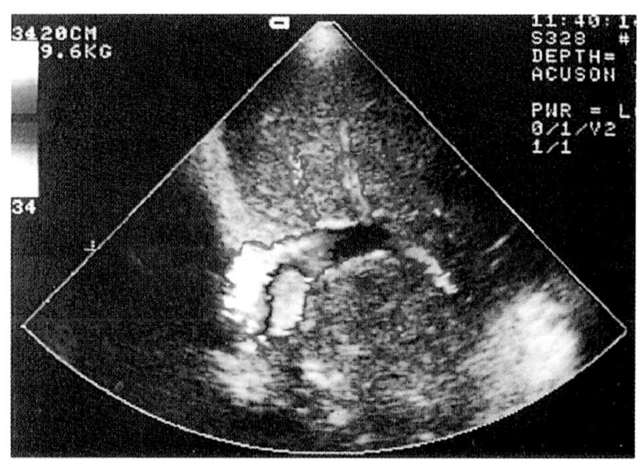


图22.2 劈离式肝移植术后左肝叶的正常位置(8岁半女孩)。肝门部紧靠右侧胃壁。此时可见门静脉(红色区域所示)和肝静脉(蓝色区域所示)相邻。(见彩图)

## 22.2 术中超声

超声探头的选择依据移植物的大小而定。我们的经验是,对于活体和劈离式部分肝脏移植以高分辨率10MHz线阵探头的检查图像为最佳。对于全肝移植或右肝叶移植,3MHz或5MHz的扇扫探头最为理想。探头必须用无菌塑料膜包裹,以生理盐水为润滑剂,并轻轻置于肝脏表面。

如果肝动脉和门静脉的定位和显示较困难,请儿科放射学专家亲临指导实施检查是很有必要的。

### 22.2.1 正常图像表现

在正常条件下,评价移植物及其血流状态需注意以下六点。首先,应实时扫查肝脏情况;同时要重点检查肝实质的回声;通常门静脉周围回声会轻度增强;偶尔可见门静脉内微小空气栓塞显像;也需要记录腔静脉的宽度;检查移植肝的灌注情况时要选择合适的彩色编码(图22.3)。在随后的三次测量中,应记录肝动脉、门静脉及肝静脉的频谱参数。此时探头应放置在合适的角度(参见第20章)。在新肝门处评价肝动脉和门静脉。于下腔静脉最上方近端评价肝静脉。

重要的是要坚持如下指导方针:

肝动脉收缩期峰值流速应大于20cm/s。必须能检测到舒张期血流,从而保证阻力指数(RI)的最佳数值应小于0.8。

门静脉血流形态至少应为波浪形,流速应超过10cm/s。通常,流速应达到20cm/s以上。

对于肝静脉,仅检测血流形态就足够了。术中频谱特征是没有什么意义的。

### 22.2.2 异常图像表现

移植肝血流再灌注后即时实施超声扫查,选择最佳的多普勒血流角度,肝动脉血流形态应表现为全舒张期血流,并需与肝动脉靠近肝门处肝外段的血流对照检查。大多数病例中,舒张期无血流是由血管痉挛导致的,所以应在数分钟后再次检测动脉血流。即使在随后的检查中表现为正常频谱,也应在术后严密监测,以防血管继发性闭塞。原发性肝动脉闭塞不常见。通常肝动脉闭塞时,彩色或脉冲超声都检测不到肝动脉血流信号,也记录不到相应的肝动脉血流频谱。预料之外的高速门静脉血流同时合并异常肝动脉血流常明确提示应重新修正肝动脉吻合口。

在新肝门附近门静脉的显示要比肝动脉容易得多。由实时B型超声检测门静脉不完全栓塞有一定困难。当门静脉狭窄或完全栓塞时,彩色编码超声有助于检测到不规则的血流形态(图22.4)。在狭窄和栓塞时,通常需采用最大的放大倍数来产生门静脉彩色血流信号。这些血流信号可以将离肝血流与入肝血流和(或)湍流区别开来。异常血流形态应由胰腺后方的脾静脉开始检测。大多数病例中,离肝血流在该血管会有所表现。彩色编码参数应借助于血流频谱进行测量(图22.5)。门静脉血流速度低于10cm/s值得高度警惕,应立即与外科医生进行交流,一般来说这些症状的出现就意味着并发症发生!因此,低速血流、湍流或者离肝血流需要重新修正血管吻合。

当门静脉血流减少时,会伴发有肝动脉血流的增加。而肝动脉舒张期流速增快,则阻力指数会降低。当外科修正完成后,必须再次记录血流形态,以便记录正常血流模式。偶尔可再次发生血栓。发生血栓后,需重新处理肝外段门静脉和肠系膜上静脉。较少情况下,初次多普勒检查时门静脉流速为边缘数值。此时应切记,调整肝脏位置可改善血流状态。

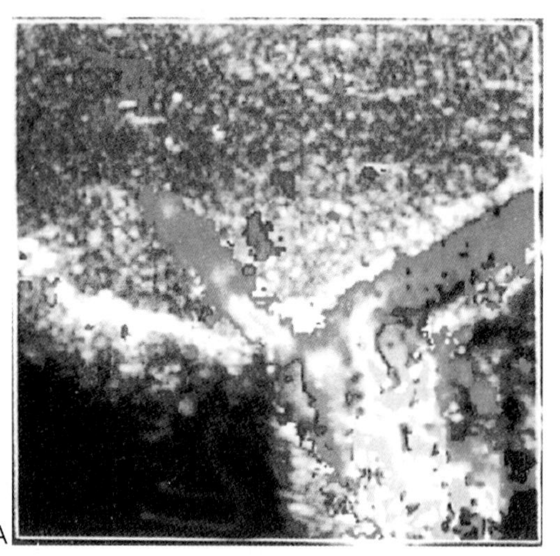


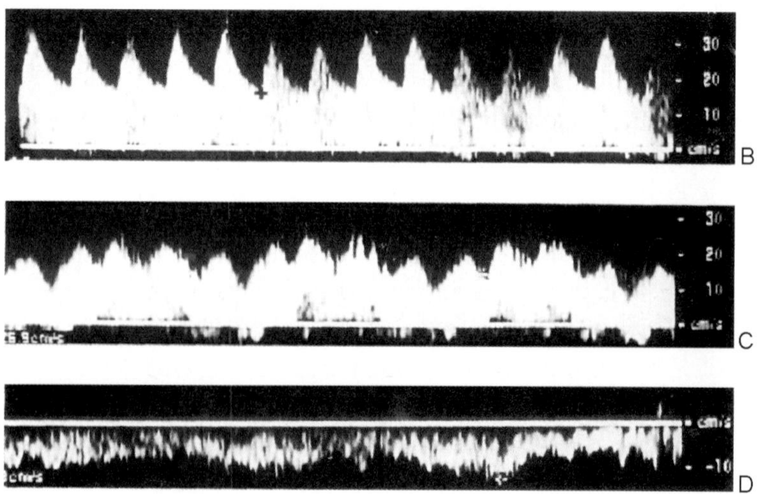


图22.3 术中正常图像(10个月男婴)。彩色编码超声显示新肝门未受损伤(A)。肝动脉频谱(B)、门静脉频谱(C)和肝静脉频谱(D)可视为正常。(见彩图)

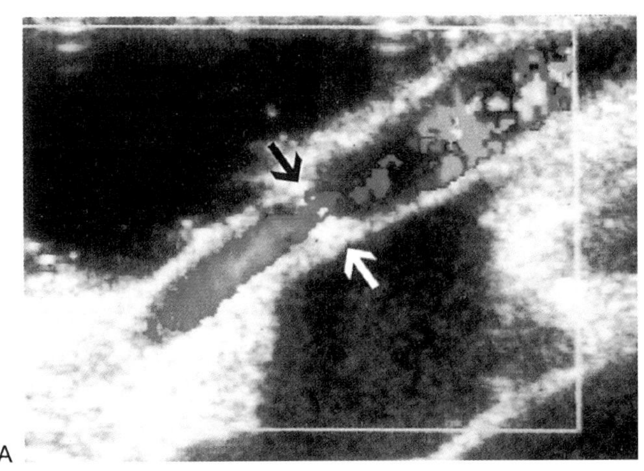

A

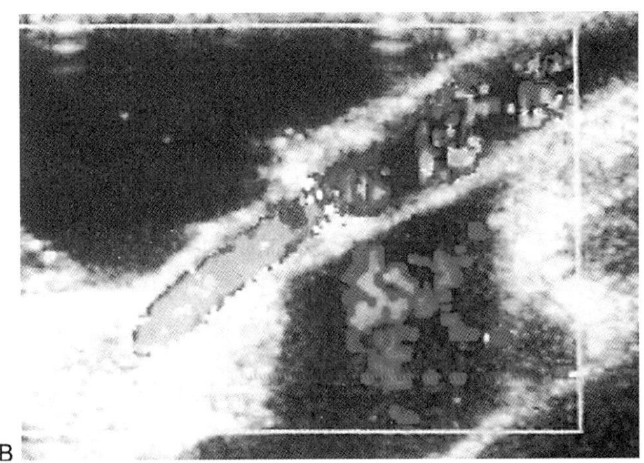

B

图 22.4　门静脉吻合口的术中彩色编码超声(17 岁男孩)。为了检测血管吻合口,应给该血管周围区域注水。首先,可见受者门静脉与供者门静脉之间有一个明显狭窄(箭头所示),其次可显示存在涡流。(A)血流为离肝血流(红色区域)。(B)血流为入肝血流(蓝色区域)。涡流是由血栓引起的。(见彩图)

如果以上措施不能改善门静脉血流,应考虑存在大的侧支循环。必须结扎脾和胃的侧支循环。待门静脉血流改善之后,应重新检查其他血管。

靠近下腔静脉处的肝静脉血流通常不难显像。在术中阶段该血管并发症极其少见。肝静脉流出道梗阻通常仅在术后阶段明显。

需检测下腔静脉血流以明确有无梗阻或血栓。

## 22.3　术后即刻超声

关腹后腹内压增加,即使应用“补片”后腹内压也会增加。关闭腹腔对肝脏血流的影响表现为门静脉或肝动脉血流完全受压。对此类严重并发症必须警惕并加以严密监测。

### 22.3.1　正常图像表现

首先应用普通超声检查移植的肝脏。即使在良好的外科条件下,门静脉周围也会有回声增强。在术后早期,这种图像改变通常由门脉三联结构肿胀引起而不是由淋巴管所引起。如果肝动脉和(或)门脉血流显示有灌注减少,那么这种表现为重要的病理异常。此外还必须明确腹腔内肝脏和腹壁之间有无血肿和积血。血肿和积血在后期可导致脓肿形成。

其次是应用彩色编码超声和脉冲超声评价新肝门及肝周的血流灌注。在良好的条件下,在新肝门区可检测到肝动脉和门静脉血流。在肝脏周围血管分布极其规律。此外,下腔静脉应显示无梗阻或管壁高回声。下腔静脉和肝静脉的直径表现为逐渐增大。

关腹后,移植物及所属血管均应处于其最终位置。如上所述,腹内压会有所增加,血流频谱会随之改变。这就解释了根据压力的改变为什么术后检查能显示血流速度有时上升或有时下降。理想的肝静脉血流为二相或三相波形。术后血流通常为较高的二相波形。

此时也应记录脾动脉和脾静脉的血流。在无其他并发症时,脾动脉和脾静脉的血流速度可用来诊断肝内的血管并发症。肝动脉或门静脉血管阻塞,以及入肝血流阻力的增加,可能是由排异所引起的。

### 22.3.2　异常图像表现

由于冷缺血和热缺血时间的延长,肝实质可显示为点状不均质回声。一般来讲,这种改变与丙氨酸转氨酶和天冬氨酸转氨酶超过 1000u/L 有关。而此时的血流灌注常为正常。

但在初次检查时,应注意门静脉和肝动脉的血流速度是否有降低。如果血流速度降低,让患者取左侧卧位或右侧卧位可能对改善血流有帮助。任何异常血流形态都应与外科医生交流。

如果术中需实施取栓术,则应仔细检查肝脏,因为取栓时脱落的栓子可导致梗死灶形成(图 22.6)。门静脉梗塞时,梗塞部位之前的门静脉血流为反向血流。门静脉局部的反向血流是由肝窦间的门静脉-肝动脉瘘引起的。

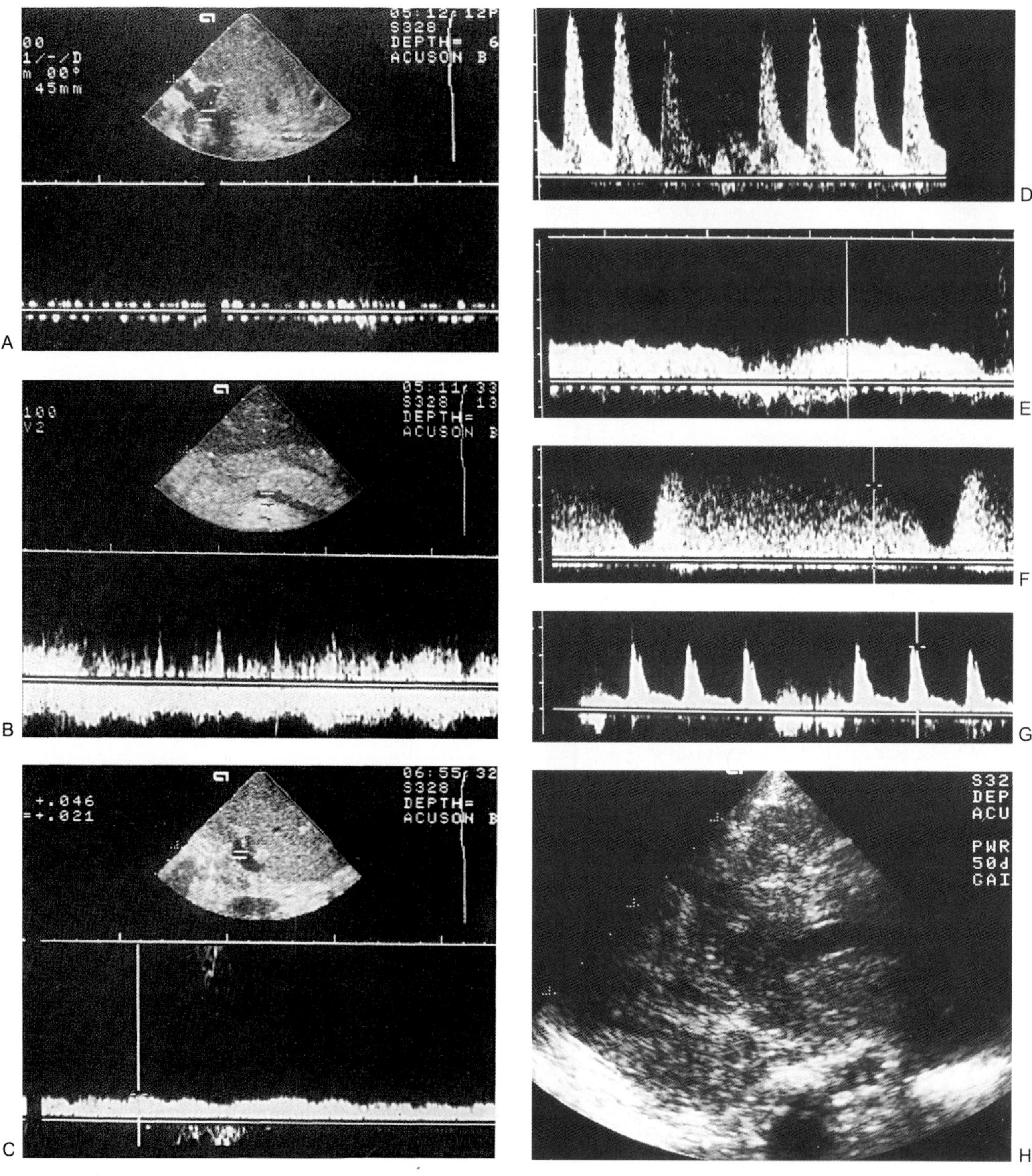


图22.5 术中超声(1岁零3个月男孩)。(A)再灌注后彩色编码超声显示门静脉血流几乎检测不到。(B)在脾静脉的胰后段存在反向血流。(C)证实为门静脉血栓。取出血栓后,门静脉主干内显示为入肝血流。最大流速约为4.6cm/s,因此仍很低。(D)肝动脉血流速度代偿性增加至100cm/s。(E)再次取栓后,门静脉血流速度上升到8cm/s。(F)1小时后,门静脉血流频谱恢复正常。血流速度约为28cm/s。(G)同时肝动脉血流轻微降低,阻力指数为0.83。(H)多次取栓后,肝实质显示回声明显不均匀,提示有灌注损伤。(A~C见彩图)

任何动脉并发症均会导致胆道损害或在无动脉灌注的肝实质内形成分界。术后早期的肝动脉完全闭塞不易诊断(图 22.7)。在术后早期密切监测酶活性、凝血因子及超声表现将有助于诊断。如果在肝脏周围监测到正常的血流形态,那么动脉血流就没有受到损伤。如果在肝脏周围检测不到血流信号,同时伴有门静脉和脾动脉血流速度增快,则提示存在有肝动脉血流受阻。门静脉血流增加是为代偿肝动脉血流阻塞而产生的。预料之外的脾动脉血流增加是因该血管血流增加引起的。门静脉血流增加也可因关腹后腹内压增加所导致。

在术后期可能发生肝动脉、门静脉和肝静脉的狭窄。紧急情况下必须进行外科干预。重复检查有助于早期发现因血管受压或血栓引起的血流阻塞。肝动脉阻力指数增加提示肝动脉主干狭窄。在肝脏周围血流形态通常为正常,阻力指数轻度增高。

门静脉的较高速血流表示门静脉主干血流阻塞,但外周血流仍保持正常。后期门静脉肝内段直径扩张导致血流减速。肝静脉狭窄通常见于下腔静脉入口处(图 22.8)。重度狭窄可引起狭窄处前方的血管扩张。静脉血流波形为带状而且狭窄处前方峰值血流速度可达 50cm/s 以上。持续的异常血流及顽固性腹水提示需行球囊扩张术。

关腹后,腹内压有时会引起下腔静脉血栓形成(图 22.9)。在此情况下,为了保持血流通畅并预防肝静脉和肾静脉并发症,需应用足量的肝素化治疗。

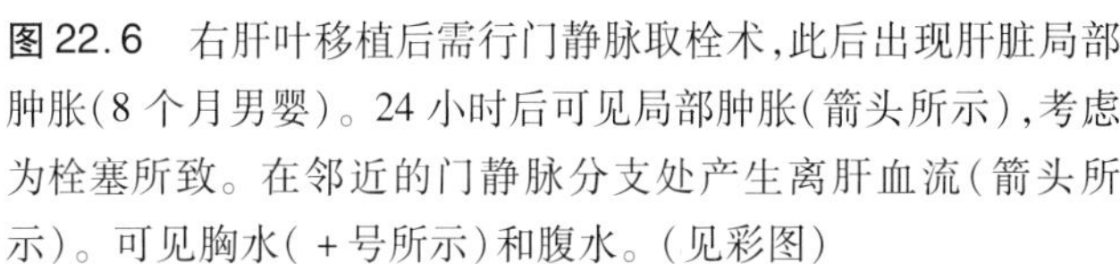

**图 22.6**　右肝叶移植后需行门静脉取栓术,此后出现肝脏局部肿胀(8 个月男婴)。24 小时后可见局部肿胀(箭头所示),考虑为栓塞所致。在邻近的门静脉分支处产生离肝血流(箭头所示)。可见胸水(+号所示)和腹水。(见彩图)

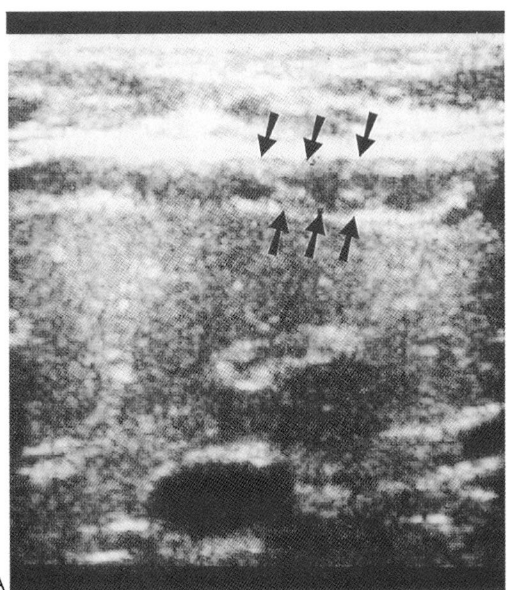

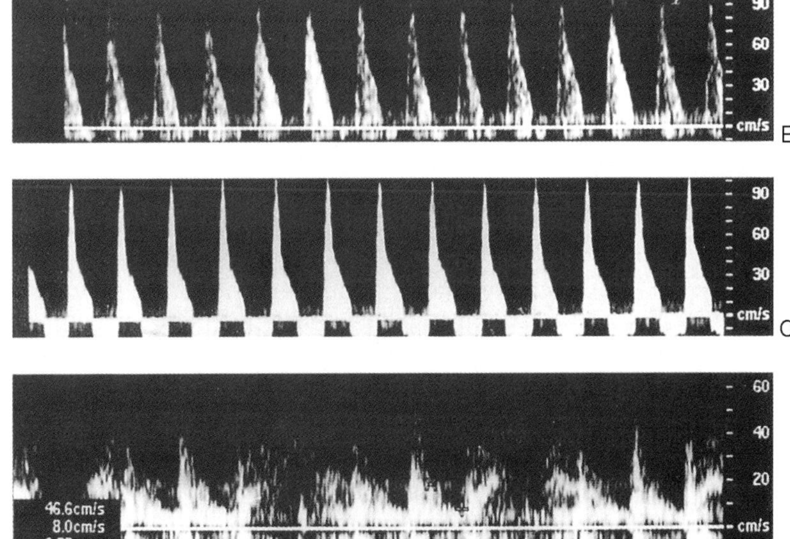


**图 22.7**　关腹后的肝动脉血栓(10 个月大男婴,与图 22.3 为同一患者)。移植术后送入儿童重症病房不久,编码彩色超声显示有以下表现:(A)在腹壁和肝脏之间显示有一层直径为 4mm 的积血(箭头所示)。肝脏回声不均匀,并显示门脉周围回声增强。(B)肝动脉频谱显示全舒张期血流消失。收缩期峰值流速增加到 90cm/s。(C)生成原频谱后约 3 分钟,出现反向全舒张期血流。成功实施了血栓切除术。(D)血栓消除后,术中收缩期峰值流速恢复到正常。阻力指数为 0.83,比正常稍高。门静脉血流有代偿性增加。(见彩图)

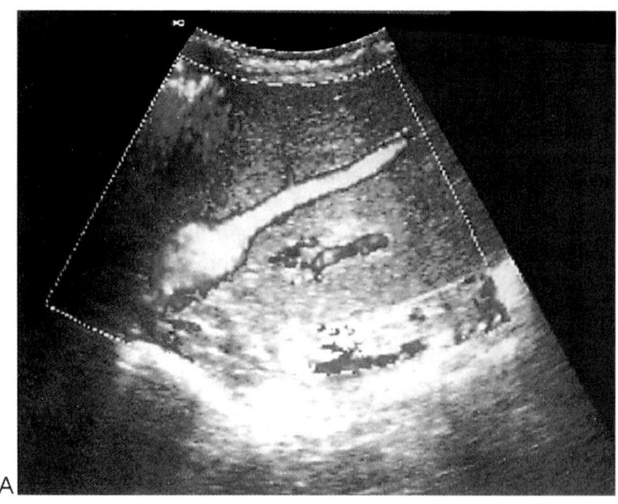

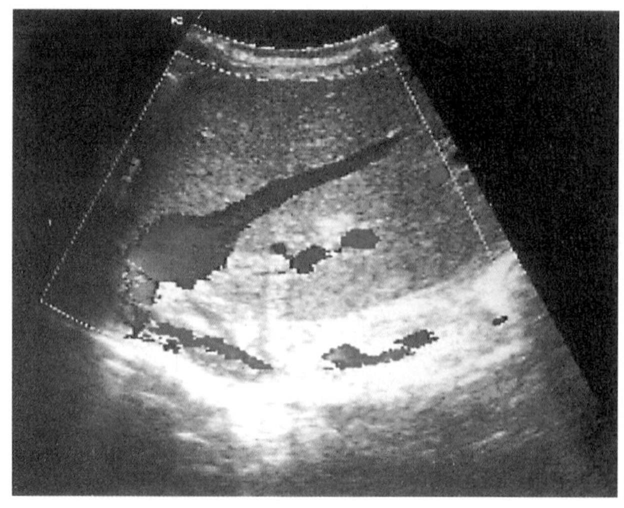

图22.8 移植肝的检查(1岁男孩)。移植术后24小时,在下腔静脉汇合处可见肝静脉明显扩张。脉冲超声(A)和彩色编码超声(B)均显示有此表现。其原因可能因吻合口周围组织肿胀引起。未经外科处理。肝移植约10天后肿胀组织恢复正常。(见彩图)

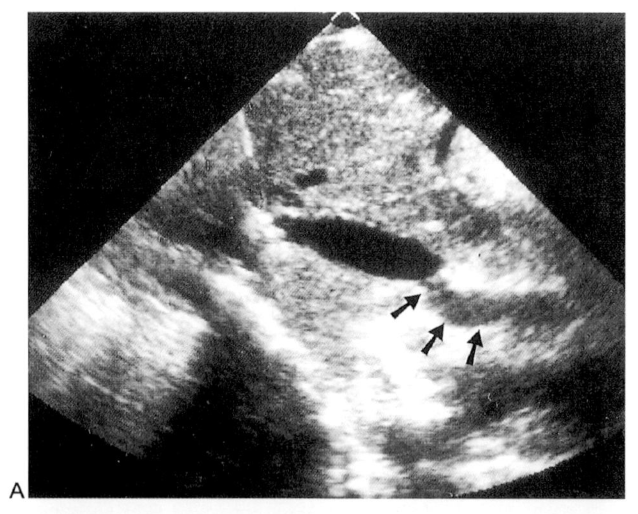

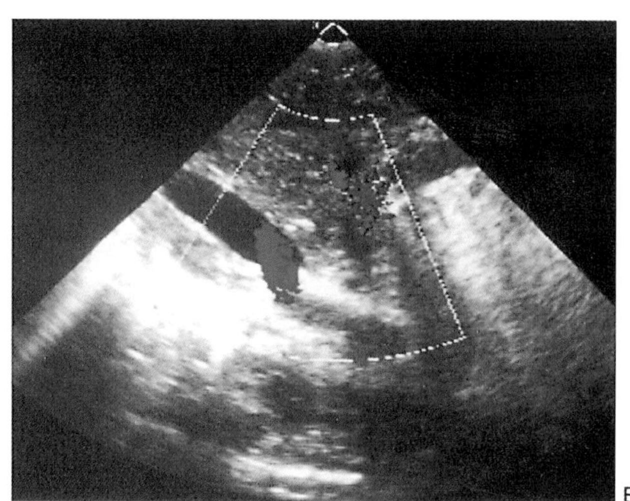

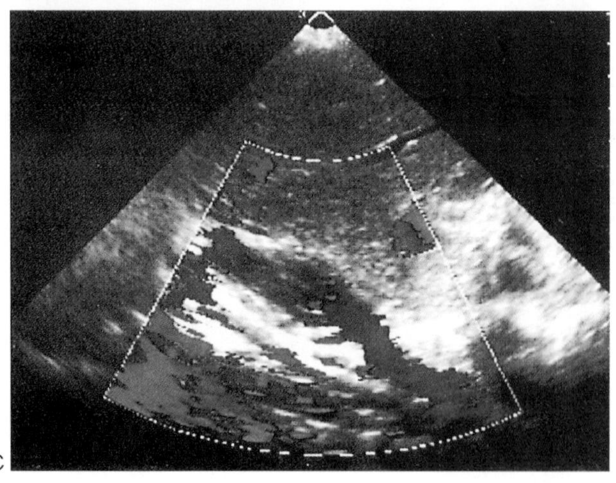

图22.9 下腔静脉受压(2岁半女孩)。(A)普通超声显示部分下腔静脉位于偏背侧位置(箭头所示)。在血管两部分之间的受压静脉处显示为喷射状血流。(B) 约14天后,尽管应用了肝素还是形成了网状血栓。在下腔静脉末端存在反向血流 。(C)未经外科介入治疗。约2个月后下腔静脉再通。(见彩图)

K. Helmke 著

任秀昀 译 沈中阳 王自法 校

## 参考文献


Brölsch CE, Burdelski M, Rogiers X, Gundlach M et al. (1994) Living donor for liver transplantation. Hepatology 20:49–55

Chardot C, Herrera JM, Debray D, Branchereau S, De Dreuzy O, Devictor D, Dartayet B, Norwood P, Lambert T, Pariente D, Gauthier F, Valayer J (1997) Portal vein complications after liver transplantation for biliary atresia. Liver Transpl Surg 3:351–358

Cheng YF, Huang TR, Chen CL, Lee TY, Chen TY, Chen YS, Liu PP, Chiang YC, Eng HL, Wang CC, Cheung HK, Jawan B, Goto S (1998) Intraoperative Doppler ultrasound in liver transplantation. Clin Transplant 12:292–299

Fujimoto M, Moriyasu F, Nada T, Tanaka K, Yamaoka Y (1997) Hepatic arterial complications in pediatric segment liver transplantations from living donors: assessment with color Doppler ultrasonography. Clin Transplant 11:380–386

Kasai H, Makuuchi M, Kawasaki S, Ishizone S, Kitahara S, Matsunami H, Kawarazaki H (1992) Intraoperative color Doppler ultrasonography for partial-liver transplantation from the living donor in pediatric patients. Transplantation 54:173–175

Pariente D, Urvoas E, Riou JY, Tammam S, Husson B, Bihet MH, Horvath E (1994) Imaging of complications of liver transplantation in children. Ann Radiol (Paris) 37:372–376

Rogiers X, Malago M, Gawad K, Jauch KW, Olausson M, Knoefel WT, Gundlach M, Bassas A, Fischer L, Sterneck M, Burdelski M, Broelsch CE (1996) In situ splitting of cadaveric livers. Ann Surg 224:331–338

Sugawar Y, Ikegami T, Makuuchi M (1997) Intraoperative evaluation of small-calibre arterial reconstructions. Ultrasound Med Biol 23:473–476

# 第23章 小儿肝脏移植的解剖

本章大纲



## 23.1 引言

由于缺乏合适的小儿尸肝捐赠者,在小儿原位肝移植中,尸肝劈离式肝移植或活体供肝移植的小儿减体积肝脏移植逐步增加。目前,仅在少数的病例中应用尸体供肝全肝移植。

尽管小儿与成人全肝移植非常相似,但小儿减体积肝脏移植显著改变了右上腹的解剖结构。因此,准确的影像学诊断需要详细了解右上腹解剖结构的改变。

## 23.2 全肝移植

在小儿全肝移植中上腹部解剖结构没有很明显的改变。就像所有肝脏移植一样,胆囊在器官准备过程中被切除。如果术前存在脾肿大,术后还会持续几个月才会缩小(图23.1)。

在几乎所有的患者中,在器官准备过程中肝门淋巴管阻断所导致的血管周围淋巴水肿,以及肝动脉与门静脉的重新吻合,可采用各种影像方式来显示。超声检查可显示肝内血管呈低回声轨迹。CT检查可发现血管周围特征性的无对比剂增强的低密度影,必须与扩张的胆管相鉴别(图23.2)。

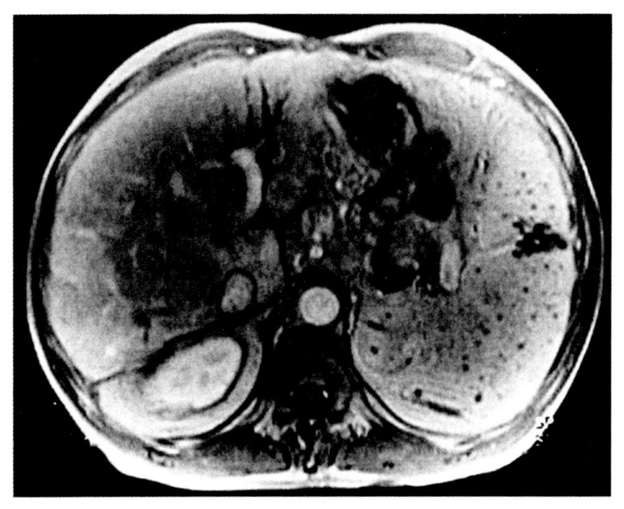

图23.1 上腹部磁共振轴向平扫显示,在原位全肝移植术后5个月,脾肿大仍持续存在。

在大多数病例中,通过血管结构的直接吻合能够确保肝动脉及门静脉对肝脏的血液供应。对于有脐静脉栓塞及相关门静脉栓塞史的小儿,有必要行胰腺前的静脉血管移植搭桥,但超声或CT部容易发现。如果存在动脉口径不相匹配,外科医生需要行供体主动脉或髂动脉补片修补。其将导致有一支来自腹主动脉或髂动脉衍生腹腔干的迷走肝动脉。

至于胆汁引流,根据手术位置的不同,可采用供受体胆总管的直接吻合或胆总管空肠吻合。

吻合口的钙化常见,且更常见于静脉吻合口。只要钙化位于较大的血管,例如门静脉或腔静脉,就不会发生功能或结构性的狭窄。

如前所述,所有以上提及的小儿肝移植后的解剖学改变都与成人全肝移植相类似。因为小儿的超声质量比成人更好,因此可以通过超声或彩色复式超声来检测其解剖变异或非病理性改变。

## 23.3 部分肝脏移植

详细了解肝脏的分段解剖,是识别减体积肝脏

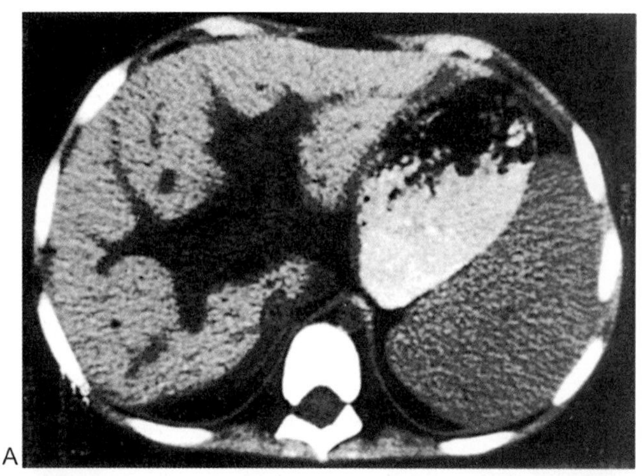


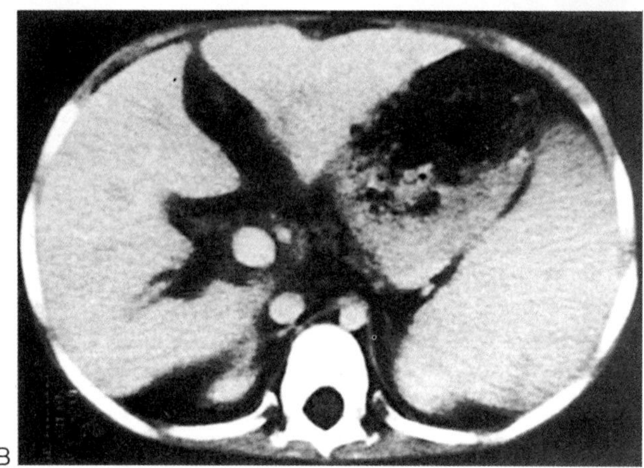


**图 23.2** 肝脏的平扫(A)和增强 CT 扫描(B)。从两张图中都可以清晰地看出紧邻着门静脉分支的低密度区域,这些区域表示血管周围淋巴水肿。

移植相关解剖改变的重要先决条件。根据 Couinaud 和 Bismuth 对肝脏分段解剖的阐述,可有三种可能的减体积移植物(图 23.3):从Ⅳ段及整个右叶劈离左外侧叶(Ⅱ段和Ⅲ段),可获得平均体积约为 230~250mL 的小移植物;从右叶劈离整个左叶(Ⅱ段~Ⅳ段),左叶移植物平均体积约为450~500ml;右叶移植物平均体积约为 800~900mL。所有的劈离式移植物均可从活体或尸肝捐献者获得。

劈离术后,所有受体均可见新的肝门以及明显的解剖改变。

### 23.3.1 左外侧叶肝移植(Ⅱ段和Ⅲ段)

在小儿肝移植中,左外侧叶(Ⅱ段和Ⅲ段)的移植是世界范围内应用最普遍的"经典"移植技术。随着这项技术的日趋成熟,已越来越多地应用于活体肝脏移植。

当分离切取邻近镰状韧带左外侧叶肝脏之后,在切除部分的边缘将有 2~3 个胆道,可通过 Roux-en-Y 袢进行引流。肝动脉和门静脉可直接吻合或使用移植血管进行搭桥吻合。肝左静脉直接与供体的前肝左静脉口进行吻合(图 23.4)。缺失的肝内静脉段用移植静脉替代。

在横断面图像上,三角形移植物的底部是新肝门,位于右侧横膈膜下方,移植物的尖部指向左侧(图 23.5)。由于移植物的旋转,肝静脉位于朝向左侧的水平位置(图 23.6)。

在第 17 章中提到的一些特征性移植术后改变,在活体或尸肝左外侧叶移植中均可发现。

根据移植物的大小和厚度,其在右上腹部的位置会有所不同。顶部可向下成角或全段均扭转向后。

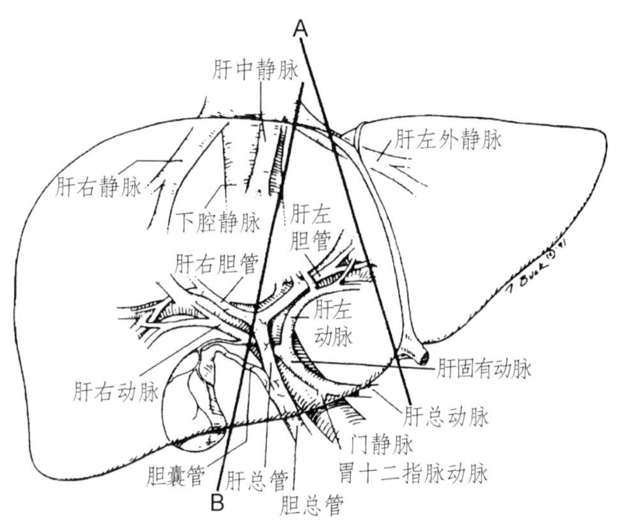


**图 23.3** 该图是 Couinaud 所提供的肝脏分段解剖图。两条横断线显示了左外侧叶肝脏移植的劈肝水平。A 线是Ⅱ/Ⅲ和Ⅳ段劈肝线,B 线是整个左叶/右叶在Ⅳ段和Ⅴ段间的劈肝线。

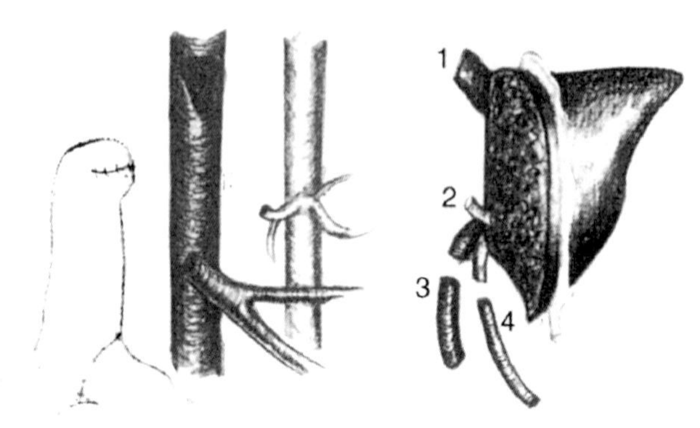


**图 23.4** 在此示意图上右侧可见左外侧叶肝脏。在移植过程中,必须吻合 4 个血管结构:(1)肝左静脉,(2)胆道,(3)门静脉,(4)肝动脉。对于肝动脉和门静脉而言,需行血管移植物搭桥。

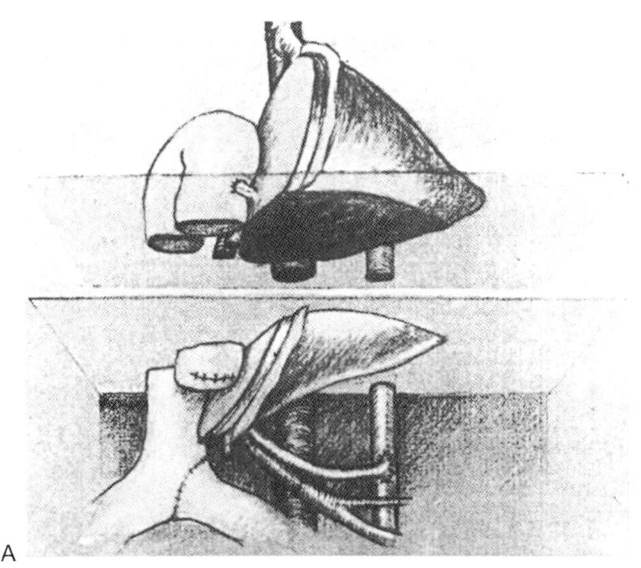

A

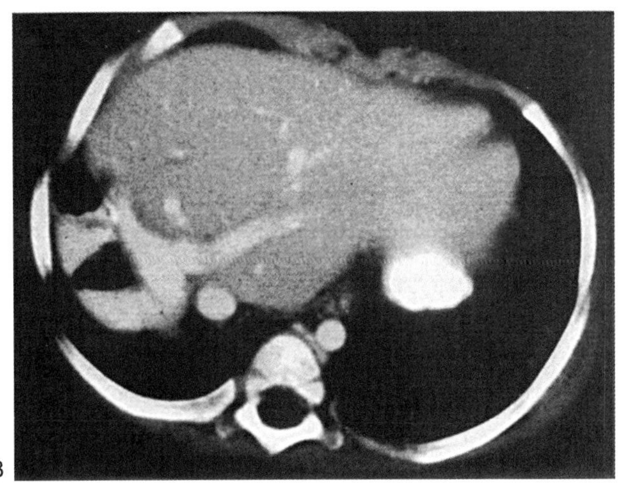

B

图 23.5 新肝门水平的示意图和相应的 CT 扫描。在左侧，口服对比剂增强用于胆肠吻合的空肠袢紧邻门静脉和下腔静脉。Ⅱ、Ⅲ段的肝内门静脉分支位于水平位置。

对于大小不一致或过厚的移植物，有必要置入 Gore-Tex 或 Vicryl 网来关闭腹部。

如果移植物移位严重，可能出现功能性和结构性的静脉流出道梗阻（图 23.7）。在这种情况下，如果出现右侧的胸腔渗液及腹水，则必须用多普勒超声进行进一步的血管诊断检查（图 23.8），甚至要用血管造影来排除静脉阻塞，而不能将其简单地归咎于非特异性术后反应。

和任何类型的肝移植一样，血管周围淋巴水肿是一种常见表现（图 23.9）。此外，还必须将其与胆管扩张相鉴别。因为在移植物中仅留有 2 条主要胆管，所以鉴别比较困难（图 23.10）。

尽管新肝门位于右上腹部，但由于空肠袢及邻近的右结肠曲内充有空气，因此用超声难以对其进行评估。

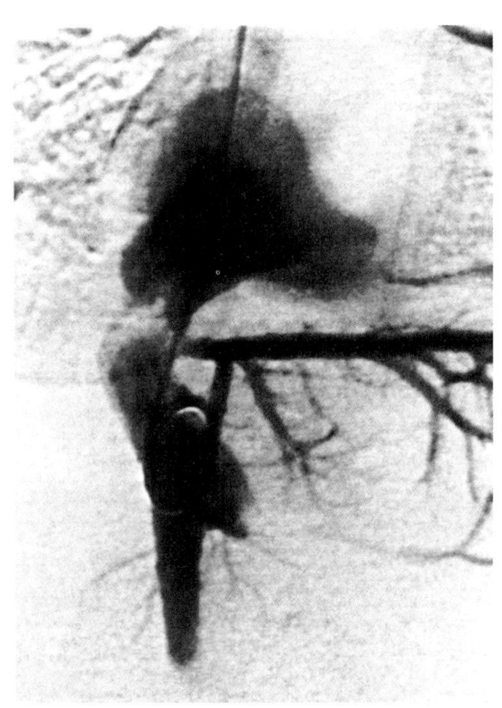

图 23.6 在活体肝移植后用置入下腔静脉内的猪尾状导管行肝左静脉逆行对比剂注射。肝左静脉几乎位于水平位置并与下腔静脉呈直角吻合。

### 23.3.2 左肝叶移植（Ⅱ段～Ⅳ段）

与左外侧叶相比，左半叶肝脏的获取只多了第Ⅳ段。在横断面图像及超声图像上新肝门的形成及移植物的三角形外形都极为相似。因为切开与分离的边缘在肝脏的外表面不明显，而且留下的部分第Ⅴ段肝叶可能仍附着于第Ⅳ段，所以在横断面图像上可见一些细小的灌注不足甚至坏死的组织缘。通过小肠袢进行胆汁引流。

### 23.3.3 右肝叶移植（Ⅴ段～Ⅷ段）

对于较大的儿童和年轻的成人，Ⅱ和Ⅲ肝段甚至整个左肝叶移植后都不足以维持正常的肝脏功能。因此，平均体积为 800~900mL 的右肝叶正越来越多地应用于尸肝劈离式及活体肝脏移植。

各种影像方式上的解剖表现与左半肝切除术相类似。简而言之，将肝脏Ⅱ、Ⅲ、Ⅳ段切除后，残余肝脏仍保留在常规位置。同时，通过小肠袢进行胆汁引流，而且可以用移植物来加长肝动脉及门静脉（图 23.11）。

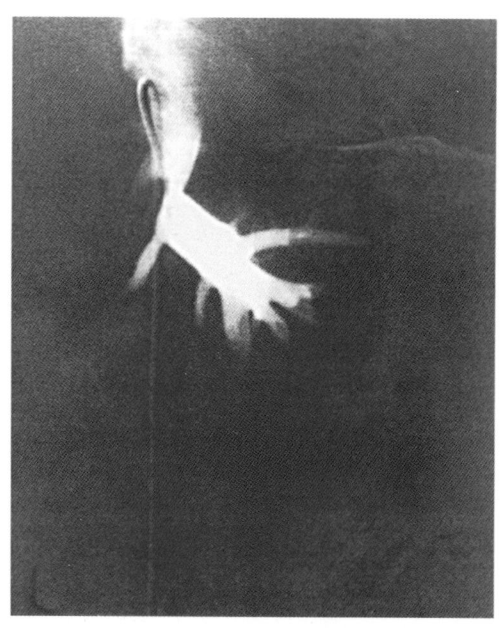

图23.7 活体肝移植术后,用置入下腔静脉内的响尾蛇导管行肝左静脉逆行对比剂注射。由于移植物的转位,在其与下腔静脉的吻合水平有一处明显狭窄。

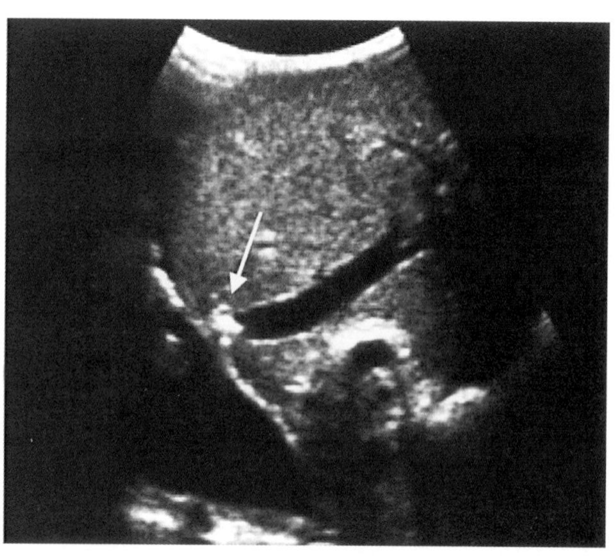

图23.8 在左外侧叶肝脏移植术后典型的静脉狭窄(箭头所示)的超声图像。

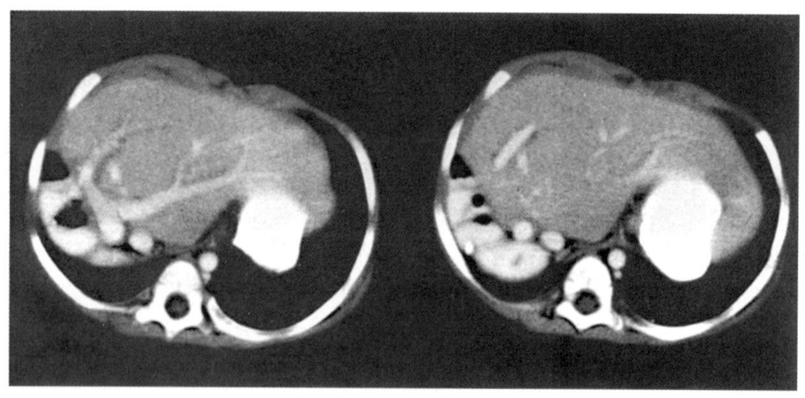

图23.9 活体肝脏移植术后血管周围的低密度分界,门静脉分支的轮廓显示特别典型。

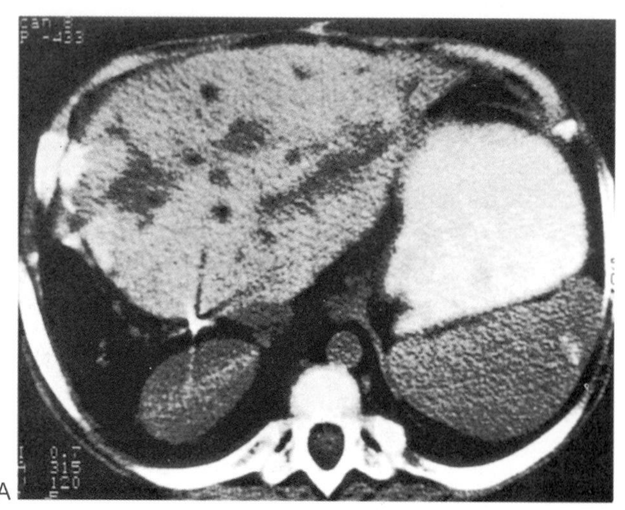

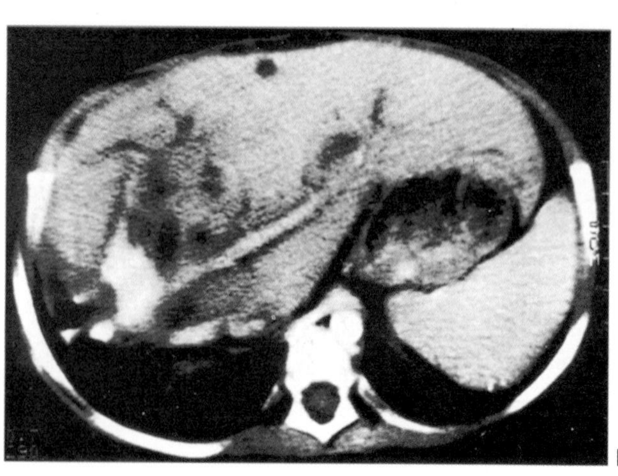

图23.10 活体肝移植后患者的平面(A)和增强CT扫描(B)显示典型的血管周围淋巴水肿和胆汁淤积。后者导致胆管轻度扩张并与相应的门静脉分支相分离。

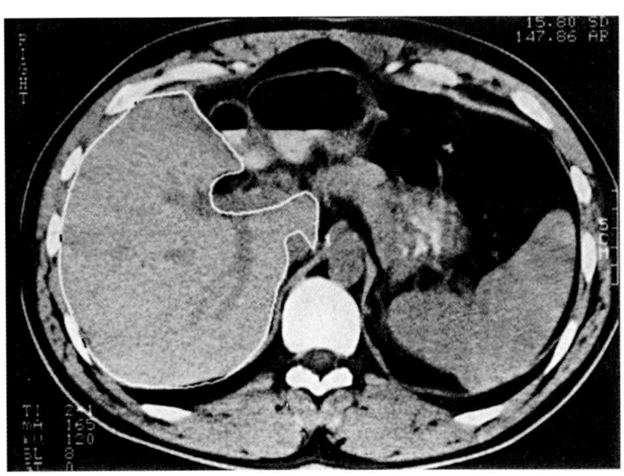

图 23.11 右侧劈离式肝移植的 CT 显示。

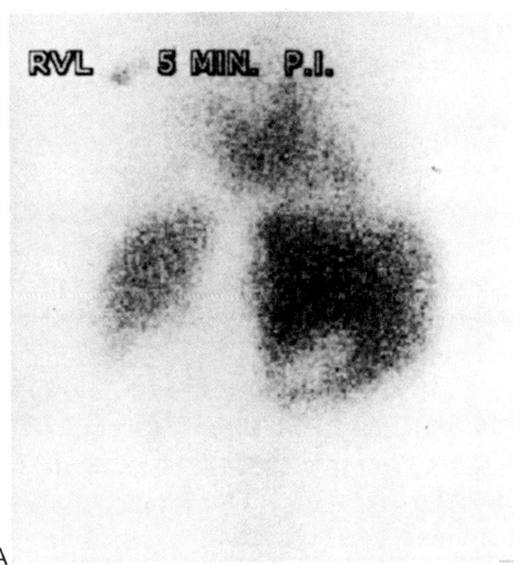


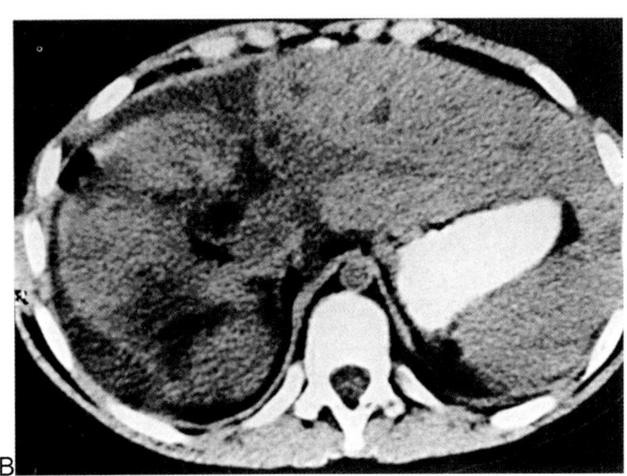

图 23.12 辅助肝移植术后患者的代表性影像。

## 23.4 辅助肝脏移植

在小儿辅助肝脏移植中,将受体的部分肝脏切除然后用移植物所替代。根据切除的部位(主要取决于肝功能保留及损伤的程度),将左外侧叶、左叶或右叶的劈离式移植物置于受体的相应部位。可行原位肝移植或者行较少用的异位肝脏移植,将移植物置于残余肝旁边(图 23.12)。因为这项移植技术很少应用,放射学家对这类患者的影像学表现尚很少认识。

残肝恢复正常肝功能后,可将移植物切除或者随免疫抑制的减弱而萎缩。

G. Krupski, K. Helmke 著

尹利华 王乐天 译 沈中阳 王自法 校

### 参考文献

Ben-Ami TE, Martich V, Yousefzadeh DK, Whitington PF, Emond JC (1993) Anatomical features of reduced size liver transplant: postsurgical imaging characteristics. Radiology 187:165–170

Broelsch CE, Heffron TG (1991) The current status of liver transplantation. In: Sabiston DE (ed in chief) Sabiston's textbook of surgery, update 11. Saunders, Philadelphia

Chezmar JL, Redvanly RD, Nelson RC, Henderson JM (1992) Persistence of portosystemic collaterals and splenomegaly after orthotopic liver transplantation. AJR 159:317–320

Dupuy D, Castello P, Lewis D, Jenkins R (1991) Abdominal T-findings after liver transplantation in 66 patients. AJR 156:1167–1170

Krupski G, Maas R, Rogiers X, Burdelski M, Bücheler E (1994) CT examinations of segmental transplants from living donors: anatomy and pathological findings. RöFo 161:417–424

Letourneau JG, Day DL, Maile CW, Crass JR, Ascher NL, Feinberg SB (1987) Liver allograft transplantation: postoperative CT findings. AJR 148:323–331

Pichmayr R, Ringe B, Gubernatis G (1989) Transplantation of one liver in two recipients (split liver transplantation). Langenbecks Arch Chir 373:127–130

# 第 24 章 小儿肝脏移植术后并发症

本章大纲



## 24.1 引言

和其他外科新技术不同,肝移植术开展之初常将小儿患者作为手术对象,尽管小儿肝脏移植的手术操作显然要比成人复杂得多。1967 年成功开展了第一例肝脏移植,患者是一名患肝细胞癌的 1 岁半女孩。在那个时期,手术并发症(包括技术失败)的发生率非常高,一年存活率低于 30%。在随后几年里,随着外科技术、麻醉技术和围术期监护技术的提高,以及有效免疫抑制剂的研发,大大改进了手术效果。目前,肝移植术后一年存活率已超过 80%。

上世纪 70 至 80 年代,由于与之相匹配的合适供体不足,使小儿肝移植数量的增长受到限制。这种体积相匹配的全肝供体的缺乏导致患儿在等待手术期间的死亡率达到 25%~50%。长期等待供体造成患儿术前临床状况恶化,从而导致肝移植效果不佳且死亡率增加。为解决这一问题,减体积肝移植和劈离式肝移植逐渐发展并应用于临床。从活体供者获取部分肝段来为小儿进行肝移植的成功对小儿肝脏移植具有里程碑式的意义。这项技术最初主要用于小儿患者,尤其是在脑死亡供者难以被社会认可的国家。

一般来说,小儿与成人的肝移植术后并发症基本相同。但小儿肝移植术后会出现一些特殊的并发症,这是由于受体体积、供受者可能的匹配不良以及使用劈离式肝脏或活体肝脏捐献而引起的。

## 24.2 移植物失功

移植物失功仍然是肝移植中的一个问题。一旦出现,只能进行再次肝移植,否则就会导致患者死亡。与初次肝移植相比,再次肝移植后患者和移植物的生存率明显降低。由于其背后的病理生理根本不同,早期移植物丢失和晚期移植物丢失将分别进行讨论。

### 24.2.1 早期移植物失功

肝脏移植物原发性无功是再次肝移植的主要适应证之一。尽管移植肝发生原发性无功的确切原因并不清楚,但有报道称,供体长期住院是一个重要的危险因素。据推测,长期在 ICU 治疗引起的激素的改变、饥饿以及感染风险的增加可能会损害供肝的移植效果。同时,供肝功能不全会伴容量不足或肝组织过大也会导致移植物灌注不足,从而造成植物失功。早期移植物失功的另一个重要原因是移植术后血管并发症。早期的肝动脉血栓形成将导致移植物失功。各种血管并发症在以下部分详细描述。早期移植物失功的其他危险因素包括急诊移植、患者移植前临床状况差以及无肝期持续时间长。近期的研究显示,减体积和劈离式肝脏移植是术后移植物失功的独立预测因素。

### 24.2.2 晚期移植物失功

慢性移植物失功可发生在移植术数年后。但其发生率很低。由肝纤维化或肝硬化引起的晚期移植物失功,其原因有继发性胆汁性肝硬化、缺血性胆道狭窄、丙型肝炎复发或者不明原因的肝门部纤维化。继发性胆汁性肝硬化可由胆管狭窄、肝段移植物断面胆漏、胆总管对口吻合部狭窄或 Roux-en-Y 肝管空肠吻合口狭窄引起。首选治疗只能行再次肝脏移植。

## 24.3 出血

即使术中进行了充分的止血,出血仍是术后早期的一种特殊并发症。继发于长期门静脉高压的腹膜多血管化使出血成为一种实际的威胁。在关腹期间必须测定凝血参数,包括血小板水平和血钙水平,以便及时进行纠正。失血可持续到术后期。体温过低对凝血功能有明确的不利影响,因此应尽可能避免。术中充分加温以及输血和输液的预热可有效防止体温过低。从过去的文献中发现,减体积肝移植中的失血比全肝移植多。肝脏断面出血可能是术后出血的主要原因,而尤其多见于术后早期肝功能不良或肝脏无功的患者。供体术中采用原位劈肝技术及断面控制技术时,受者再灌注后肝实质断面的出血将会或多或少地有所减少。

## 24.4 血管并发症

血管并发症对小儿肝移植术效果有很大影响。血管并发症一般可分为三类:吻合口出血,狭窄,血栓形成。

### 24.4.1 吻合口出血

出血是血管吻合术后的常见表现,可见于术后早期。因移植物功能不良引起的凝血功能障碍对吻合口出血的发生率有一定影响。但吻合口出血并不是小儿肝移植中的常见问题。可通过血流动力学不稳定、血红蛋白水平降低或其他明显的失血征象来识别出血。首选治疗方法是输血和急诊再手术。术后晚期( >14 天)的吻合口出血通常由吻合口的真菌感染所致,可能会发展成为真菌性动脉瘤。这是一个严重问题。用同一血管再吻合往往是不可行的。建议缩短供受体动脉(在可能的情况下)并用隐静脉重新吻合。由于腹腔内真菌感染,再次肝移植将会非常困难。

### 24.4.2 肝动脉栓塞

在许多病例系列报道中,肝动脉栓塞是移植物失功和再次移植以及患者死亡的主要原因。有文献报道,小儿肝脏移植术后肝动脉栓塞的发生率为 4%~26%。由于婴幼儿供受体双方肝动脉都很细小,因此在行全肝移植时肝动脉栓塞的风险会明显增加。据报道,肝动脉直径≤3mm 是肝动脉发生栓塞的高危因素。一些学者主张用髂血管架桥或将肝动脉直接吻合在受者腹主动脉上可有效避免由于受体肝动脉直径细小而引起的栓塞。而另一部分学者则认为,动脉架桥会增加肝动脉栓塞的发生率。处理肝动脉栓塞的方法主要有溶栓术、栓塞摘除术、再次吻合和再次移植。移植物的栓塞摘除联合血管再通只能在移植术后早期进行才有效。当肝动脉血栓形成超过 24 小时后,通常需要行急诊再次肝移植。因此在移植术后前几周内需常规行多普勒超声检查,以便早期诊断肝动脉栓塞。肝动脉血流减少伴有胆道并发症,如早期的胆汁渗漏或晚期的胆道狭窄。当术后出现无法解释的胆红素水平升高时,应对肝动脉血流进行检查。

### 24.4.3 门静脉血栓形成

据文献报道,小儿肝脏移植术后门静脉血栓形成的发生率为 1%~8%。对移植物的技术处理是门静脉血栓形成和肝脏流出道梗阻的重要风险因素。由于门静脉侧支循环形成或自发性分流导致的受体门静脉血流减少对门静脉血栓形成有直接影响。另外,受体门静脉较细而供体门静脉较粗这种管径上的差异也会增加门静脉血栓形成的风险。一般来说,门静脉栓塞是一种严重的肝移植并发症,它可直接导致移植物失功以及门静脉高压引起的一系列症状。在大多数情况下,门静脉血栓形成需立即进行外科处理。大部分门静脉血栓形成是由于技术失误造成的。因此,简单地取栓是不够的,需要对门静脉吻合口重新处理。当取栓可能无法解决问题时,应及早考虑进行再次移植。

### 24.4.4 静脉流出道梗阻

静脉流出道梗阻可因肝静脉或下腔静脉血栓形成、受压或扭转所致。在小儿肝移植术后这是一种比较少见的血管并发症,文献报道的发生率为 1%~13%。对于偶然诊断出的流出道梗阻,如果患者临床状况良好,通常不需要进行治疗。然而一旦出现症状需要治疗时,外科治疗往往十分困难。有报道称,肝固定术可改善流出道梗阻,但从我们的临床资料看,结果并不令人满意。大部分流出道梗阻的潜在原因是肝静脉过长。因此,剪短肝静脉并重新吻合是最好的解决方式。这需要完全阻断血流,最好用器官保存液进行低温灌注。简单取栓或者加上溶栓,结果并不令人满意。用非手术方式通过介入方法在狭窄静脉段放置内支架,可替代外科处理。

## 24.5 关腹相关的并发症

由于移植物过大,腹腔关闭会有一定困难。手术期间大量补充液体可能导致移植物及小肠水肿,造成腹腔难以关闭。此时,建议延迟关闭腹腔,以避免由于关紧切口而造成腹腔内压力增高。腹腔内压力升高会导致肝输入静脉的血流受阻,进而引起门静脉血栓形成。对于关腹困难且有腹腔内压力过高危险的患儿,建议关腹后立即在手术室进行多普勒超声检查,以控制移植物灌注情况。当无法一期关腹时,可使用一种裂肌动蛋白 910/聚硅酮网实行所谓的“三明治”方式关腹。

## 24.6 胆道并发症

很多文献数据显示,经技术处理的移植物与全肝移植物相比,移植术后发生胆道并发症更多见,表现为更高的胆漏和胆管炎发生率。然而,另一些报道却有相反的结果,减体积肝移植术后胆道并发症发生率更低。胆道并发症会导致慢性移植物失功并伴发继发性胆汁性肝硬化。这些表现强调,确保胆管的血管化并检查经技术处理的移植物断面有无胆汁渗漏对于防止胆道并发症是非常重要的。吻合口胆漏需要早期外科手术再次吻合。断面的轻微胆漏可通过引流来处理。在一些病例中,经内镜放置胆道内支架可有效降低胆道压力。但是肝断面有大的胆管发生胆漏时,则必须立即手术修补。核素闪烁照相术有助于鉴别肝断面胆漏和吻合口胆漏。为避免发生吻合口胆漏,对难度大的病例需行经吻合口胆管支架置入。

## 24.7 小肠穿孔

小肠穿孔主要发生于那些有肝脏相关腹部手术既往史的患者,尤其是有肝门部胆管空肠吻合手术史的患者。甚至在比较大的移植中心,其发生率也可达 5%~10%。为避免小肠穿孔的发生,移植过程中仔细分离粘连的小肠是非常重要的。但营养状态差、素固醇治疗及再次移植会影响伤口愈合,并会增加小肠穿孔后的风险。诊断出小肠穿孔后应及早进行手术修补。关闭穿孔的手术方法与未行移植手术的患者相同。通常需行第三次甚至第四次手术修补。移植术后小肠穿孔高死亡率常因诊断延误所致。因此对于小肠穿孔的高危患者以及伴有早期感染征象的不明原因临床状态恶化患者,应在早期考虑行手术探查。

## 24.8 肝脓肿

在小儿肝移植术后患者中腹腔内细菌感染较常见,从而使术后再次介入率高居不下。这种感染大多是由于胆道闭锁患儿进行胆管空肠吻合术使用 Roux-en-Y 空肠袢带来的上行菌落引起的。肝脓肿可继发于胆道梗阻引起的肝损伤、肝脏局部血运障碍和术后排斥反应。必须行超声、CT 或 MRI 来评价脓肿的位置和大小。肝脓肿一经确定,首先应考虑经皮穿刺引流。如果可能应放置两根导管以备灌洗。有些病例需在 CT 引导下放置导管。只有当以上方法都失败后才应考虑手术修补。

## 24.9 肝脏梗死

肝脏梗死可发生在术后。其病因有多种因素,包括缺血/再灌注损伤、供肝创伤、供受体手术中的局部栓塞以及术后局部血流障碍。肝酶类水平升高或不明原因的感染征象是肝梗死的主要表现。应通过超声、CT 和(或)MRI 来确诊。小范围梗死的患者不需要处理,但大的梗死灶则需要行肝脏部分切除术,以免发生脓毒症。

## 24.10 减体积、劈离式及活体肝移植相关的特殊建议

减体积、劈离式及活体肝移植,即所谓的经技术处理后的移植物,有报道显示这类手术的并发症发生率较高。正如前面所说,这类肝移植更容易出现胆道并发症,表现为胆管炎及胆漏发生率高。和全肝移植相比,这些并发症所导致的脓毒症发生率更高,且介入治疗率也更高。防止这类并发症的方法是,在切取或劈离供肝时要非常小心,以确保供肝胆道血供不受损伤。在应用劈肝移植的病例中,原位劈肝技术有一定优势。

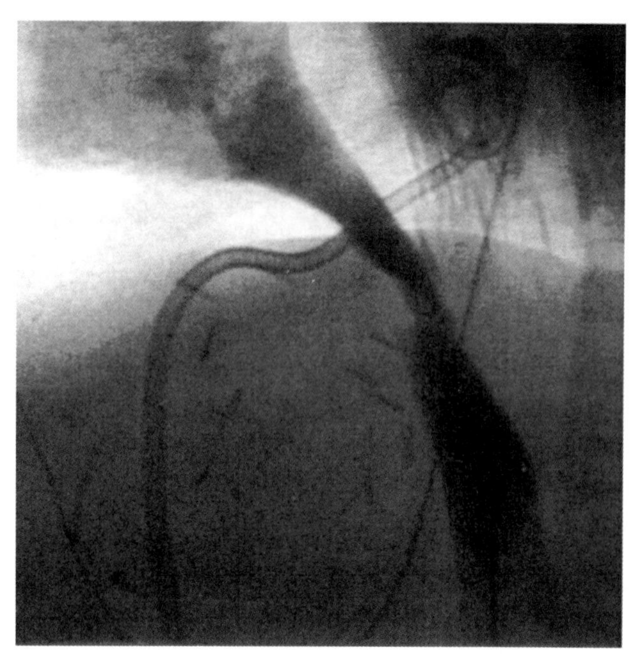

图 24.1 下腔静脉狭窄。

## 24.11 病例报道

病例一:患者为 8 岁男孩,白种人(身高 116cm,体重 23.3kg),因不明原因的肝硬化,行背驮式原位肝移植手术。术后早期出现肝动脉血栓形成并发症,需行多次外科治疗。患儿术后第 5 天再次行背驮式肝移植。二次术后早期恢复顺利,于术后 4 天拔管。术后 12 天,多普勒超声显示在肝静脉吻合口有一处腔静脉狭窄,导致腹水和外周水肿。再次移植术后 1 个月,对下腔静脉行球囊血管成形术(图 24.1 和图 24.2),术后肝静脉回流恢复正常。

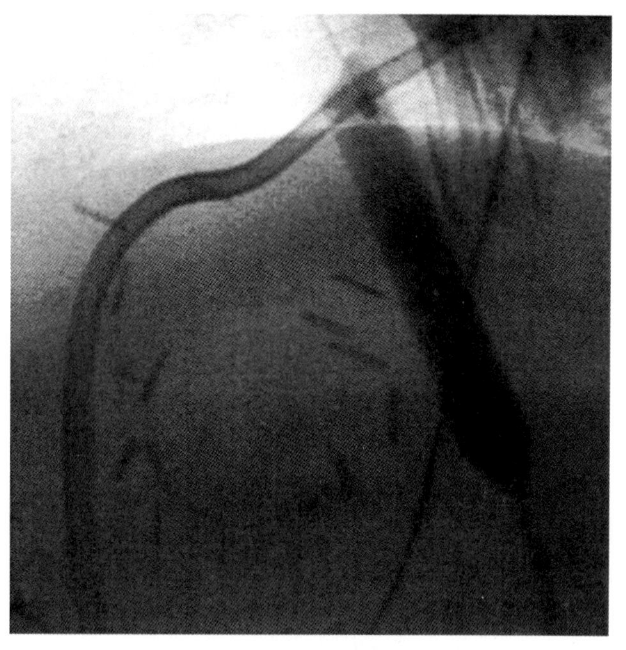

图 24.2 狭窄处行球囊血管成形术。

病例二:患儿为 10 个月男孩,因胆道闭锁而引发肝硬化。患儿接受成人Ⅱ、Ⅲ段肝脏行 Kasai 肝移植手术。由于移植物过大,患儿需延期关腹。患儿术后由于移植肝延迟发挥作用伴门静脉血流减少而引起注意。对患儿行了手术探查,并对其门静脉部分血栓形成行血栓切除术。超声随访检查再次显示门静脉血流状况恶化。在手术修补中缩短了门静脉长度并对附壁血栓行血栓切除术。用同种异体血管补片纠正了供受体门静脉管径的巨大差异。此后,门静脉血流一直充足,因此腹腔可顺利关闭。现在,患儿已存活至首次移植术后 4 个月且移植肝功能良好。

病例三:患儿为 2 岁女孩,因患 Ⅰ 型高草酸盐尿症合并终末期肾功能不全而接受肝脏移植手术。术中发现下腔静脉节段性血栓形成。该节段用自体血管移植物取代。术后6天因原发性移植肝无功,患儿再次接受劈离式肝脏移植。胆道经肝管空肠吻合术进行引流。患儿术后恢复良好,肝功恢复满意。6 周后,由于肝静脉血栓形成性病变导致急性肝功能衰竭。虽然经血管成形术修复了肝流出道狭窄,但流出道梗阻已导致肝动脉灌注一过性恶化,进而造成胆道缺血性损伤及长段胆管线形狭窄。5 个月后,对狭窄胆管采用经皮球囊导管进行了扩张(图 24.3 和图 24.4)。这项手术暂时改善了胆道引流状况。患儿发育没有受到影响,但胆管炎仍间歇性复发。

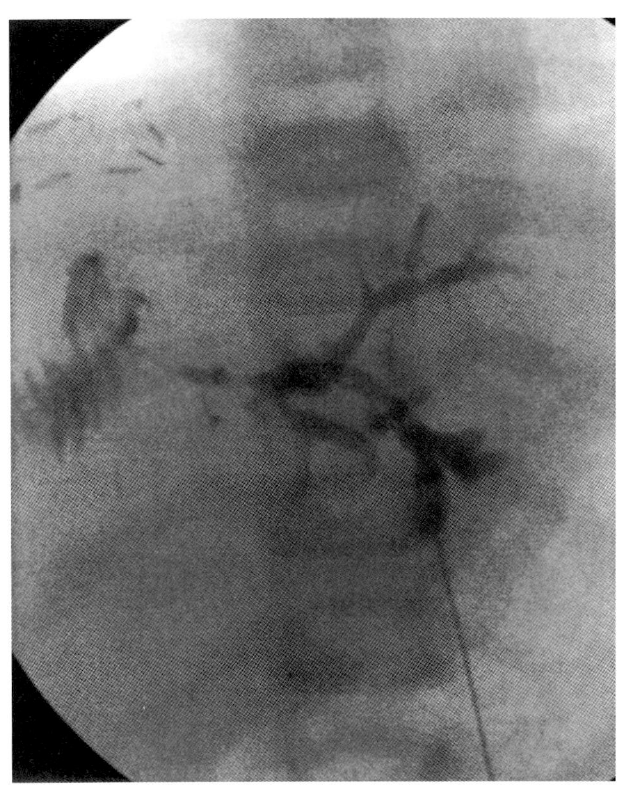

图 24.3 胆管吻合口处狭窄。

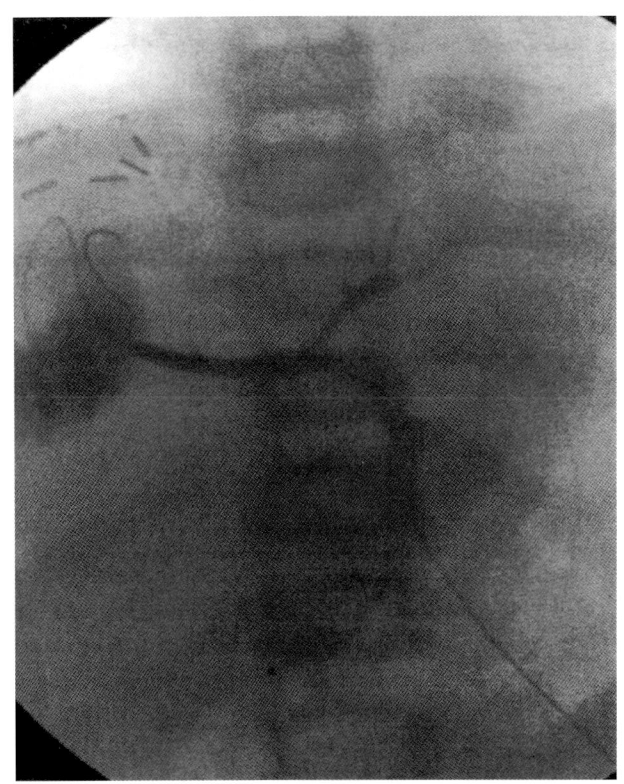

图 24.4 胆管狭窄处行经皮球囊导管扩张。

## 24.12 总结

综上所述,虽然小儿肝脏移植术后的总体效果在最近的 20 年间有了很大进步,但仍有相当数量的病例会发生并发症。其中许多并发症与技术失误有关,因此是可以避免的。应尽量采用目前可用的一切手段来改进手术效果。外科医生术中应常规使用放大镜,而且术中应常规进行多普勒超声检查以便早期发现血管并发症。建议术中要与小儿科、放射科、肝病科医师紧密合作。小儿肝脏移植术后的各种并发症均可通过介入方法得到解决。

K. J. Oldhafer, M. Malago, M. Dömland
M. Wallot, U. Vester, C. E. Broelsch 著
刘煜 江华 译 沈中阳 王自法 校

### 参考文献

Andrews W, Sommerauer J, Roden J et al (1996) 10 years of pediatric liver transplantation. J Pediatr Surg 31:619–624

Bismuth H, Houssin D (1984) Reduced-sized orthotopic liver graft in hepatic transplantation in children. Surgery 95:367–370

Broelsch CE, Neuhaus P, Burdelski M et al (1984) Orthotopic transplantation of hepatic segments in infants with biliary atresia. Langenbeck Arch Chir Forum [Suppl] 105–109

Broelsch CE, Emond JC, Thistlethwaite JR, Rouch DA, Whitington PF, Lichtor JL (1988) Liver transplantation with reduced-size donor organs. Transplantation 45:519–523

Broelsch CE, Emond JC, Whitington PF, Thistlethwaite JR, Baker AL, Lichtor JL (1990) Application of reduced-size liver transplants as split grafts, auxiliary orthotopic grafts, and living related segmental transplants. Ann Surg 212:368–375

Cacciarelli TV, Esquivel CO, Moore DH et al (1997) Factors affecting survival after orthotopic liver transplantation in infants. Transplantation 64:242–248

Calne RY, McMaster P, Portmann B et al (1977) Observations on preservation, bile drainage and rejection in 64 human orthotopic liver allografts. Ann Surg 186:282–290

Chardot C, Herrera JM, Debray D et al (1997) Portal vein complications after liver transplantation for biliary atresia. Liver Transpl Surg 3:351–358

Cienfuegos JA, Dominguez RM, Tamelchoff PJ et al (1984) Surgical complications in the postoperative period of liver transplantation in children. Transplant Proc 19:1230–1235

D´Alessandro AM, Ploeg RJ, Knechtle SJ et al (1993) Retransplantation of the liver – a seven-year experience. Transplantation 55:1083–1087

Deschenes M, Belle SH, Krom RA et al (1998) Early allograft dysfunction after liver transplantation: a definition and predictors of outcome. Transplantation 66:302–310

Eckhoff DE, D'Alessandro AM, Knechtle SJ et al (1994) 100 consecutive liver transplants in infants and children: an 8-year experience. J Pediatr Surg 29:1135–1139

Emond JC, Whitington PF, Thistlewaite JR et al (1990) Transplantation of two patients with one liver. Ann Surg 212:14–22

Emond JC, Heffron TG, Whitington PF et al (1993) Reconstruction of the hepatic vein in reduced size hepatic transplantation. Surg Gynecol Obstet 176:11–17

Fabry TL, Klion FM (1992) Guide to liver transplantation. Igaku-Shoin Medical, Tokyo

Goss JA, Shackleton CR, McDiarmid SV et al (1998) Long-term results of pediatric liver transplantation: an analysis of 569 transplants. Ann Surg 228:411–420

Houssin D, Soubrane O, Boillot O et al (1992) Orthotopic liver transplantation with a reduced-size graft: an ideal compromise in pediatrics? Surgery 111:532–542

Lallier M, St-Vil D, Dubois J et al (1995) Vascular complications after pediatric liver transplantation. J Pediatr Surg 30:1122–1126

Langnas AN, Marujo WC, Inagaki M et al (1992) The results of reduced-size liver transplantation, including split livers, in patients with end-stage liver disease. Transplantation 53:387–391

Machens HG, Ringe B, Ziemer G, Pichlmayr R (1994) A new procedure for abdominal wound closure after pediatric liver transplantation: the "sandwich" technqiue. Surgery 115:255–256

Mazzaferro V, Esquivel CO, Makowka L et al (1989) Hepatic artery thrombosis after pediatric liver transplantation – a medical or surgical event? Transplantation 47:971–977

Mor E, Klintmalm GB, Gonowa TA et al (1998) The use of older donor livers for liver transplantation. A retrospective study of 365 live donors. Transplantation 66:383–386

Otte JB, Ville-de-Goyet J, Sokal E et al (1990) Size reduction of the donor liver is a safe way to alleviate the shortage of size-matched organs in pediatric liver transplantation. Ann Surg 211:146–157

Payen DM, Fratacci MD, Dupuy P et al (1990) Portal and hepatic arterial blood flow measurements of human transplanted liver by implanted Doppler probes: interest for early complications and nutrition. Surgery 107:417–427

Pichlmayr R, Ringe B, Gubernatis G et al (1988) Transplantation einer Spenderleber auf zwei Empfänger: eine neue Methode in der Weiterentwicklung der Leber-segmenttransplantation. Langenbecks Arch Chir 373:127–130

Ploeg RJ, D'Alessandro AM, Knechtle SJ, Stegall MD et al (1993) Risk factors for primary dysfunction after liver transplantation – a multivariate analysis. Transplantation 55:807–813

Raia S, Nery JR, Mies S (1989) Liver transplantation from live donors. Lancet 2:497

Rogiers X, Malago M, Gawad K et al (1996) In situ splitting of cadaveric livers: the ultimate expansion of a limited donor pool. Ann Surg 224:331–339

Shaked A, varges J, Csete M et al (1993) Diagnosis and treatment of bowel perforation following pediatric orthotopic liver transplantation. Arch Surg 128:994–999

Sieders E, Peeters PMJG, TenVergert EM et al (1999) Analysis of survival and morbidity after pediatric liver transplantation with full-size and technical-variant grafts. Transplantation 68:540–545

Sieders E, Peeters PMJG, TenVergert EM et al (2000) Early vascular complications after pediatric liver transplantation. Liver Transplant 6:326–332

Starzl TE, Groth CG, Brettschneider L et al (1968) Orthotopic homotransplantation of the human liver. Ann Surg168: 392–415

Starzl TE, Koep LJ, Halgrimson CG et al (1979) Fifteen years of clinical liver transplantation. Gastroenterology 77:375–388

Tanaka K, Uemoto S, Inomata Y et al (1994) Living-related liver transplantation for fulminant hepatic failure in children. Transplant Int S1:108–110

Ville-de-Goyet J, Struye-de SY, Reding R et al (1998) Delayed primary closure of the abdominal wall after cadaveric and living related donor liver graft transplantation in children: a safe and useful technique. Transplant Int 11:117–122

Zitelli BJ, Malatack JJ, Gartner JC Jr et al (1986) Evaluation of the pediatric patient for liver transplantation. Pediatrics 78:559–565

# 第 25 章 小儿肝脏移植术后并发症的影像诊断

本章大纲



## 25.1 术后阶段

肝移植术后在重症监护室每日对移植肝进行超声、彩色编码成像(CCI)和(或)能量血管造影模式(PAM)检查。一旦患儿转入普通病房,则不再需要每日检查。对普通病房患者进行超声检查的次数依据临床需要而定,但每周至少检查一次。出院后,在术后前12个月内,需要每3~6个月进行一次超声检查。此后,如果临床表现和实验室检查均正常,可以每年进行一次超声检查。

## 25.2 移植肝的超声表现

首先,应寻找一幅显示新肝门的图像,以便获得有关肝门状况和肝实质回声发生的明确信息。通常移植肝在术后较长的一段时期内显示为回声不规则,特别应注意回声强度的局灶性或节段性差异。还应测量移植肝的头尾向扩张和腹背向厚度。为了使肝脏再生尽可能完美,应确定其特殊的特征。例如,测量其长度和厚度一定要与评价下腔静脉同时进行。但由于目前探头探测范围的局限性,移植肝的左右径通常不能准确测定。

另外应注意肝周积液区或肝门处积液区。如果怀疑存在胆汁瘤,应对其毗邻结构,如门静脉或肝动脉进行评价,以便明确治疗效果。此外还应检查胆管并检测其走行和宽度。

肝脏检查完毕后,需记录脾脏的长度、宽度和厚度。最后应检查下腹部有无腹水。

### 25.2.1 并发症

#### 25.2.1.1 回声强度的一般改变

肝实质显示的回声不规则性越明显且越持久移植肝的灌注损伤越严重。在后期,有时会形成肝内无回声的小坏死灶。这种坏死灶特别好发于肝脏的中心部位,但也可见于外周。鉴于这些表现不伴有炎症,所以不必行介入治疗。如果患儿发烧,则需进行超声引导下穿刺抽液,以便做细菌或真菌培养。

免疫抑制会使这类患儿易受细菌或病毒感染(图25.1),故细菌或病毒感染是常见的并发症。败

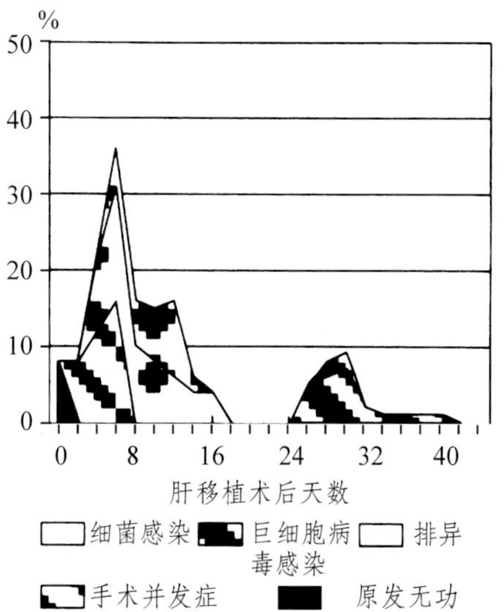


图25.1 肝移植术后危险因素累加图。移植术后第一个40天内(X轴)主要的并发症(Y轴:占移植患者的百分比)有:原发无功(8%),手术并发症(15%),排异(30%),细菌感染(37%),巨细胞病毒(CMV)感染(10%)。手术并发症包括血管和胆道的狭窄以及小肠穿孔。

血症患儿无特异性的超声表现。巨细胞病毒能引起小脓肿,但在超声检查中不易被发现。

#### 25.2.1.2 肝脏的脂肪变性

脂肪变性是一种常见的肝脏损伤,其超声特征为回声强度广泛增加。在彩色编码图像上显示为规则的血流图,而肝周的小血管常有缺失。单个血流图常为正常或只有轻度减少。肝脏的脂肪变性最常由于抗生素或免疫抑制药物对肝脏的毒性损伤所引起。

移植术后的淋巴增殖性疾病在肝移植患儿中的发生率约为1%~15%,取决于其免疫抑制强度。这种恶性疾病可伴有淋巴结肿大。其间接表现是小肠壁的增厚。

## 25.3 彩色编码成像

在超声检查的第二阶段,应通过测量肝动脉、门静脉及肝静脉的血流方向和血流速度明确血管结构。此外还必须证实下腔静脉是通畅的。腹主动脉、腹腔动脉干、肝动脉及脾动脉必须有规则的血流。移植肝新肝门的正常血流情况表现在以下方面:

1. 门静脉血流相当于或高于脾静脉血流。

2. 肝动脉最大收缩期血流速度大于30cm/s,且阻力指数(RI)在0.5和0.8之间。

3. 靠近下腔静脉的肝静脉的血流形态为两相波或最好为三相波,表明血液回流良好。

如果怀疑存在血管狭窄,应关注血流的峰值流速。另外,还需检查肝脏外周组织的灌注情况,因为肝门处的血流参数正常并不一定意味着门静脉和肝动脉能充分为所有肝段供血(图25.2)。原则上,肝周的门静脉血流速度应为3~7cm/s。外周肝静脉的流速应与此相似。收缩期动脉血流通常约为肝门处流量的30%。肝周血管的RI较肝门处低。不能理所当然地认为通向肝表面的血管数量是标准化的。外周实质部分的血流参数会有很大变异。局部血流灌注受其自身调节机制影响。另外,小儿的外周管树较青少年或成人要密集得多。这一点在使用成人肝脏的活体肝移植或劈离式肝移植中尤为重要。

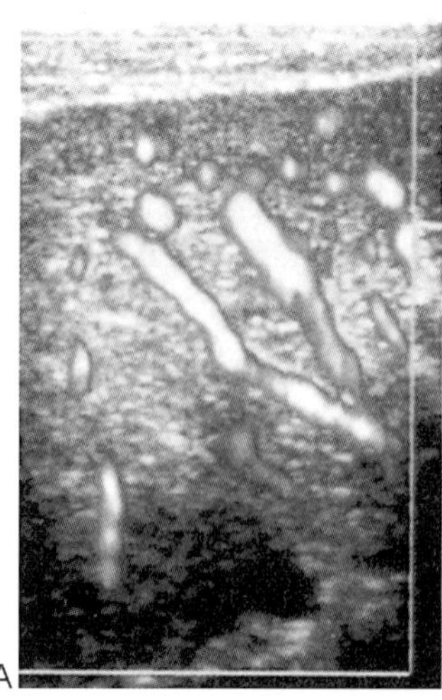


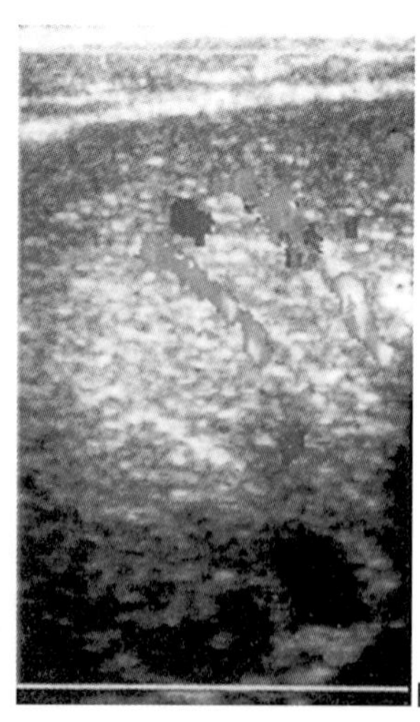


图25.2 一名2岁女孩的成像表现,18个月前行劈离式肝移植,术后最初的几小时内出现灌注紊乱。(A)横扫联合PAM扫描显示门静脉的外周支结构已经完全改变。所有这些血管都扩张变粗。(B)同一患者与PAM同时进行的CCI图像。仅怀疑为上述诊断,但图像显示不如PAM清晰。(见彩图)

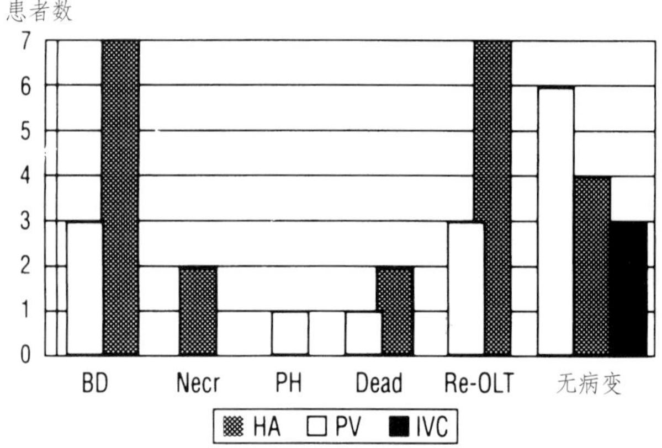


图25.3 术中利用CCI探测到的并发症的长期影响。肝动脉明显血栓形成或调节失常常伴有胆道病变、肝实质坏死、死亡或再次移植。门静脉梗阻有时继发胆道并发症、门静脉高压死亡或再次移植。肝静脉病变通常没有严重后果。BD:胆道病变,Necr:肝实质坏死,PH:门静脉高压,Dead:死亡,Re-OLT:再次移植,HA:肝动脉,PV:门静脉,IVC:下腔静脉。

### 25.3.1 灌注问题

术中对门静脉、肝动脉和肝静脉的灌注损伤可导致移植物直接失功,如果只是局部损伤或者已及时纠正,则可导致后遗症(图25.3)。肝动脉病变的后遗症是胆道缺血性损伤。尤其是在肝动脉血流梗阻时,它常会导致胆道发炎性、坏死性或狭窄性病变。中心区梗阻引起的动脉灌注长期缺失会导致侧支循环的形成,通常在外周形成小网膜动脉侧支。

RI相对较低,即低于0.5,提示动脉血流灌注过度。这样的RI值常见于舒张末期血流速度增加时,例如有动-静脉畸形时。这种特殊的血流形式也可见于外周血管。这种血流形式可能由于中央动脉狭窄所致,其血流阻力指数为0.85。在这种病例中,动脉灌注减少可导致外周血管增宽。

在某些病例中,动脉狭窄可导致肝门处动脉的

RI 高于 0.85。在这些患者中肝脏外周血管的 RI 值可能正常(0.5~0.7)(图 25.4)。利用 CCI 常可发现任何部位的狭窄。仅在少数病例需行血管造影检查。

通常,因为一段时间后上述血流形式可自行恢复正常,所以不需要进一步的外科或放射学介入治疗。偶尔,RI 低于 0.5(中心和外周血管)可能是因为热缺血时间较长继而出现调节失常所致。另一方面,这种调节失常可能导致外周而非中心血管的 RI 值升高。该现象是由移植物水肿所致。外周血管调节失常的典型特征是血流形式的局部改变。肝实质将显示有不规则征象。这种情况下需行肝活检来明确病变部位并采取恰当的治疗。

门静脉梗阻时通常可出现肝门附近门静脉的狭窄后扩张及肝周血管流速的显著减低(图 25.5)。在肝静脉流出道梗阻患儿中可观察到几乎相同的表现。此种病例可见门静脉明显扩张。在短的门静脉狭窄段可见血流速度呈喷射性增高。由于出现此种并发症腹水常合并有胸腔积液。如果临床症状持续不退,球囊扩张术应延期到移植术后 6 周以后。

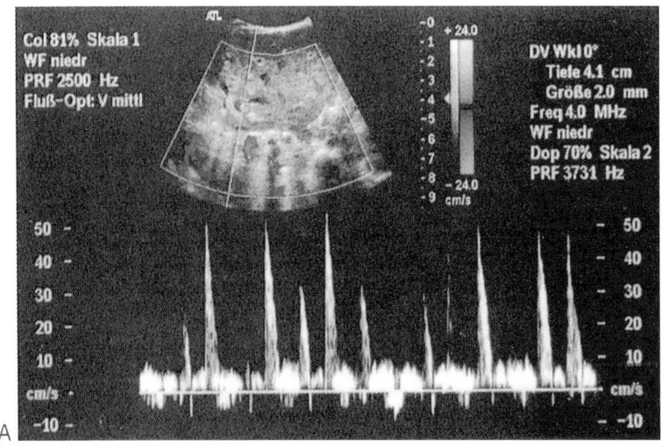


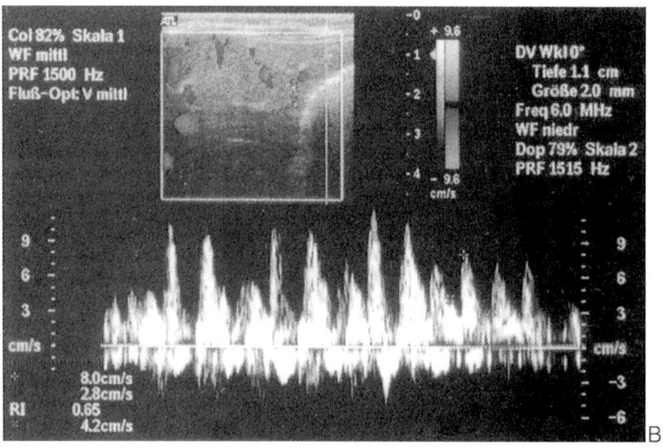


**图 25.4**　(1 岁男孩)劈离式肝移植术后 6 周发生肝动脉狭窄。(A)中央肝动脉血流图表现为舒张末期血流速度减低(RI:0.9)。(B)外周一条供血肝动脉的血流速度是正常的(RI:0.65)。(见彩图)

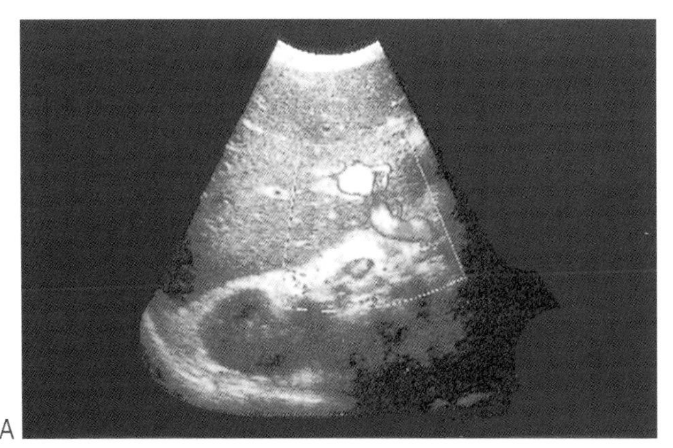


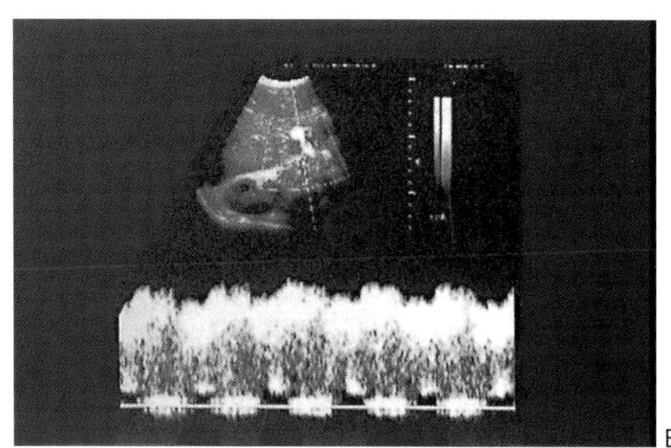


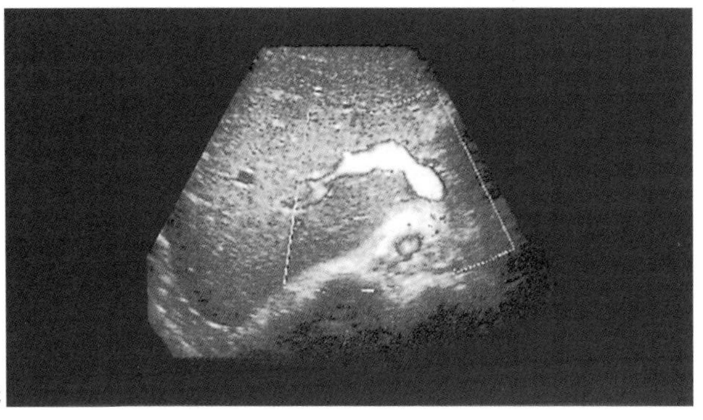


**图 25.5**　(2 岁女孩)全肝移植术后 4 个月发生门静脉狭窄。(A)肝门位置正常。PAM 显示门静脉的肝外和肝内段之间有一处狭窄。(B)血流图呈典型形式,但血流速度很高(为正常值的 4 倍)。(C)球囊扩张术后狭窄几乎完全消失。(见彩图)

我们的经验是，超声检查发现，5%~10%的儿童移植患者出现门静脉完全闭塞。这种并发症的超声诊断依据是脾的长度增加、脾门处静脉侧支形成以及肝门和肝周处门静脉血流减低（图25.6）。因为侧支循环形成速度很快，所以门静脉血流完全消失很少见。这种情况下应该考虑采用Meso-Rex分流。

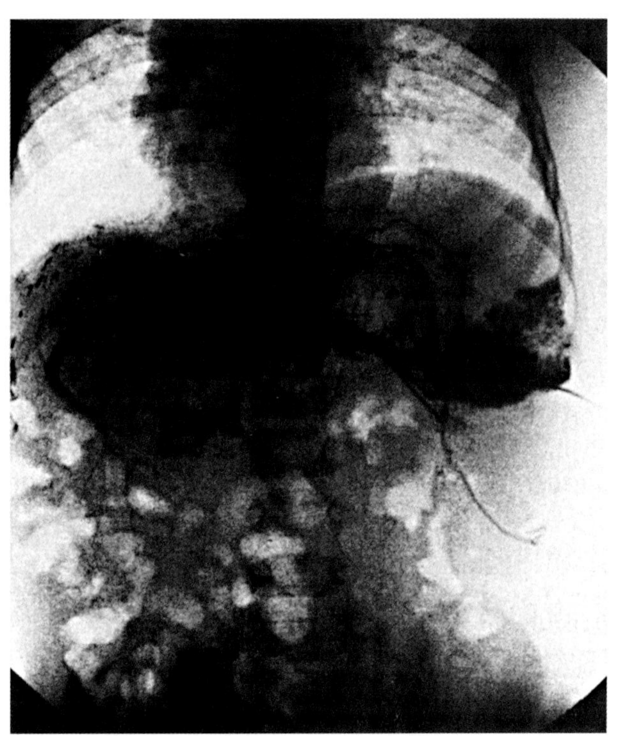

图25.6 一个4岁女孩原位肝移植术后2年半门静脉肝外部分血栓形成。CCI显示脾增大伴侧支循环。肝门处门静脉血流速度较脾静脉低。在直接脾门静脉造影之前，测出的门体循环压力为30cm$H_2O$（正常为15cm$H_2O$）。血管造影显示有多条侧支及门静脉有一段形成血栓。

肝静脉功能性狭窄时也可同时出现胸腔积液。此时行胸腔积液穿刺可有效缓解症状。通常，因为肝静脉狭窄可以被完全代偿，因此一般很少需要对该并发症进行介入治疗。

肝移植术后早期，肝门附近可出现胆汁瘤（图25.7和图25.8）。偶尔在移植术后数月甚至数年也可发生这种胆汁积聚。这些胆汁囊肿可一直保持很小也可长到100mL以上。有时，胆汁瘤可能压迫肝内胆道导致胆道梗阻。有时胆汁瘤可能阻塞肝门附近的血管结构，导致血管的功能性狭窄。因此建议对其内容物进行直接穿刺引流，以便进行临床、生化和细菌学分析。但是，这种胆汁瘤有时也会自行消失。通常，不需要外科介入治疗；只有当胆汁瘤快速增长时才需要外科治疗。

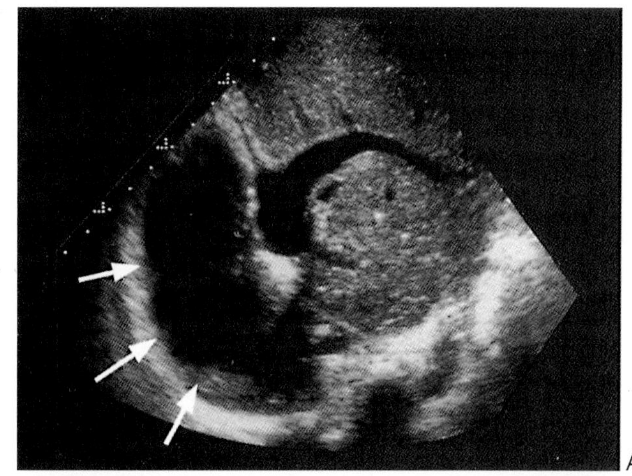



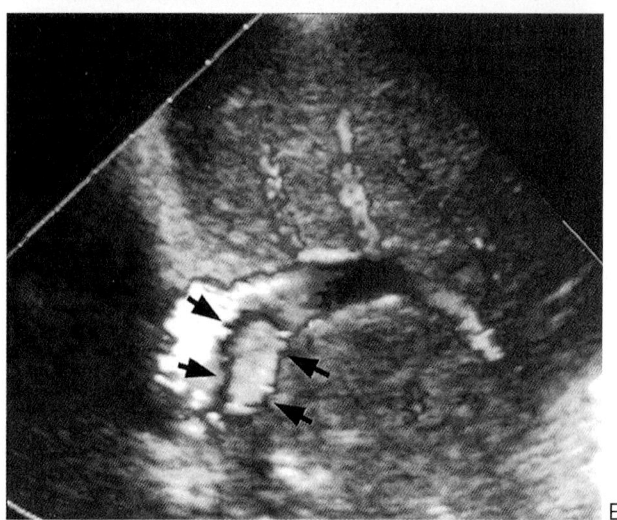



图25.7 （5岁女孩）劈离式肝移植术后6个月形态正常。(A)肝左叶新肝门的状态正常，图中位于右侧。Roux-en-Y环附近，有一个大的积液区。引流物的化验排除了胆汁瘤（箭头所示）。(B) CCI显示出门静脉和中央处的一些供血血管。大的蓝色血管（箭头所示）是中央肝静脉。（见彩图）

## 25.3.2 胆道扩张

鉴别全肝和局部胆道增宽是很重要的。全肝胆道扩张是由于吻合问题或动脉灌注不良引起的新肝门缩窄所致。发生胆管炎时，可出现局部胆道扩张。应用超声不一定能鉴别它是原发还是继发改变。超声检查显示胆道扩张大于5mm，是超声引导下穿刺继而行经皮经肝胆管造影的指征。应用该技术，引流液可用来做生化和细菌学检验，并可应用对比剂来确定狭窄的部位。外科治疗（即血管的再吻合）往往难以实施，因为进行手术有损伤肝门部血管结构的风险。在某些病例中甚至需要切除Roux-en-Y环。因此，对于狭窄胆道的最佳治疗方法是介入性扩张术，并需留置导管4周左右。其他方法可采用球囊

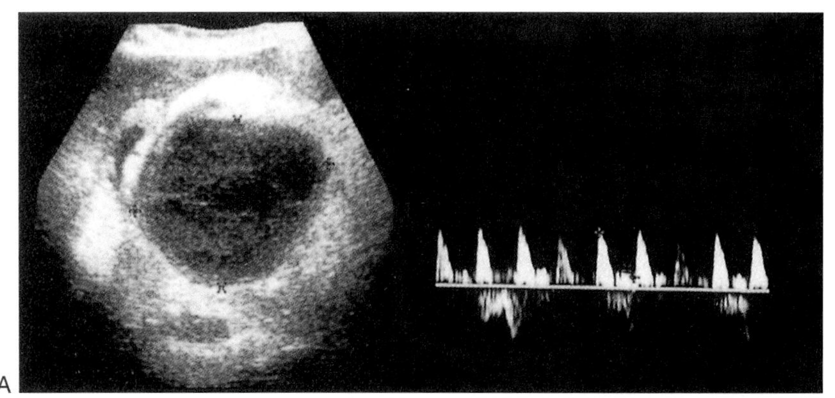

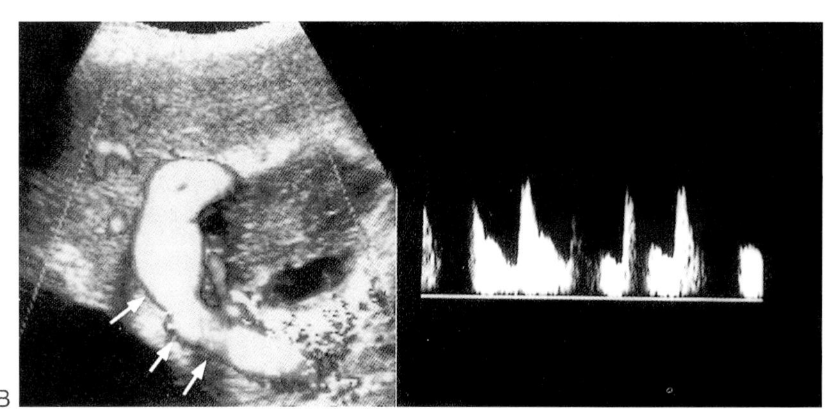

**图 25.8**　(2 岁男孩)劈离式肝移植术后 4 周发生胆汁瘤。(A)超声横断扫描显示新肝门处有一胆汁瘤。肝动脉血流图表现为收缩期血流速度降低和无舒张期血流。该表现提示需对胆汁瘤进行穿刺以减少腔内积液并缓解加在肝动脉上的压力。(B) 穿刺后,对门静脉(箭头所示)和肝动脉重新进行检测。可见血流速度恢复正常。(见彩图)

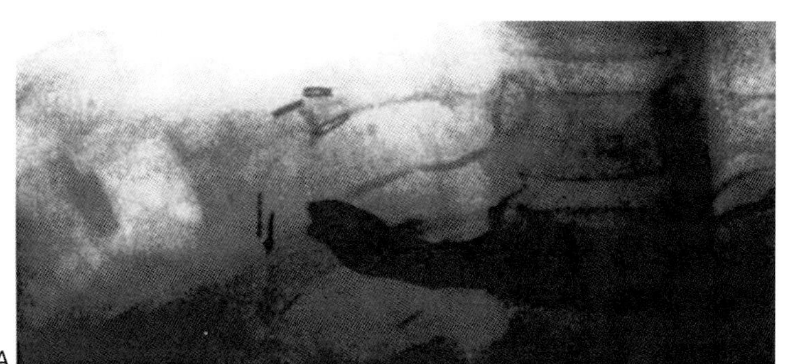

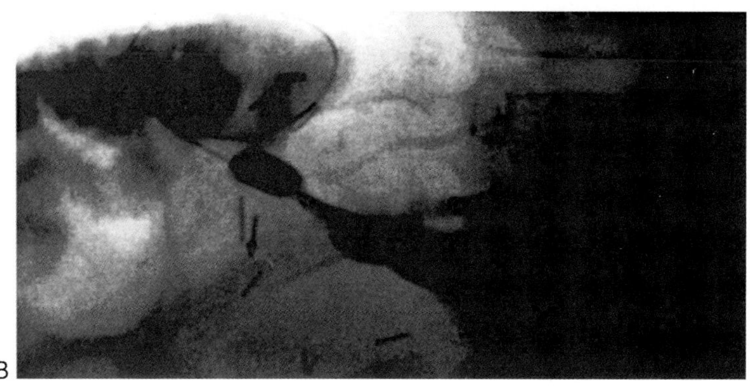

**图 25.9**　(2 岁女孩)劈离式肝左叶移植术后 6 个月发生胆道梗阻。(A)超声引导下行胆道穿刺(经皮经肝胆道造影)并注射对比剂。新肝门处主胆道已完全梗阻。留置导管 3 天并用林格溶液冲洗。(B)治疗后可将导丝穿过狭窄处。采用球囊导管对胆道狭窄处成功地进行了扩张。

扩张术和放置支架(图25.9)。这些治疗方法对多数病例可取得长期疗效。

超声上若显示平行于肝脏血管出现模糊的回声区则可怀疑为胆管炎(图 25.10)。

### 25.3.3 肝脓肿

肝脓肿有多种病因。有时,动脉灌注不良或动脉灌注缺失的区域可直接形成肝脓肿。另外,肝脓

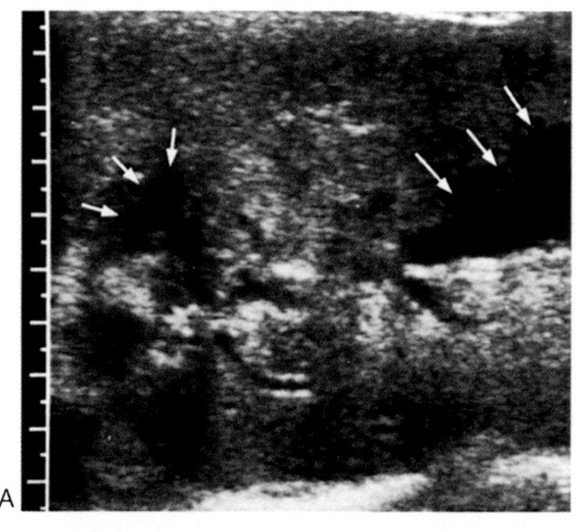


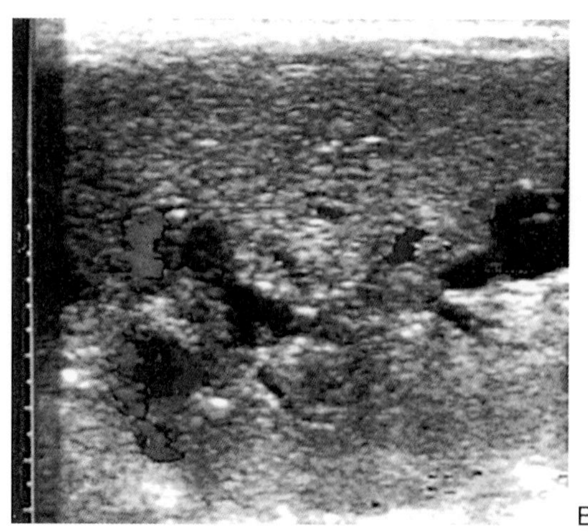


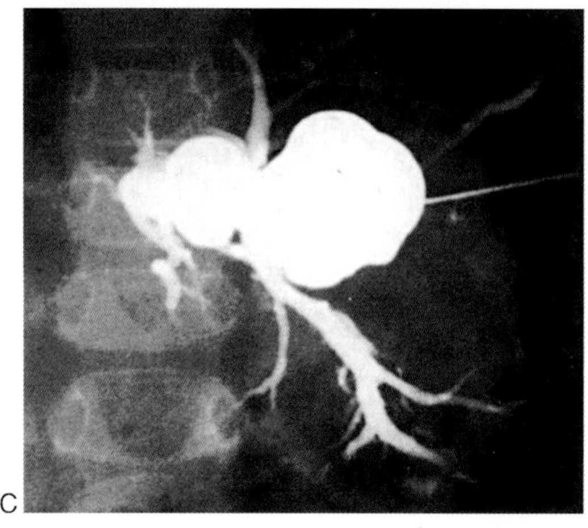


**图25.10** (3岁女孩)劈离式肝移植术后12个月发生胆管炎。(A)胆管炎3个月后肝脏形态不规则且胆道扩张。可以看到两个囊肿区(箭头所示)。(B)肝门附近,CCI显示门静脉的两支血管、扩张的胆道和囊性病灶。(C)囊肿穿刺后,注射对比剂。胆道也被对比剂充盈。引流囊肿后用林格溶液冲洗。可能造成与中央胆道相通,从而改善了胆汁引流。(B见彩图)

肿也可能是由于继发性损伤导致肝实质坏死所致。对确诊的肝脓肿必须进行引流并用无酒精溶液冲洗。水溶性对比剂能够显示脓肿的整个区域。只有当超声检查不能提供满意的信息时才需要采用CT和MRI(图25.11)来探测不规则肝实质中小的卫星脓肿灶。

### 25.3.4 排异

原则上应对急性排异和慢性排异加以区别。急性排异可以通过临床、生化和组织学方法来诊断。令人遗憾的是其超声表现没有特异性。但是,B超和CCI能够提供有关排异的重要信息。通常在移植术后的前几天很难诊断排异。移植术后的前6天,甚至正常移植物的肝门处动脉血管周围也会出现回声条带状增强。发生排异时也会出现门静脉周回声增强,像雀斑一样蔓延至全肝。如果彩色信号图像显示门静脉和(或)肝动脉血流形式发生改变,那么上述的这些变化就更为重要了。只有在排异晚期才会出现肝静脉血流形式的改变。

排异的第一个超声征象是门静脉血流的增加。如果排异没有被纠正,则会出现门静脉血流的减少。后期甚至会在门静脉外周分支出现逆向血流。与此同时,肝动脉收缩期峰值流速会增高,而舒张末血流将保持不变甚至会降低。在进一步发展中,与此前"正常的"RI值相比,RI会有所增高。上述结果表明,肝移植术后必须进行仔细的超声监测。通常,排异时会出现全肝肿胀以及肝脏血流灌注减低。至于肝静脉血流,排异时其血流形式几乎不改变,但是如果肿胀加重,其血流会越来越变成带状。这可能是由于肝实质弹性减低导致血管受压所致。只有当肝周血管灌注明显减少时才能对肝实质硬化现象进行测量。肝脏弹性的改变最终会导致RI增加,进而使肝静脉血流量减少。因此内脏灌注会受阻,导致门静脉高压。排异晚期脾静脉血流高于门静脉。该现象提示侧支循环形成。

排异可导致肝周血管数量的永久性减少。这会影响肝脏的所有部分。再生血管大多呈螺旋形。

慢性排异可影响肝动脉、门静脉及胆道。需行肝脏活检来确立诊断。晚期的转化征象表现为肝周甚至全肝灌注不良;有时还伴发有门静脉分支的逆向血流(图25.12)。

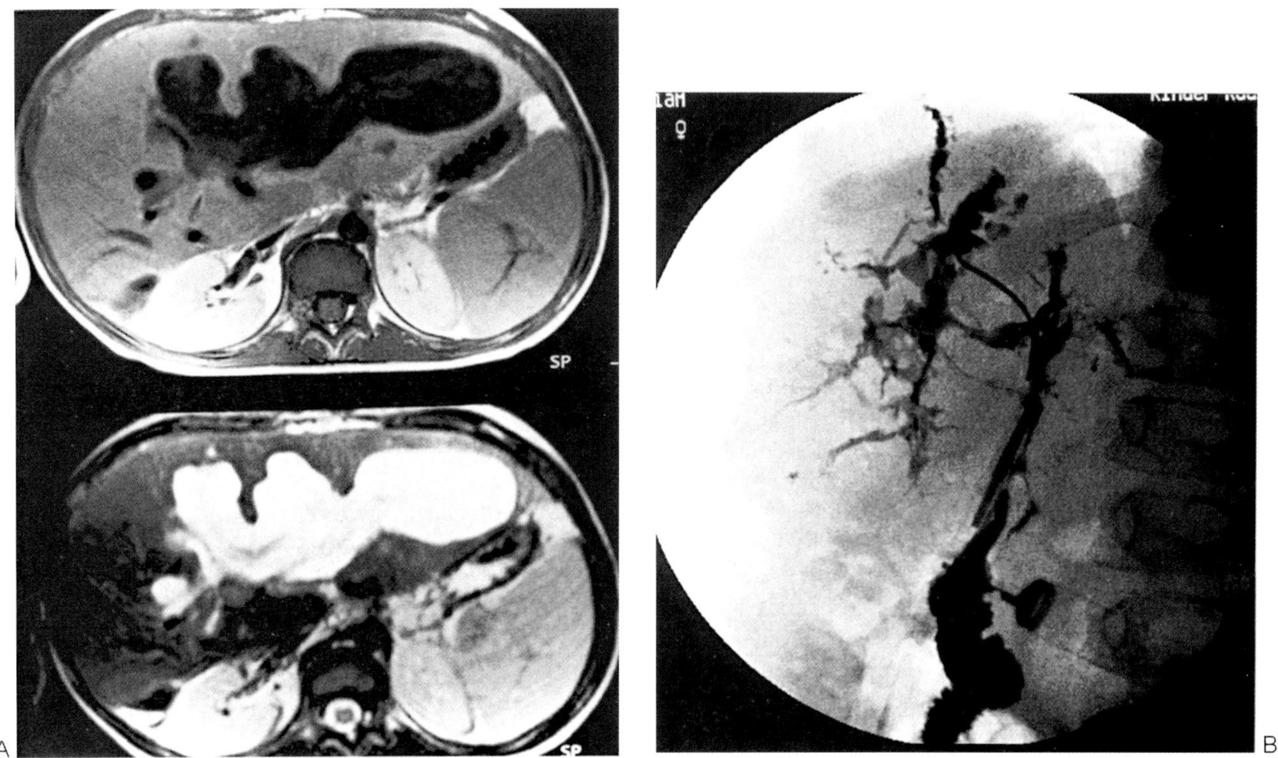


图 25.11　(7 岁女孩)第三次肝移植后脓毒症在免疫抑制状态下导致肝脓肿。(A)全肝移植后 1 年,用超声和 MRI 在肝脏中心部位查出一个巨大脓肿,图中所示为横断面图像(T1 加权和 T2 加权)。(B)行超声引导下穿刺置管并用林格液经导管冲洗,每日数次。2 周后进行复查,并通过导管注入对比剂至脓肿区。显示脓肿消退并且对比剂引流至小肠。

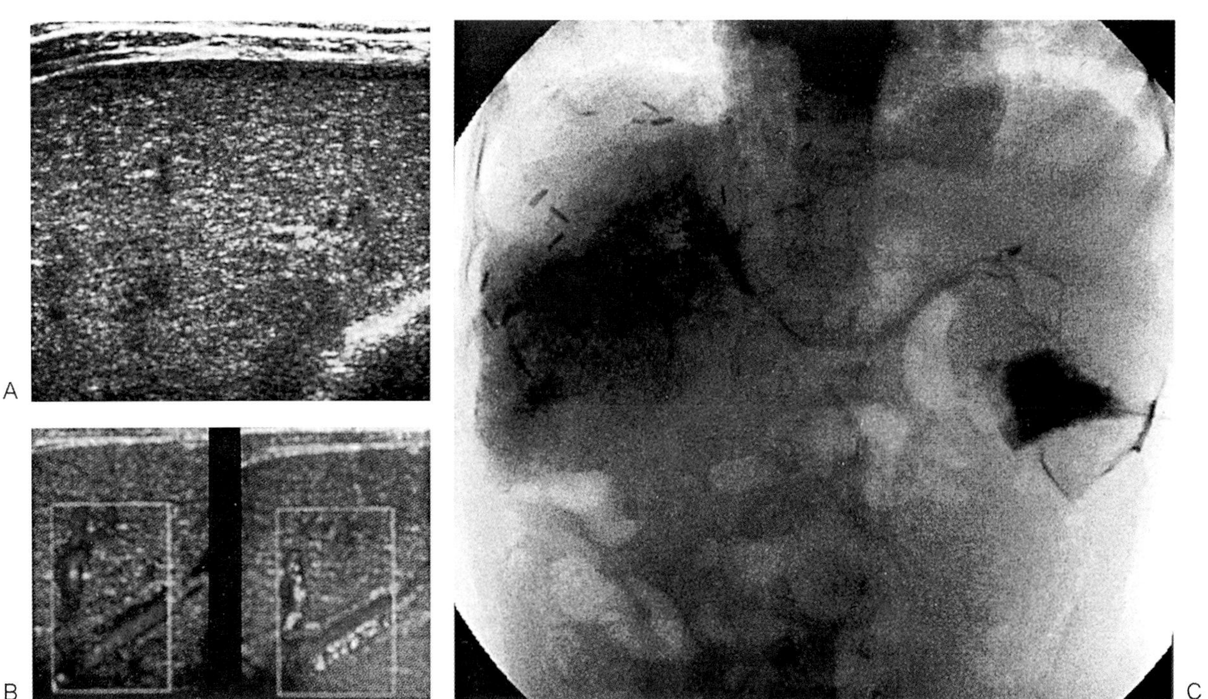


图 25.12　(2 岁半女孩)劈离式肝移植术后 2 年慢性排异。(A)超声扫描显示肝脏回声不均。(B)CCI 显示肝动脉代偿性增宽。门静脉血流方向改变由向肝(红色所示)改为离肝(蓝色所示)。这提示门静脉灌注异常。(C)直接脾门静脉造影显示门静脉系统(和小供血支)灌注减低,尤其是肝脏的椎骨前部分,导致了门静脉高压。肝活检提示慢性排异。门静脉系统压力测量提示代偿部位。(B 见彩图)

K. Helmke　著

唐缨 译　沈中阳 祁吉 校

## 参考文献


Annunziata GM, Blackstone M, Hart J, Piper J, Baker AL (1997) *Candida* (*Torulopsis glabrata*) liver abscesses eight years after orthotopic liver transplantation. J Clin Gastroenteriol 24:176–179

Berger H, Stabler A, Kunzfeld A, Zulke C, Anthuber M, Kramling HJ (1997) Interventional radiologic procedures in postoperative complications after liver transplantation. Radiologe 37:205–210

Cook GJ, Crofton ME (1997) Hepatic artery thrombosis and infarction: evolution of the ultrasound appearances in liver transplant recipients. Br J Radiol 70:248–251

Halliday KE, Frazer CK, Ormonde D, Bell R, House AK, Reed WD (1997) Intra-abdominal fluid collections after liver transplantation. Austr Radiol 41:93–98

Hellinger A, Roll C, Stracke A, Erhard J, Eigler FW (1996) Impact of colour Doppler sonography on detection of thrombosis of the hepatic artery and the portal vein after liver transplantation. Langenbecks Arch Chir 381:182–185

Kok T, Slooff MJ, Peeters PM, Zwaveling JH, Bijleveld CM, Gi-van-Loon CE, Klompmaker IJ, Haagsma EB (1996) Changes in portal hemodynamics and acute rejection in the first 2 weeks after orthotopic liver transplantation. Abdomen prospective Doppler ultrasound study. Invest Radiol 31:774–780

Lee J,Ben-Ami T, Yousefzadeh D, Ramirez J, Funaki B, Rosenblum J, Piper J, Whitington PF (1996) Extrahepatic portal vein stenosis in recipients of living-donor allografts Doppler sonography. AJR 167:85–90

Lopez-Santamaria M, Martinez Linke, Hierro Linke, Gamez M, Murcia J, Camarena C, De la Vega A, Fraunca E, Jara P, Diaz M, Berrocal T, Prieto C, Garzon G, Tovar JA (1999) Late biliary complications in pediatric liver transplantation. J Pediatr Surg 34:316–320

Lorenz JM, Funaki B, Leef JA, Rosenblum JD, Van Ha T (2001) Percutaneous transhepatic cholangiography and biliary drainage in pediatric liver transplant patients. AJR 176:761–765

MacDonald GA, Greenson JK, Del Buono EA, Grady WM, Merion RM, Frank TS, Lucey MR, Appelmann HD (1997) Minimal-microabscess syndrome in liver transplant recipients. Hepatology 26:192–197

Nghiem HV, Tran K, Winter TC III, Schmiedl UP, Althaus SJ, Patel NH, Freeny PC (1996) Imaging of complications in liver transplantation. Radiographics 16:825–840

Platt JF, Yutzy GG, Bude RO, Ellis JH, Rubin JM (1997) Use of Doppler sonography formation revealing hepatic artery stenosis in liver transplant recipients. AJR 168:473–476

Schwartz DA, Petersen BT,Poterucha JJ, Gostout CJ (2000) Endoscopic therapy of anastomotic bile ducts strictures occurring after liver transplantation. Gastrointest Endosc 51:169–164

Stenger AM, Broering DC, Gundlach M, Blöchle C, Helmke K, Burdelski M, Rogiers X (2001) Extrahilar mesenterico-left portal shunt for portal vein thrombosis after liver transplantation. Transplant Proc 33:1739–1741

Zalasin S, Shapiro RS, Galjchen N (1998) Stancato-Pasik abdomen: liver transplant rejection – value of hepatic vein Doppler waveform analysis. Abdom Imaging 23:427–430

# 第 26 章 小儿肝脏移植术后并发症的介入治疗

本章大纲



## 26.1 引言

对于患有终末期肝脏疾病的儿童，进行肝脏移植时可采取全肝肝移植、劈肝肝移植或减体肝脏移植，包括亲体部分肝移植（LRIT）。从 1991 年至 1999 年，Kyoto 大学医院开展了 500 多例亲体肝移植。其结果显示，亲体肝移植是解决儿童肝脏移植供体缺乏令人满意的方法。

儿童肝移植术后可能会出现多种并发症，包括胆道并发症、肝动脉血栓形成、肝静脉狭窄和门静脉狭窄。儿童肝移植患者由于其血管和胆道直径较细，一些患有先天胆道闭锁儿童因多次手术造成严重粘连，以及吻合技术与成人肝移植存在差别，所以其术后并发症发病率与成人不同。其中一些并发症可以通过介入方法进行治疗。

## 26.2 胆道并发症

胆道并发症是肝移植术后最常见的并发症。胆道并发症可分为肝外胆道并发症和肝内胆道并发症。肝外胆道并发症包括小肠并发症和吻合口并发症。小肠并发症，如肠穿孔和肠扭转，通常在明确诊断后立即采取手术治疗。吻合口并发症包括吻合口漏和吻合口狭窄，既可以通过手术方法进行治疗也可以通过置管引流、球囊扩张和（或）金属内支架等介入方法进行治疗。肝内胆道并发症包括非吻合口肝内胆管的狭窄或扩张、肝内胆汁瘤或脓肿以及肝内胆管胆泥或胆石。这种并发症大多首选介入治疗方法。

据报道，各种胆道并发症均与胆道重建的手术方式、冷缺血时间延长、免疫反应、肝动脉血栓形成、供受体 ABO 血型不匹配以及巨细胞病毒感染有关。在儿童亲体肝移植中，除非在其亲属中寻找到理想的供体，否则难以避免供受体之间出现 ABO 血型不匹配，因此其术后胆道并发症发病率要高于成人肝移植。

### 26.2.1 经皮肝胆管造影和经皮肝胆管引流

正如 Zemel 等人的研究指出，超声检查在筛查肝移植术后胆道并发症方面临床价值有限。当患者在移植术后出现黄疸或可疑胆管炎而且有肝功能异常或不明原因的发热时，即使超声检查没有发现胆管扩张，也必须进行经皮肝胆管造影（PTC）检查或经内镜逆行胆管造影（ERC）检查。在我们医疗中心，肝移植术后需要进行胆道引流治疗的患者中，有超过 20% 的患者超声检查未发现胆管扩张。对于亲体肝移植，由于胆道重建通常采用胆肠吻合术，不能采取经内镜逆行胆管造影，所以只能选用经皮经肝方式进行胆管造影或胆管引流。在我们医疗中心，对于年龄小于12岁的患者通常在全麻下进行PTC和经皮肝胆管引流(PTBD)。在超声导引下根据胆管直径选用18G或21G穿刺针进行肝内胆管穿刺。当胆管造影发现有胆管狭窄或脓肿形成时，则应同时进行胆管引流。使用18G穿刺针时，可通过外鞘管送入0.035英寸的Amplatz导丝，然后沿导丝送入7F或8F引流管。对较细的胆管使用21G穿刺针时，只能通过外鞘管送入0.018英寸Cope导丝，然后送入7F同轴扩张系统，并沿扩张系统送入0.035英寸导丝并留置7F或8F引流管。

### 26.2.2 球囊扩张治疗

对于胆管吻合口狭窄或近端肝内胆管狭窄的患者可采取球囊扩张治疗。在我们医疗中心，要通过介入医生与外科医生协商来决定采取球囊扩张还是外科手术修补。如Letourneau等人1989年的研究所示，通常情况下首选球囊扩张治疗，这是因为球囊扩张治疗相对微创而且并发症少。一旦胆管造影发现有胆管狭窄，首先将导丝穿过狭窄段，然后沿导丝送入球囊导管。球囊扩张通常选用4~10mm直径的球囊导管，以8~12atm的球囊压力扩张3~10分钟。扩张后留置一条8~12F塑料支架管进行内外引流。有时会出现吻合口完全闭塞，导丝和导管均难以通过闭塞段。这时首先进行外引流，一段时间后待水肿缓解后再进行尝试。

肝移植术后吻合口胆漏(图26.1和图26.2)、ABO血型不匹配(图26.3)和肝动脉血栓形成(图26.4)均可导致吻合口狭窄。吻合口狭窄可在肝移植术后早期或晚期发现并诊断。在我们一组15例移植术后需行球囊扩张治疗的患者中，狭窄的诊断时间为术后10~943天(平均120天)。早期伴有吻合口漏的狭窄可通过手术修补和引流进行治疗，有些也可通过经皮胆管引流结合球囊扩张进行治疗。另一方面，伴有术后胆漏史的进展缓慢胆道狭窄，大多是肉芽肿性狭窄，对球囊扩张治疗往往有耐受性，需行手术修补或进一步的介入治疗。有时单次

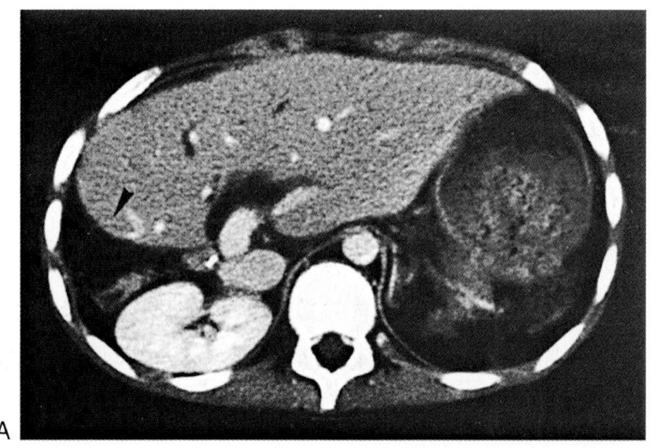


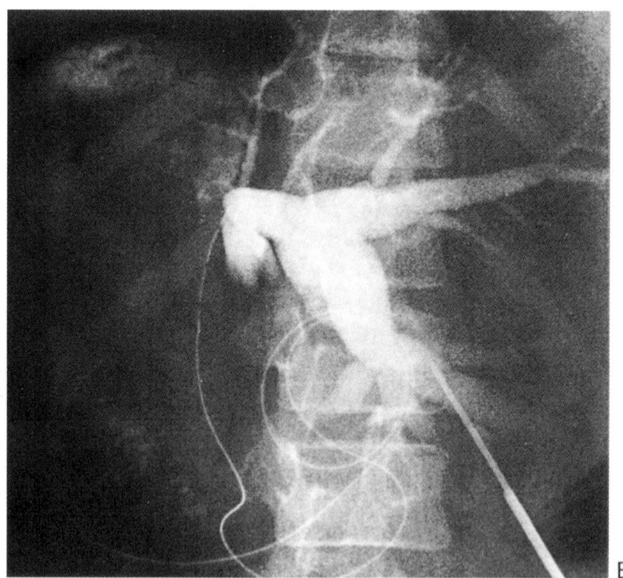


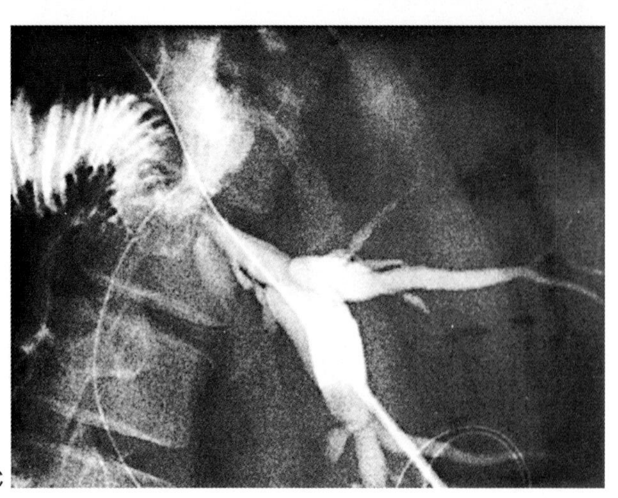


图26.1 移植术后早期发生的胆道吻合口狭窄及胆漏。(A)CT显示肝内胆管扩张和右侧膈下区域的腹腔积液(箭头所示)。(B)PTC显示胆道吻合口狭窄和少量对比剂外溢至右侧膈下区域(箭头所示)。(C)对狭窄段进行球囊扩张治疗后造影显示胆管及空肠袢均显影良好。经过球囊扩张和置管引流后，胆漏和吻合口狭窄都得到明显改善。

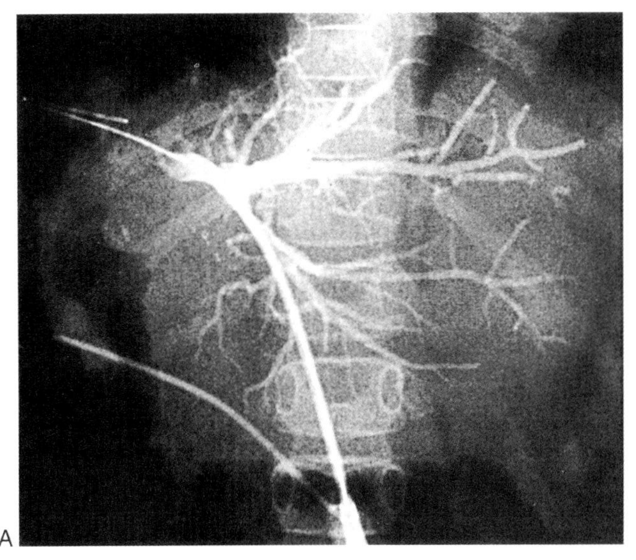


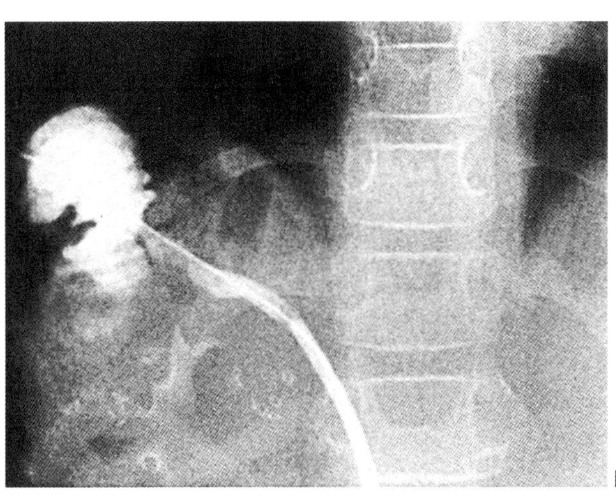


**图 26.2** 移植术后 6 个月确诊的晚期胆道吻合口狭窄。该患者术后不久曾发生胆漏。经皮胆管造影(A)显示吻合口严重狭窄,经球囊扩张治疗后明显改善(B)。

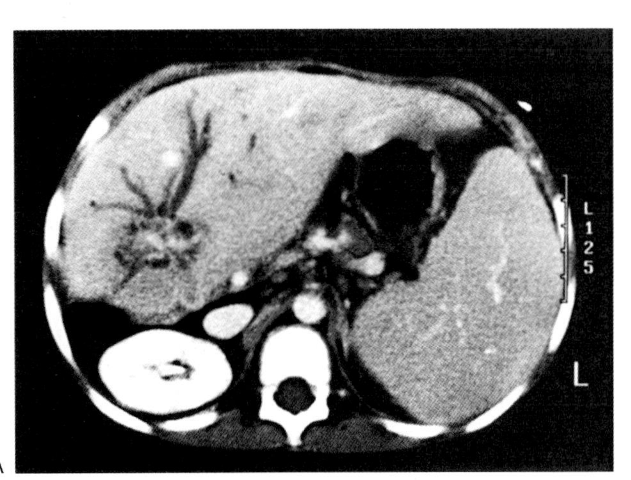


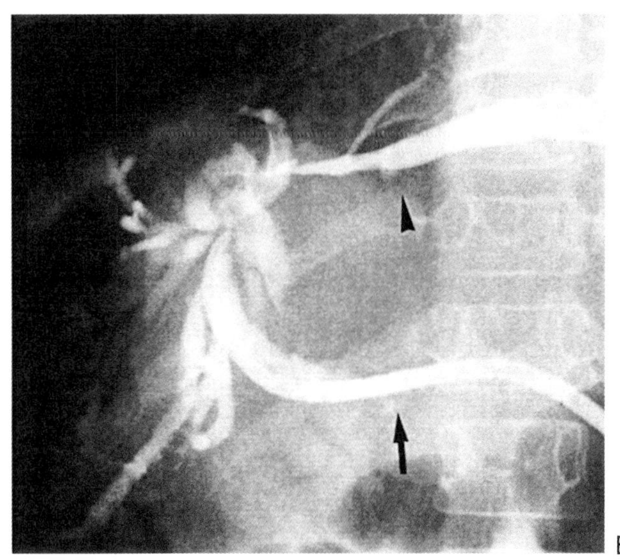


**图 26.3** 继发于供受体 ABO 血型不匹配的胆道吻合口狭窄。(A)CT 显示肝内胆管扩张。(B)PTC 显示胆道吻合口狭窄且多支肝内胆管近端变细。此患者接受多次球囊扩张并且留置 2 条引流管分别引流 B2(三角箭头所示)和 B3(箭头所示)。

球囊扩张难以对狭窄起到满意的治疗效果,需要通过反复多次扩张才能达到满意的疗效。对于球囊扩张治疗失败的患者,应进行手术修补。根据我们的经验,球囊扩张对不同病因(即胆漏、ABO 血型不匹配或肝动脉血栓形成)的狭窄,其疗效无显著差异。但是与 Ward 等人 1990 年的研究结果类似,我们的经验也显示,对于迟发和长段的胆道狭窄行球囊扩张治疗效果不佳(图 26.5)。

非吻合口肝内胆管狭窄也可伴发于 ABO 血型不匹配和肝动脉血栓形成。这种狭窄常累及多段胆管,因此需行多次引流或球囊扩张治疗(图 26.3)。我们发现,全身类固醇治疗对某些肝内胆管狭窄病例具有疗效。

### 26.2.3 金属内支架治疗

对于球囊扩张无效的胆道狭窄,可选择金属内支架治疗。然而到目前为止仅有少量关于儿童肝移植术后的胆道狭窄行金属内支架治疗的报道。Diamond 等 1995 年报道,利用金属内支架治疗肝移植术后肝内胆管狭窄取得了满意的结果,特别是弥漫性狭窄的病例。他们指出,当支架由于胆泥或

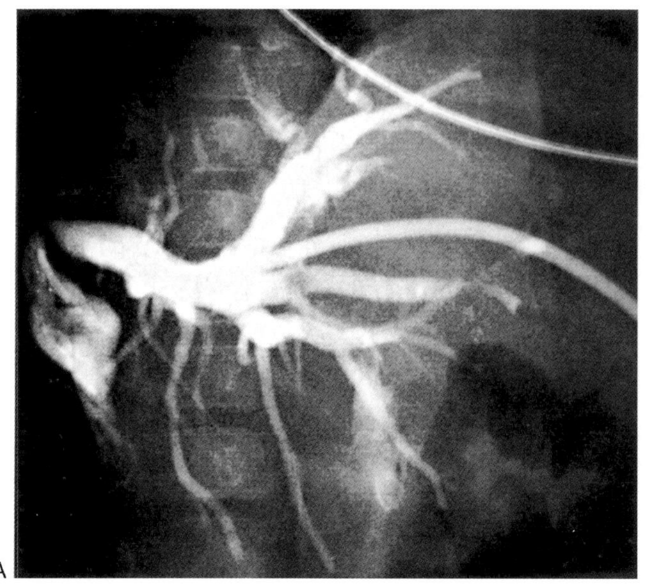
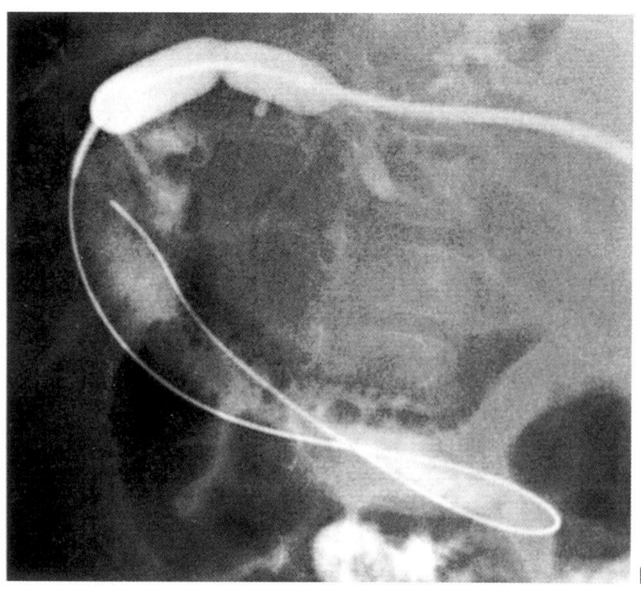

**图26.4** 继发于肝动脉血栓形成的胆道吻合口狭窄。(A) PTC显示吻合口狭窄。(B)患者进行了3次球囊扩张治疗;狭窄得到了明显改善,引流管得以拔除。

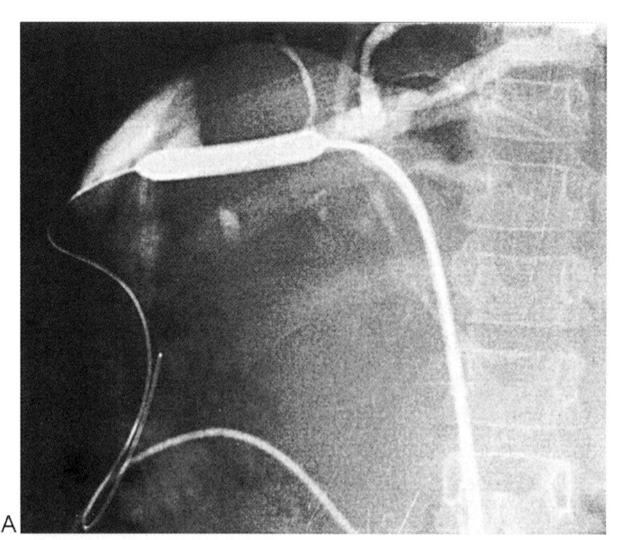
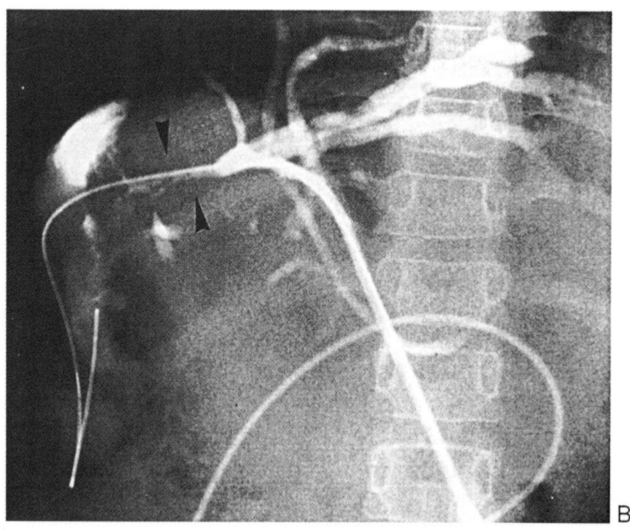

**图26.5** 伴发于胆漏的胆道吻合口和肝内胆管多发狭窄,行球囊扩张治疗无效。(A)进行了球囊扩张治疗;(B)治疗后狭窄程度无改善(箭头所示),而且由于它是弹性狭窄又回到扩张前的管径。

胆石形成而部分或完全闭塞时,可通过其他一些介入治疗手段恢复支架的通畅性。据Culp等1996年报道,金属内支架治疗短期疗效较佳,但长期通畅还有赖于反复多次的介入治疗并且需面临大量并发症。Pitt等1989年也报道,对于移植术后良性胆管狭窄手术治疗优于球囊扩张。因此在我们医疗中心,对于肝移植受体的术后胆道吻合口狭窄是否采用金属内支架治疗尚有疑虑。

### 26.2.4 其他肝内胆管并发症

其他肝内胆管并发症包括胆汁瘤、胆汁脓肿和胆石形成。胆汁瘤是由于肝周胆道壁缺血或受到排异反应破坏而形成;引流治疗效果有限,但类固醇治疗有一定价值(图26.6)。如果诊断为胆汁脓肿,则必须进行引流管引流。胆泥可通过介入治疗方法或口服溶石药物成功清楚,因此在手术治疗前应先考虑介入治疗。

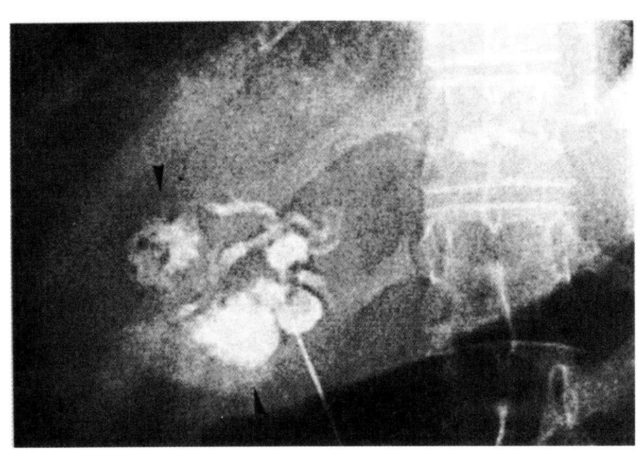

图 26.6　继发于供受体 ABO 血型不匹配形成的肝内胆汁瘤。PTC 显示多个小的空腔（箭头所示）与胆道相通。在此病例中，置管引流无价值，采用全身类固醇治疗后，病情得到了一些改善。

## 26.3　肝静脉梗阻

在全肝肝移植中，肝静脉梗阻是一种罕见的并发症。然而在劈离式肝移植或亲体肝移植中，由于要将供体肝静脉与受体下腔静脉进行吻合，故肝静脉梗阻的发生率并不低。增强 CT 检查对于显示由于流出道受阻而造成的肝实质充血性改变很有帮助，但对于显示肝静脉吻合口本身狭窄帮助不大。多普勒超声检查对于肝静脉狭窄的诊断很有价值，但最终确诊应进行经皮肝静脉造影。肝静脉梗阻可引起腹水和肝功能异常，如果肝静脉梗阻持续较长时间还可发生肝硬化。造成肝静脉梗阻的主要原因是由于移植肝脏移位而造成肝静脉扭转。根据我们的经验，肝静脉狭窄最适于采用介入方法进行治疗。

### 26.3.1　球囊扩张治疗

通常要在超声引导下，使用 18G 穿刺针进行肝静脉的经皮经肝穿刺。穿刺成功后，首先将 0.035 英寸的导丝送入肝静脉，然后沿导丝送入 5F 或 6F 的导管鞘并进行血管造影检查。发现肝静脉狭窄后，

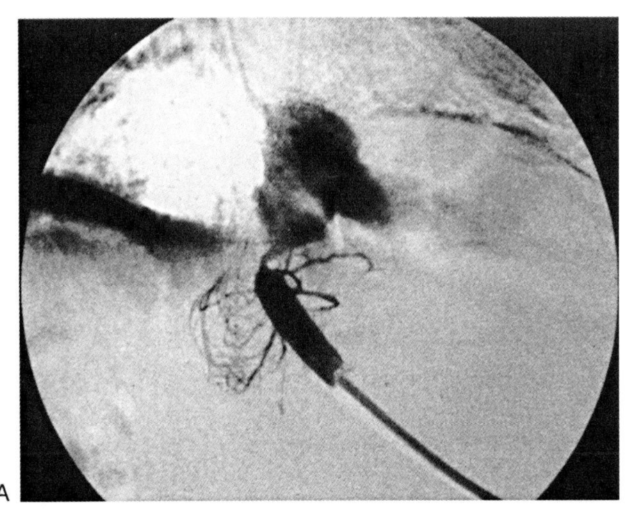



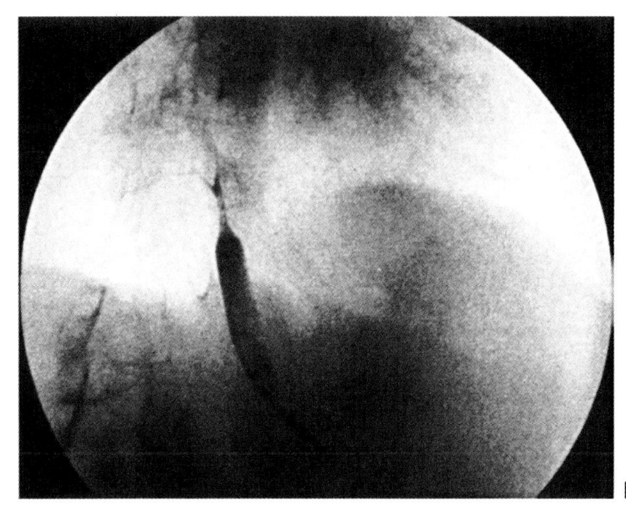



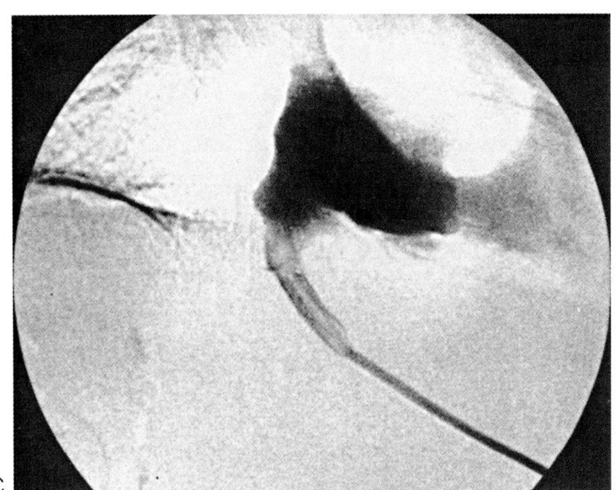



图 26.7　肝静脉狭窄。经皮经肝静脉造影（A）显示肝静脉吻合。严重狭窄和小的侧支循环。进行单次球囊扩张治疗（B）后，狭窄程度得到改善（C），不需要另外行静脉成形术。

采用直径10~12mm的球囊导管对狭窄段进行球囊扩张成形术(图26.7)。在我们医疗中心,要在血管成形术前后分别测量狭窄段血管两端的压力梯度,以确认肝静脉的通畅性和血管成形术的效果。根据我们的经验,球囊扩张对肝静脉狭窄的治疗效果要优于胆道狭窄,但部分患者需要多次进行血管成形术。

### 26.3.2 金属内支架治疗

在我们医疗中心,对500例亲体肝移植患者中23例出现肝静脉狭窄的患者进行了球囊血管成形术。其中5例患者由于球囊血管成形术不能维持肝静脉的长期通畅而放置了金属内支架。由于亲体肝移植术后发生的肝静脉狭窄多数是由于移植肝移位引起肝静脉扭转而造成的,因此最适于放置自膨式金属支架(图26.8)。但是考虑到经颈静脉肝内门体静脉分流术后常会发生再狭窄,常需要进行再次介入治疗以保持支架的通畅性,因此我们很关心肝静脉内金属支架的长期通畅性。我们希望,放置于亲体肝移植术后狭窄肝静脉内的金属内支架的通畅性要明显好于经颈静脉肝内门体静脉分流术中放置于肝实质内而非血管内的金属支架的通畅性。

## 26.4 门静脉狭窄

门静脉梗阻是肝移植术后另一种血管并发症。由于在减体肝移植中从供体切除的门静脉长度有限,因此减体肝移植术后门静脉狭窄的发生率要高于全肝肝移植。其危险因素包括门静脉流入血流减少、肝移植术前存在门体静脉分流、既往脾切除、门静脉吻合血管扭转迂曲以及门静脉吻合张力过大。肝移植术后门静脉狭窄通常发展缓慢,当临床出现胃肠道静脉曲张、腹水和脾大时即提示有门静脉狭窄。对于无症状的病例通过多普勒超声常可发现门静脉狭窄。

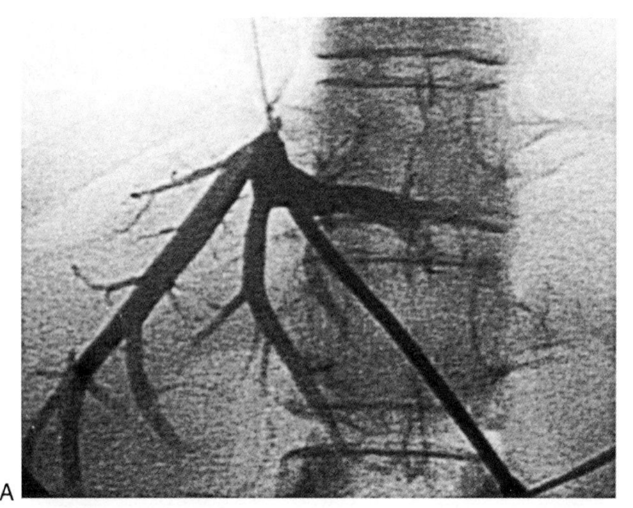


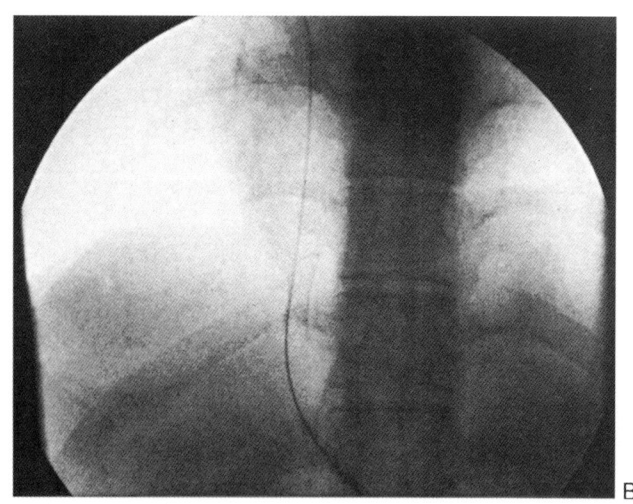


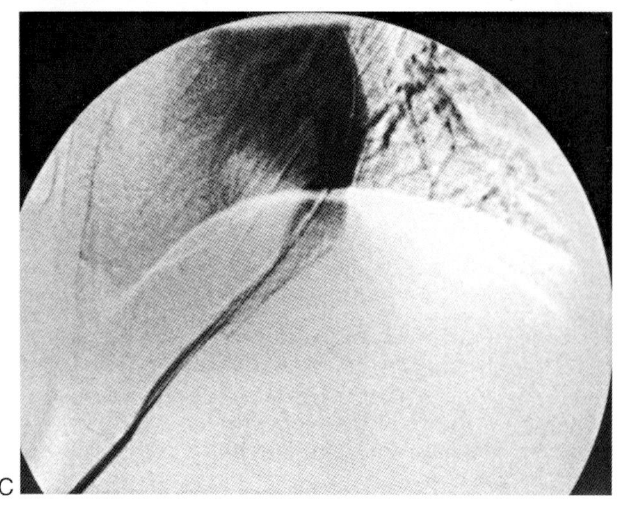


图26.8 经过金属支架治疗的肝静脉狭窄。经皮肝静脉造影(A)显示肝静脉吻合口完全闭塞,通过3次球囊扩张治疗无效后,采用金属支架(B)进行治疗,狭窄得到改善(C)。

一旦超声或血管造影检查怀疑存在门静脉狭窄，应进行经皮经肝门静脉造影检查（PTP）。PTP通常在超声引导下，使用18G或21G针穿刺肝内门静脉分支。如果发现门静脉吻合口存在狭窄，则即刻使用直径为8～12mm的球囊导管进行球囊扩张治疗（图26.9）。治疗前后应对狭窄两端的压力梯度进行测量。治疗后，患者需要全身肝素化48小时。如果出现门静脉内血栓，可通过肠系膜上静脉留置的导管持续注射尿激酶48～72小时进行有效的治疗。

我们对19例移植术后门静脉狭窄进行了治疗，17例成功地进行了球囊扩张治疗，2例由于肝内门静脉血栓形成导致穿刺失败。对于门静脉狭窄球囊扩张后再狭窄的患者，同样也可以通过反复多次扩张进行治疗，而且对于耐球囊扩张的狭窄和弹性狭窄，据报道也可采用金属内支架治疗。

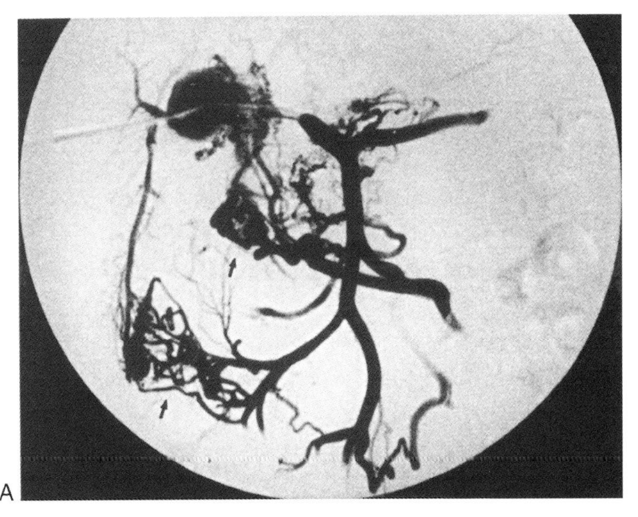


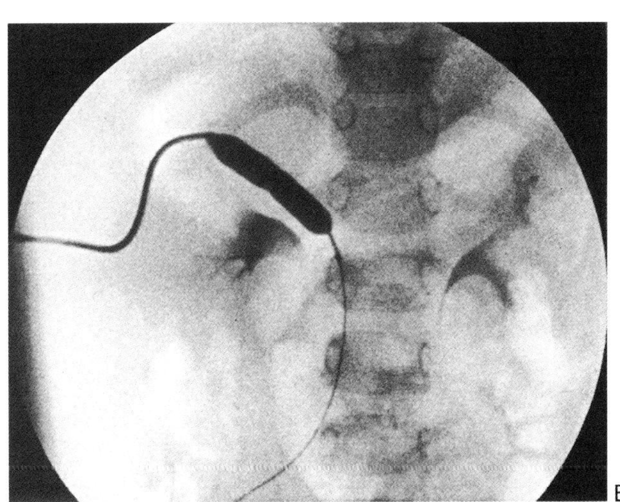


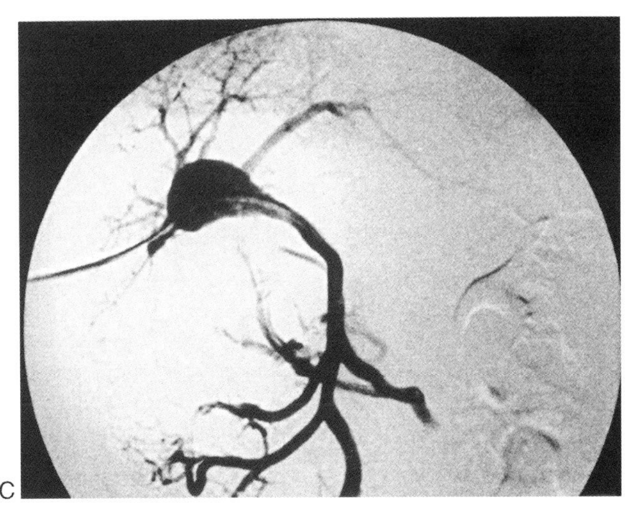


图26.9　门静脉吻合口狭窄。经皮肝门静脉造影（A）显示门静脉主干重度狭窄，且周围形成海绵样变（箭头所示）。球囊扩张治疗（B）后狭窄明显改善，且侧支循环消失（C）。

## 26.5　肝动脉血栓形成

肝动脉血栓形成（HAT）是肝移植术后最危险的血管并发症，常常需要进行再次肝移植。术后早期出现的肝动脉血栓形成可以通过血栓清除和重新吻合肝动脉等手术方法进行治疗，但要注意的是，即使在手术修复之后仍会导致胆道缺血从而引发胆道并发症。据报道，儿童肝移植后HAT的发生率高于成人肝移植，可能是由于儿童肝动脉吻合口直径较小。对于小于2岁的肝移植患者，使用左叶或左外叶尸肝作为供体并采取肝动脉－主动脉吻合可降低HAT的风险。另外，最近在我们医疗中心采用显微外科技术进行亲体肝移植动脉吻合，与以往文献报道相比大大减低了HAT的发生率。

对于发生HAT的儿童肝移植患者，移植肝脏的功能不会像成人肝移植术后出现HAT后肝功能那样差，这是因为儿童肝移植患者在肝动脉发生狭窄后会通过肠系膜上动脉或膈下动脉形成侧支循环

(图26.10)。这些肝外向肝动脉侧支虽然可防止移植肝脏发生坏死,但有时不能有效防止胆道发生缺血性损伤,因为这些侧支循环需要重新建立,因此可能要经过较长一段时间才能形成。

肝动脉狭窄可通过球囊血管成形术进行治疗,而且可能需要多次血管成形治疗。

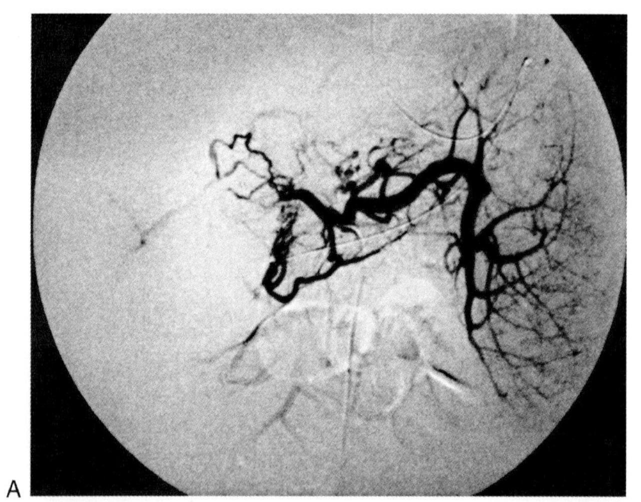
A

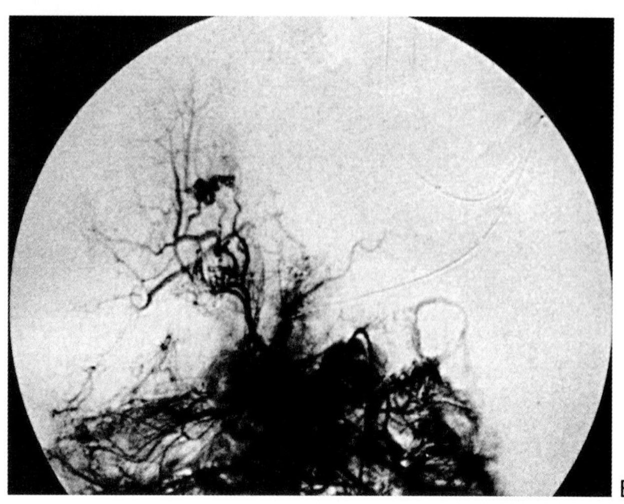
B

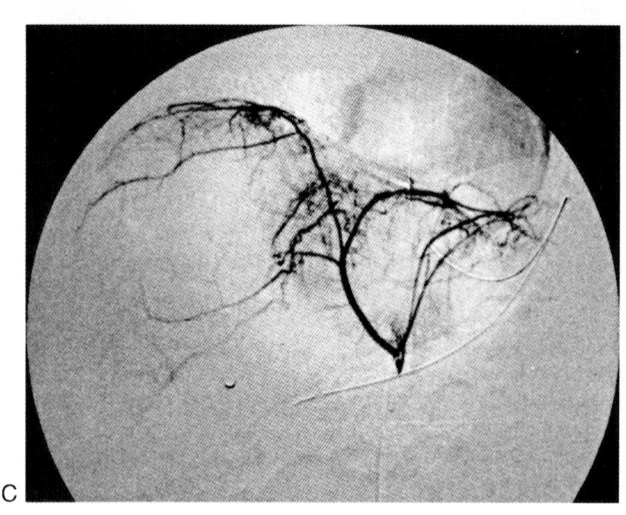
C

**图26.10** 肝动脉血栓形成。原有肝动脉发生栓塞(A);为取代它肠系膜上动脉(B)和膈下动脉(C)形成侧支循环。

## 26.6 其他并发症

儿童患者在肝移植术后将处于免疫抑制状态,因此是机会性感染或形成恶性肿瘤的的高危人群。其中一些患儿必须行急症介入治疗的被选人。

### 26.6.1 巨细胞病毒感染

肝移植术后处于免疫抑制状态的患者常会发生巨细胞病毒(CMV)感染。CMV可引发肝炎、十二指肠炎和胆道并发症。我们曾经遇到1例移植术后伴有CMV感染的患者出现小肠出血,急症血管造影显示出血发生于回肠,此后经导管动脉栓塞术进行了成功的治疗。

### 26.6.2 EB病毒感染引发的淋巴瘤

EB病毒感染也可发生于移植术后免疫抑制的患者,并可引发淋巴瘤。图26.11A显示的是一例术后出现EB病毒感染的儿童肝移植患者发生的淋巴瘤。此病例中,巨大的肿瘤位于肝十二指肠韧带附近,侵犯了十二指肠从而引起十二指肠出血。急症血管造影检查显示十二指肠动脉分支有明显的对比剂外溢,随后经动脉栓塞术成功地进行了治疗(图26.11B)。对于淋巴瘤本身可通过化疗并减少免疫抑制剂剂量的方法进行治疗(图26.11C)。

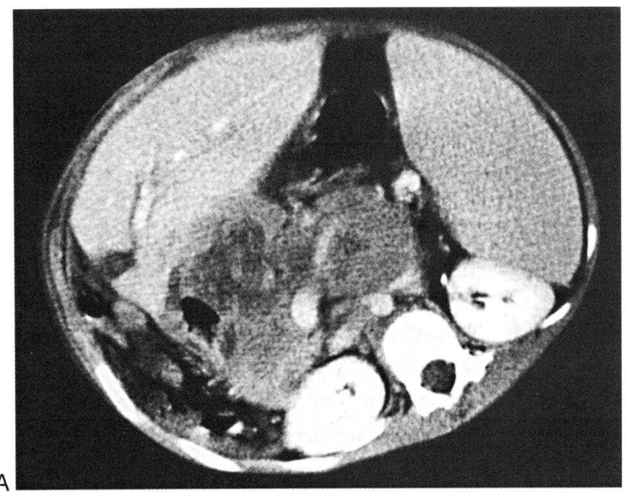
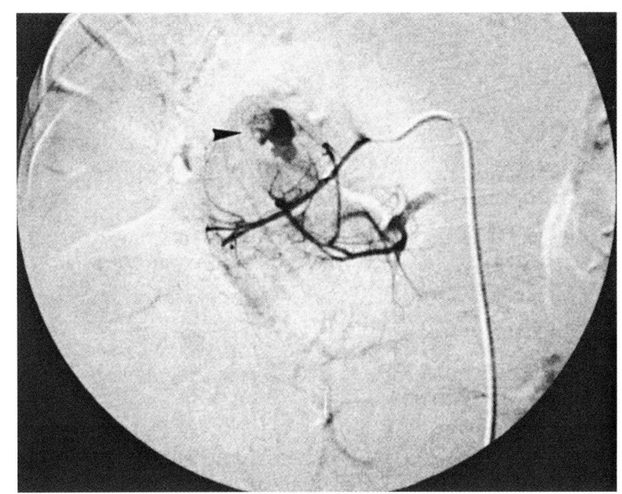
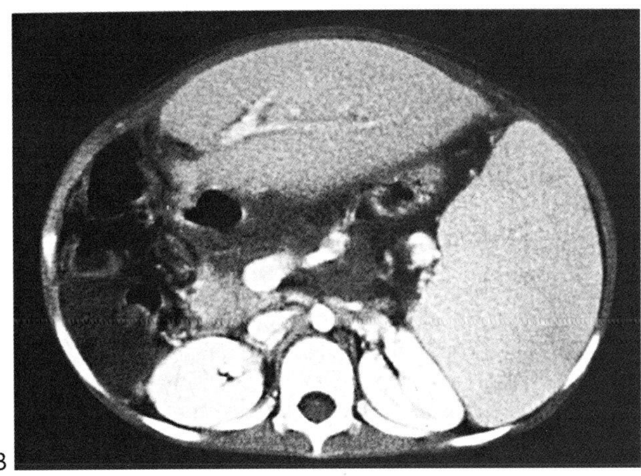

图 26.11　EB 病毒感染形成的淋巴瘤导致的十二指肠出血。(A)CT 显示肝门附近有一大的肿瘤。患者出现严重的小肠出血，因此进行了急症血管造影检查。(B)血管造影显示胃十二指肠动脉的十二指肠分支有明显的对比剂外溢(箭头所示)，此后成功地进行了经导管动脉栓塞。(C)随后经过化疗，显示肿瘤消失。

K. Itoh　著

陈光　译　祁吉　校

## 参考文献


Arnold JC, Portmann BC, O'Grady JG, Naoumov NV, Alexander GJ, Williams R (1992) Cytomegalovirus infection persists in the liver graft in the vanishing bile duct syndrome. Hepatology 16(2):285-292

Barton P, Steninger R, Maier A, Muhlbacher F, Lechner G (1995) Biliary sludge after liver transplantation: 2. treatment with interventional techniques versus surgery and/or oral chemolysis. AJR 164:865-869

Broelsch CE, Emond JC, Whitington PF, Thistlethwaite JR, Baker AL, Lichtor JL (1990) Application of reduced-size liver transplants as split grafts, auxiliary orthotopic grafts, and living related segmental transplants. Ann Surg 212:368-377

Broelsch CE, Whitington PF, Emond JC et al (1991) Liver transplantation in children from living related donors. Surgical techniques and results. Ann Surg 214(4):428-439

Calne RY (1976) A new technique for biliary drainage in orthotopic liver transplantation utilizing the gallbladder as a pedicle graft conduit between the donor and recipient common bile ducts. Ann Surg 184:605-609

Campbell WL, Sheng R, Zajko AB, Abu-Elmagd K, Demetris AJ (1994) Intrahepatic biliary strictures after liver transplantation. Radiology 191:735-740

Culp WC, McCowan TC, Lieberman RP, Goertzen TC, Leveen RF, Heffron TG (1996) Biliary strictures in liver transplant recipients: treatment with metal stents. Radiology 199:339-346

Diamond NG, Lee SP, Niblett RT, Rees CR, Klintmalm GB (1995) Metallic stents for the treatment of intrahepatic biliary strictures after liver transplantation. J Vasc Interv Radiol 6(5):755-761

Egawa H, Tanaka K, Uemoto S et al (1993) Relief of hepatic vein stenosis by balloon angioplasty after living-related donor liver transplantation. Clin Transplant 7:306-311

Egawa H, Inomata Y, Uemoto S et al (1997) Hepatic vein reconstruction in 152 living-related donor liver transplantation patients. Surgery 121:250-257

Funaki B, Rosenblum JD, Leef JA, Hackworth CA, Szymski GX, Alonso EM (1997) Angioplasty treatment of portal vein stenosis in children with segmental liver transplants: Mid-term results. AJR 169:551-554

Hatano E, Terajima H, Yabe S et al (1997) Hepatic artery thrombosis in living related liver transplantation. Transplantation 64(10):1443-1446

Heffron TG, Emond JC, Whitington PF et al (1992) Biliary complications in pediatric liver transplantation. A comparison of reduced-size and whole grafts. Transplantation 53(2):391-395

Inomoto T, Nishizawa F, Sasaki H et al (1996) Experiences of 120 microsurgical reconstructions of hepatic artery in living related liver transplantation. Surgery 119:20-26

Kowdley KV, Fawaz KA, Kaplan MM (1996) Extrahepatic biliary stricture associated with cytomegalovirus disease in a liver transplantation. Transplant Int 9:161-163

Lee J, Ben-Ami T, Yousefzadeh D et al (1996) Extrahepatic portal vein stenosis in recipients of living-donor allo rafts: Doppler sonography. AJR 167:85-90

Lerut J, Gordon RD, Iwatsuki S et al (1987) Biliary tract complications in human orthotopic liver transplantation. Surgerv 106:675-684

Letourneau JG, Hunter DW, Ascher NL et al (1989) Biliary complications after liver transplantation in children. Radiology 170:1095-1099

Newell KA, Alonso EM, Whitington PF et al (1996) Posttransplant lymphoproliferative disease in pediatric liver transplantation. Interplay between primary Epstein-Barr virus infection and immunosuppression. Transplantation 62(3):370-375

Orons FD, Sheng R, Zajko AB (1995) Hepatic artery stenosis in liver transplant recipients: prevalence and cholangiographic appearance of associated biliary complications. AJR 165:1145-1149

Pitt HA, Kaufman SL, Coleman J, White RI, Cameron JL (1989) Benign postoperative biliary strictures. Operate or dilate? Ann Surg 210(4):417-427

Raby N, Karani J, Thomas S, O'Grady J, Williams R (1991) Stenoses of vascular anastomoses after hepatic transplantation: treatment with balloon angioplasty. AJR 157:167-171

Saint-Vil D, Luks FI, Lebel P et al (1991) Infectious complications of pediatric liver transplantation. J Pediatr Surg 26(8):908-913

Sanchez-Urdazpal L, Sterioff S, Janes C, Schwerman L, Rosen C, Krom RAF (1991) Increased bile duct complications in ABO incompatible liver transplant recipients. Transplant Proc 23(1):1440-1441

Sanchez-Urdazpal L, Batts KP, Gores GJ et al (1993) Diagnostic features and clinical outcome of ischemic-type biliary complications after liver transplantation. Hepatology 17:605-609

Sterling KM, Darcy MD (1997) Stenosis of transjugular intrahepatic portosystemic shunt: presentation and management. AJR168:239-244

Stevens LH, Emond JC, Piper JB et al (1992) Hepatic artery thrombosis in infants. A comparison of whole livers, reduced-size grafts, and grafts from living-related donors. Transplantation 53(2):296-399

Stratta RJ, Wood RP, Langnas AN et al (1989) Diagnosis and treatment of biliary tract complications after orthotopic liver transplantation. Surgery 106:675-684

Tanaka K, Uemoto S, Tokunaga Y et al (1994) Living related liver transplantation in children. Am J Surg 168(1):41-489

Ward EM, Kiely MJ, Maus TP, Wiesner RH, Krom RAF (1990) Hilar biliary strictures after liver transplantation: cholangiography and percutaneous treatment. Radiology 177:259-263

Wozney P, Zajko AB, Bron KM, Point S, Starzl TE (1986) Vascular complications after liver transplantation: a 5-year experience. AJR 147:657-663

Zajko AB, Campbell WL, Logsdon GA et al (1987) Cholangiographic findings in hepatic artery occlusion after liver transplantation. AJR 149:485-489

Zajko AB, Sheng R, Bron K, Reyes J, Nour B, Tzakis A (1994) Percutaneous transluminal angioplasty of venous anastomotic stenoses complicating liver transplantation: intermediate-term results. J Vasc Interv Radiol 5(1):121-126

Zemel G, Zajko AB, Skolnick ML, Bron KM, Campbell WL (1988) The role of sonography and transhepatic cholangiography in the diagnosis of biliary complications after liver transplantation. AJR 151:943-946

# 特别章节

# 第 27 章 劈离式肝移植

本章大纲



## 27.1 引言

主要是因为尸体供肝短缺,目前对供体器官进行劈离已越来越普遍。此外还研发了一些新的劈离技术,特别是原位劈离技术和右半肝活体亲属肝移植。

劈离式肝移植的术后成影检查容易掌握,其中包括原位全肝移植和半肝切除的术中成像检查。切缘的并发症常见,判读其影响表现对肝胆系统成像富有经验的放射科医师而言通常并不难。

在众多种类的肝移植中,评估潜在的成人活体右半肝供体对于放射科医师提出了最严峻的挑战。与评估潜在的活体供肝 II、III 段相比较,右半肝的解剖背景更为复杂而且其容积测量不仅更难,也更为重要。

## 27.2 解剖

肝脏的分段解剖在图 27.1 中示出,图中还示出进行劈离式肝移植过程时肝脏可能的分割方式。

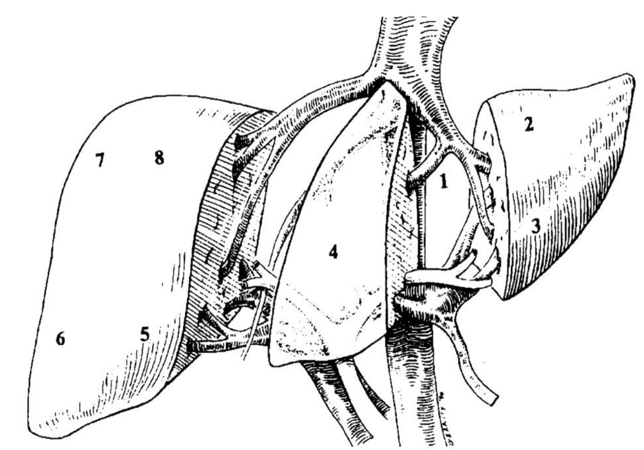


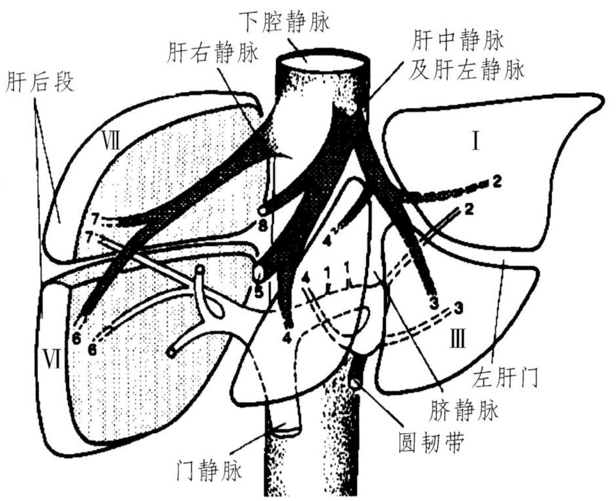


**图 27.1** 肝脏分段解剖。上图可见劈离式肝移植的三个可能分割方式:左外叶(Ⅱ段和Ⅲ段),左半肝(Ⅱ、Ⅲ和Ⅳ段)与右半肝(Ⅴ、Ⅵ、Ⅶ和Ⅷ段)。

## 27.3 容积测量

术前对供肝左外叶的容积测量较为简单,而右半肝则比较困难。大约要切取 60% 的供体肝脏(图 27.2 和 27.3),因此关注的焦点不是捐出移植物的容积,而是剩余 40% 的肝脏容积,它将决定捐赠是否可行。与其他器官一样,肝左叶的容积变化范围很大,标准差可达 15%。

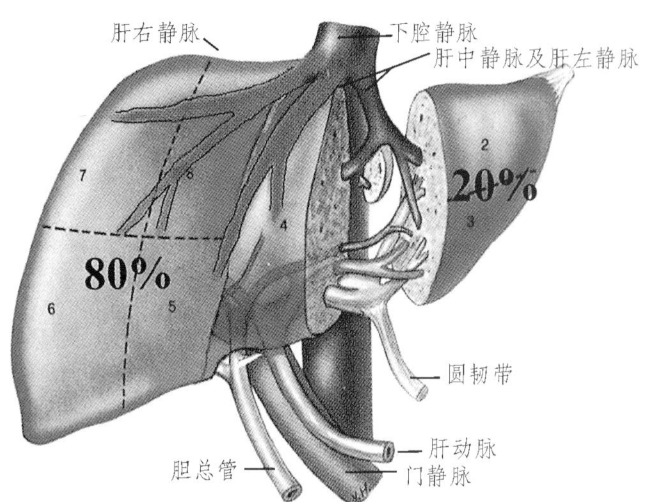


图 27.2 儿童肝移植的标准取肝技术将获取一个较小的左外叶移植物，平均占肝脏总容积的 20%。（见彩图）

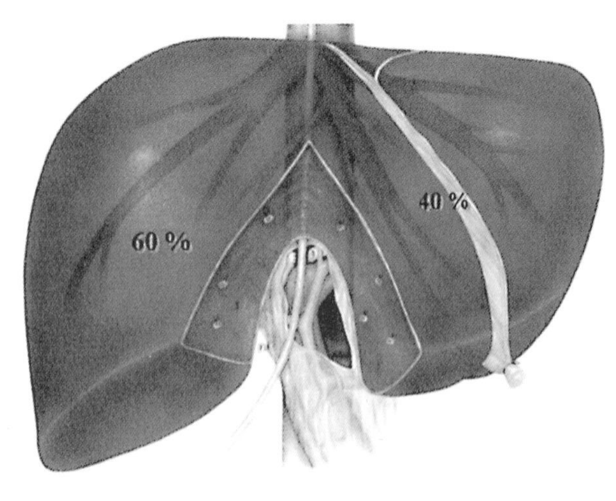


图 27.3 成人的劈离技术将获取较大的右半肝移植物，占全肝容积 60%，保留占肝脏总容积 40% 的左半肝。（见彩图）

容积测量最准确的影像学方法是多平面磁共振成像（MRI）和 CT。现在多层螺旋 CT 在 X－Y－Z 轴上可提供精确至毫米级的空间分辨率，因此 CT 被认为是容积测量的首选方法。然而，磁共振成像在容积测量上最具前景，如果操作得当可成为最佳的检测方式（图 27.4）。

进行容积测量时，最实用的解剖标志是肝中静脉。因为这支静脉将保留在供体侧，切割平面应该在它的右侧，相距一个小的肝实质缘。切割平面向下延伸至胆囊。尾状叶留给供体，所以应被排除在计算之外。

在 Hamburg 的 112 名潜在肝移植供者中，肝脏平均容积为 1400mL。左半肝平均容积为 590mL，右半肝平均容积为 810mL。移植物与受者体重之比必须大于 0.8%。供者剩余肝脏必须大于 30% 的全肝容积。在 Hamburg 进行的第一批 15 名成人活体肝右叶肝移植中，2 名潜在的供者被拒绝，因为其剩余的肝脏容积（13%）不足。

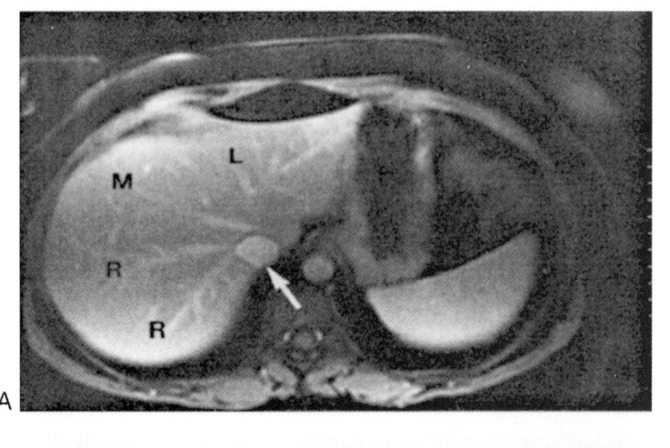


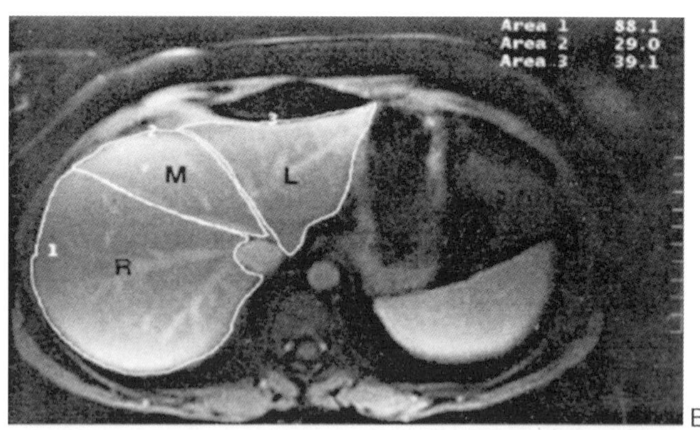


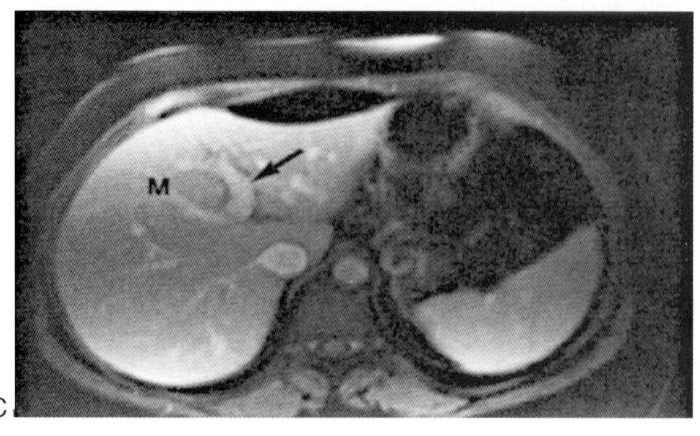


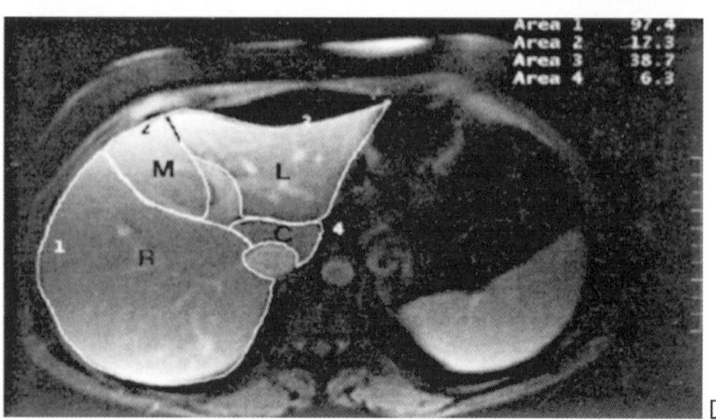


图 27.4 活体肝移植术前容积测量示例，依据的是 T1 加权梯度回波脂肪抑制对比增强后的 MRI（三维容积插值体部成像序列，3D VIBE）。定位的解剖标志为肝静脉：中（M）、左（L）和右（R）。

## 27.4 磁共振成像

MRI 最吸引人的是它提供了“一站式”影像学供体评估，因为它可以在一个多平面系列中显示血管、实质和胆道的解剖。此外，正如第 20 章儿童肝移植影像学检查中所述，对于年轻人以及健康供者没有X 线危害也是使用 MRI 的一个重要原因。事实上在右半肝移植中，供者必须进行 MRI 检查。

**技术**。在一次检查中，应进行水平位和冠状位(有和没有 Gd - DPTA)T1 加权成像、T2 加权成像和化学位移成像，以便探测局灶性病变、脂肪变形以及肝静脉和门静脉的解剖。可充分而可靠地探测到常见的良性病变，如囊肿(图 27.5)、血管瘤、腺瘤或局灶性结节增生。

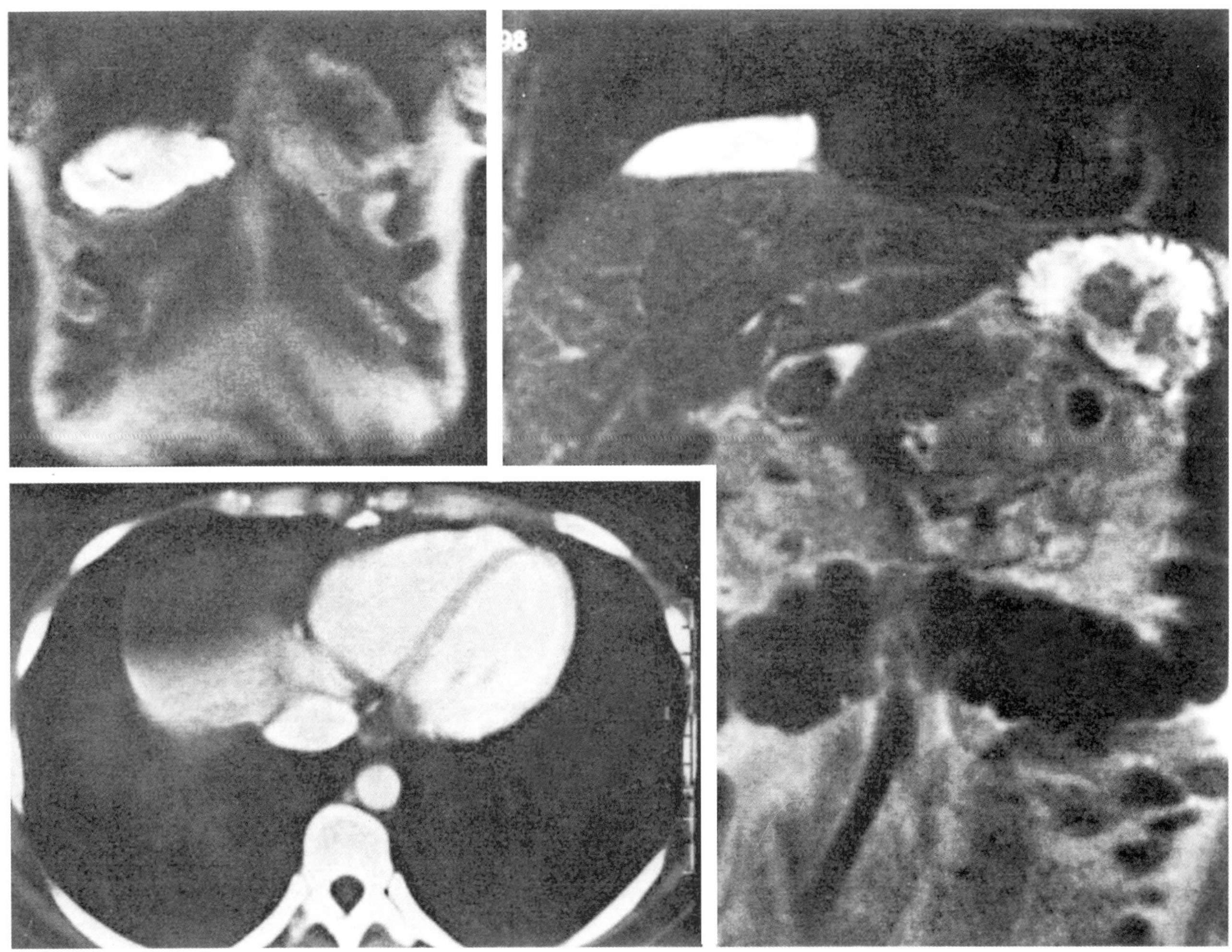

**图27.5**　显示在 MRI(冠状位半傅立叶采集单次激发快速自旋回波序列，HASTE)和 CT(左下图)上的膈下肝上囊肿，其位置及表现不具典型性。在冠状位 MRI 上可将该囊肿划为肝外，这名潜在的供者最终被允许捐肝。

## 27.5 磁共振胰胆管造影

缺乏经验的外科医生和放射科医生普遍会低估胆道解剖的变异。图 27.6 示出对右肝叶劈离式肝移植有影响的一些主要胆道解剖变异。在所示的变异中，特别是右肝前方和后方的胆道变异很难被磁共振胰胆管造影(MRCP)探及，除非有精确的解剖学知识和高超的影像学技术(图 27.7)。必须获取定向至肝胆管分叉处的多角度厚层(例如，伴弛豫增强的快速采集序列，RARE，20~30 mm)和薄层图像。然而，即使 MRCP 质量十分理想，仍有一些疑似胆管解剖变异的病例，需要进行经内镜逆行胰胆管造影来证实诊断并把潜在不适合的供者排除在外。

| | 存在右肝管 | 缺乏右肝管 | | |
|---|---|---|---|---|
| | 常见型 | 后叶肝管汇入左肝管 | 三叉型 | 前叶肝管汇入左肝管 |
| 前叶胆管解剖变异 | A P | A P Bc A P | A P Bc A | A P Bc A P |
| Healey(1953)<br>(n=96) | 72.0% | 22.0% | - | 6.0% |
| Counand(1981)<br>(n=102) | 53.3% | 24.3% | 14.0% | 8.4% |
| Kids(1987)<br>(n=104) | 71.2% | 8.7% | 11.5% | 8.6% |
| Ishiyama(1999)<br>(n=41) | 58.5% | 26.9% | 7.3% | 7.3% |

图 27.6 不同作者报道的主要胆管解剖变异。A:前;P:后;Bc:分叉。

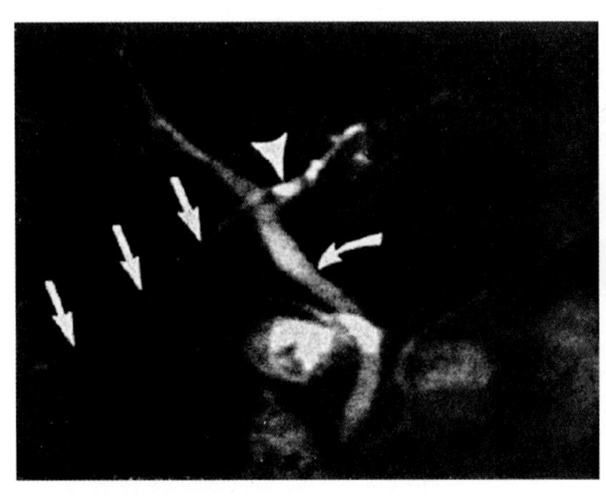

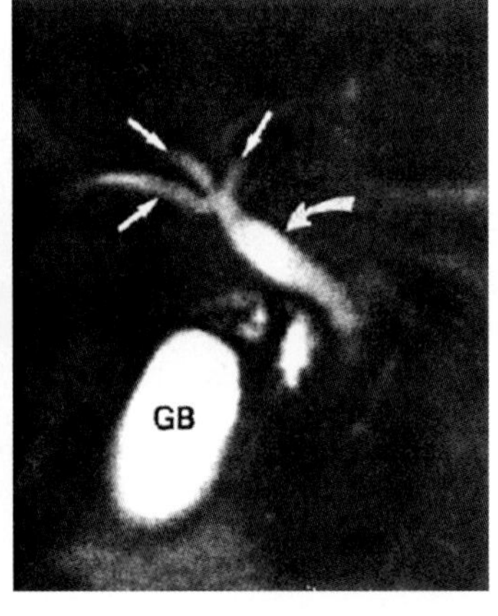


图 27.7 依据厚层伴弛豫增强的快速采集序列(RARE)投射的MRCP(弯箭头所示:胆总管;GB:胆囊)。左图显示一条右前叶分支(直箭头所示)起自左肝管(三角箭头所示)。这是右叶捐肝的禁忌证。右图显示三叉型胆道(三个箭头所示)。

## 27.6 磁共振血管造影

即使采用最新的超高速 3D 梯度造影,磁共振血管造影(MRA)的空间分辨率也不足以显示动脉解剖。大体变异可探测到,例如肝右动脉起自肠系膜上动脉(图 27.8)或肝左动脉起自胃左动脉(图 27.9)。

对于显示静脉结构而言,特殊冠状位 MR 图像优于 MRA(图 27.10)。

## 27.7 CT

目前,由于多层螺旋 CT 具有优异的解剖和空间分辨率,因而是一种最为快速和精确的容积测量方法。采用冠状位重建技术能更容易地检测肝下静脉或异常肝中静脉的分叉点以及门静脉的变异,其成像质量已达到与冠状位 MRI 相当的水平。

## 27.8 CT 血管成像

虽然新一代多层 CT 扫描的血管成像能力令人满意,但其图像质量和空间分辨率仍未达到数字减影血管造影(DSA)的水平。特别是肝内动脉变异和 IV 段的血供无法充分显示。所以,利用 CT 血管成像(CTA)目前无法取代 DSA,MRI 或 MRA 也同样如此(图 27.11)。

## 27.9 数字减影血管造影

门静脉和肝静脉解剖虽然用断层成像技术(CT/MRI)显示最佳,但显示肝内动脉血管解剖仍是直接

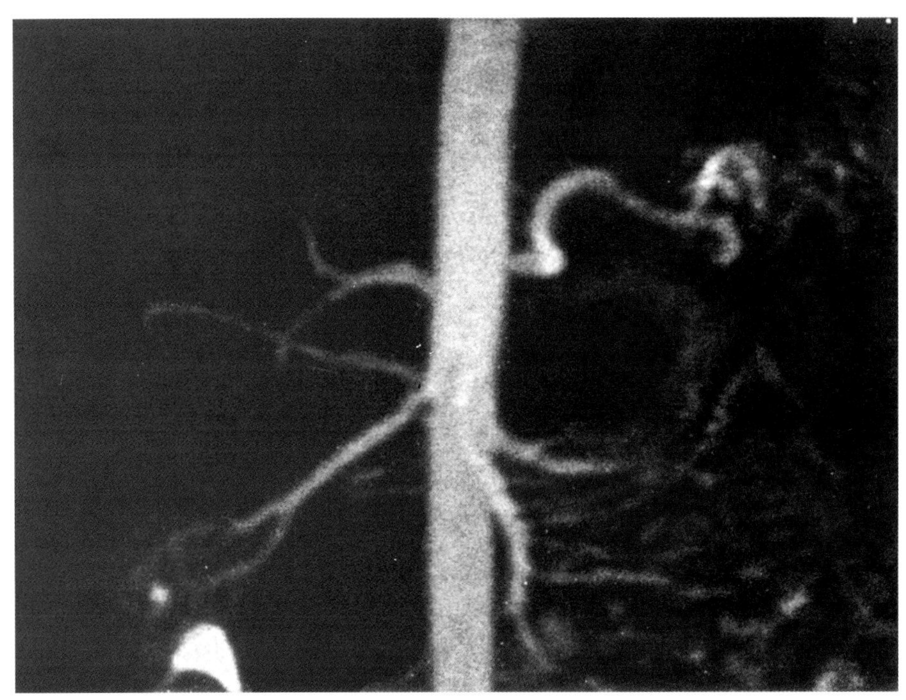



**图 27.8**　最大强度投照像(MIP),来自快速小角度激发(FLASH)3D 血管造影(梯度回波减影)。肝右动脉起自肠系膜上动脉清晰可见,而叶和段的分支无法分辨。

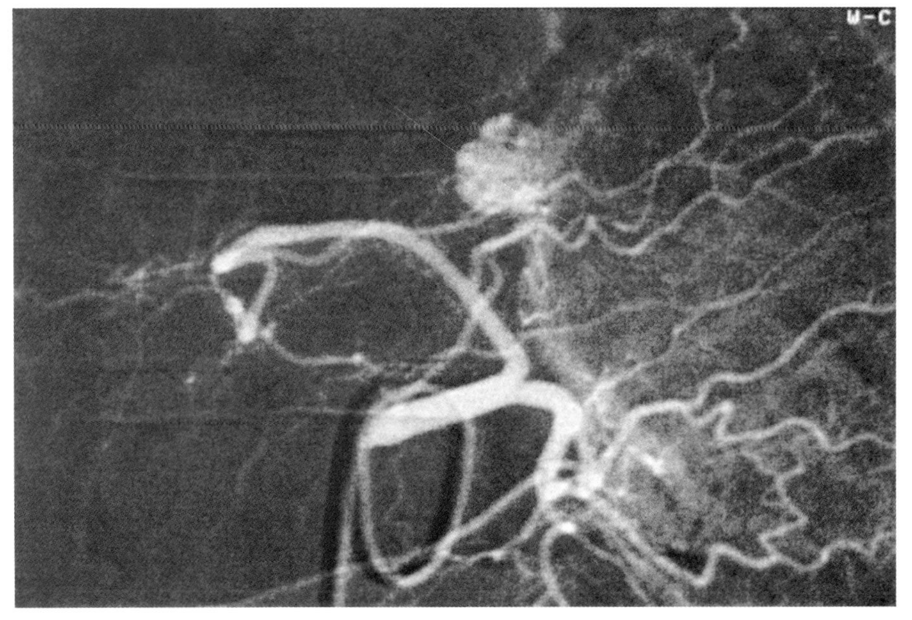

**图 27.9**　复杂的左叶动脉血供变异:肝左动脉起自胃左动脉,并向 IV 段和左外叶供血。血管造影显示亚段分支到目前为止尚不能被 MRA 探测到,反映了该技术的局限性。

血管造影的专长。IV 段肝动脉血供对右半肝叶捐赠十分重要,所以必须确定其灌注主要来自肝左动脉还是肝右动脉(图 27.12 和图 27.13)。

## 27.10　临床实践

### 27.10.1　活体供者的评估

对于评估潜在的活体供者,特别是成人供者,组合利用上述各种影像学方法可获得最佳效果。在临床检查中,联合 MRCP、MRA 和断层成像进行的单次 MR 检查可以发现大体解剖变异和严重的胆道异常,并能可靠地识别最常见的肝脏良性病变,例如囊肿、血管瘤和腺瘤或局灶性结节增生。如果要证实候选者适合捐肝,应进行 DSA 检查以便清晰显示其肝动脉解剖。

### 27.10.2　并发症的影像学检查

减体积肝移植与全肝移植的术后影像学检查没有什么差别。应采用同样的方案。

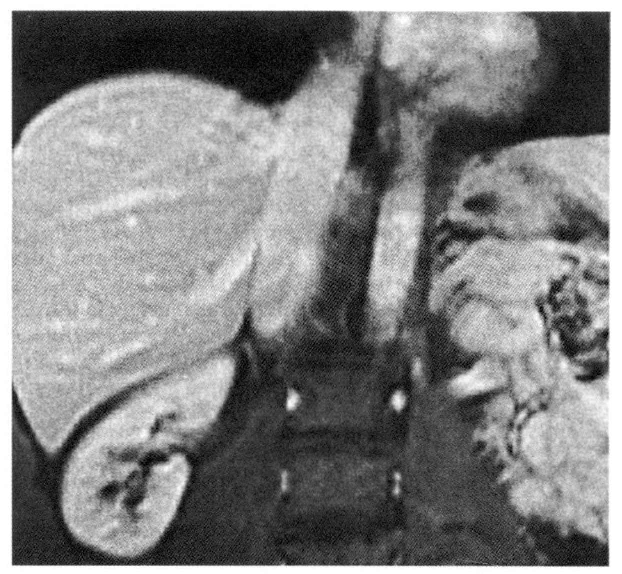

图 27.10 应用 Gd - DTPA 后的冠状位 T1 加权梯度回波图像,显示出肝下静脉。

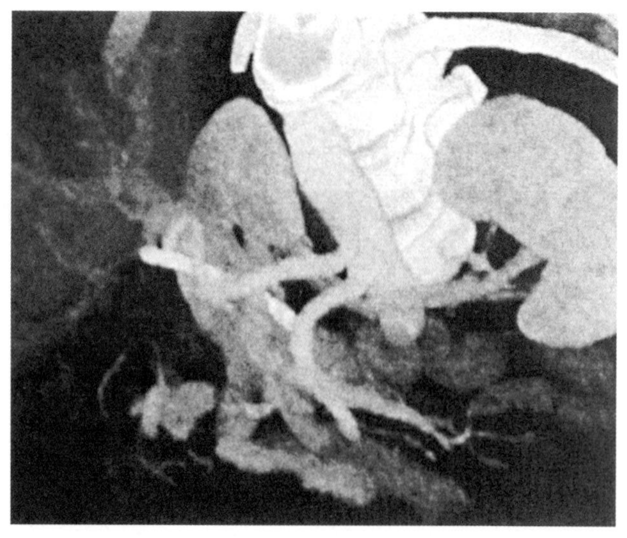

图 27.11 俯视下的腹腔干和肠系膜上动脉多层面 CTA 的最大强度投照像。然而,CTA 未能显示小的肝动脉分支。

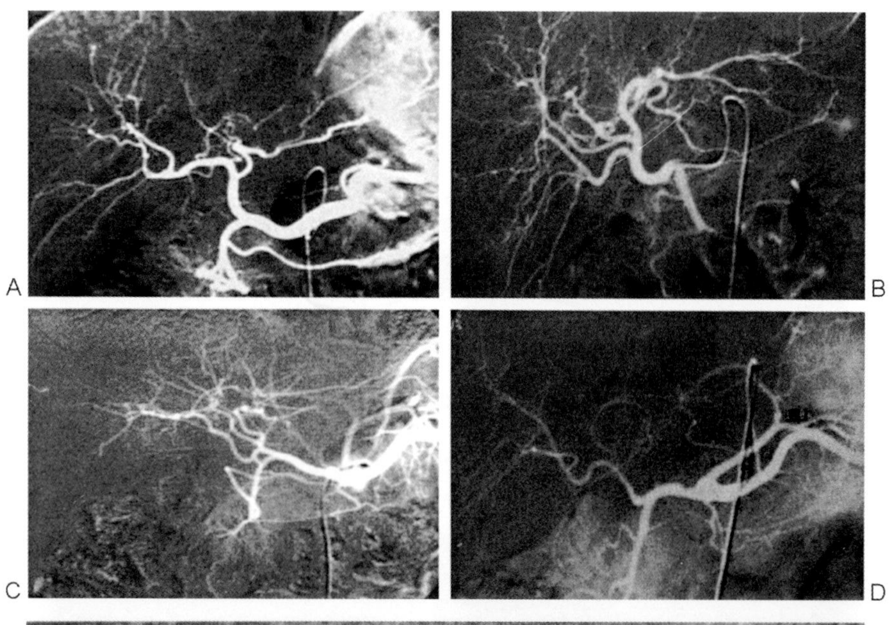


图 27.12 可以观察到的不同类型动脉灌注。(A)分别来自左右分支的双侧型。(B)左侧型,两分支均起源于肝左动脉。(C)扩大的左侧型,两分支穿过Ⅳ段到达Ⅴ段,与起自肠系膜上动脉的肝右动脉一起供应Ⅴ段。(D)中间型,独立的Ⅳ段分支起自肝右动脉,左外叶分支来自胃左动脉。

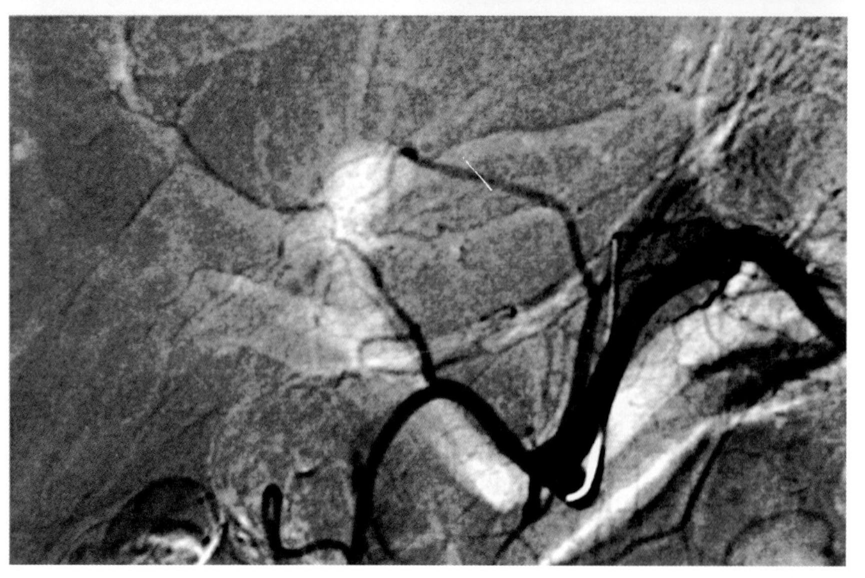

图 27.13 腹腔干动脉造影的门静脉相(黑色所示)与动脉的联合显示,可见左外叶的动脉灌注来自胃左动脉和肝左动脉,门静脉左支供应整个肝左叶。

G. Krupski 著

关兆杰 译 沈中阳 王自法 校

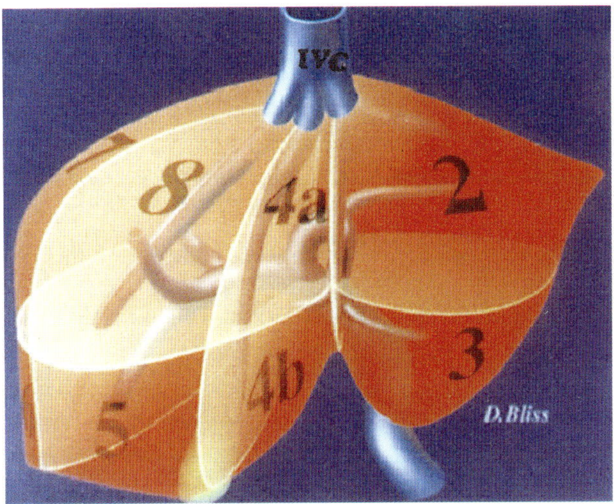


图 2.2

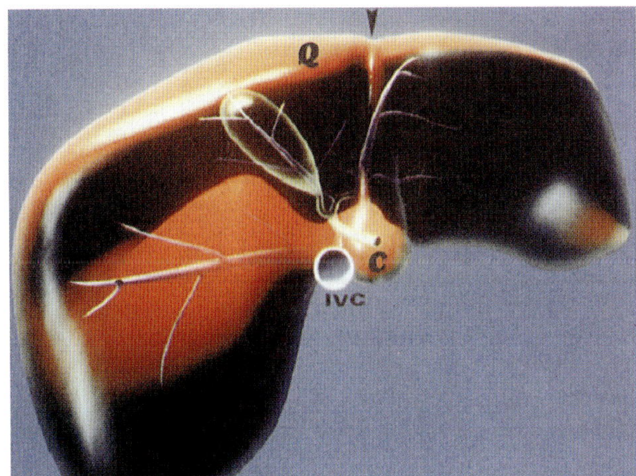


图 2.3

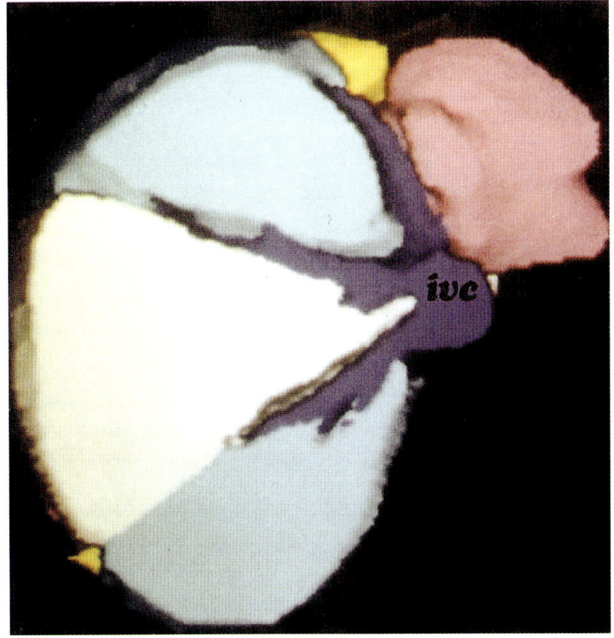


图 2.4

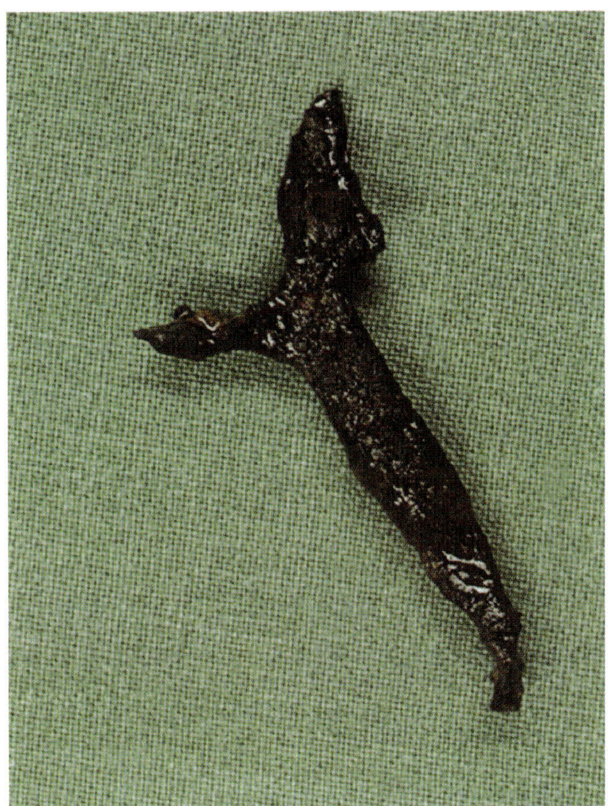

图 9.6

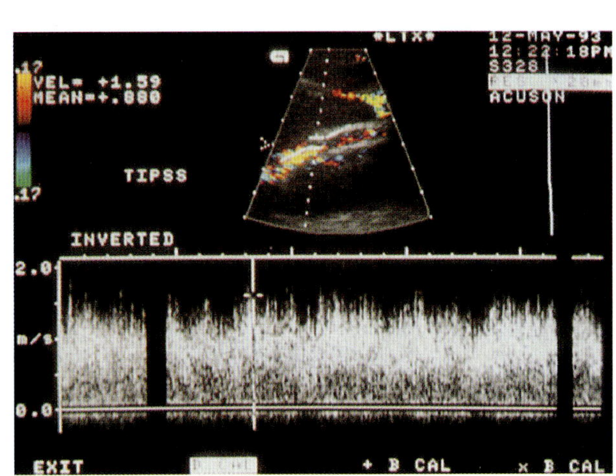


图 12.13

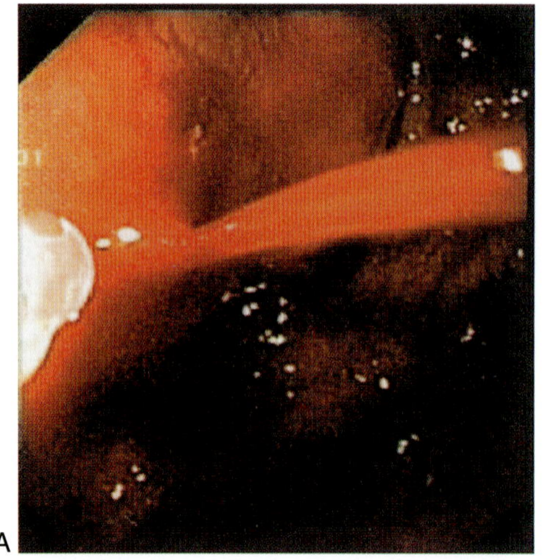

A

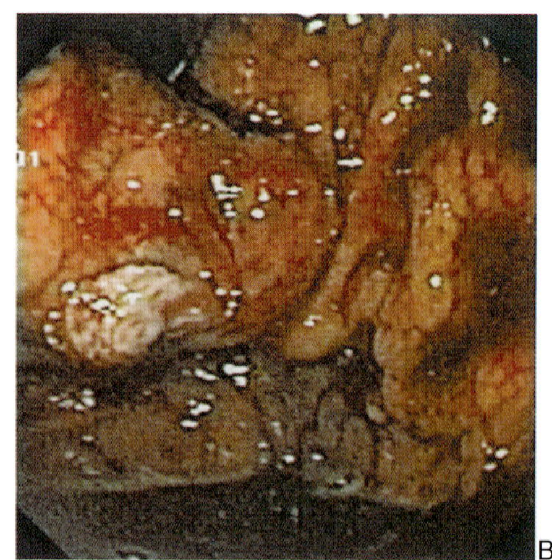

B

图 13.1

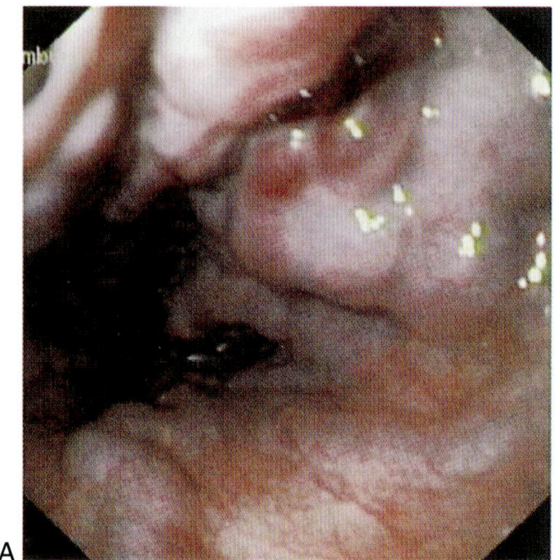

A

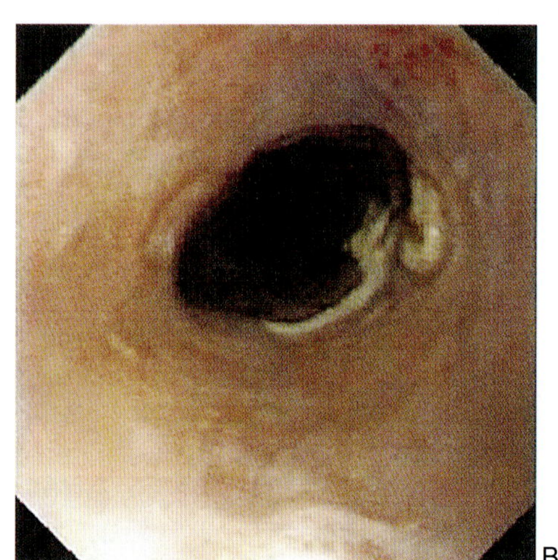

B

图 13.2

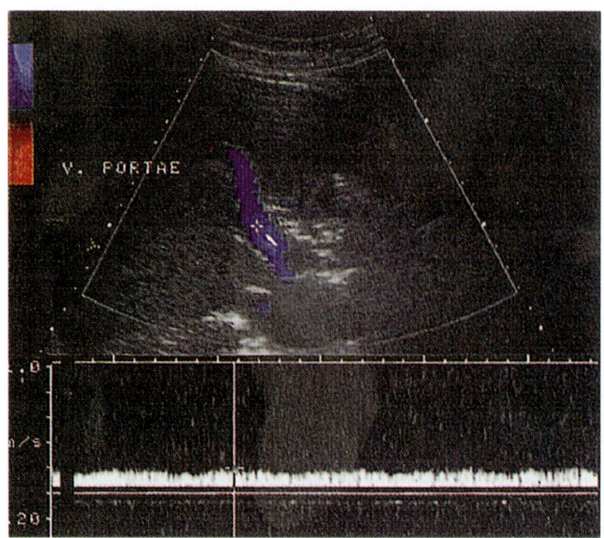


图 15.1

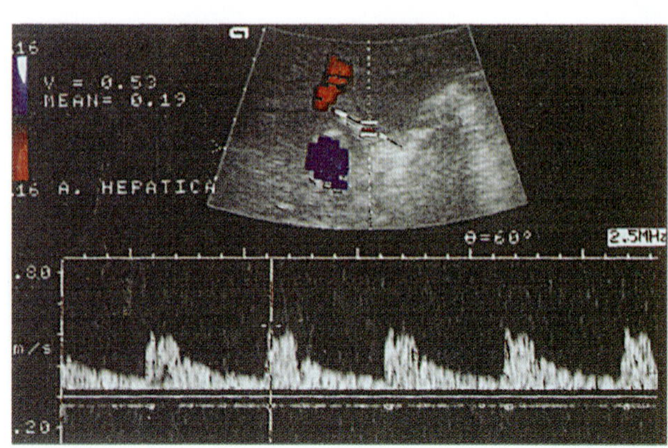


图 15.2

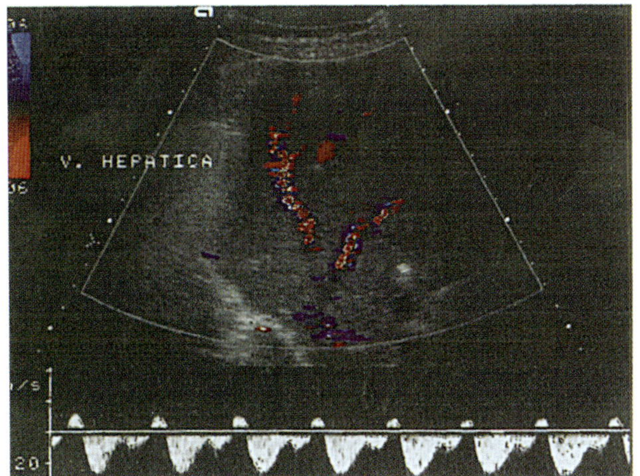


图 15.3

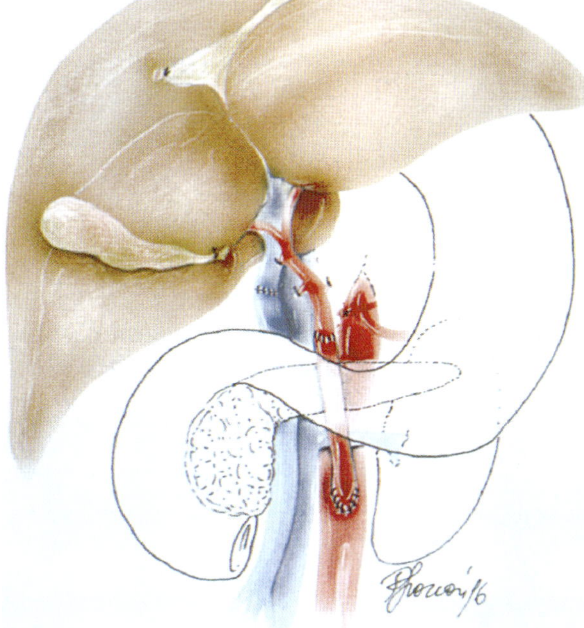

图 16.1

A

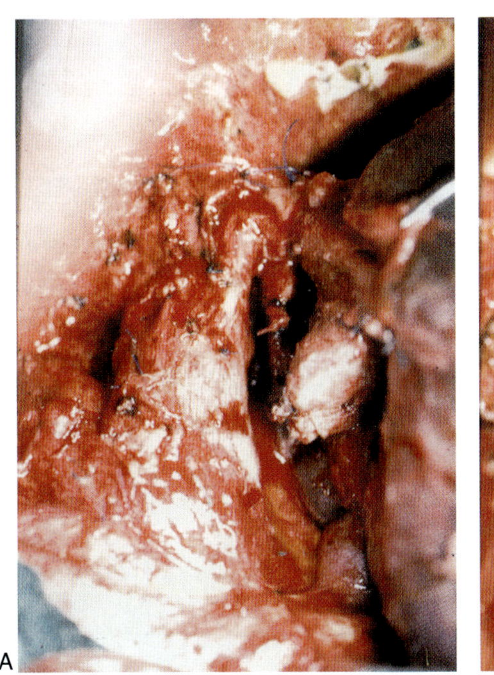

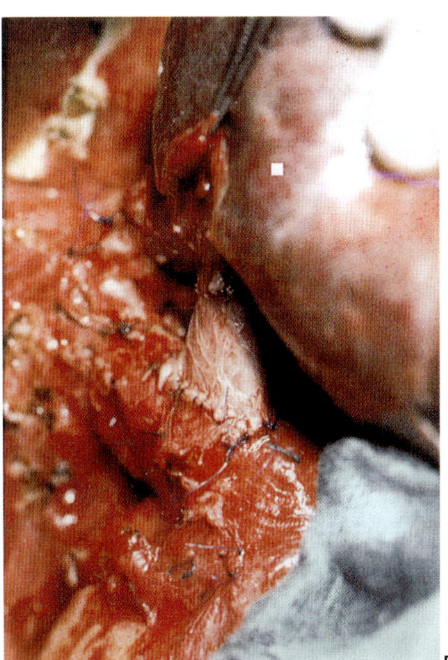

B

图 16.6

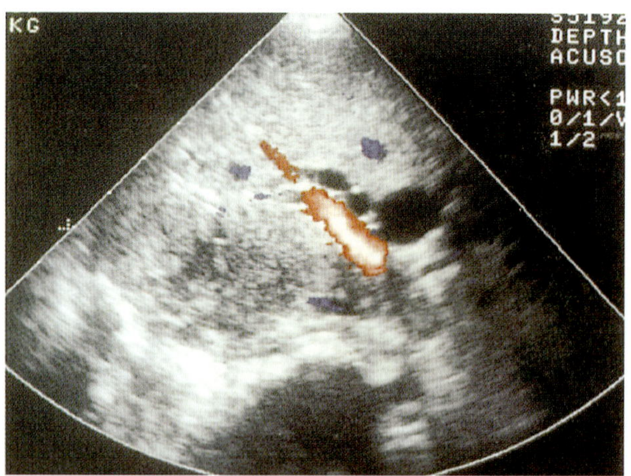


图 20.6

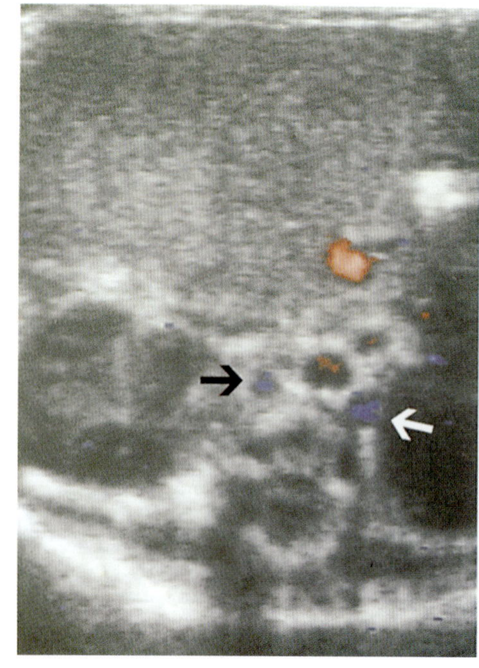

图 20.10

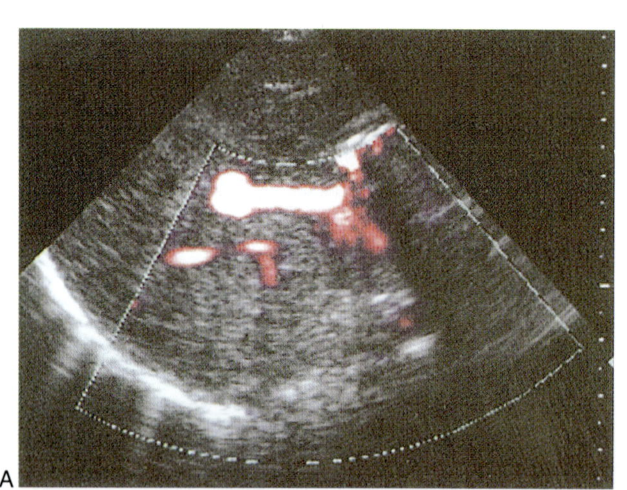

A

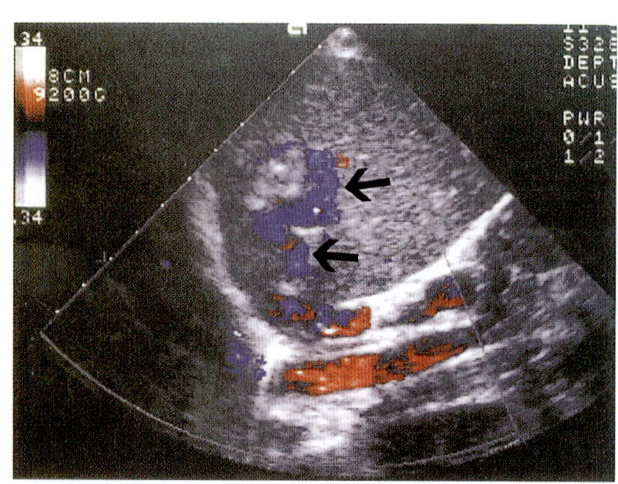


图 20.12

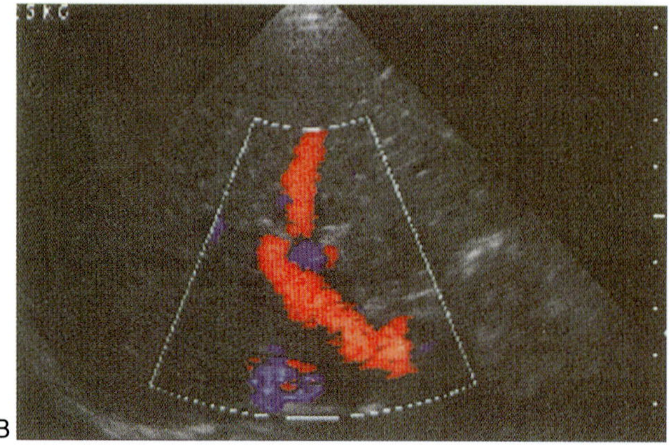

B

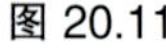

图 20.11

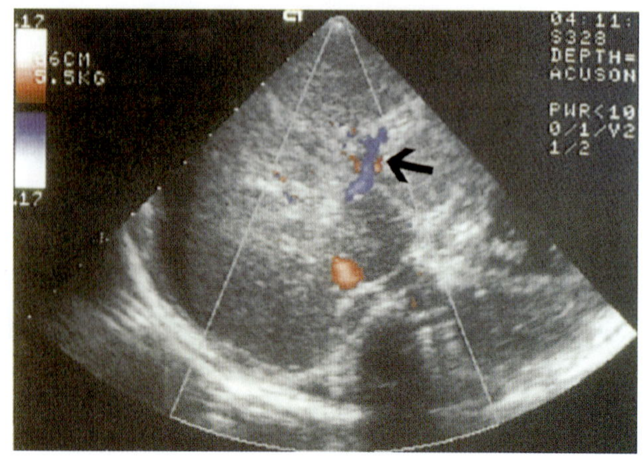


图 20.17

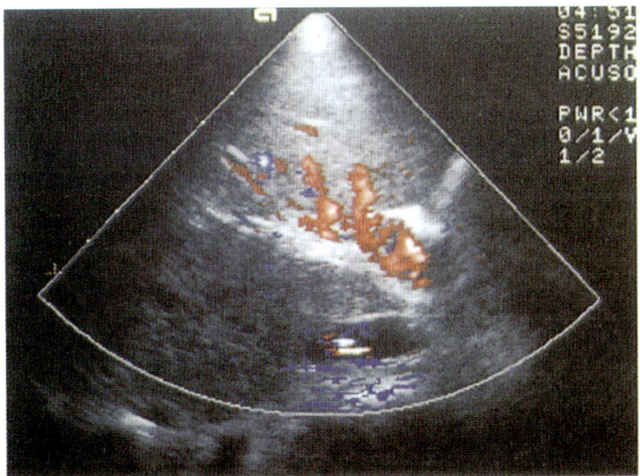


图 20.20

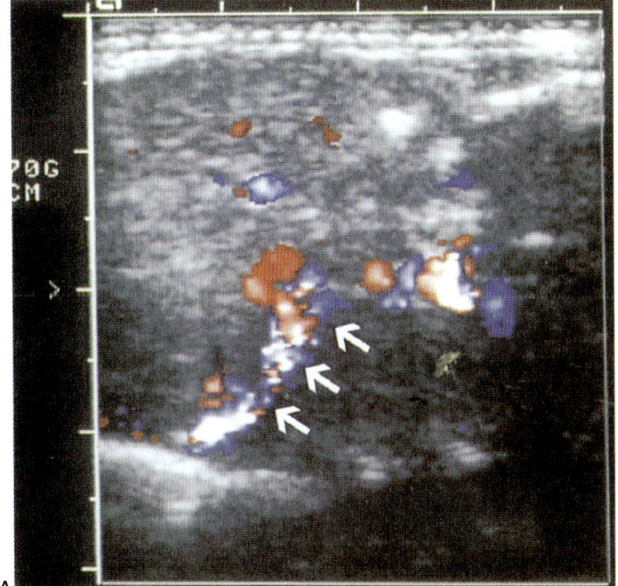


A

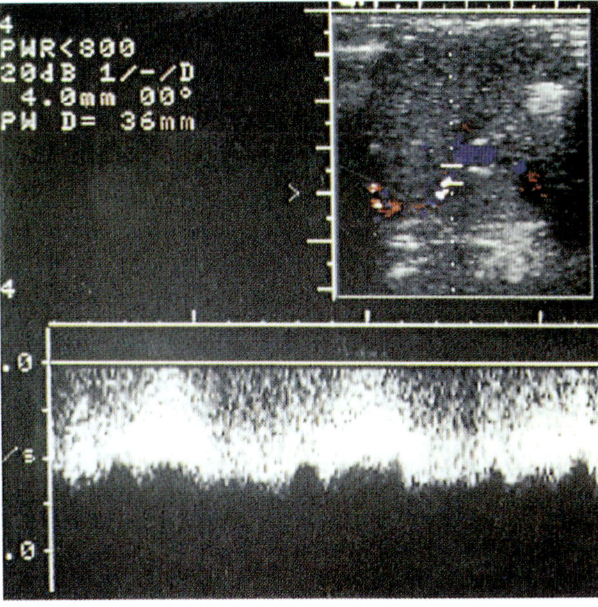


B

图 20.21

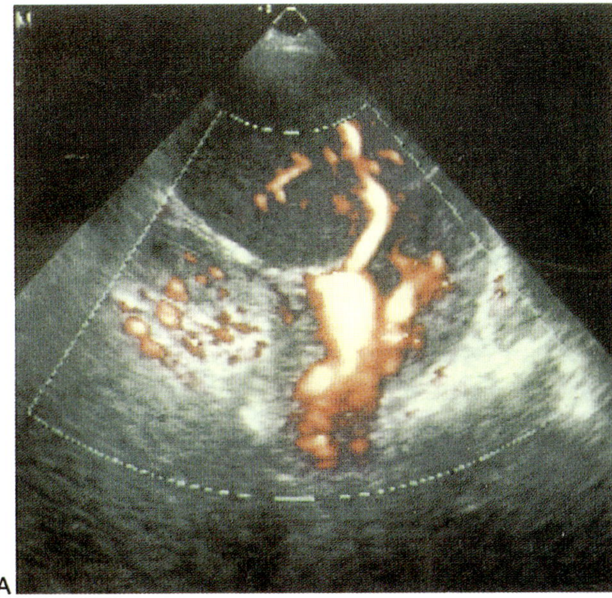

A

图 20.22 A

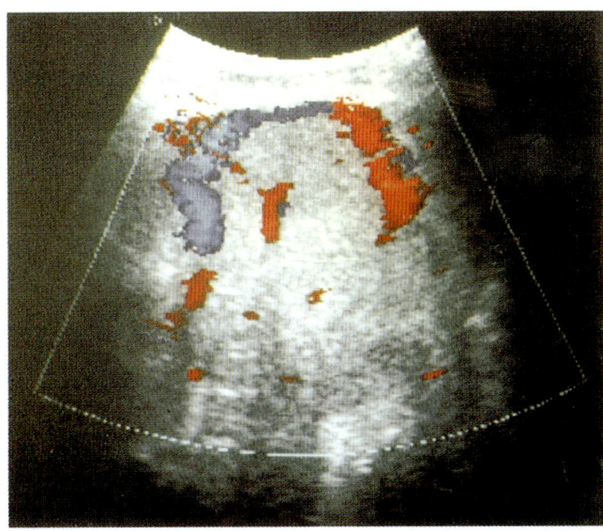

图 20.26

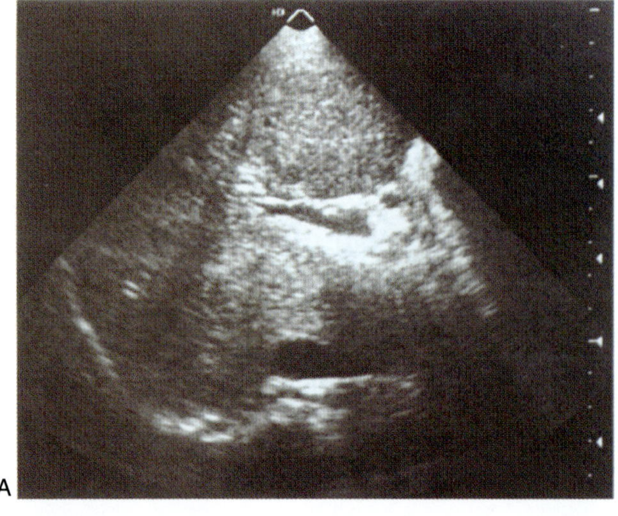


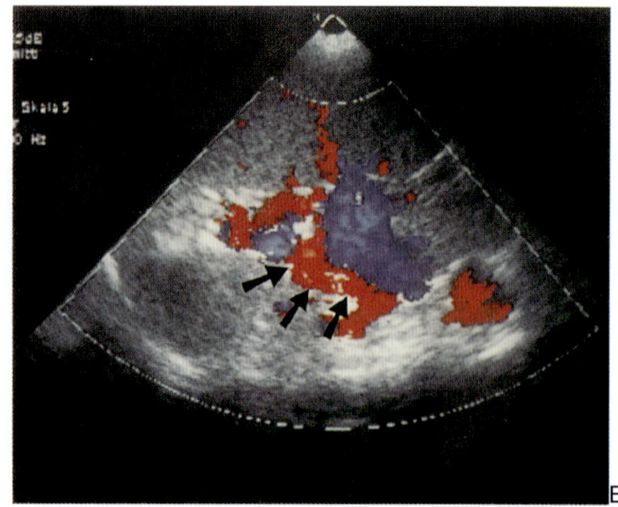


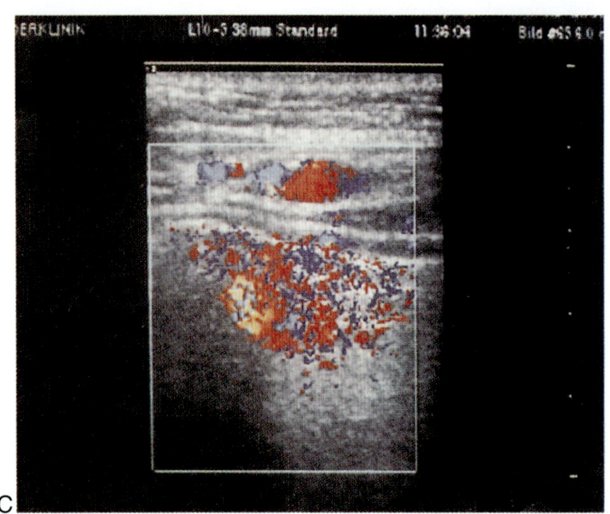


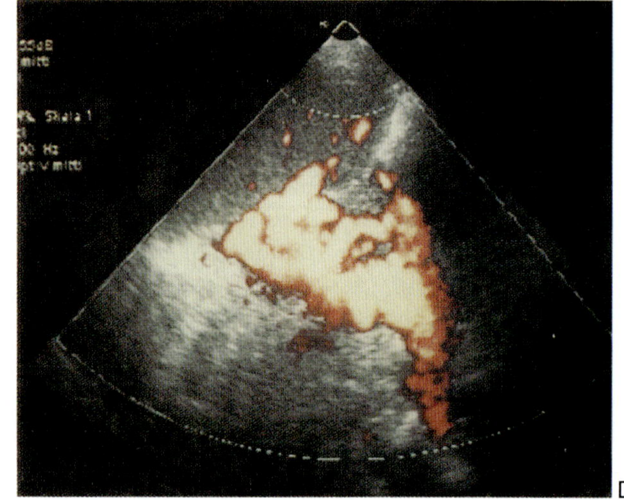


图 20.25

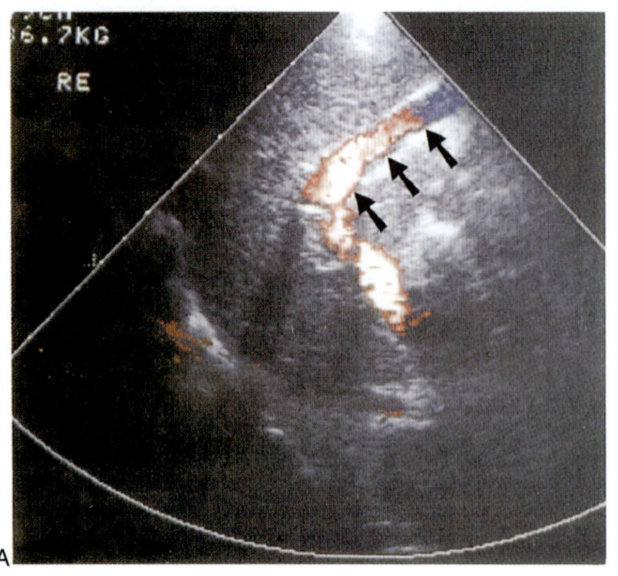


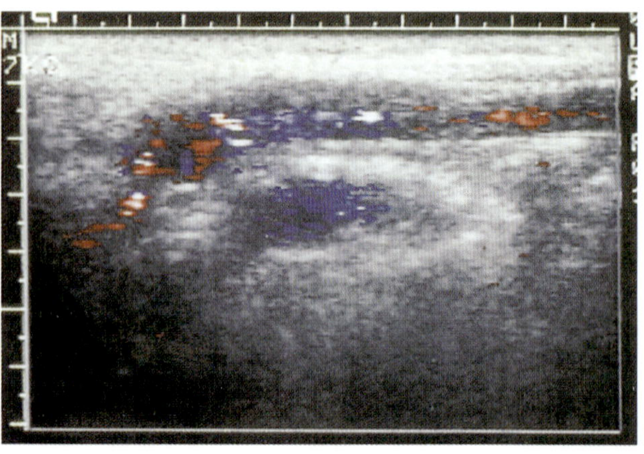


图 20.27

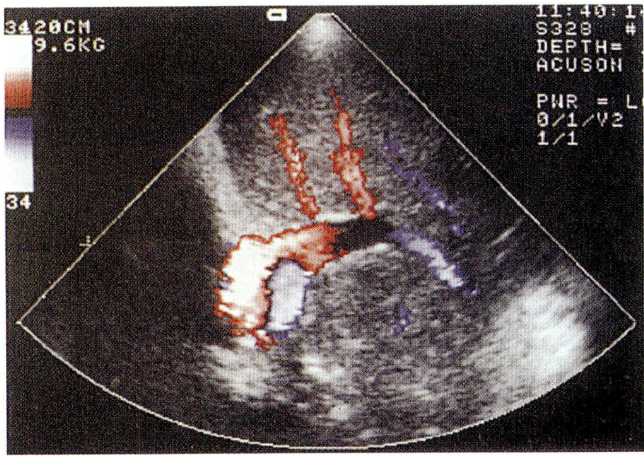


图 22.2

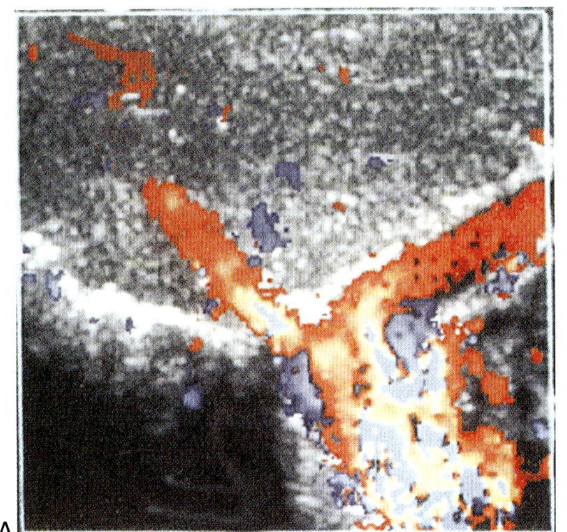

A

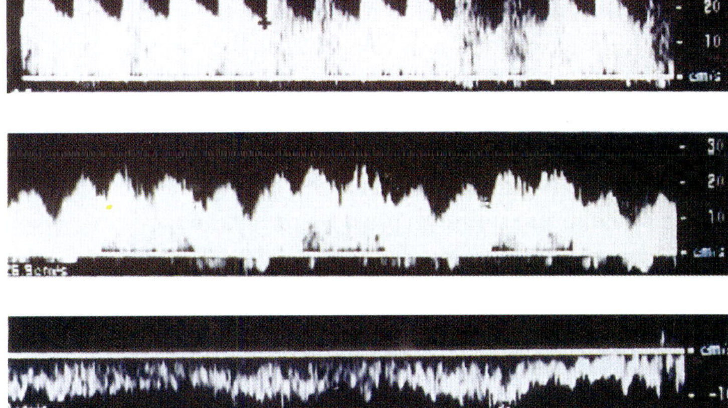


B C D

图 22.3

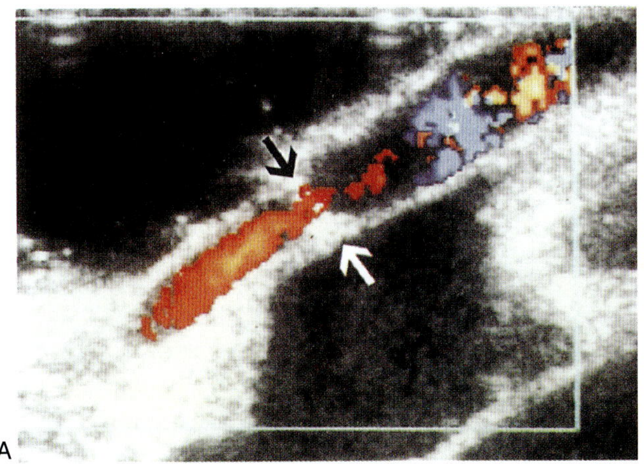

A

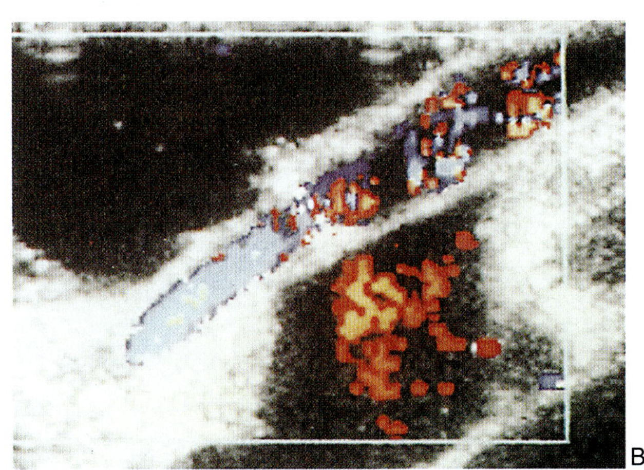

B

图 22.4

05:12:12P
S328
DEPTH=
ACUSON B
1/-/D
45mm
A

05:11:33
S328
DEPTH=
ACUSON B
100
V2
B

06:55:32
S328
DEPTH=
ACUSON B
+.046
=+.021
C

图 22.5 A~C

03:04:
S328
DEPTH=
ACUSON
1/2

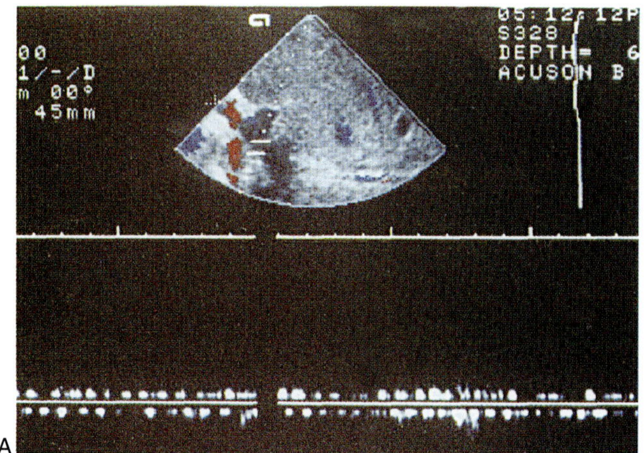

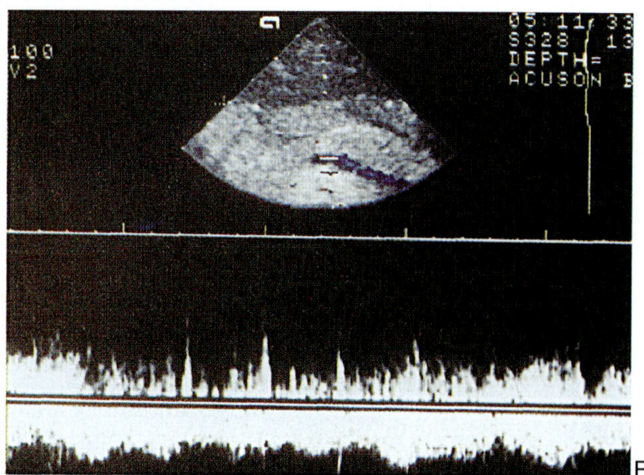

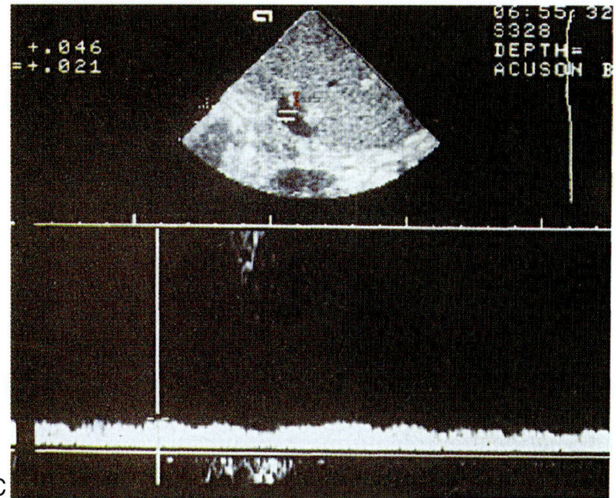

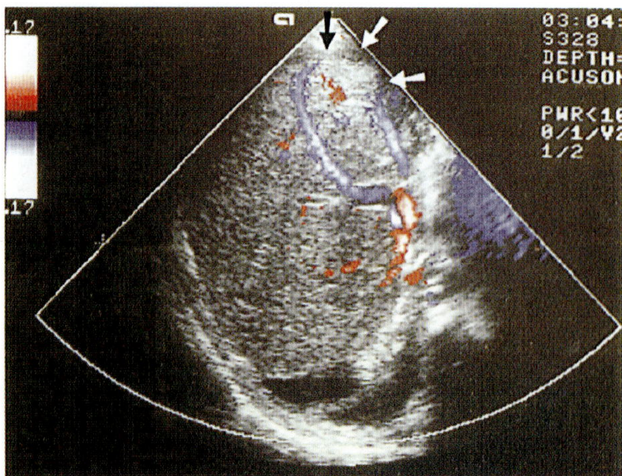

图 22.6

A

90
60
30
cm/s
B
90
60
30
cm/s
C
60
40
20
cm/s
-10
D
46.6cm/s
8.0cm/s
0.83
18.5cm/s

图 22.7

A

B

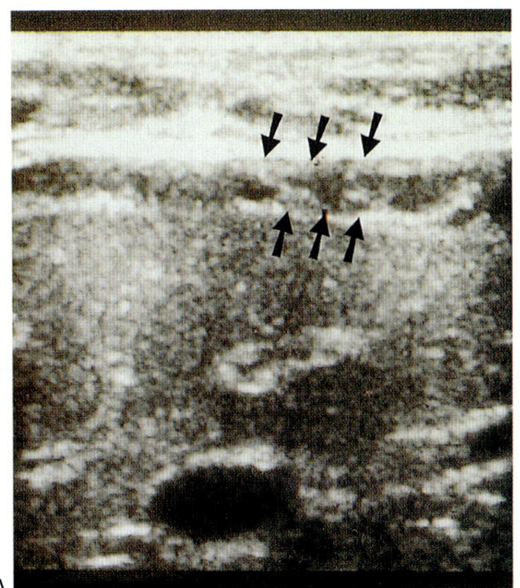

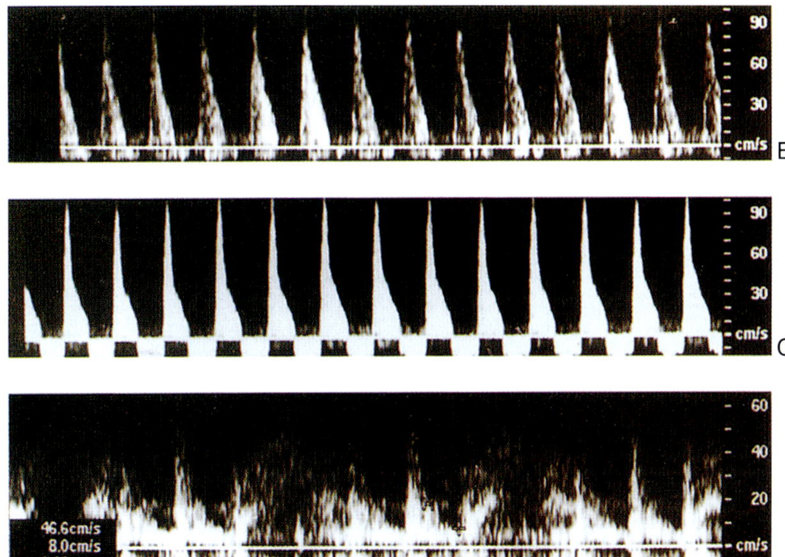

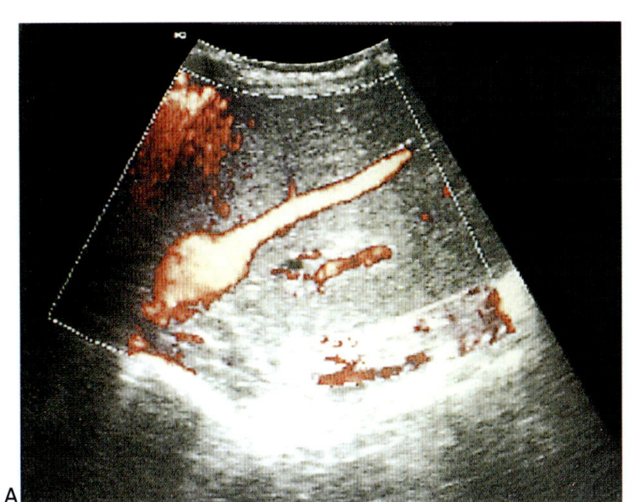

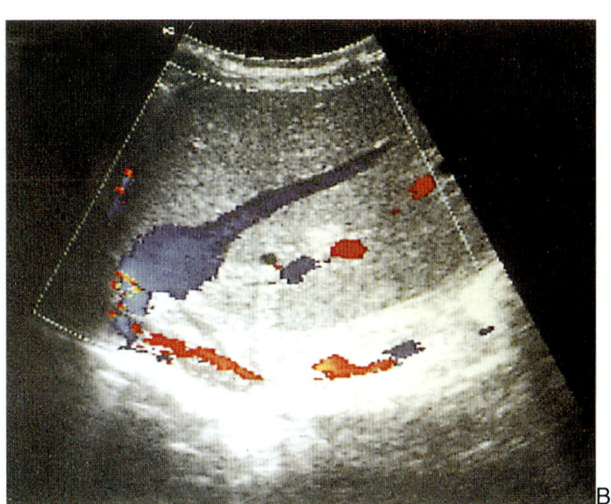

图 22.8

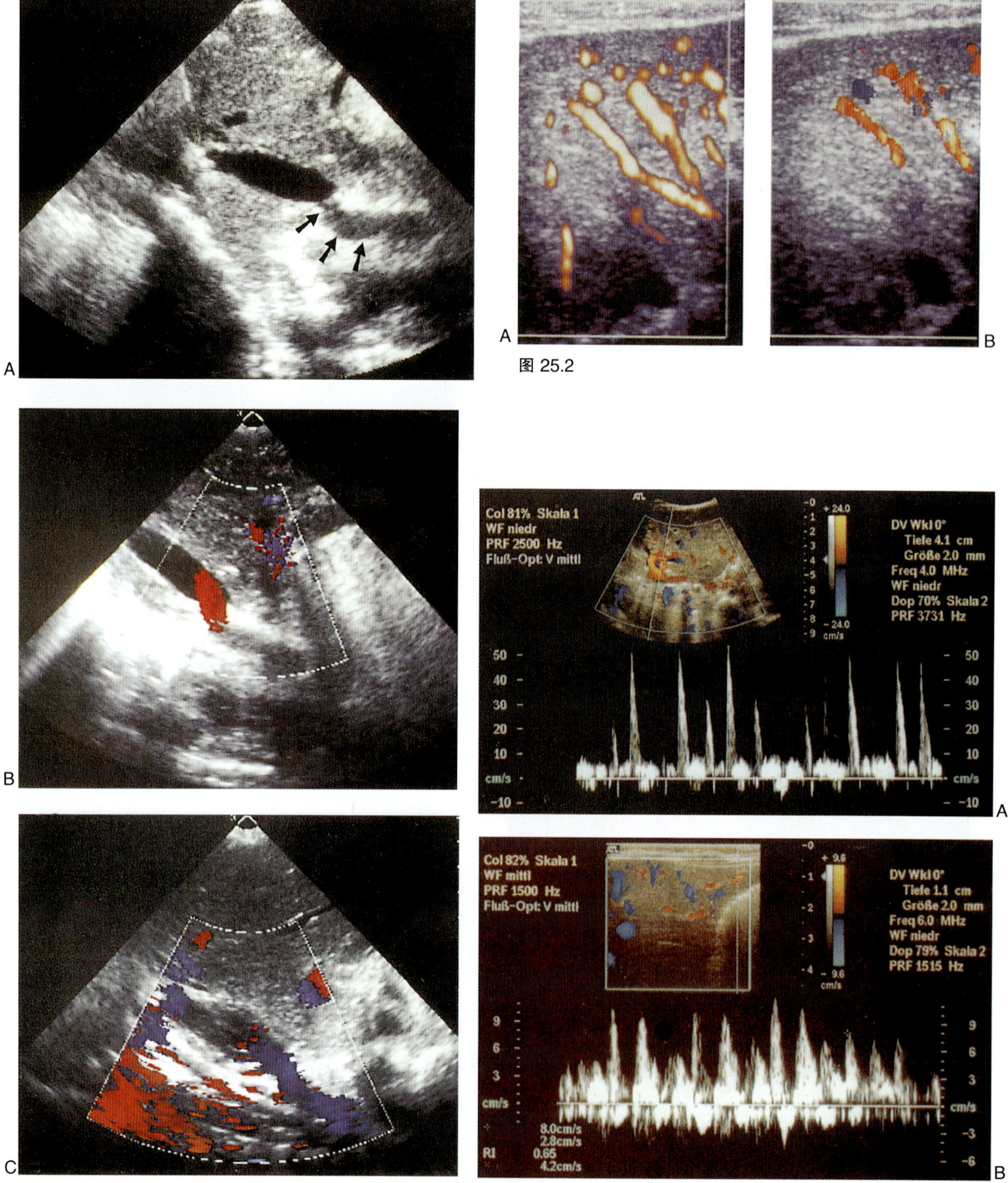


图 22.9

图 25.2

图 25.4

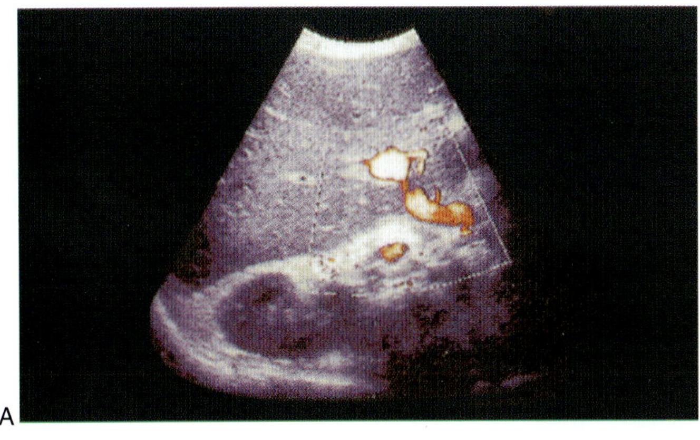
A

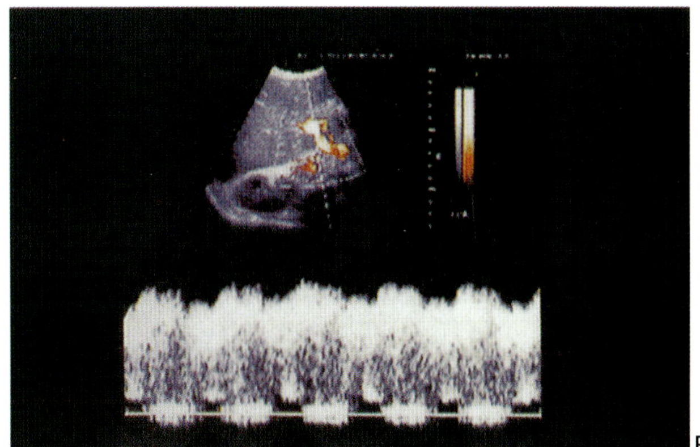
B

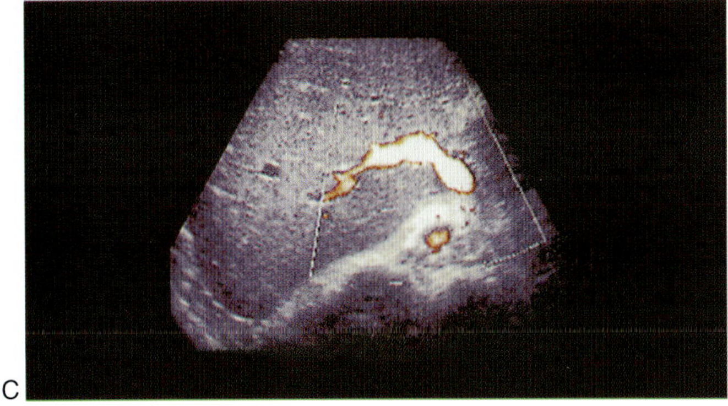
C

图 25.5

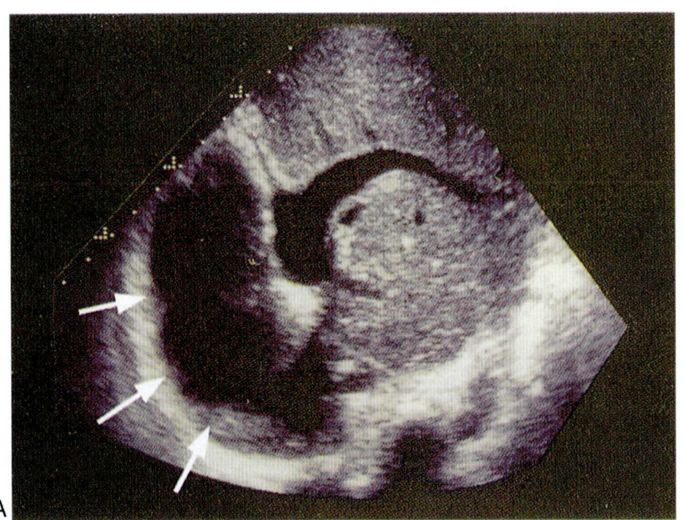
A

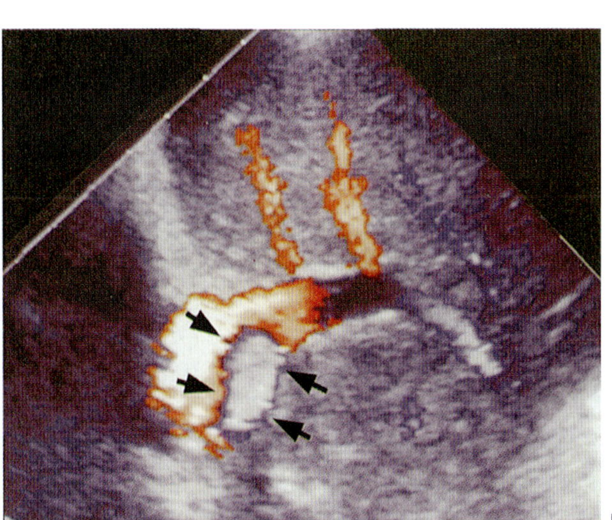
B

图 25.7

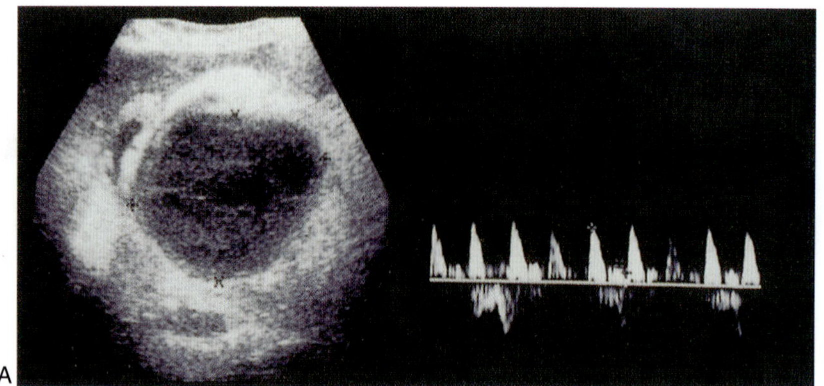

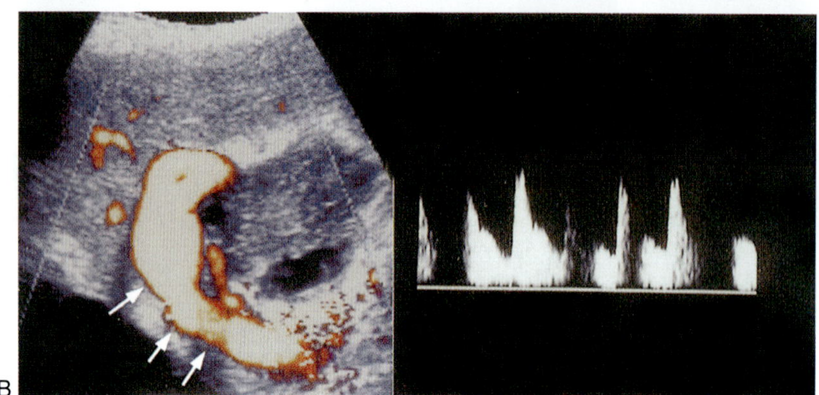

图 25.8

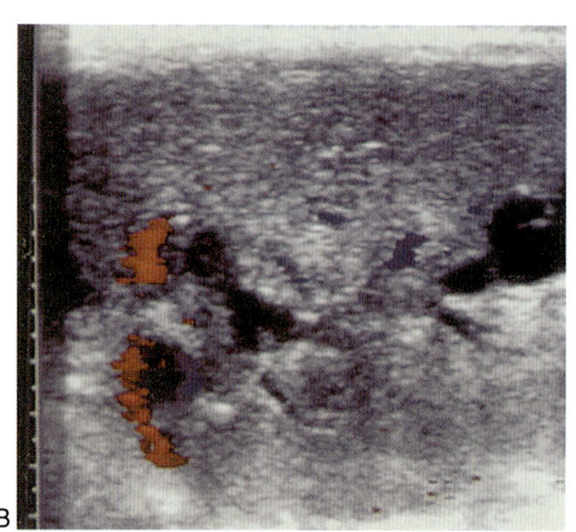

图 25.10 B

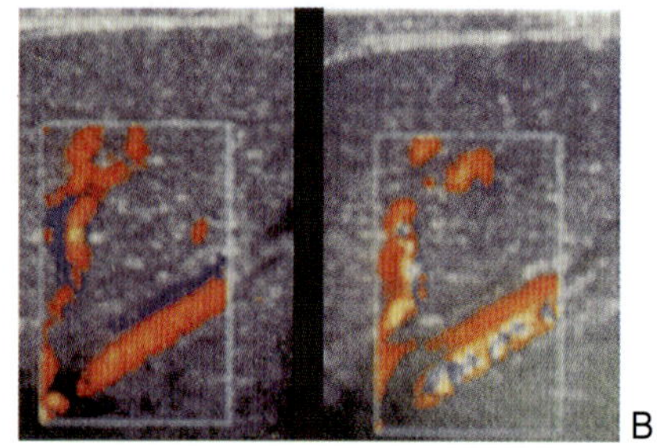

图 25.12 B

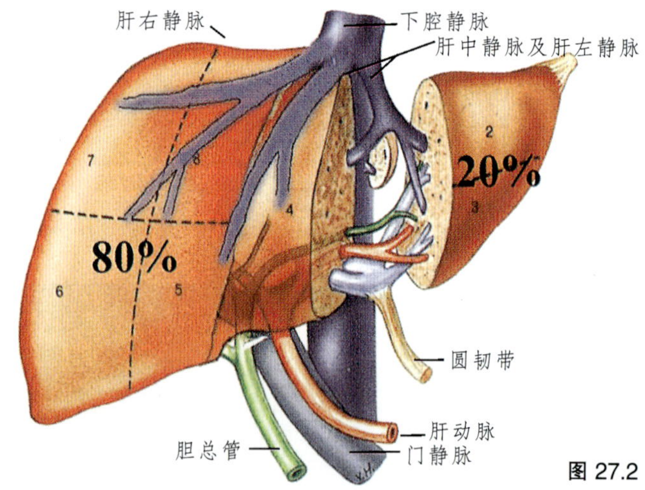


图 27.2

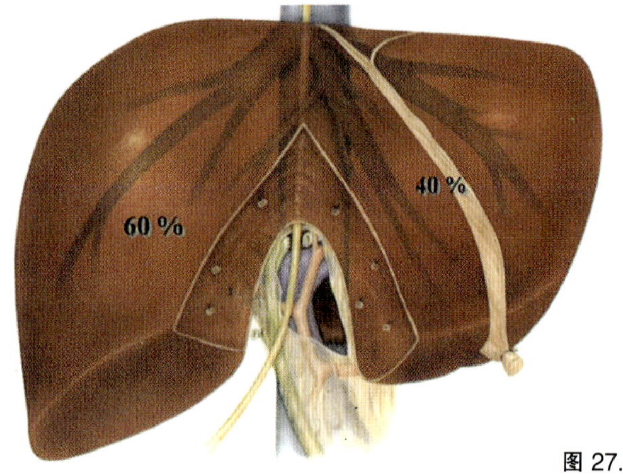


图 27.3